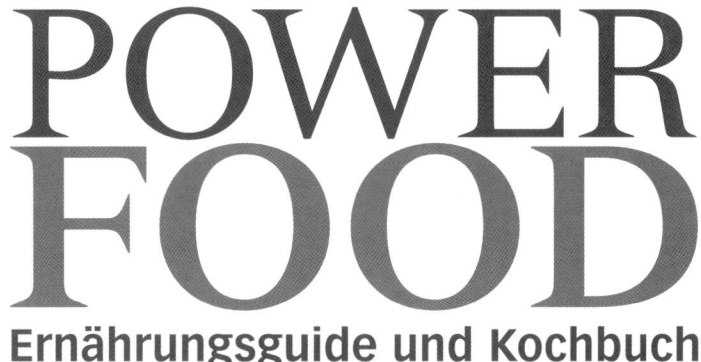

POWER FOOD

Ernährungsguide und Kochbuch

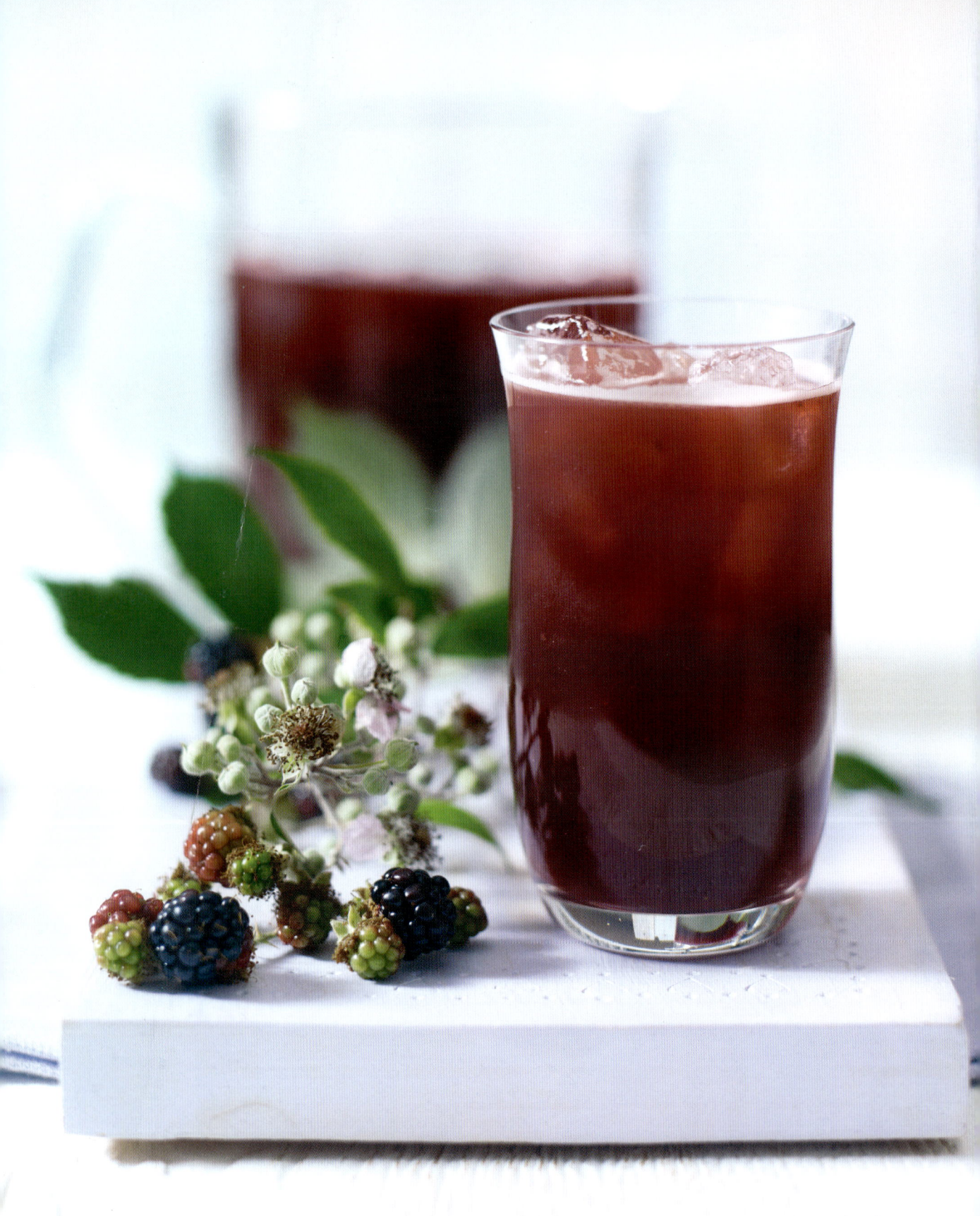

POWER FOOD

Ernährungsguide und Kochbuch

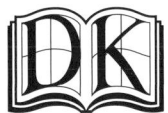

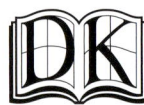

London, New York, Melbourne, München und Delhi

DK LONDON
Projektleitung Shashwati Tia Sarkar
Lektorat Susannah Steel
Lektoratsassistenz Christopher Mooney
Bildredaktion Tessa Bindloss
Programmleitung Dawn Henderson
Leitung Bildredaktion Christine Keilty
Covergestaltung Nicola Powling
Assistenz Gestaltung Rosie Levine
Producing Raymond Williams
Leitung Producing Jen Scothern
Art Direktion Peter Luff
Verlagsleitung Peggy Vance

DK INDIEN
Cheflektorat Chitra Subramanyam
Lektorat Ligi John
Herstellungsleitung Balwant Singh
Bildredaktion Prashant Kumar
Art Direktion Navidita Thapa
Assistenz Bildlektorat Tanya Mehrotra
DTP-Management Sunil Sharma
DTP-Design Anurag Trivedi
Bildrecherche Aditya Katyal

FÜR DIE DEUTSCHE AUSGABE
Programmleitung Monika Schlitzer
Projektbetreuung Elke Homburg
Herstellungsleitung Dorothee Whittaker
Herstellungskoordination Claudia Rode
Herstellung und Covergestaltung Kim Weghorn

Bibliografische Information der Deutschen Bibliothek:
Die Deutsche Bibliothek verzeichnet diese Publikation
in der Deutschen Nationalbibliografie;
detaillierte bibliografische Daten sind im Internet über
http://dnb.ddb.de abrufbar.

Titel der englischen Originalausgabe:
NEAL'S YARD REMEDIES HEALING FOODS

Der Originaltitel erschien 2013 in Großbritannien bei
Dorling Kindersley Limited, London
Ein Unternehmen der Penguin Gruppe

Übersetzung Wolfgang Beuchelt, Wiebke Krabbe und
Brigitte Rüßmann
Lektorat Dr. Inga Meincke und Carmen Söntgerath

Printed and bound in China

ISBN 978-3-8310-2520-6

Besuchen Sie uns im Internet
www.dorlingkindersley.de

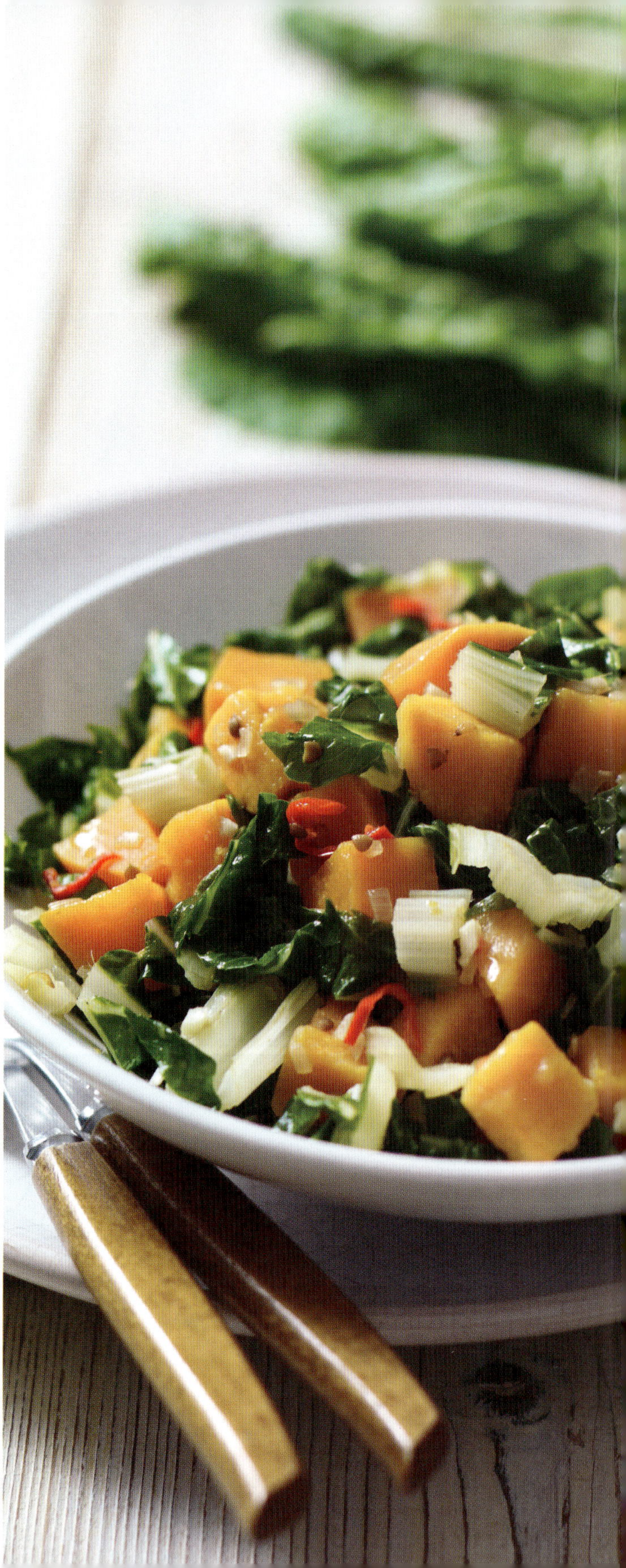

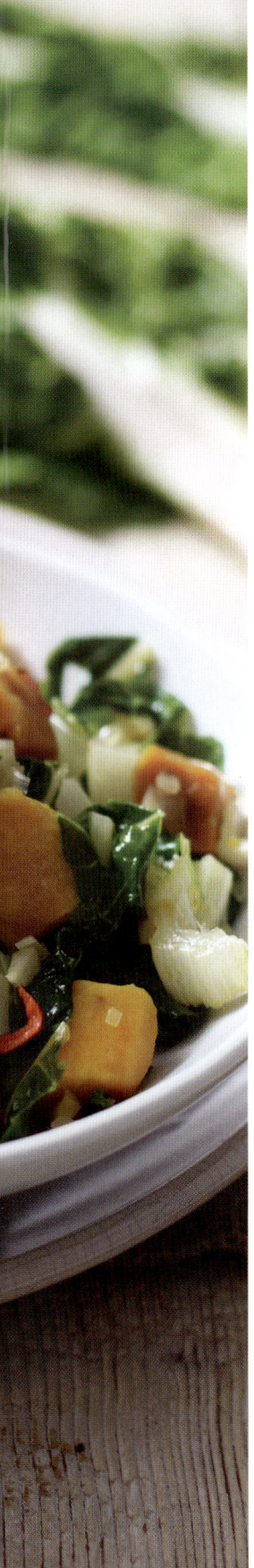

Inhalt

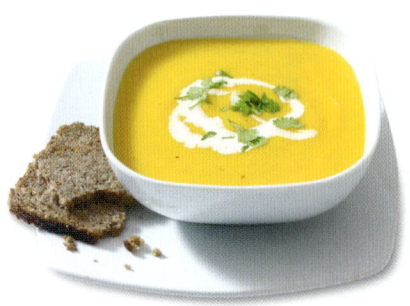

SYMBOLE

Sie geben an, wofür ein Rezept oder eine Zutat gesund ist.

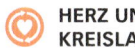 **HERZ UND KREISLAUF**

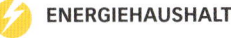 **ENERGIEHAUSHALT**

VERDAUUNG

MUSKELN UND GELENKE

HARNSYSTEM

HAUT UND HAARE

ATEMWEGE

GEHIRN, NERVEN UND STIMMUNG

ENTGIFTUNG

AUGEN

STOFFWECHSEL

MÄNNERGESUNDHEIT

IMMUNSYSTEM

FRAUENGESUNDHEIT

DIE AUTORINNEN

Susan Curtis ist seit der Mitte der 1980er-Jahre praktizierende Homöopathin und Naturheilkundlerin. Sie ist Autorin mehrerer Bücher zum Thema gesunde Nahrung und Naturmedizin, hat zwei erwachsene Kinder und hilft Menschen mit Leidenschaft dabei, gesünder zu essen und zu leben.

Pat Thomas ist Journalistin, Radiomoderatorin und begeisterte Köchin. Sie hat mehrere Bücher zu den Themen Gesundheit und Umwelt geschrieben und für Organisationen gearbeitet, die Strategien für eine gesunde und nachhaltige Ernährung erarbeiten. Sie war Redakteurin beim Magazin *The Ecologist* und Leiterin von Paul McCartneys Kampagne »Meat Free Monday« in Großbritannien. Derzeit ist sie Kuratorin der Soil Association – die führende britische Organisation zur Vergabe von Biosiegeln.

Dragana Vilinac stammt aus einer Familie von Kräuterheilkundlern. Sie hat ihr Leben der Erforschung der Wechselwirkung zwischen Pflanzen und Menschen verschrieben. Seit den 1980er-Jahren befasst sie sich beruflich mit der westlichen, der chinesischen und der traditionellen tibetanischen Medizin und war als Beraterin in internationale Projekten in Europa und Asien, die sich mit Kräuterheilkunde befassten, eingebunden. Sie ist Koautorin mehrerer Bücher zum Thema Pflanzen als Nahrung und Medizin.

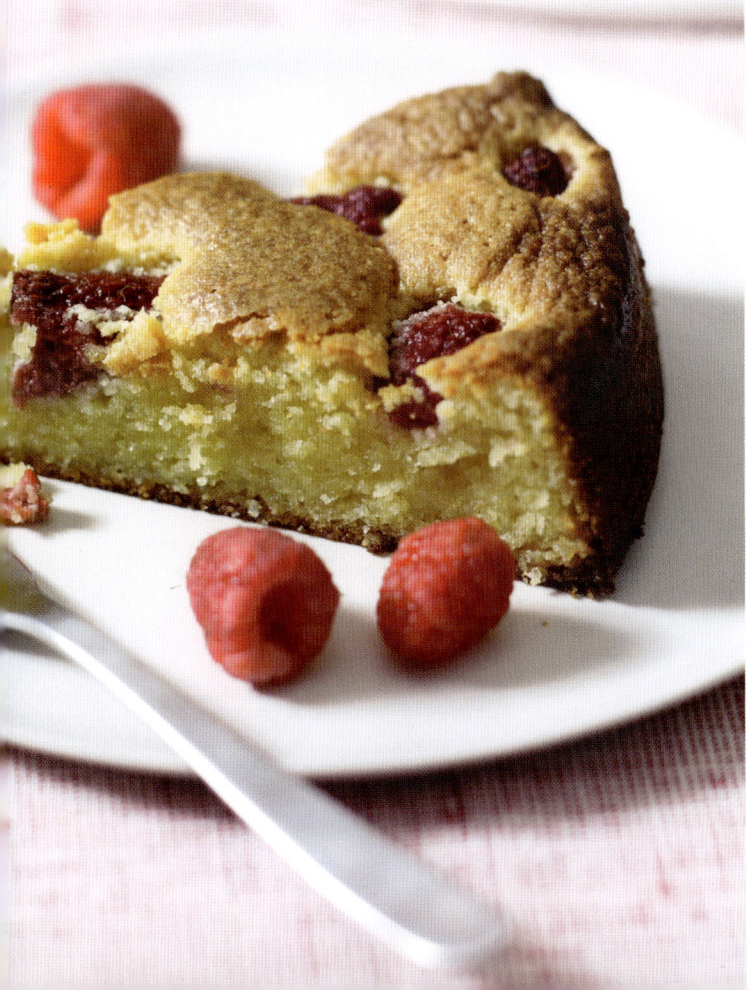

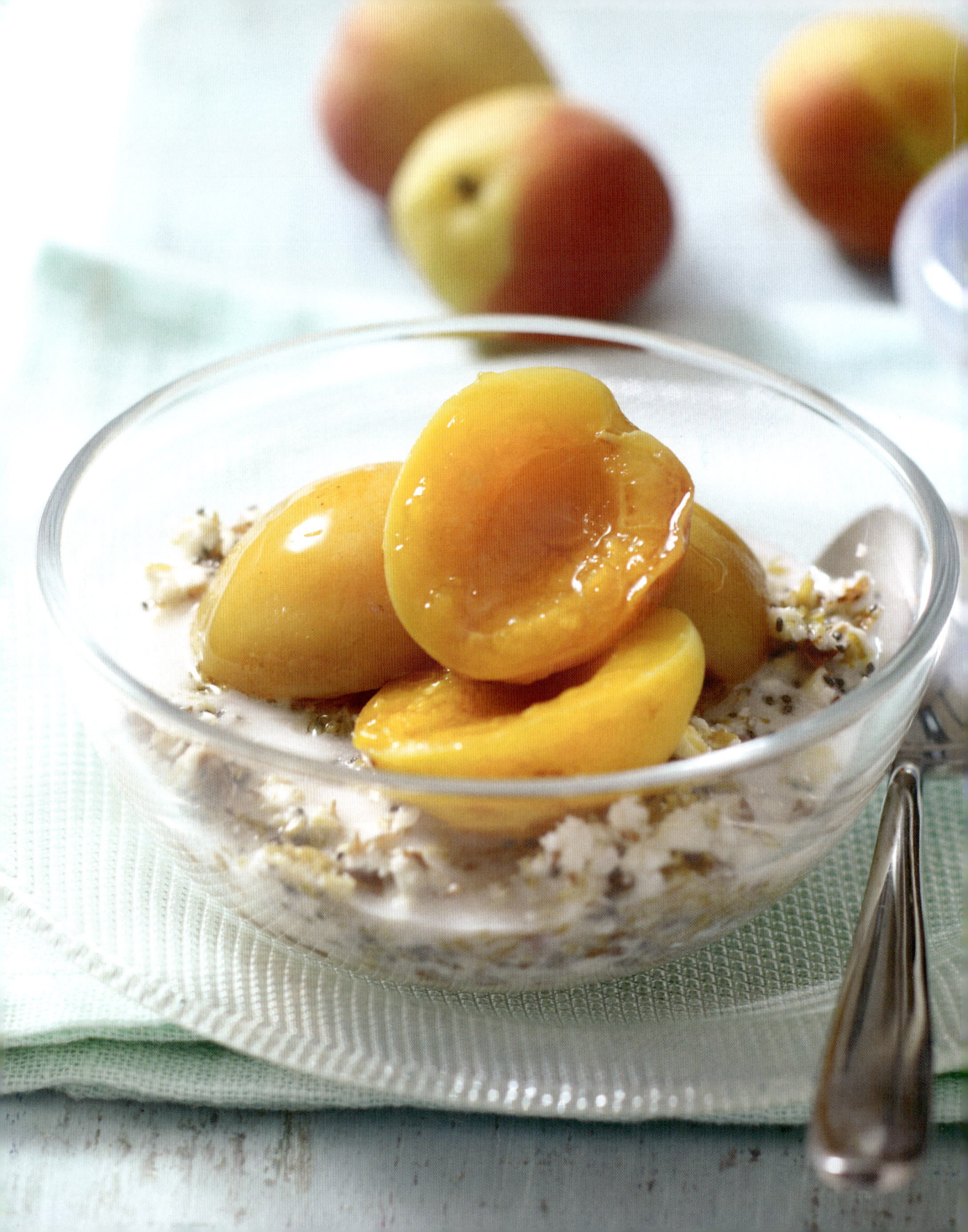

Einleitung

»EURE NAHRUNGSMITTEL SEIEN HEILMITTEL UND
EURE HEILMITTEL NAHRUNGSMITTEL«

HIPPOKRATES

Unsere Ernährung hat weitreichende Auswirkungen auf unsere Gesundheit und unser **Wohlbefinden** – ob wir uns dessen bewusst sind oder nicht. Mehr Achtsamkeit im Hinblick auf unsere Nahrung und ihre **heilende Wirkung** kann uns helfen, unsere Ernährungsgewohnheiten den **Bedürfnissen unseres Körpers** anzupassen. Denn damit leisten wir zugleich einen wichtigen Beitrag zur Erhaltung und Verbesserung unserer **Gesundheit**.

DIE HEILKRAFT UNSERER NAHRUNG

Ernährungswissenschaftler werden nicht müde zu betonen, wie wichtig nährstoffreiches Essen für unsere Gesundheit ist. Nährstoffarme, industriell verarbeitete Lebensmittel und eine einseitige Ernährung können unsere Gesundheit schwächen. Rund 50 Vitamine, Aminosäuren, Mineralien und essenzielle Fettsäuren sowie mehr als 1200 Phytonährstoffe sollten wir mit unserer Nahrung, die sich aus Obst, Gemüse, Getreide, Hülsenfrüchten und tierischen Produkten zusammensetzen sollte, aufnehmen.

PHYTONÄHRSTOFFE

Phytonährstoffe sind die bioaktiven Komponenten der Pflanzen (»phytón« bedeutet »Pflanze«). Sie bestimmen Farbe und Aroma. Sie sind nicht so lebenswichtig wie Vitamine und Mineralien, aber sie unterstützen die Gesundheit. Antioxidantien beispielsweise schützen den Körper vor freien Radikalen. Diese entstehen durch Stoffwechselprozesse und Umweltbelastungen und können Gewebe und Organe schädigen.

Antioxidantien nach Farbe

PHYTONÄHRSTOFF	POSITIVE WIRKUNG	QUELLE
Grün		
Lutein	Schützt die Augen, stärkt das Immunsystem, gut für Gewebe, Haut und Blut	Grünkohl, Blattkohl, Gurken, Zucchini, Erbsen, Avocado, Spargel, grüne Bohnen
Chlorophyll	Entgiftend, fördert die Blut- und Collagenbildung, stärkt Energie und Wohlbefinden	Grüne Blattgemüse, Weizen- und Gerstengras, Mikroalgen
Indole	Wirken krebshemmend, regulieren den Hormonhaushalt	Rosenkohl, Brokkoli, Pak Choi, Kohl, Rüben
Orange/Gelb		
Carotine (z.B. Alpha-, Beta-, und Delta-Carotin)	Vorstufe von Vitamin A, wirken krebshemmend, gut für das Herz, schützen die Schleimhäute	gelbes und oranges Obst und Gemüse (Paprika, Kürbis, Möhren, Aprikosen, Mangos, Orangen, Grapefruits)
Xanthophylle (z.B. Zeaxanthin und Astaxanthin)	Vorstufe von Vitamin A, wirken krebshemmend, gut für Augen und Gehirn, stärken das Immunsystem	Rotfleischiger Fisch (z.B. Lachs), Eier, gelbes und oranges Obst und Gemüse
Rot		
Lycopin	Schützt vor Herzkrankheiten, Krebs (v.a. Prostata) und Verlust des Sehvermögens	Frische und gekochte Tomaten, Wassermelone, Gojibeeren, Papaya, Hagebutten
Anthocyane	Beugen Herzkrankheiten, Krebs und neurodegenerativen Krankheiten vor	Cranberrys, Erdbeeren, Himbeeren, Kirschen, Rotkohl
Blau/Violett		
Anthocyane	Bekämpfen freie Radikale, wirken krebshemmend, fördern gesunde Alterung	Heidelbeeren, Auberginen, Trauben, Traubensaft, Rosinen, Rotwein
Resveratrol	Wirkt krebshemmend, reguliert den Hormonhaushalt	Trauben, Traubensaft, Rotwein, Maulbeeren, Kakao
Weiß		
Allylsulfide	Stärken das Immunsystem, wirken krebs- und entzündungshemmend	Zwiebeln, Knoblauch, Schalotten, Schnittlauch
Anthoxanthine	Senken Cholesterinspiegel und Blutdruck, beugen Herzkrankheiten und einigen Krebsarten vor	Bananen, Blumenkohl, Pilze, Zwiebeln, Pastinaken, Kartoffeln, Knoblauch, Ingwer, Rüben

VERSCHIEDENE ERNÄHRUNGSWEISEN

Es gibt kein Patentrezept für gesunde Ernährung, allerdings können wir von traditionellen Ernährungsformen viel lernen. Der Mensch ist sehr anpassungsfähig – es ist faszinierend, wie die unterschiedlichen Kulturen ihre Ernährung anpassten, um unter ganz verschiedenen Umständen gesund zu bleiben.

TRADITIONELLE FORMEN

DIE NAHRUNG DER INUIT

Den Inuit in der Arktis stand früher kaum Getreide oder frisches Obst und Gemüse zur Verfügung, ihre Nahrung bestand hauptsächlich aus Fisch und Fleisch. Zur Deckung ihres Nährstoffbedarfs entwickelten sie spezielle Jagd- und Zubereitungsmethoden. Vitamine und Mineralien decken sie aus nichtpflanzlichen Quellen: Vitamin A und D finden sich im Tran und in der Leber von Kaltwasserfischen und Meeressäugern, Vitamin C ist in der Leber von Karibus sowie in Seetang, Walhaut und Robbeninnereien enthalten. Da diese Nahrungsmittel normalerweise roh oder gefroren verzehrt werden, bleibt das Vitamin C – das beim Kochen zerstört werden würde – erhalten.

DIE MEDITERRANE ERNÄHRUNG

Die mediterrane Ernährung gewinnt auch bei uns an Beliebtheit. Sie basiert hauptsächlich auf frischem Gemüse und Obst, dazu kommen Getreideschrote, gesunde Fette wie Olivenöl und frisches Fischöl, Rotwein und etwas Fleisch. Internationalen Studien zufolge schützt eine konsequent mediterrane Ernährung vor Herzkrankheiten, Krebs, Parkinson und Alzheimer. Die umfassendste Untersuchung zur mediterranen Ernährung hat gezeigt, dass sie die Zahl der Todesfälle infolge dieser Erkrankungen reduzieren kann. Wer sich mediterran ernährt, verbessert seinen Gesundheitszustand deutlich und verringert sein Risiko, vorzeitig zu sterben, um 9 Prozent.

DIE JAPANISCHE KÜCHE

In der traditionellen japanischen Küche spielen Meerestiere und Innereien eine große Rolle. Sie sind reich an fettlöslichen Vitaminen. Fischbrühe enthält viel Mineralien. Wichtig für die japanische Küche sind auch fermentierte Produkte wie Tempeh und Miso. Die Portionen sind klein, aber sättigend und nährstoffreich. Japaner, die sich traditionell ernähren, gehören zu den gesündesten, schlanksten und langlebigsten Menschen der Welt.

PALÄO-DIÄT

Dieser neue Ernährungstrend orientiert sich an der Ernährungsweise der Jäger und Sammler der Altsteinzeit – einer Periode von etwa 2,5 Millionen Jahren, die vor etwa 10000 Jahren mit der Entwicklung der Landwirtschaft endete. Unsere Vorfahren ernährten sich von Wildpflanzen und Wildtieren. Sie nutzten, was ihnen die jeweilige Jahreszeit bot, ohne wie wir – häufig künstlich – zwischen Wild- und Nutzpflanzen oder Heil- und Küchenkräutern zu unterscheiden. Die Paläo-Diät beinhaltet auch moderne Lebensmittel. Sie umfasst hauptsächlich Fisch, Fleisch von Weidevieh, Gemüse, Früchte, Pilze, Wurzeln und Nüsse. Sie verzichtet auf Hülsenfrüchte, Milchprodukte, Getreide, Salz, raffinierten Zucker und raffinierte Öle und damit auf wesentliche Bestandteile der typischen westlichen Ernährung. Studien zur Paläo-Diät haben gezeigt, dass sie die Gesundheit verbessert und Erkrankungen wie Diabetes, Krebs, Fettleibigkeit, Demenz und Herzkrankheiten seltener auftreten.

VIELE TRADITIONELLE ERNÄHRUNGSFORMEN legen den Schwerpunkt auf pflanzliche Produkte. Fleisch ist besonderen Anlässen vorbehalten. Ein wichtiger Bestandteil ist fettreicher Fisch. Er enthält reichlich DHA, eine Omega-3-Fettsäure. Das Verhältnis von essenziellen Fettsäuren ist ausgewogen und gesund, der Anteil an Antioxidantien ist hoch. Wer sich auf diese Weise ernährt, nutzt saisonale, frische Produkte ohne künstliche Zusätze. Das heißt, seine Nahrung ist nährstoffreich und damit optimal für die Gesundheit. Er achtet auch auf vernünftige Portionen, und der Snack zwischendurch bleibt die Ausnahme.

DER WESTLICHE ERNÄHRUNGSSTIL

Im Gegensatz dazu kennzeichnet die moderne westliche Ernährung der hohe Konsum von rotem Fleisch, Zucker, künstlichen Süßstoffen, fetthaltigen Nahrungsmitteln, Salz und Weißmehlprodukten. Dazu kommen gehärtete Fette, Transfette, Softdrinks und große Mengen an verarbeiteten Fleischprodukten. Wie Studien an westlichen Bevölkerungsgruppen zeigen, hat diese Ernährung Folgen: Übergewicht, Herzerkrankungen, Krebs (besonders Darmkrebs) und andere ernährungsbedingte Krankheiten. Der Bedarf an Kohlenhydraten, Mineralien und – sofern es sich um Vollkornprodukte handelt – an Ballaststoffen und B-Vitaminen wird hauptsächlich durch Getreideprodukte wie Frühstückscerealien, Brot, Kuchen, Kekse oder Nudeln gedeckt. Dieser hohe Getreidekonsum kann uns gesundheitlich teuer zu stehen kommen: Die moderne Vorliebe für glutenreiche Cerealien, das Überwiegen von Weizenmehlprodukten, die industrielle Verarbeitung getreidehaltiger Lebensmittel können unser Verdauungssystem belasten und den Nährstoffhaushalt aus dem Gleichgewicht bringen. So leiden immer mehr Menschen unter einer Glutenunverträglichkeit – mit Folgen, die von Völlegefühl nach einem cerealienreichen Tag bis hin zu Zöliakie reichen können.

> »DER HOHE KONSUM VON GETREIDEPRODUKTEN KANN UNS GESUNDHEITLICH TEUER ZU STEHEN KOMMEN.«

Cerealien besitzen sogenannte »Antinährstoffe«, welche die Aufnahme wichtiger Nährstoffe aus dem Verdauungstrakt ins Blut behindern können. Die am besten untersuchten »Antinährstoffe« sind die in der Kleie oder Schale der meisten Getreidearten enthaltenen Phytate. Sie verhindern das vorzeitige Keimen der Saat. Im menschlichen Darm können Phytate die Absorption wichtiger Mineralien wie Kalzium, Magnesium, Kupfer, Eisen und besonders Zink blockieren. Darum können unzureichend aufbereitete Vollkornprodukte zu gravierendem Mineralstoffmangel und Knochenabbau führen. Teilweise verbessert zwar die Aufnahme von größeren Mengen nicht aufbereiteter Kleie anfänglich die Darmtätigkeit, sie führt in der Folge aber zur Entwicklung des Reizdarmsyndroms und mit der Zeit zu weiteren schädlichen Veränderungen.

Getreide ist also nur dann ein sinnvoller Bestandteil unserer Ernährung, wenn es richtig aufbereitet ist. Überall auf der Welt hat man daher Aufbereitungsmethoden für die verschiedenen Getreidesorten entwickelt, um diese für den menschlichen Verdauungsapparat verwertbar zu machen. Aufquellen, keimen lassen oder säuern sind gängige Verfahren. Sie gewährleisten die Neutralisation der in der Saat enthaltenen Phytate, Enzymhemmer und anderen Antinährstoffen. Manche herkömmlichen Methoden sind komplex und relativ arbeitsintensiv, die Produkte wirken heute ungewöhnlich, obwohl sie früher gängiger Teil der Ernährung waren. So steigert etwa das in Osteuropa verbreitete traditionelle Sauerteigverfahren die Bekömmlichkeit von Roggenbrot.

In größerem Umfang beinhaltet die moderne Ernährung auch Bohnen und Hülsenfrüchte und neuerdings Sojaprodukte. Bohnen liefern zwar Ballaststoffe und Eiweiß, aber auch diese Nahrungsmittel enthalten Phytate. Diese sind z. B. für den niedrigen Kalziumgehalt von Sojabohnen verantwortlich. Soja ist daher weniger gesund als allgemein angenommen. Der Nährwert lässt sich durch Fermentierung verbessern. In der traditionellen japanischen Küche, die viel Soja verwendet, werden weitgehend fermentierte Formen – Tempeh oder Miso – eingesetzt; auch die in anderen Hülsenfrüchten und Getreidearten enthaltenen Antinährstoffe werden durch bestimmte Aufbereitungsverfahren entfernt. Sojamilch wird nicht fermentiert, sie kann Verdauungsprobleme und Kalziummangel verursachen. Außerdem ist sie ein wirkungsvolles Phytoöstrogen – hilfreich vielleicht für Frauen mit Wechseljahresbeschwerden, aber für Kinder und alle anderen Menschen weniger geeignet.

KOHLENHYDRATE
Raffiniertes Getreide und Stärke

FETTE
Mehrfach ungesättigte und tierische Fette

35 %

45 %

20 %

EIWEISS
Hoher Anteil an rotem Fleisch und Wurstwaren

DIE WESTLICHE ERNÄHRUNG IN ZAHLEN
Die drei Hauptnährstoffe werden oft über industriell bearbeitete, nährstoffarme Lebensmittel mit viel Zucker, raffiniertem Getreide und gesättigten Fettsäuren abgedeckt.

ABWECHSLUNG IST DAS SALZ DES LEBENS

Auch wer der westlichen Ernährungsweise folgt, lebt nicht zwangsläufig ungesund. Eine leichte Änderung des Speiseplans genügt: Essen Sie mehr nährstoffreiche, kalorienarme Nahrungsmittel wie Gemüse und Obst. Eine abwechslungsreiche Ernährung sichert unsere Versorgung mit gut verwertbaren Nährstoffen und reduziert das Risiko für Alzheimer und andere Formen der Demenz, nervöse Unruhe, Depressionen, Arthritis, einige Krebsarten (inklusive Brust- und Darmkrebs) sowie Herz- und Kreislauferkrankungen.

GESUNDE VIELFALT

Einzelne Nahrungsmittel können den Körper nicht mit allen Nährstoffen versorgen, die er braucht. Deshalb ist eine abwechslungsreiche Ernährung so wichtig. Sie schützt z. B. vor Typ-2-Diabetes, da sie den Blutzuckerspiegel reguliert und Schädigungen der Blutgefäße verhindert. Eine Ernährung mit viel saisonalem Obst und Gemüse kann auch das Risiko senken, an Krebs zu erkranken – sie ist nachgewiesenermaßen ein wirksamer Schutz gegen spezielle Krebsformen im Verdauungstrakt. Eine ausgewogene und abwechslungsreiche Ernährung umfasst Produkte mit »eingebauter« Vielfalt wie Mehrkornbrot und Müsli, dazu Beilagen wie Obst- und Gemüsesalate, Keimsprossen oder frische Saucen, eingelegte Gurken und Chutneys. Auch Pfannengerichte, Aufläufe und Suppen mit vielen Zutaten sind eine gute Methode, um nährstoffreiche Vielfalt auf den Tisch zu bringen. Wählen Sie beim Einkauf auch einmal unbekannte Obst- oder Gemüsesorten. Eine abwechslungsreiche Ernährung reduziert den Bedarf an Zucker, Salz und gesättigtem Fett – und damit die Risikofaktoren für Herzerkrankungen. Gewürze und Kräuter verbessern den Geschmack und die Nährstoffdichte. Eine Handvoll frisch gehackter Kräuter reichert einen bescheidenen Kopfsalat mit bis zu 75 Prozent mehr Antioxidantien an.

Setzen Sie auf Abwechslung

TYPISCHER SPEISEPLAN	ABWECHSLUNGSREICHER SPEISEPLAN
FRÜHSTÜCK Cerealien aus Weizen, Milch, Zucker und Banane, Orangensaft, Tee mit Milch	**FRÜHSTÜCK** Hafergrütze mit Milch, bestreut mit Trockenfrüchten, Sonnenblumen- und Kürbiskernen, gewürzt mit Zimt und Ahornsirup, Hagebutten-Hibiskus-Tee
MITTAG Weizenbrot mit Schinken, Käse, Mayonnaise und Salatblatt, ein Stück Obst	**MITTAG** Linsensuppe *(S. 212)* mit Ingwer, Kurkuma, Schalotten, Knoblauch und Chili, eine Scheibe Roggenbrot *(S. 328)* mit Butter, ein Stück Obst
ABENDESSEN Hähnchen (oder anderes Fleisch) mit Gemüse und Reis	**ABENDESSEN** Lachs mit Dill und Tamari-Sauce *(S. 268)*, Adzuki-Mungbohnen-Salat *(S. 226)* mit Tomaten und Zitronen-Kräuter-Dressing
SNACK Kartoffelchips	**SNACK** Mehrsaaten-Knäckebrot (z. B. Weizen, Kürbiskerne, Leinsamen, Mohn) mit Hummus *(S. 196)* aus Kichererbsen, Tahini, Blattkoriander und Paprika
13 LEBENSMITTEL	**35 LEBENSMITTEL**

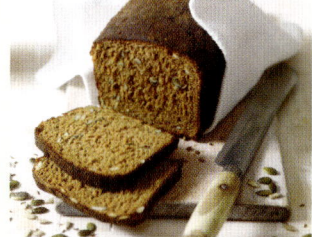

Roggenbrot aus Sauerteig S. 328

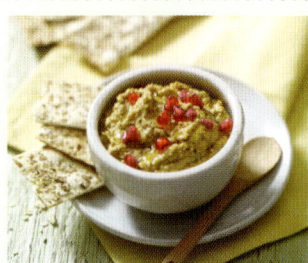

Hummus mit Koriander S. 196

NATÜRLICHER ESSEN

Traditionelle Ernährungsformen wie die mediterrane oder die der Inuit (S. 11) umfassen ein sorgfältig ausgewogenes Spektrum saisonaler, nährstoffreicher Nahrungsmittel aus der Region – das macht sie so wertvoll für die Gesundheit und das Wohlbefinden. Um frischen Erzeugnissen aus der Region das Beste abzugewinnen, empfiehlt es sich, Bio-Produkte zu kaufen. Sie enthalten mehr gesundheitlich wertvolle Nährstoffe als Produkte aus konventionellem Anbau.

REGIONAL UND SAISONAL

Wer auf saisonale Produkte setzt, bringt den Energiehaushalt des Körpers auf Vordermann und nutzt mehr frische Nahrungsmittel aus der Region. Regionale und saisonale Produkte sind die gesündere Wahl. Sie verbessern das Wohlbefinden und bringen den Körper mit den Naturzyklen in Einklang. Übermäßig rigoros braucht man aber nicht zu sein. Nahrungsmittel wie Avocados oder Bananen wachsen nun einmal nicht bei uns. Entscheidend ist die grundsätzliche Ausrichtung der Ernährung. Ein guter Richtwert wäre, 80 Prozent des Nahrungsbedarfs mit regionalen, saisonalen und unverarbeiteten Lebensmitteln zu decken, und 20 Prozent mit eher exotischen Produkten und »Leckereien«. Seine Ernährung auf regionale und saisonale Produkte umzustellen, fördert die Experimentierfreude. Wer beim Auspacken einer Gemüsekiste von einem regionalen Lieferdienst auf eine unbekannte Obst- oder Gemüsesorte stößt, muss herausfinden, wie man sie am besten zubereitet – und ist im besten Fall dann so begeistert, dass er die nächste Erntesaison kaum erwarten kann. Oder er interessiert sich auf einmal dafür, wie sich die neu entdeckte Köstlichkeit schonend konservieren lässt, um sie auch außerhalb der Saison genießen zu können.

> »ENTSCHEIDEND IST NICHT NUR, WAS NATURKOST ENTHÄLT, SONDERN AUCH, WAS SIE NICHT ENTHÄLT.«

BIO BRINGT MEHR

Welche Produkte die Bezeichnung »Bio« tragen dürfen, ist in den meisten Ländern inzwischen gesetzlich geregelt. Naturkost unterliegt strengen Vorschriften. Ökologischer Landbau berücksichtigt den direkten Zusammenhang zwischen unserer Gesundheit und der Art und Weise der Nahrungsproduktion. Kunstdünger ist verboten, die Böden werden durch Fruchtfolge, Kompost, organischen Dünger und Klee fruchtbar gehalten. Im Gegensatz dazu haben die Anbaumethoden der intensiven modernen Landwirtschaft viele Mineralien und Vitamine in unseren Nahrungsmitteln reduziert. Offizielle amerikanische und britische Nährwerttabellen zeigen, dass Früchte, Gemüse, Fleisch und Milchprodukte heute weniger Mineralstoffe enthalten als früher. Die ausgelaugten landwirtschaftlichen Nutzflächen bieten den Pflanzen weniger Mineralien, und in der Folge sind auch Mensch und Tier nur unzureichend versorgt. Die Verringerung ist besonders signifikant bei Eisen, Zink, Kupfer, Magnesium und Selen. Bereits 1993 wurden in einer im *Journal of Applied Nutrition* veröffentlichten Studie in den USA angebaute Äpfel, Kartoffeln, Birnen, Weizen und Zuckermais aus biologischem und konventionellem Anbau analysiert und ihr Mineralstoffgehalt verglichen. Der durchschnittliche Gehalt an essenziellen Mineralstoffen pro Gewichtseinheit war beim biologischen Anbau deutlich höher als beim konventionellen. Im Durchschnitt enthielten die Bio-Produkte 63 Prozent mehr Kalzium, 78 Prozent mehr Chrom, 73 Prozent mehr Eisen, 118 Prozent mehr Magnesium, 178 Prozent mehr Molybdän, 91 Prozent mehr Phosphor, 125 Prozent mehr Kalium und 60 Prozent mehr Zink. Jüngere Studien haben diese Zahlen bestätigt. Interessanterweise zeigen Untersuchungen der Bevölkerung in der westlichen Welt, dass viele Menschen zunehmend unter einem Mangel an genau diesen Mineralien leiden. Gesundheitliche Probleme wie Anämie, Müdigkeit, verminderte Zeugungsfähigkeit und ein geschwächtes Immunsystem sind die Folge. Ökolandbau kann dazu beitragen, diesen Mineralstoffmangel zu verhindern. Auch der Gehalt an Vitamin C, Phenolsäuren und Antioxidantien ist in Bio-Produkten um 60–80 Prozent höher. Bio-Fleisch und Bio-Milchprodukte enthalten zudem ein für die Gesundheit deutlich günstigeres Verhältnis von Omega-6- und Omega-3-Fettsäuren.

Wichtig ist aber nicht nur, was Naturkost enthält – wichtig ist auch, was nicht. Die konventionelle Landwirtschaft setzt synthetische Chemikalien ein. Von einigen weiß man, dass sie Nerven, Kreislauf, Hormone und Fortpflanzung schädigen können. Besonders problematisch ist dies für Babys und Kleinkinder, deren Organe sich schnell entwickeln. Zwar haben die meisten Länder mittlerweile Grenzwerte für Pestizide in Nahrungsmitteln festgelegt. Diese gelten jedoch nur für den einzelnen Stoff und lassen die weitaus gravierenderen Risiken durch das Zusammenwirken verschiedener Pestizide außer Acht. Für Bio-Produkte sind auch viele Lebensmittelzusätze tabu, die in konventionellen Produkten gang und gäbe sind. Mit Mononatriumglutamat (MNG), Brillantblau (FCF), Aspartam und Tartrazin z. B. werden viele gesundheitliche Probleme und Verhaltensauffälligkeiten bei Kindern in Verbindung gebracht. Bio-Standards sehen auch eine humane Tierhaltung vor, den Tieren muss ausreichend Platz und Frischluft zur Verfügung stehen. Der Einsatz von Antibiotika zur Unterdrückung von Krankheiten oder als Wachstumsbeschleuniger ist verboten.

Der ökologische Landbau ist auch besser für die Umwelt. Er arbeitet mit der Natur, nicht gegen sie. Forschungen zeigen, in welchem Ausmaß die Tier- und Pflanzenwelt davon profitiert. Biohöfe sind Zufluchtsorte für Tiere und Pflanzen, sie geben Bienen, Vögeln und Schmetterlingen ein Zuhause. Biohöfe weisen 50 Prozent mehr Pflanzen, Insekten und Vögel und eine größere Artenvielfalt auf. Biodiversität ist etwas, das es zu fördern gilt – in unserer Umwelt und in unserer Nahrung.

GENMANIPULIERTE NAHRUNG?

Eine weitere mögliche Bedrohung für unsere Gesundheit stellen gentechnisch veränderte Nutzpflanzen dar. Ihr genetisches Material (DNA) wurde verändert, um bestimmte Eigenschaften zu erreichen. Agrochemiekonzerne sehen in der Gentechnik eine Antwort auf den Klimawandel und das Bevölkerungswachstum – wobei die Gentechnik die in sie gesetzten Erwartungen ständig enttäuscht. Anlass zur Sorge gibt die Nachlässigkeit, mit der gentechnisch veränderte Nahrungsmittel für sicher erklärt werden. Dass sie für Mensch und Tier bedenklich sein können, steht außer Frage: Eine französische Studie zeigte 2012, dass lebenslang mit einer gängigen Genmaissorte gefütterte Ratten mehr und größere Brusttumore sowie eine gestörte Nieren- und Leberfunktion aufwiesen. In den USA – wo gentechnisch veränderte Lebensmittel zum Alltag gehören – müssen diese Produkte nicht gekennzeichnet werden, obwohl eine überwältigende Mehrheit der Bevölkerung eine solche Kennzeichnung befürwortet. In der EU müssen Lebensmittel und Futtermittel, die gentechnisch veränderte Organismen (GVO) enthalten, gekennzeichnet werden.

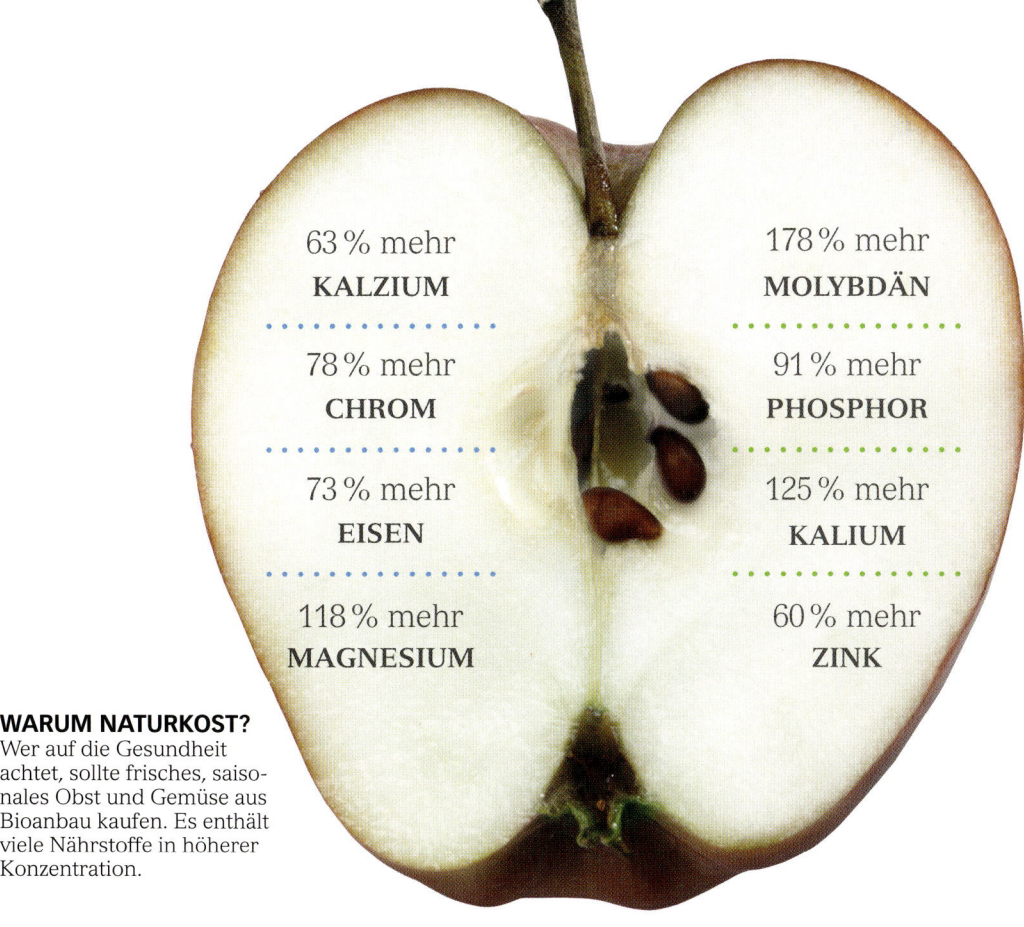

63 % mehr
KALZIUM

78 % mehr
CHROM

73 % mehr
EISEN

118 % mehr
MAGNESIUM

178 % mehr
MOLYBDÄN

91 % mehr
PHOSPHOR

125 % mehr
KALIUM

60 % mehr
ZINK

WARUM NATURKOST?
Wer auf die Gesundheit achtet, sollte frisches, saisonales Obst und Gemüse aus Bioanbau kaufen. Es enthält viele Nährstoffe in höherer Konzentration.

ISS DICH GESUND

Unsere Nahrung ist die Grundlage eines gesunden Lebens und schützt den Körper vor Stress und schädlichen Umweltbelastungen. Nahrungsmittel können, wie Forschungen immer wieder zeigen, sowohl langfristig der Gesundheitsvorsorge dienen als auch bei akuten gesundheitlichen Problemen helfen. Ingwer ist ein altes Heilmittel bei Übelkeit, Honig kann Husten so wirksam lindern wie herkömmliche Medikamente, Safran enthält Antioxidantien, die vor Verlust der Sehkraft im Alter schützen, Knoblauch wirkt blutverdünnend und senkt das Schlaganfallrisiko, Walnüsse stärken das Herz, ja sogar die Zeugungsfähigkeit. Angesichts der exorbitanten Kosten und Nebenwirkungen der konventionellen Medizin sind wir es uns schuldig, möglichst nährstoffreiche und hochwertige Nahrungsmittel zu essen. Jeder hat ein Recht auf gutes Essen. Der beste Weg, dieses Recht demokratisch umzusetzen, führt über die ökologische Landwirtschaft und eine stärkere Gewichtung von Regionalität und Saisonalität. Es gilt, die grundlegende Verbindung zwischen Nahrung und Gesundheit wieder herzustellen, das von unseren Vorfahren geerbte Wissen über Nahrung und Nahrungsproduktion neu zu entdecken – für eine gesündere Zukunft.

Die chinesische und die ayurvedische Tradition folgen seit Tausenden von Jahren der Idee, dass jedes Nahrungsmittel eine ganz bestimmte Wirkung auf die Gesundheit hat. Wachteleier etwa sollen Energie und Lebenskraft spenden, andere, wie Gerste, eher ausgleichend auf die Körperenergien wirken. In dieser traditionellen Auffassung spielen auch die Jahreszeiten eine Rolle: Im Winter empfehlen sich wärmende Nahrungsmittel wie Hafer und Gewürze, besonders Zimt, im Frühling reinigende Nahrung wie Brennnesseln und Löwenzahn, kühlende Nahrungsmittel wie Salat und Gurken im Sommer und im Herbst Sättigendes wie Kürbis und Karotten.

Der erste Teil dieses Buchs stellt Ihnen einzelne Lebensmittel detailliert vor, deren gesundheitliche Bedeutung seit Langem bekannt ist und von der modernen Forschung bestätigt wird. Der zweite Teil enthält Rezepte aus aller Welt, die bestimmte Gesundheitsaspekte positiv beeinflussen. Wir möchten damit Ihre Experimentierfreude wecken und Ihnen helfen, bewusste und gesunde Ernährungsentscheidungen für sich und Ihre Familie zu treffen.

Nahrung als Medizin

ÜBELKEIT

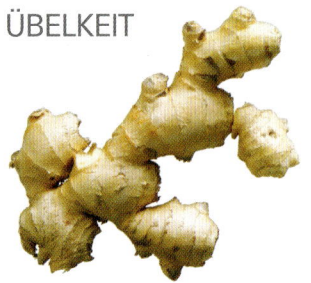

INGWER
ist ein bewährtes Mittel gegen Übelkeit.

HUSTEN

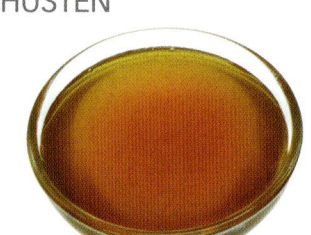

HONIG
wird traditionell gegen Husten und Halsschmerzen angewandt.

HERZ

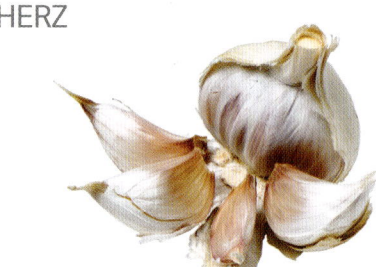

KNOBLAUCH
bekämpft freie Radikale und beugt Bluthochdruck vor.

LEBER

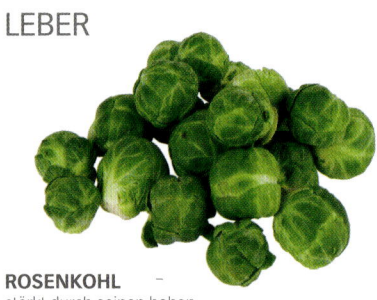

ROSENKOHL
stärkt durch seinen hohen Schwefelgehalt die Leberfunktion.

GEDÄCHTNIS

BEEREN
enthalten Antioxidantien, die dem Abbau kognitiver Fähigkeiten vorbeugen.

CHOLESTERIN

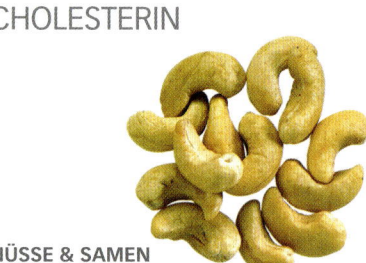

NÜSSE & SAMEN
enthalten ungesättigte Fette, die den Cholesterinspiegel senken.

NAHRUNGSERGÄNZUNGSMITTEL

Gesundheit beginnt mit einer ausgewogenen Ernährung. Nicht immer aber enthält unsere Nahrung alle Nährstoffe, die unser Körper braucht. Der westliche Ernährungs- und Lebensstil leistet einem Mangel an Eisen, Kalzium, Magnesium, Folsäure und Vitamin B6, B12, C und D Vorschub. Die von Ernährungswissenschaftlern entwickelten Richtlinien für den empfohlenen Tagesbedarf (RDA) sind die Grundlage für die Herstellerdeklarationen auf den Produkten. RDAs geben an, wie viel eines Stoffes wir mindestens aufnehmen müssen, um Mangelerscheinungen vorzubeugen. Für eine optimale Gesundheit ist eine höhere Zufuhr erforderlich (s. S. 338–341). Aus diesem Grund liegen die Nährstoffgehalte in Nahrungsergänzungsmitteln häufig weit über den RDAs.

Für wen eignen sie sich?

Auch gesunden Menschen können Multivitaminpräparate und andere Nahrungsergänzungsmittel helfen, Vitamin- und Mineralstoffmangel vorzubeugen. Sie bieten mehr Nährstoffe als die Nahrung allein und können manchen Krankheiten vorbeugen oder im Krankheitsfall hilfreich sein. Folgende Personengruppen können von einer täglichen Einnahme bestimmter Nahrungsergänzungsmittel am meisten profitieren:

● Menschen, die stark an Gewicht verloren haben, mangelt es oft an verschiedenen Vitaminen und Mineralien.

● Vegetarier neigen zu einem Mangel an **Vitamin B12, Eisen, Vitamin D, Zink, Jod, Riboflavin, Kalzium und Selen.**

● Veganer haben ein noch größeres Risiko als Vegetarier für einen Mangel an **Eiweiß, Selen und Vitamin B12.**

● Wer ein typisches »Studentenleben« führt oder sich nicht ausgewogen ernährt, ist mit einem **Multivitaminpräparat** gut beraten.

● Wer sich im Alter zu Hause selbst versorgt, weist oft zu wenig **Vitamin D, Vitamin A, Vitamin E, Kalzium und Zink** auf, manchmal auch zu wenig **Vitamin B1 und B2.**

● Rauchern fehlt es meist an **Vitamin C und Zink.**

● Frauen vor der Menopause zeigen oft eine Unterversorgung mit **Kalzium, Eisen, Vitamin A und Vitamin C.**

● Schwangeren Frauen wird oft empfohlen, **Folsäure** als Nahrungsergänzung zu sich zu nehmen. Auch die Einnahme eines Multivitaminpräparats vor und während der Schwangerschaft wirkt sich, wie Studien zeigen, positiv auf die Schwangerschaft und das Kind aus.

● Menschen in kälteren Klimazonen leiden aufgrund der geringeren Sonneneinstrahlung häufig an einem **Vitamin-D**-Mangel. Dieser kann u. a. zu einem erhöhten Risiko für Brust- und Darmkrebs sowie zu Depressionen, Osteoporose, Parkinson und Herzkrankheiten führen.

● Menschen in Stresssituationen profitieren grundsätzlich von einer zusätzlichen Aufnahme aller **B-Vitamine.**

● Viele Männer und Frauen mit Fertilitätsproblemen leiden unter **Zinkmangel.**

Wie sicher sind sie?

Nahrungsergänzungsmittel von namhaften Herstellern sind grundsätzlich sehr sicher. Trotzdem eignet sich nicht jedes Produkt für jeden Menschen. Informieren Sie sich vor der Einnahme ausführlich über Wirkungen und Nebenwirkungen. Wer an einer Krankheit leidet oder Medikamente einnimmt, sollte vor der Einnahme von Nahrungsergänzungsmitteln seinen Arzt konsultieren. Schwangere oder stillende Frauen sollten nur solche Mittel nehmen, die für diese Lebensphasen ausdrücklich empfohlen werden.

Vitamine, Mineralien und Kräuter leisten zweifellos gute Dienste bei der Vorbeugung und Behandlung einer Vielzahl von Krankheiten, aber sie verändern – wie jedes Medikament – die körpereigene Chemie. Falls Sie bereits andere Medikamente nehmen, ist es daher wichtig, dass Sie sich vor der Einnahme eines Nahrungsergänzungsmittels über mögliche Wechselwirkungen informieren.

Bevor Sie zu Nahrungsergänzungsmitteln greifen, überlegen Sie bitte auch, ob sich ein Nährstoffmangel nicht durch bestimmte Nahrungsmittel kompensieren lässt. Fehlendes Kalium z. B. können Sie kompensieren, indem Sie mehr Bananen essen oder Kokosnusswasser trinken. Ihre Vitamin-C-Aufnahme erhöhen Sie mit frischen Beeren. Die Informationen in diesem Buch werden Ihnen helfen, für jedes gesundheitliche Thema das richtige Nahrungsmittel zu finden.

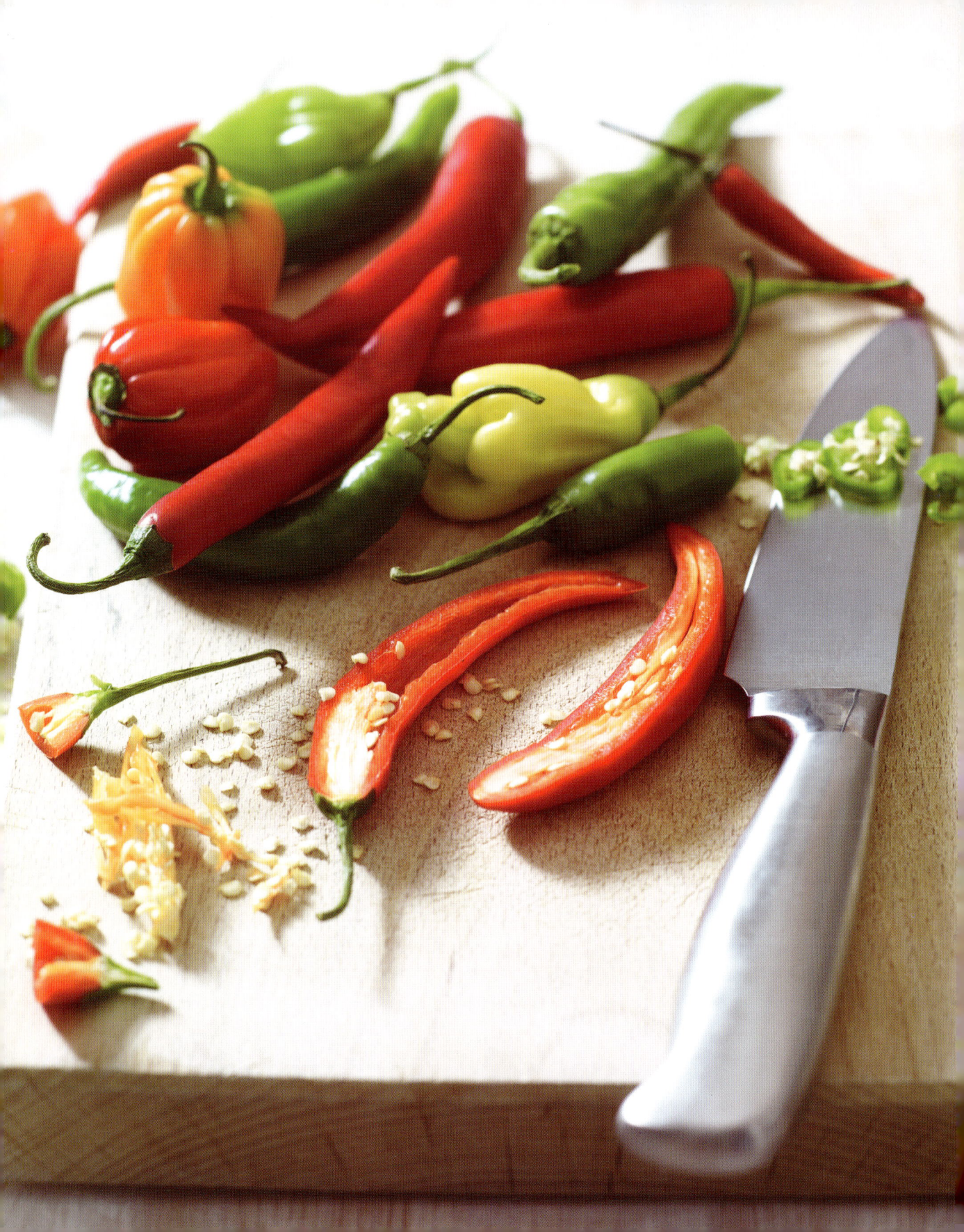

Gesunde Lebensmittel

Es gibt eine enorme **Vielfalt** von Lebensmitteln und Zutaten, die Ihrer Gesundheit guttun. Machen Sie sich diesen **Mehrwert für den Körper** bewusst zunutze. Und spüren Sie am eigenen Wohlbefinden, dass Nahrungsmittel **Heilmittel** sein können.

ÄPFEL

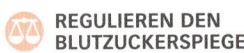 **REGULIEREN DEN BLUTZUCKERSPIEGEL**

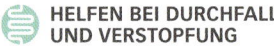 **HELFEN BEI DURCHFALL UND VERSTOPFUNG**

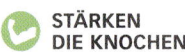 **STÄRKEN DIE KNOCHEN**

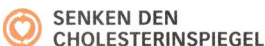 **SENKEN DEN CHOLESTERINSPIEGEL**

Dass Äpfel jeder Sorte gesund sind, wusste schon die Antike. Äpfel enthalten den **Ballaststoff Pektin** und **komplexe Kohlenhydrate**, die das **Herz** gesund erhalten und den **Blutzuckerspiegel** des Körpers regulieren. Neben vielen wichtigen Vitaminen und Mineralien liefern sie Substanzen, die unter anderem für starke, gesunde Knochen sorgen.

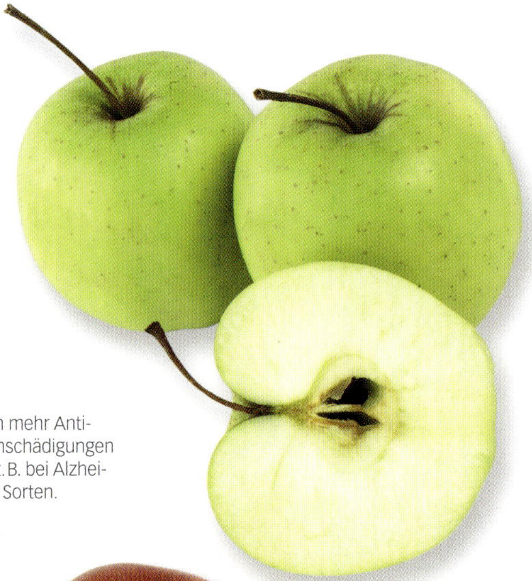

GRÜNE ÄPFEL
Wie alle Apfelsorten enthalten grüne Äpfel Apfelsäure. Sie reguliert den Verdauungsprozess.

ROTE ÄPFEL
Rotschalige Äpfel enthalten mehr Antioxidantien – die vor Nervenschädigungen schützen können, wie sie z. B. bei Alzheimer auftreten – als andere Sorten.

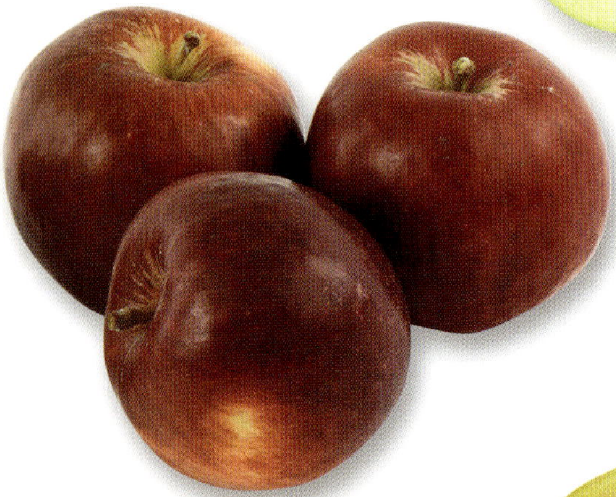

GELBE ÄPFEL
Pektin ist in Äpfeln aller Sorten enthalten. Es verringert die Aufnahme von Nahrungsfetten.

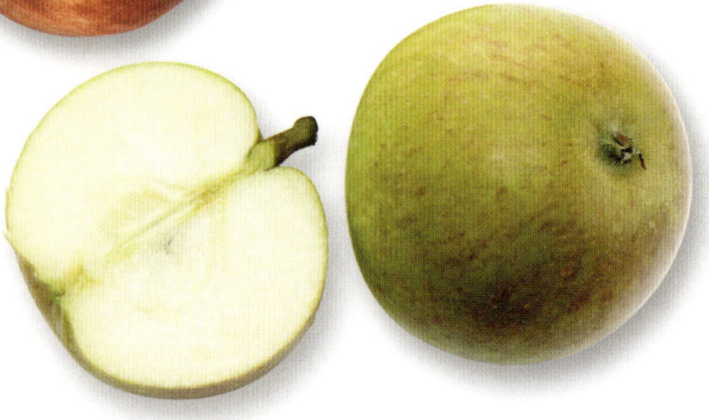

GESUNDHEITLICHE WIRKUNG

AUSGEGLICHENER BLUTZUCKERSPIEGEL Fruktose und antioxidative Polyphenole verbessern das metabolische Gleichgewicht und verzögern die Zuckerabsorption im Blut.

VERSTOPFUNG UND DURCHFALL Pektin hat eine doppelte Wirkung: Es hilft sowohl bei Verstopfung als auch bei Durchfall, je nachdem, was der Körper braucht.

GESUNDE KNOCHEN Das in der Apfelschale enthaltene Flavonoid Phlorizin beugt dem Abbau von Knochensubstanz nach der Menopause vor, da es entzündungshemmend wirkt und die Bildung freier Radikale einschränkt.

CHOLESTERINSENKEND Pektin und andere Bestandteile wie antioxidative Polyphenole reduzieren das »schlechte« Cholesterin (LDL) und verlangsamen dessen Oxidation, die einen Risikofaktor für Arteriosklerose darstellt. Polyphenole verhindern auch, dass freie Radikale Herz und Blutgefäße schädigen.

NÄHRSTOFFE OPTIMAL VERWERTEN

DIE GANZE FRUCHT Alle Bestandteile sind essbar. Äpfel aus konventionellem Anbau immer waschen – ihre Schale ist gewachst, damit sie glänzen und länger halten.

REGIONAL UND BIO Möglichst Bio-Äpfel aus der Region kaufen: Sie sind nicht mit Pestiziden belastet und besonders frisch.

MIT SCHALE Geschälte Äpfel haben nur noch halb so viel Ballaststoffe, Vitamin C und Eisen.

TIPPS

SCHONKOST 1 Apfel reiben. Kurz stehen lassen, bis er Saft freisetzt. 1–2 große Löffel pro Stunde oder nach Bedarf essen.

BRATÄPFEL Große Äpfel entkernen, mit Nüssen, getrockneten Früchten und Gewürzen (Zimt) füllen. Bei mittlerer Temperatur im Ofen backen, bis sie weich sind.

APRIKOSEN

 REINIGEN DIE HAUT   **GUT FÜR DIE AUGEN**   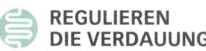 **REGULIEREN DIE VERDAUUNG**   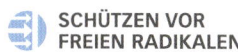 **SCHÜTZEN VOR FREIEN RADIKALEN**

Aprikosen stammen aus Ostasien und wurden von den Chinesen bereits seit Jahrtausenden angebaut, bevor sie den Rest der Welt erreichten. Sie sind kalorienarm, aber **reich an Ballaststoffen** und wichtigen Vitaminen. Die Früchte können frisch oder getrocknet gegessen werden, auch Blätter und Kerne sind verwendbar. Sie verbessern die **Verdauung**, reinigen die **Haut** und sind gut für die **Sehkraft.**

GESUNDHEITLICHE WIRKUNG

AUGEN UND HAUT Ihr hoher Beta-Carotin-Gehalt ist gut für das ältere Auge. Wie Studien zeigen, senkt eine regelmäßige Aufnahme von viel Vitamin C und E, Zink und Kupfer – alle diese Nährstoffe sind in Aprikosen enthalten – das Risiko für eine Makuladegeneration um 25 Prozent. Sie halten auch die Haut gesund.

DARMGESUNDHEIT Ihr hoher Ballaststoffanteil regt die Darmtätigkeit an. Er beugt Verstopfung und sogar Darmkrebs vor.

KREBSHEMMEND Die Antioxidantien schützen vor freien Radikalen, die Krebs und andere Erkrankungen verursachen können. Die Kerne enthalten Vitamin B17 (Laetril), das als Krebszellenkiller gilt.

NÄHRSTOFFE OPTIMAL VERWERTEN

FRISCH ODER GETROCKNET Beide Formen sind reich an Ballaststoffen, Vitamin A, C und E und weiteren wichtigen Nährstoffen. Trockenfrüchte immer ungeschwefelt kaufen.

APRIKOSENKERNE Der Kern im Stein ist essbar. Er hilft, Giftstoffe auszuscheiden und die körpereigenen Abwehrkräfte zu stärken.

KERNÖL Das Öl ist reich an einfach ungesättigten Fettsäuren und Vitamin A, C und E. Es eignet sich zum Kochen und für Salate.

TIPPS

ZU FETTEM FLEISCH Frisch zu Gans oder Ente, die Trockenfrüchte als Füllung oder gewürfelt in Lammeintopf.

LEICHT POCHIERT Frische Aprikosen mit 1 Teil Honig und 3 Teilen Wasser, 6 zerstoßenen Kardamomkapseln und ½ Stange Vanille köcheln, bis sie gerade weich sind.

EINGELEGT Japanische Umeboshi – »eingelegte Pflaumen« – sind eigentlich Aprikosen. Mit Reis gegessen, regen sie die Verdauung an und beugen Übelkeit vor.

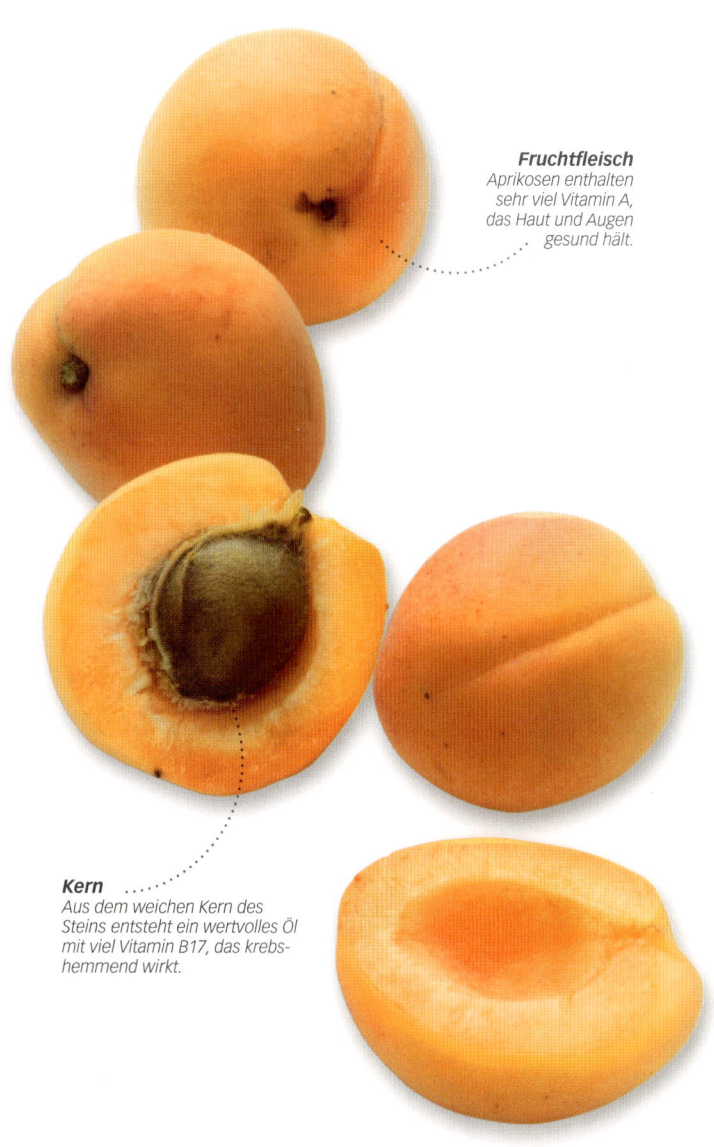

Fruchtfleisch
Aprikosen enthalten sehr viel Vitamin A, das Haut und Augen gesund hält.

Kern
Aus dem weichen Kern des Steins entsteht ein wertvolles Öl mit viel Vitamin B17, das krebshemmend wirkt.

PFIRSICHE UND NEKTARINEN

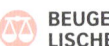 **BEUGEN DEM METABO-LISCHEN SYNDROM VOR**

 SCHÜTZEN DIE HAUT VOR FREIEN RADIKALEN

 REGULIEREN DEN WASSERHAUSHALT

Pfirsichen wird in ihrem Heimatland China eine **verjüngende** Wirkung zugeschrieben. Wie anderes Steinobst, etwa die verwandte Nektarine, enthalten sie ein ausgewogenes Verhältnis an Phenolverbindungen – Anthocyanen, Chlorogensäure, Quercetin-Derivaten und Catechin –, die synergistisch das **metabolische Syndrom** (Risikofaktoren für Diabetes und Herzerkrankungen) bekämpfen.

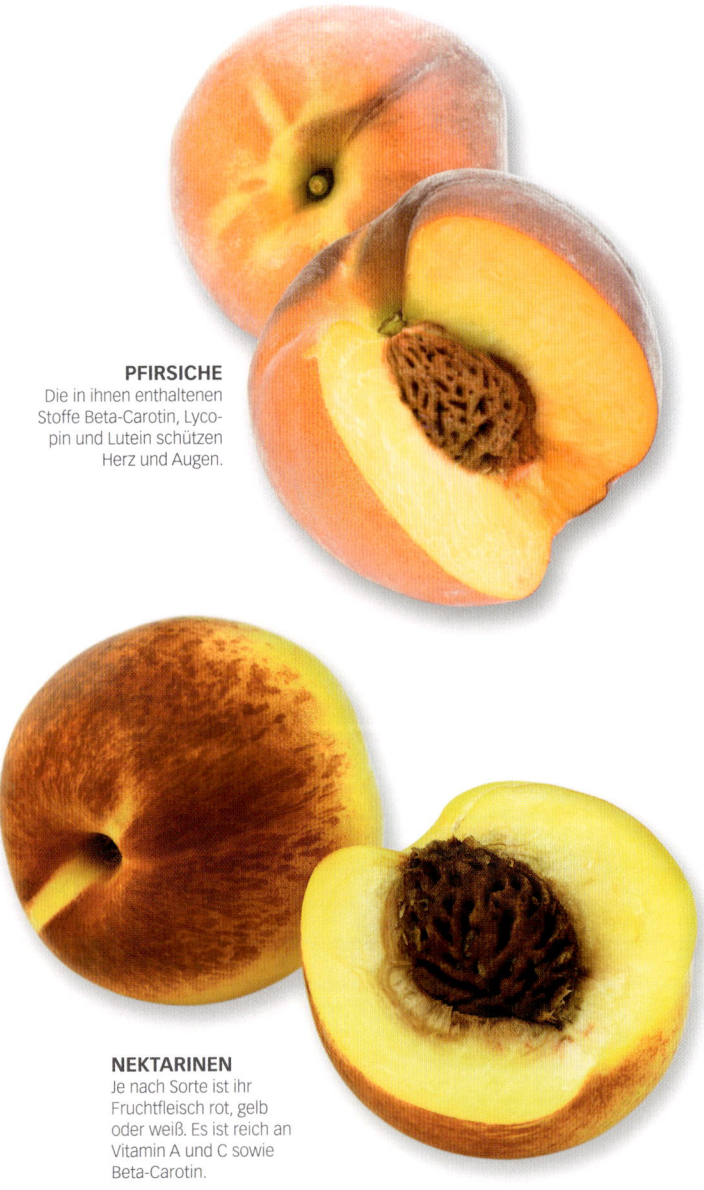

PFIRSICHE
Die in ihnen enthaltenen Stoffe Beta-Carotin, Lycopin und Lutein schützen Herz und Augen.

NEKTARINEN
Je nach Sorte ist ihr Fruchtfleisch rot, gelb oder weiß. Es ist reich an Vitamin A und C sowie Beta-Carotin.

GESUNDHEITLICHE WIRKUNG

GEWICHTSKONTROLLE Phenolverbindungen gelten als Schlankmacher, Entzündungshemmer und natürliche Antidiabetika. Der regelmäßige Genuss von Pfirsichen und Nektarinen beugt dem metabolischen Syndrom vor.

GESUNDE HAUT Beide Obstsorten sind reich an Vitamin C, das eine wichtige Rolle bei der körpereigenen Collagenproduktion spielt. Außerdem enthalten sie das Antioxidans Lutein, das freie Radikale bekämpft und gesund für die Haut (und die Augen) ist.

DIURETIKUM Ihr hoher Gehalt an Kalium, Phosphor und Magnesium gleicht eine sehr säurehaltige Ernährung aus. Sie schwemmen überschüssiges Wasser aus dem Körper und haben zudem leicht abführende Wirkung.

KREBSHEMMEND Labortests zeigen, dass selbst aggressivste Brustkrebszellen absterben, wenn sie Pfirsichextrakt ausgesetzt sind.

NÄHRSTOFFE OPTIMAL VERWERTEN

NICHT LAGERN Reifes Steinobst sollte umgehend gegessen werden. Es wird schnell überreif und fleckig und verliert seine Nährstoffe.

KONSERVIERUNG Pfirsiche und Nektarinen ergeben feine Konfitüren und Kompott.

TIPPS

ANTIOXIDATIVER EISTEE 2 reife Pfirsiche in Stücke schneiden und mit 500 ml Wasser aufkochen. Vom Herd nehmen, 8 Beutel Grüntee hinzufügen. 5 Minuten ziehen lassen. Teebeutel ausdrücken und entfernen. Weitere 240 ml Wasser hinzufügen, mit wenig Honig süßen. Abkühlen lassen, mit Minze garniert servieren.

FRÜHSTÜCKSBAGEL Getoasteten Bagel mit mildem Ziegenkäse oder Kefir bestreichen. Nektarinenstücke auflegen. Etwas frisch gemahlener schwarzer Pfeffer bringt die Fruchtsüße zur Geltung.

BIRNEN

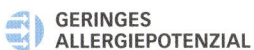 **GERINGES ALLERGIEPOTENZIAL** 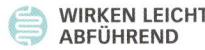 **WIRKEN LEICHT ABFÜHREND** 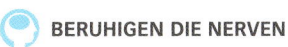 **BERUHIGEN DIE NERVEN** 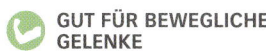 **GUT FÜR BEWEGLICHE GELENKE**

Mittlerweile gibt es Dutzende von Birnensorten. Ihnen gemeinsam ist die papierdünne Schale und die ähnliche Form, einige – wie die Chinesische Birne – sehen etwas anders aus. Die erfrischende kalorienarme Frucht ist ein exzellenter Lieferant **wasserlöslicher Ballaststoffe.** Außerdem enthält sie **Beta-Carotin** und B-Vitamine sowie Spuren wichtiger Mineralien wie Kupfer, Phosphor und Kalium.

GESUNDHEITLICHE WIRKUNG

ALLERGIEN Wegen ihres geringen Gehalts an Salicylaten und Benzoaten lösen Birnen seltener als andere Früchte Allergien aus. Sie werden Allergikern oft bei Ausschlussdiäten empfohlen. Birnensaft eignet sich für Kleinkinder und während der Rekonvaleszenz.

VERSTOPFUNG Wasserunlösliche Ballaststoffe fördern die Verdauung.

NERVÖSE ERSCHÖPFUNG Kühlende, harmonisierende Frucht. Vitamin C regt die Produktion der stimmungsaufhellenden Neurotransmitter Noradrenalin und Serotonin an.

RHEUMATISCHE BESCHWERDEN Birnen enthalten eine Kombination aus Kalium, Pektin und Tannin, die bei der Zersetzung von Harnsäure hilft – ideal für Menschen mit rheumatischen Beschwerden wie Gicht und Arthritis.

NÄHRSTOFFE OPTIMAL VERWERTEN

DIE SCHALE MITESSEN Das Vitamin C und die Ballaststoffe konzentrieren sich hauptsächlich in der dünnen Schale.

NACHREIFEN LASSEN Reife Birnen sind sehr stoßempfindlich. Lieber etwas unreif kaufen und zu Hause nachreifen lassen.

TROCKENFRÜCHTE Wie die meisten Trockenfrüchte enthalten Birnen viel Zucker, aber auch natürliche Ballaststoffe. Schon geringe Mengen liefern viel Energie.

SAFT Frisch gepresster Birnensaft erfrischt und belebt.

TIPPS

STÄRKUNG Birnen 15 Minuten in Wasser kochen. Passieren, Flüssigkeit abgießen, abkühlen lassen und bei nervöser Erschöpfung oder Anzeichen von PMS trinken.

POCHIEREN Frische Birnen in Sirup oder Wein kochen, mit Ingwer oder Zimt würzen und mit gerösteten Mandelkernen garnieren.

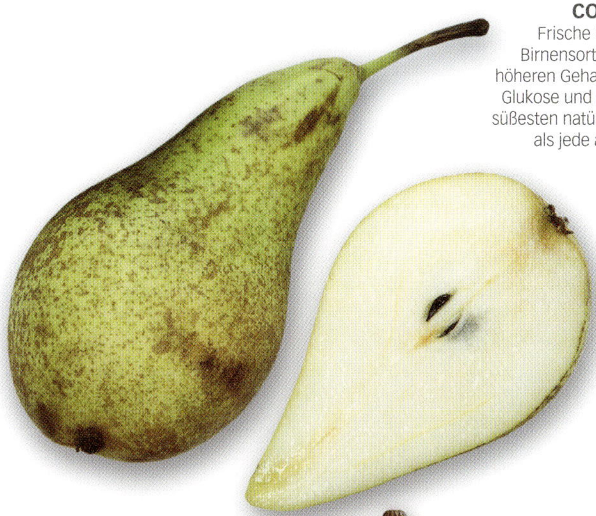

CONFERENCE
Frische Früchte dieser Birnensorte haben einen höheren Gehalt an Fruktose, Glukose und Levulose, dem süßesten natürlichen Zucker, als jede andere Frucht.

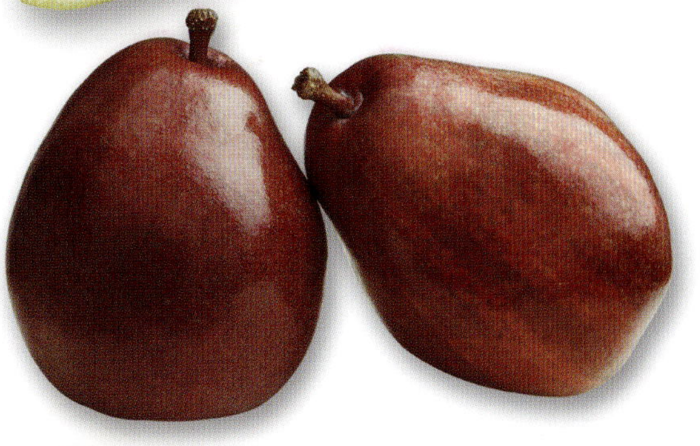

RED ANJOU
Rote Sorten wie Red Anjou oder Red Bartlett enthalten größere Mengen des Antioxidans Anthocyan als grüne, gelbe oder braune Birnen.

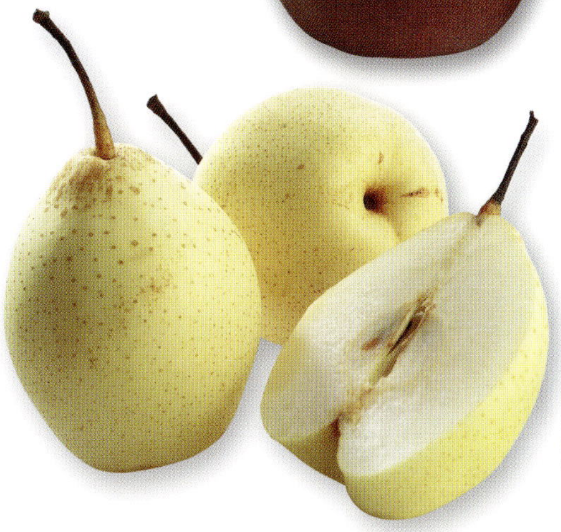

CHINESISCHE BIRNE
Trotz ihres exotischen Namens unterscheidet sich diese Sorte im Nährstoffgehalt nicht von hiesigen Birnen.

PFLAUMEN

 GUT FÜR DIE AUGEN   **WIRKEN ABFÜHREND**   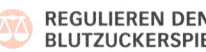 **REGULIEREN DEN BLUTZUCKERSPIEGEL**   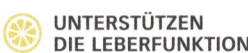 **UNTERSTÜTZEN DIE LEBERFUNKTION**

Pflaumen gehören zur Familie der Rosengewächse. Es gibt mehr als 2000 Arten und Sorten, darunter Reineclauden, Mirabellen und Zwetschgen. Sie haben gute **antioxidative** und **entgiftende** Eigenschaften, regen den **Stoffwechsel** an und enthalten Chrom, Kalium, Selen und andere Mineralien, **Vitamin C** und **Beta-Carotin.** Trockenpflaumen sind ein bewährtes Mittel gegen Verstopfung.

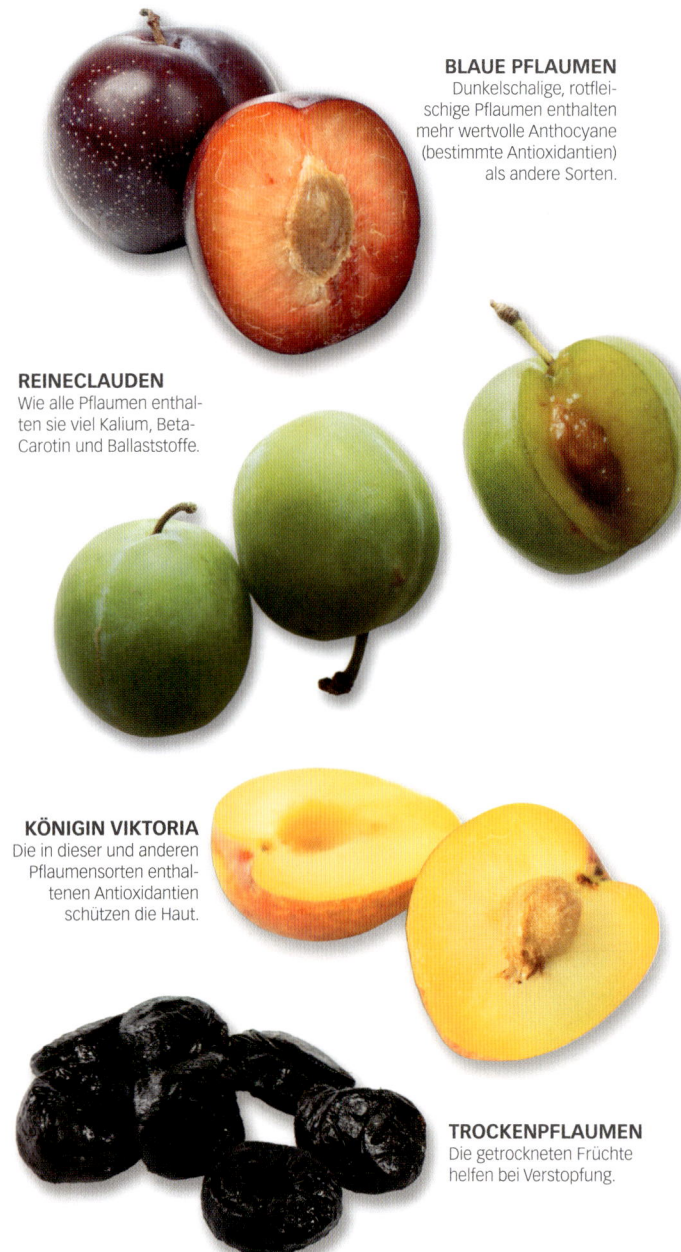

BLAUE PFLAUMEN
Dunkelschalige, rotfleischige Pflaumen enthalten mehr wertvolle Anthocyane (bestimmte Antioxidantien) als andere Sorten.

REINECLAUDEN
Wie alle Pflaumen enthalten sie viel Kalium, Beta-Carotin und Ballaststoffe.

KÖNIGIN VIKTORIA
Die in dieser und anderen Pflaumensorten enthaltenen Antioxidantien schützen die Haut.

TROCKENPFLAUMEN
Die getrockneten Früchte helfen bei Verstopfung.

GESUNDHEITLICHE WIRKUNG

GESUNDE AUGEN Die in Pflaumen enthaltenen Antioxidantien können einer altersbedingten Makuladegeneration (eine der Hauptursachen für den Verlust der Sehkraft) vorbeugen.

VERSTOPFUNG Homogenisierende Ballaststoffe, besonders Pektin, Fruktose und Schwefel, verbessern den Nahrungstransport im Darm. Diese Ballaststoffe sind zusammen mit Sorbitol und Isatin verantwortlich für die bekannte abführende Wirkung der Pflaume.

REGEN DEN STOFFWECHSEL AN Sie enthalten Kalzium, Kalium, Magnesium und das Antioxidans Beta-Carotin. Diese Nährstoffe regulieren Puls, Blutdruck, Blutzuckerspiegel und Wasserhaushalt. Besonders Zwetschgen sollen – vor der Mahlzeit gegessen – den Appetit anregen und die Verdauung fördern.

ENTGIFTUNG Pflaumen fördern die Entgiftung und verbessern die Leberfunktion. Von ihrer entgiftenden Wirkung profitiert neben der inneren Gesundheit auch die Haut.

NÄHRSTOFFE OPTIMAL VERWERTEN

TROCKENPFLAUMEN Getrocknet lassen sich ihre wertvollen Inhaltsstoffe ganzjährig genießen! Trockenpflaumen enthalten sowohl wasserlösliche als auch wasserunlösliche Ballaststoffe, die zur Regulierung von Darmtätigkeit und Blutzuckerspiegel beitragen.

DIE SCHALE MITESSEN Sie enthält den größten Teil der wertvollen Antioxidantien.

TIPPS

IM OFEN BACKEN Halbieren, entsteinen, bei mittlerer Hitze (180 °C) trocknen, bis sie schrumpelig sind. Pur oder mit etwas leicht honiggesüßtem Joghurt genießen.

SÜSSER REISSALAT Kalten, gekochten Naturreis mit zerkleinerten Pflaumen und Pistazien und einem Dressing aus nativem Olivenöl und Brombeer- oder Himbeeressig mischen.

KIWIS

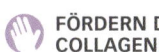 **FÖRDERN DIE COLLAGENBILDUNG**

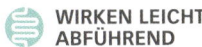 **WIRKEN LEICHT ABFÜHREND**

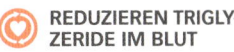 **REDUZIEREN TRIGLY-ZERIDE IM BLUT**

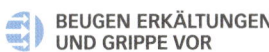 **BEUGEN ERKÄLTUNGEN UND GRIPPE VOR**

Kiwis stammen aus China. Die ungewöhnlich aussehende Frucht – auch Chinesische Stachelbeere genannt – wird heute weltweit in sonnenreichen Regionen angebaut. Grüne und gelbe Kiwis enthalten verschiedene Nährstoffe, aber beide Sorten sind gut für **Verdauung** und **Herz**. Ihr hoher Gehalt an Vitamin C wirkt entzündungshemmend, fördert die **Hautgesundheit** und stärkt das **Immunsystem.**

GESUNDHEITLICHE WIRKUNG

SCHÖNE HAUT Vitamin C trägt zur Collagenbildung bei und fördert die Heilung der Haut nach Beanspruchung durch Sonne und Wind.

GESUNDE VERDAUUNG Zwei Kiwis liefern 20 Prozent des Tagesbedarfs an Ballaststoffen. Sie fördern die Verdauung und die Darmgesundheit. Dazu enthalten sie Aktinidin, ein Enzym zur Förderung der Eiweißverdauung.

HERZKRANKHEITEN Ihr hoher Gehalt an Flavonoiden sowie Vitamin C und E reduziert Triglyzeride (schädliche Fette) im Blut und beugt Arteriosklerose vor. Die winzigen schwarzen Samen enthalten Vitamin E und Omega-3-Fettsäuren, die als natürliche Blutverdünner wirken.

IMMUNABWEHR Vitamin C stärkt das Immunsystem und hilft gegen Erkältung, Grippe und Entzündungen.

NÄHRSTOFFE OPTIMAL VERWERTEN

PUR GENIESSEN Einfach wie ein gekochtes Ei auslöffeln. Anders als gelbe Kiwis enthalten die grünen Aktinitin. Sie vertragen sich daher nicht mit allen Lebensmitteln, z.B. Milchprodukten.

BUNT IST GESUND Grüne Kiwis enthalten mehr Ballaststoffe, die gelben sind reicher an Vitamin C und Kalium.

TIPPS

SOMMER-SMOOTHIE Das Fleisch von ¼ Wassermelone (entkernt), 2 geschälten Kiwis und 1 geschälten Banane im Mixer zerkleinern.

DETOX-SUPPE Für 2 Portionen das Fleisch von 1 Melone (Galia- oder Honigmelone, halbiert), 1 Kiwi, 1 reifen Birne (alles entkernt), einer Handvoll grüner Weintrauben, frisch geriebenen Ingwer und 200 ml Aloe-vera-Saft verrühren. Gekühlt in den leeren Melonenschalenhälften servieren. Mit Kiwistücken und frischer Minze garnieren.

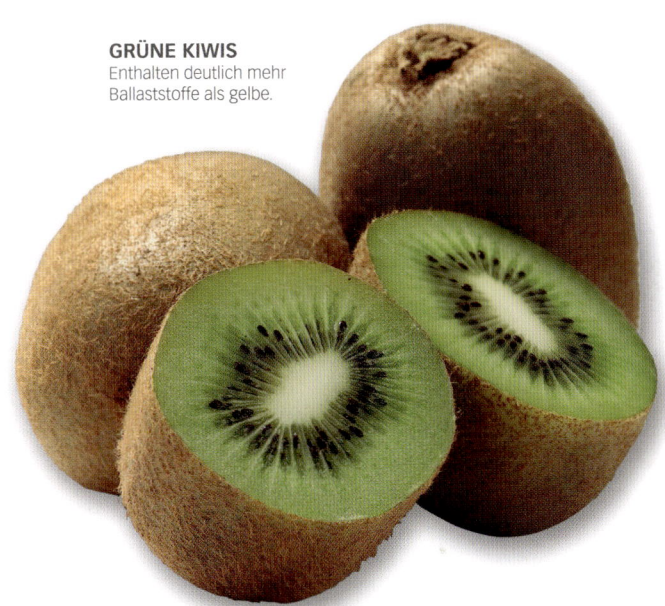

GRÜNE KIWIS
Enthalten deutlich mehr Ballaststoffe als gelbe.

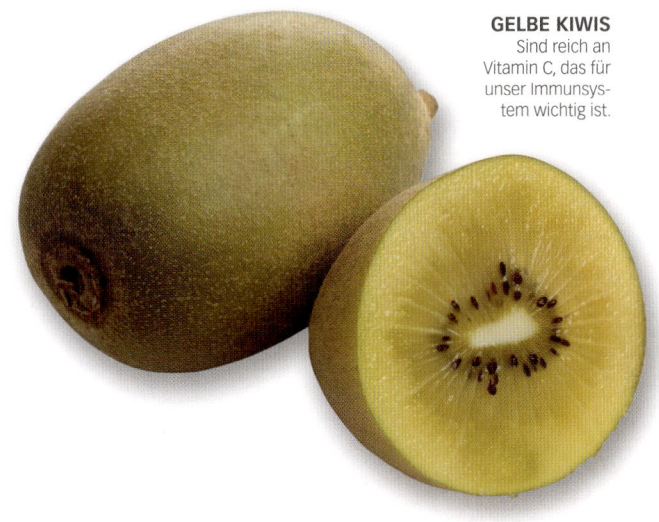

GELBE KIWIS
Sind reich an Vitamin C, das für unser Immunsystem wichtig ist.

FEIGEN

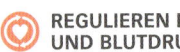 **REGULIEREN PULS UND BLUTDRUCK**

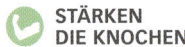 **STÄRKEN DIE KNOCHEN**

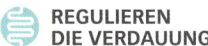 **REGULIEREN DIE VERDAUUNG**

Feigen sind herrlich süße, saisonabhängige Früchte und frisch oder getrocknet ein Genuss. Bei uns dauert die Saison in der Regel von Juli bis September. Frische und getrocknete Feigen haben jeweils eigene gesundheitliche Vorzüge. In beiden Formen aber sind sie dank des hohen Kaliumgehalts gut gegen **Bluthochdruck** und fördern ein gesundes **Verdauungssystem** und starke **Knochen.**

VIOLETTE FEIGEN
Sie sind ballaststoffreich, regulieren die Darmtätigkeit und schützen vor Darmkrebs.

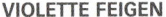

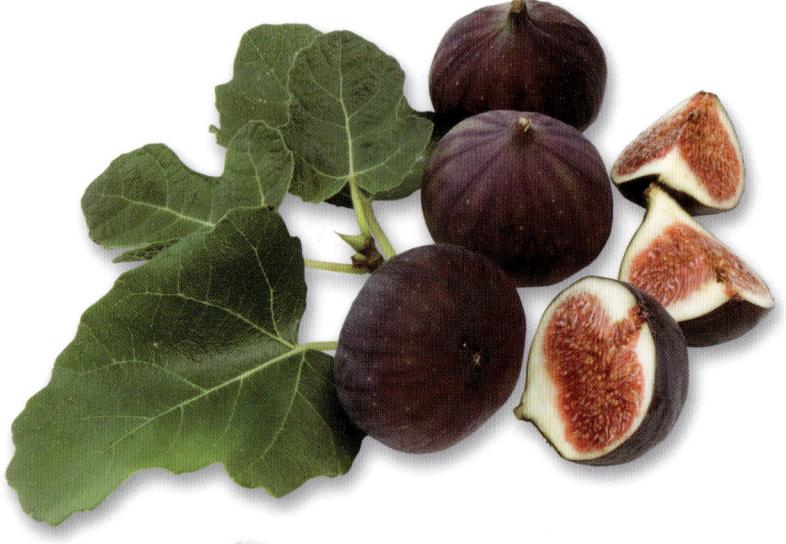

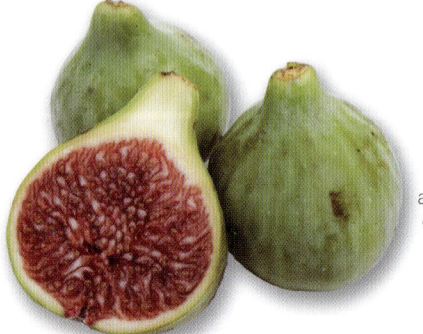

WEISSE FEIGEN
Wie die violette Sorte ist auch die weiße Feige reich an Ballaststoffen, Kalzium, Kalium und anderen Spurenelementen.

GETROCKNETE FEIGEN
Sie besitzen den Nährwert der frischen Frucht in konzentrierter Form. Allerdings enthalten sie weniger Beta-Carotin.

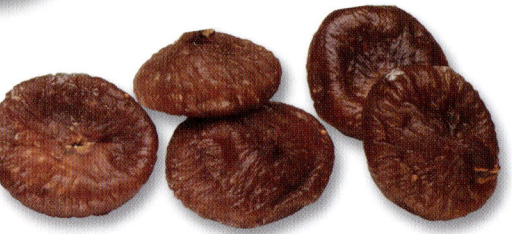

GESUNDHEITLICHE WIRKUNG

BLUTDRUCK Frische und getrocknete Feigen enthalten viel Kalium. Kalium ist wichtig für die Funktion von Muskeln und Nerven, außerdem reguliert es die Körperflüssigkeiten, den Puls und den Wasserhaushalt. Für Menschen mit Bluthochdruck sind Feigen ganz besonders zu empfehlen.

GESUNDE KNOCHEN Feigen versorgen uns mit 10 Prozent des empfohlenen Tagesbedarfs an Kalzium, das wesentlich ist für die Gesundheit und das Wachstum der Knochen. Ihr hoher Kaliumgehalt vermindert dabei auch die Ausscheidung von Kalzium über den Harn, der Körper absorbiert also mehr Kalzium.

VERDAUUNG UND VERSTOPFUNG Feigen sind reich an Ballaststoffen. Die regelmäßige Aufnahme von Ballaststoffen ist wichtig, um das Verdauungssystem gesund zu erhalten und Verstopfungen vorzubeugen.

NÄHRSTOFFE OPTIMAL VERWERTEN

FRISCH Verglichen mit Trockenfeigen enthalten frische Früchte weniger Kalorien und Zucker und mehr Beta-Carotin, das im Körper in Vitamin A umgewandelt wird.

GETROCKNET Trockenfeigen bekommt man das ganze Jahr über. Sie enthalten mehr Ballaststoffe, Eiweiß, Kalzium, Kalium, Magnesium und Phosphor als frische Feigen, allerdings auch mehr Zucker und Kalorien. Dazu sind sie reich an dem löslichen Ballaststoff Pektin, der den Blutzuckerspiegel senkt.

TIPPS

EINFACH SO Trockenfrüchte sind eine tolle Alternative zu Süßigkeiten oder Schokolade, wenn man abnehmen möchte.

ZUM FRÜHSTÜCK Müsli oder Porridge mit Feigenstückchen ist lecker und gesund – Feigen sind die ideale Frühstücksergänzung.

QUITTEN

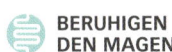 **BERUHIGEN DEN MAGEN** 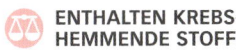 **ENTHALTEN KREBS-HEMMENDE STOFFE** 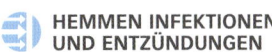 **HEMMEN INFEKTIONEN UND ENTZÜNDUNGEN** 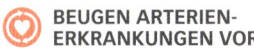 **BEUGEN ARTERIEN-ERKRANKUNGEN VOR**

Die Quitte, eine alte Frucht aus dem Mittleren Osten, findet langsam ihren Weg in die moderne Welt. Sie stärkt das **Immunsystem** und ist gut für das **Herz,** ihr Saft hilft gegen Durchfall und eignet sich für Mundspülungen zur **Zahnfleischpflege** und bei **Mundgeschwüren.** Zum Rohverzehr ist die duftende Frucht zu sauer, aber gekocht entfaltet sie ihren ganzen Geschmack und Nährwert.

GESUNDHEITLICHE WIRKUNG

MAGENBERUHIGEND Quitten wirken adstringierend und harntreibend, daher sind sie gut für die Verdauung.

SCHUTZ VOR KREBS Laborstudien haben gezeigt, dass Blätter und Früchte Substanzen enthalten, die das Wachstum von Krebszellen in Darm und Niere verhindern.

ANTIOXIDANS Reich an Vitamin A, C und E sowie einzigartigen Phytonährstoffen, die freie Radikale ausspülen (freie Radikale spielen eine Rolle bei Herzkrankheiten, Diabetes, Entzündungen und Krebs).

GESUND FÜR DAS HERZ Quitten enthalten viel Kalium, das die Herztätigkeit unterstützt und überschüssiges Wasser aus dem Körper ausschwemmt. Ballaststoffe und Antioxidantien tragen zur Arteriengesundheit bei.

NÄHRSTOFFE OPTIMAL VERWERTEN

ERNTEFRISCH KAUFEN Große feste Früchte mit gelber Schale in der Zeit von September bis November kaufen. Quitten sind sehr hart, werden aber schnell fleckig, deshalb nur einwandfreie Früchte nehmen. Nicht lange lagern. Ihr Duft ist ein Genuss!

MIT WASSER MISCHEN In heißes Wasser eingeweicht unterstützen Quitten, wie Laborstudien zeigen, das Immunsystem und können die Symptome allergischer Dermatitis lindern.

TIPPS

LECKER MIT ÄPFELN Quittenwürfel an Kompott, Kuchen oder Desserts mit Äpfeln geben, um sie zu aromatisieren.

SÜSSER TEE Ein Teelöffel Quittengelee in grünem Tee verstärkt dessen Geschmack und unterstützt die antioxidative Wirkung.

VIELSEITIG UND HALTBAR Quitten enthalten viel Pektin und eignen sich bestens zum Einmachen.

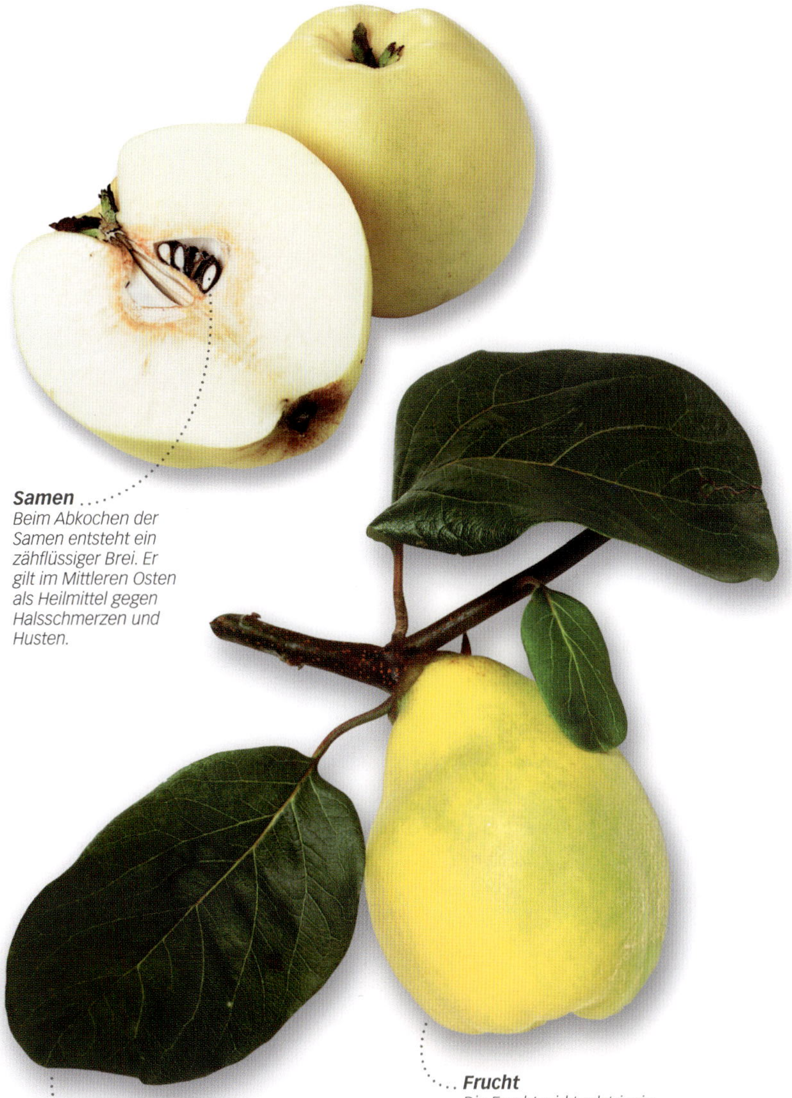

Samen
Beim Abkochen der Samen entsteht ein zähflüssiger Brei. Er gilt im Mittleren Osten als Heilmittel gegen Halsschmerzen und Husten.

Blätter
Wie Studien zeigen, besitzen Blätter und Früchte krebshemmende Eigenschaften.

Frucht
Die Frucht wirkt adstringierend und damit allgemein stärkend. Quittensaft wird bei Durchfall eingesetzt, zur Zahnfleischpflege und bei Mundgeschwüren.

KIRSCHEN

 FÖRDERN DEN SCHLAF   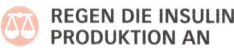 **REGEN DIE INSULIN-PRODUKTION AN**   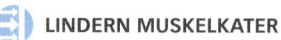 **LINDERN MUSKELKATER**   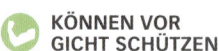 **KÖNNEN VOR GICHT SCHÜTZEN**

Manche Kirschsorten können geradezu als »Superfood« bezeichnet werden. Montmorency-Kirschen sind durch ihren hohen Gehalt an **Antioxidantien** medizinisch enorm wertvoll: Sie wirken **entzündungshemmend** und eignen sich zur Vorbeugung und **Behandlung von Gicht.** Kirschen gehören zu den wenigen Früchten, die Melatonin enthalten. Das Hormon hilft bei **Schlafstörungen** und Jetlag.

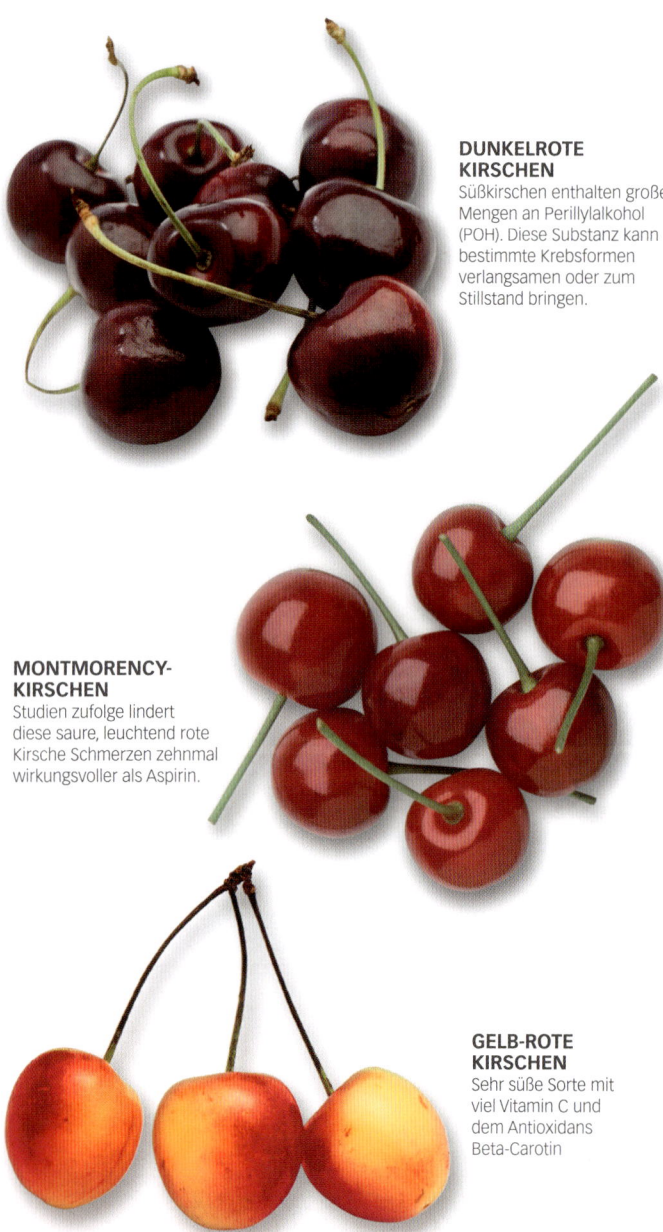

DUNKELROTE KIRSCHEN
Süßkirschen enthalten große Mengen an Perillylalkohol (POH). Diese Substanz kann bestimmte Krebsformen verlangsamen oder zum Stillstand bringen.

MONTMORENCY-KIRSCHEN
Studien zufolge lindert diese saure, leuchtend rote Kirsche Schmerzen zehnmal wirkungsvoller als Aspirin.

GELB-ROTE KIRSCHEN
Sehr süße Sorte mit viel Vitamin C und dem Antioxidans Beta-Carotin

GESUNDHEITLICHE WIRKUNG

GUTER SCHLAF Sauerkirschen gehören zu den wenigen Früchten, die viel Melatonin enthalten – ein Hormon, das vom Körper zur Regelung des Schlaf-Wach-Rhythmus produziert wird. Studien zeigen, dass ein abendliches Glas Sauerkirschsaft tiefen Schlaf fördert.

ANTIDIABETIKUM Sauerkirschen enthalten viel Anthocyan, ein Antioxidans, das die Insulinproduktion erhöhen und den Blutzuckerspiegel regulieren kann.

ENTZÜNDUNGSHEMMEND Viele kraftvolle Antioxidantien helfen bei der Bekämpfung von Entzündungen. Sauerkirschsaft hat sich bei Athleten und Läufern als Hilfe gegen Muskelkater und Entzündungen bewährt.

ENTZÜNDLICHE ERKRANKUNGEN Gicht, eine ähnliche entzündliche Erkrankung wie Arthritis, entsteht durch überschüssige Harnsäure im Blut. Sowohl Sauer- als auch Süßkirschen reduzieren den Ureatgehalt im Blut und somit das Risiko, an Gicht zu erkranken.

NÄHRSTOFFE OPTIMAL VERWERTEN

AM BESTEN ERNTEFRISCH Möglichst Bio-Kirschen aus der Region kaufen – sie haben die meisten Nährstoffe. Entsteinen und auf Vorrat einfrieren. Alternativ Kirschkonzentrate oder Kirschextrakte verwenden.

LIEBER SAUER ALS SÜSS Sauerkirschen enthalten mehr Antioxidantien als andere Sorten.

TIPPS

GETROCKNETE KIRSCHEN Sie eignen sich als Zusatz für Müsli oder Joghurt.

KIRSCHKUCHEN Kirschen verlieren durch Erhitzen nicht an medizinischem Wert. Das macht sie zu einer idealen Zutat für Konfitüre und Kuchen.

SMOOTHIE Entsteinte Süßkirschen sind eine wunderbare Zutat für einen Fruchtsmoothie.

WEINTRAUBEN

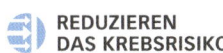 **REDUZIEREN DAS KREBSRISIKO**

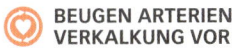 **BEUGEN ARTERIEN-VERKALKUNG VOR**

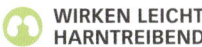 **WIRKEN LEICHT HARNTREIBEND**

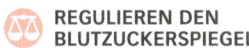 **REGULIEREN DEN BLUTZUCKERSPIEGEL**

Seit Jahrtausenden wird die Weintraube mit all ihren Bestandteilen medizinisch genutzt – auch in flüssiger Form als Wein. Sie ist ein natürliches **Diuretikum** und enthält viele **Antioxidantien,** besonders oligomere Proanthocyanidine (OPCs), die für einen **strahlenden Teint** sorgen und vor **Herzkrankheiten** und **freien Radikalen** schützen. In den Kernen sind OPCs besonders konzentriert.

GESUNDHEITLICHE WIRKUNG

KREBSHEMMEND Besonders dunkle Trauben haben einen hohen Gehalt an Flavonoiden, Anthocyanen, Stilben und weiteren Antioxidantien, was das durch freie Radikale bedingte Risiko für Brust- und Prostatakrebs senkt. Traubensamenfasern tragen zur Verringerung des Darmkrebsrisikos bei. Vor allem die Kerne enthalten das Antioxidans Resveratrol, das krebshemmende Wirkung und Anti-Aging-Eigenschaften besitzen soll.

GESUNDES HERZ-KREISLAUF-SYSTEM Weintrauben enthalten eine Vielzahl an Antioxidantien, die Arteriosklerose verhindern oder lindern können. Roter oder weißer Traubensaft enthält viel Resveratrol, das das Herz schützt.

ENTGIFTUNG UND WASSERHAUSHALT Sie enthalten viel Kalium und sehr wenig Natrium, wodurch der Körper überschüssiges Wasser und Gifte ausscheidet.

STABILER BLUTZUCKERSPIEGEL Trauben sind reich an komplexen Kohlenhydraten, die den Glukosegehalt des Blutes steuern. Antioxidantien und Ballaststoffe helfen, dem metabolischen Syndrom (Risikofaktoren für Diabetes und Herzkrankheiten) vorzubeugen.

NÄHRSTOFFE OPTIMAL VERWERTEN

KERNE KNABBERN Weintrauben mit Kernen kaufen und Kerne mitessen. In ihnen konzentrieren sich OPCs, Vitamin E und Linolensäure.

GETROCKNETE FRÜCHTE Beim Trocknen wird Fruktose zu einem löslichen Ballaststoff, Fruktan, der Cholesterin aus dem Blut entfernt und eine gesunde Darmflora fördert.

TIPPS

IN REIS UND SALAT Rosinen geben Reisgerichten mehr Geschmack und Nährstoffe, Weintrauben grünem Salat eine Spur Süße.

EINFRIEREN Gefrorene Weintrauben behalten auch als kühler Snack ihren vollen Nährwert.

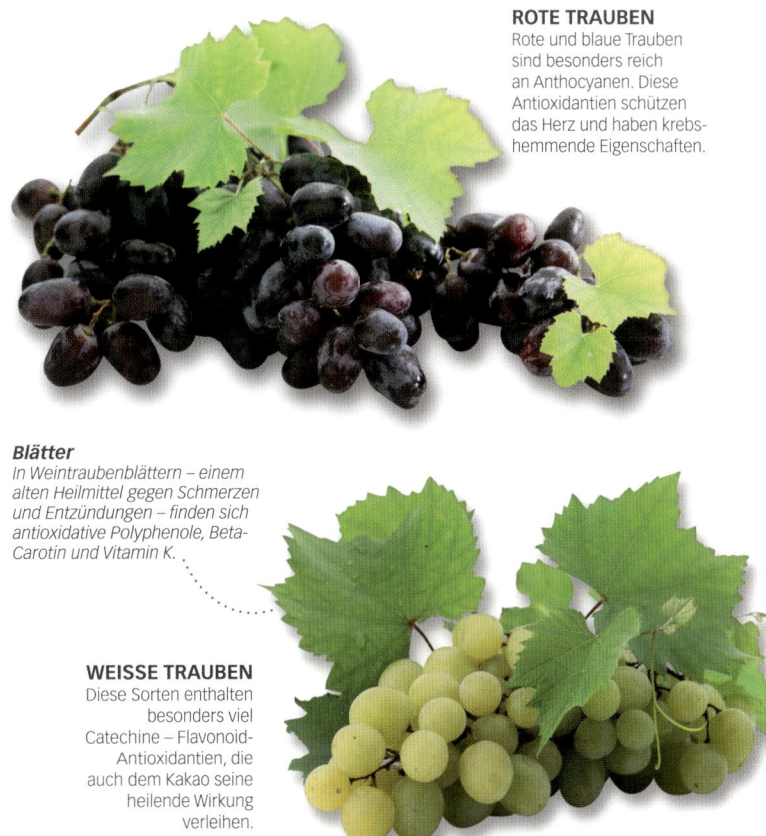

ROTE TRAUBEN
Rote und blaue Trauben sind besonders reich an Anthocyanen. Diese Antioxidantien schützen das Herz und haben krebshemmende Eigenschaften.

Blätter
In Weintraubenblättern – einem alten Heilmittel gegen Schmerzen und Entzündungen – finden sich antioxidative Polyphenole, Beta-Carotin und Vitamin K.

WEISSE TRAUBEN
Diese Sorten enthalten besonders viel Catechine – Flavonoid-Antioxidantien, die auch dem Kakao seine heilende Wirkung verleihen.

ROSINEN
Getrocknete weiße Trauben sind ein wirkungsvolles Probiotikum, das eine gesunde Darmflora fördert.

BROMBEEREN

 GUT FÜR DIE HAUT BEI SONNENBRAND

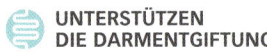 **UNTERSTÜTZEN DIE DARMENTGIFTUNG**

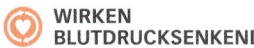 **WIRKEN BLUTDRUCKSENKEND**

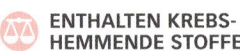 **ENTHALTEN KREBS-HEMMENDE STOFFE**

Die in Brombeeren enthaltenen Antioxidantien (Anthocyane) sind für die schwärzlich-violette Farbe der Früchte verantwortlich. Sie bekämpfen schädigende **freie Radikale** und helfen bei Erkrankungen wie **Bluthochdruck,** Diabetes, Krebs, Sehkraftverlust, Unterfunktion der Leber und **Abbau der geistigen Fähigkeiten.** Brombeeren wirken entgiftend und fördern die Darmgesundheit.

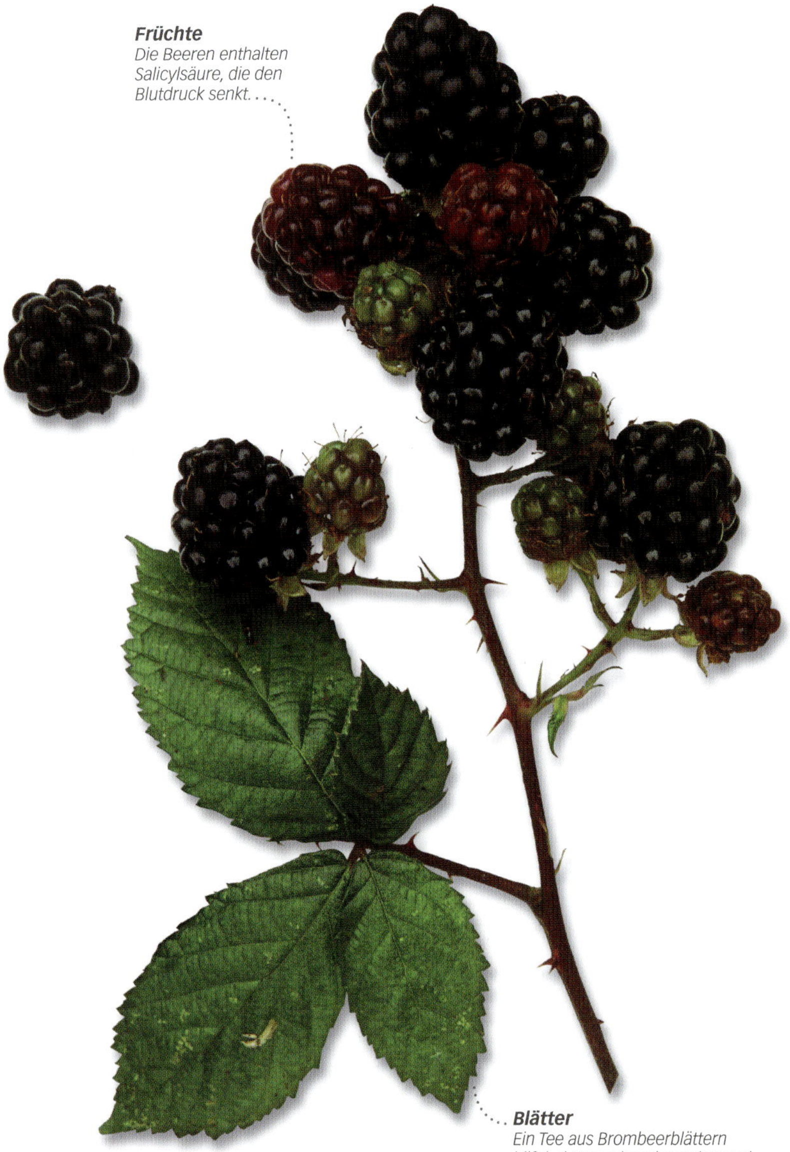

Früchte
Die Beeren enthalten Salicylsäure, die den Blutdruck senkt.

Blätter
Ein Tee aus Brombeerblättern hilft bei Magenbeschwerden und unterstützt die Mundpflege.

GESUNDHEITLICHE WIRKUNG

SCHÖNE HAUT Brombeeren liefern das Antioxidans Ellagsäure. Es hilft der Haut, sich nach einem Sonnenbrand zu regenerieren. Ellagsäure schützt das Collagen, die Basis fester Haut, und verhindert Entzündungen.

GESUNDER DARM Sie enthalten sowohl lösliche als auch unlösliche Ballaststoffe, die entgiften und gegen Darmträgheit helfen.

SCHÜTZEN DAS HERZ Die in ihnen enthaltene Salicylsäure weist ähnliche Eigenschaften auf wie Aspirin (Acetylsalicylsäure). Hilft bei Herzkrankheiten und zu hohem Blutdruck.

KREBSHEMMEND Laborstudien haben ergeben, dass Ellagsäure das Wachstum von Krebszellen stoppen kann.

NÄHRSTOFFE OPTIMAL VERWERTEN

AM BESTEN FRISCH Ihre Nährstoffe zersetzen sich schnell, deshalb möglichst unmittelbar nach dem Pflücken essen. Nicht kühlen.

BROMBEERBLÄTTER Die Blätter enthalten Tannin und Gallussäure, ein natürliches Antibiotikum. Brombeerblättertee ist ein altes Heilmittel bei Durchfall, Mundgeschwüren und Zahnfleischbluten.

TIPPS

STREUSELDESSERT Brombeeren verleihen einem Apfelstreuselauflauf mehr Aroma und reichern ihn mit Antioxidantien an.

ALS ESSIG Brombeeressig schmeckt in Dressings, Marinaden und Pfannengerichten. Mit Wasser verdünnt hilft der Essig bei Halsschmerzen und Fieber. Frische Brombeeren mit Weißwein oder Apfelweinessig bedecken und 3 Wochen kühl und dunkel stehen lassen. Den Essig abgießen, je 450 g Zucker auf je 600 ml der Flüssigkeit ergänzen, 5 Minuten schwach kochen. In sterilisierte, fest verschließbare Flaschen dekantieren und binnen eines Jahres verbrauchen.

SCHWARZE JOHANNISBEEREN

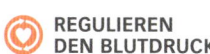 **REGULIEREN DEN BLUTDRUCK**

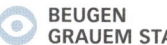 **SCHÜTZEN VOR NEURODEGENERATION**

 BEUGEN GRAUEM STAR VOR

HELFEN BEI HARN-WEGSINFEKTIONEN

Neben viel Vitamin C, **Kalium** und Phosphor enthalten Schwarze Johannisbeeren auch zahlreiche Anthocyane, **Antioxidantien,** die vor **Herzkrankheiten,** Krebs und neurologischen Erkrankungen wie **Alzheimer** schützen. Die Früchte haben antibakterielle Eigenschaften und fördern die **Sehkraft.** Roh sind sie zu sauer, aber lecker als Likör, Sirup oder Marmelade.

GESUNDHEITLICHE WIRKUNG

GESUND FÜR DAS HERZ Das in Schwarzen Johannisbeeren enthaltene Kalium reguliert Puls und Blutdruck und wirkt harntreibend. Ihre Antioxidantien beugen Schäden an den Gefäßwänden und damit Arteriosklerose vor.

GEHIRNNAHRUNG Die Anthocyane, denen die Beeren ihre Farbe verdanken, schützen das Gehirn vor Schäden durch freie Radikale, wie sie mit Demenz und Alzheimer einhergehen.

BESSERES NACHTSEHEN Die Antioxidantien verbessern das nächtliche Sehvermögen, entspannen überanstrengte Augen und helfen, Linsentrübungen zu vermeiden.

HARNWEGSINFEKTIONEN Schwarze Johannisbeeren wirken wie Cranberrys antibakteriell: Regelmäßiges Trinken des Saftes kann bei Harnwegsinfektionen helfen.

IMMUNSTÄRKENDES TONIKUM Die Mischung aus Vitamin C und Antioxidantien stärkt die Abwehr und beschleunigt die Wundheilung.

NÄHRSTOFFE OPTIMAL VERWERTEN

MIT ZUCKER Einmachen oder roh mit süßerem Obst für Desserts verwenden.

GESUNDES KERNÖL Das Öl ist reich an Vitamin E und ungesättigten Fettsäuren wie Alpha- und Gamma-Linolensäure. Regelmäßiger Genuss unterstützt die Gesundung der Haut, z. B. bei Ekzemen und Dermatitis.

TIPPS

SIRUP Bei Verarbeitung der Früchte zu Sirup oder Likör bleiben die Antioxidantien und die anderen Phyto-Stoffe erhalten.

WOHLTUENDER TEE Ein Tee aus Schwarze-Johannisbeer-Blättern hilft bei Husten und Halsschmerzen. Eine kleine Handvoll Blätter mit kochendem Wasser übergießen, wenige Minuten ziehen lassen und abgießen. Nach Bedarf trinken.

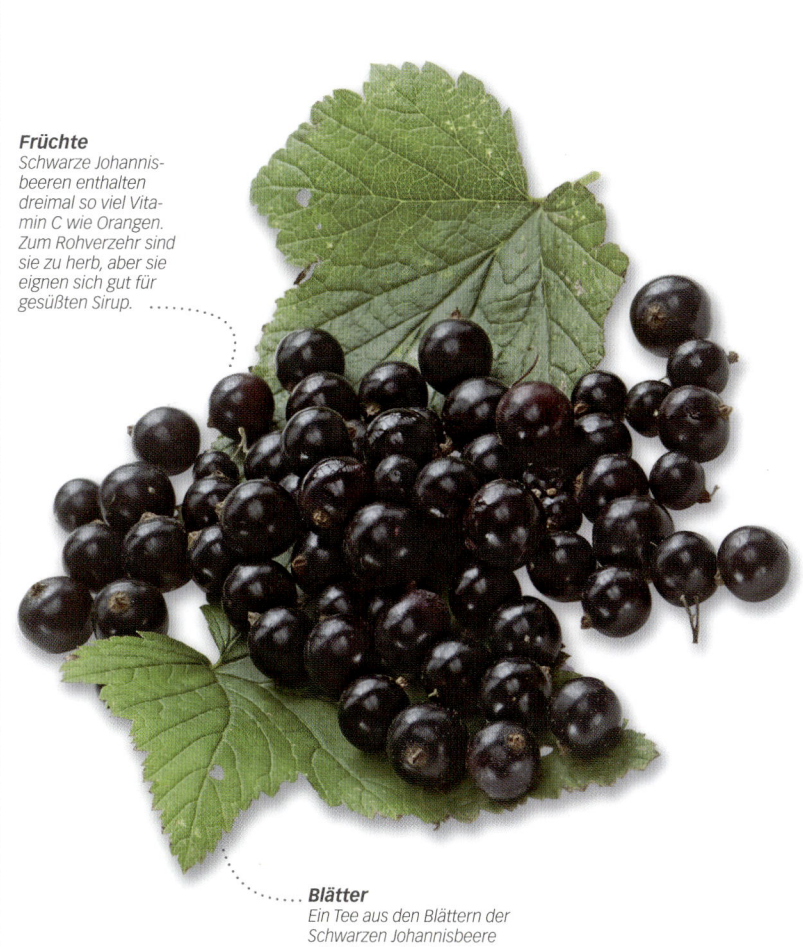

Früchte
Schwarze Johannisbeeren enthalten dreimal so viel Vitamin C wie Orangen. Zum Rohverzehr sind sie zu herb, aber sie eignen sich gut für gesüßten Sirup.

Blätter
Ein Tee aus den Blättern der Schwarzen Johannisbeere wirkt lindernd bei Husten und Halsschmerzen.

HEIDELBEEREN

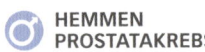 **HEMMEN PROSTATAKREBS**

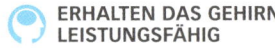 **ERHALTEN DAS GEHIRN LEISTUNGSFÄHIG**

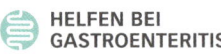 **HELFEN BEI GASTROENTERITIS**

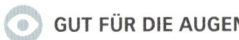 **GUT FÜR DIE AUGEN**

Sie stammen aus Nordamerika und werden seit Langem wegen ihres Gesundheitswertes geschätzt. Ihre **antibakteriellen** Komponenten helfen bei Magen-Darm-Infekten, die **Antioxidantien** beugen **Augenerkrankungen** vor, stärken die **Sehkraft** und das **Gedächtnis** und sind gut für die **Prostata.** Heidelbeeren sind süßer als viele andere kleine Beeren und werden am besten frisch gegessen.

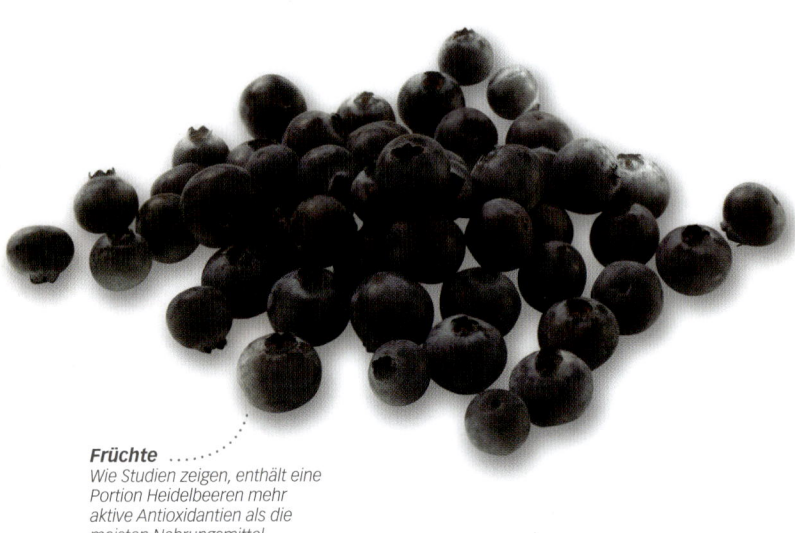

Früchte
Wie Studien zeigen, enthält eine Portion Heidelbeeren mehr aktive Antioxidantien als die meisten Nahrungsmittel.

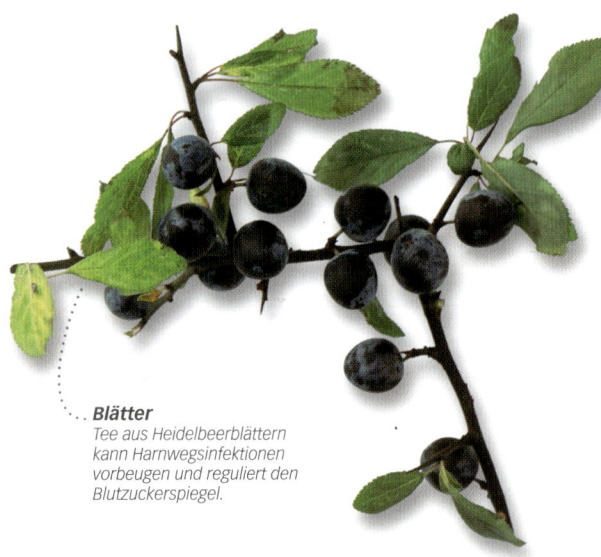

Blätter
Tee aus Heidelbeerblättern kann Harnwegsinfektionen vorbeugen und reguliert den Blutzuckerspiegel.

GESUNDHEITLICHE WIRKUNG

GESUNDE PROSTATA Sie enthalten viele konzentrierte Proanthocyanidinverbindungen, die Wachstum und Streuung verschiedener Krebsarten verlangsamen können. So lässt Heidelbeerextrakt, wie Laborstudien zeigen, Prostatatumore deutlich langsamer wachsen.

BESSERES GEDÄCHTNIS Heidelbeeren wirken positiv auf das Nervensystem. Sie verstärken die Wirkung des Neurotransmitters Dopamin, verbessern die Gedächtnisleistung und verlangsamen den kognitiven Abbau.

DARMGESUNDHEIT Ihre Anthocyane, antibakterielle Antioxidantien, wirken gegen die Erreger von Gastroenteritis (z. B. Escherichia coli) und Durchfall.

STÄRKT DIE SEHKRAFT Anthocyane schützen vor Netzhautdegeneration. Sie regen die Collagenproduktion an, was vor grünem Star schützen kann.

HARNWEGSINFEKTIONEN Neueren Studien zufolge unterstützen Heidelbeeren die Behandlung von Harnwegsinfektionen.

NÄHRSTOFFE OPTIMAL VERWERTEN

BIO IST BESSER Heidelbeeren gehören zu den Früchten mit der stärksten Pestizidbelastung. Wer Bioware kauft, kann diese chemische Verunreinigung umgehen.

BLÄTTER Ähnlich reich an Antioxidantien wie die Früchte. Beugen Harnwegsinfektionen vor und regulieren den Blutzuckerspiegel.

TIPPS

ZUM FRÜHSTÜCK Mit Müsli oder Joghurt. Zum Konservieren einfrieren und für einen Frühstücksshake oder Smoothie verwenden.

TEE Kochendes Wasser auf die Blätter gießen, ziehen lassen und abgießen. Heidelbeerblättertee hat antibakterielle und hypoglykämische Eigenschaften.

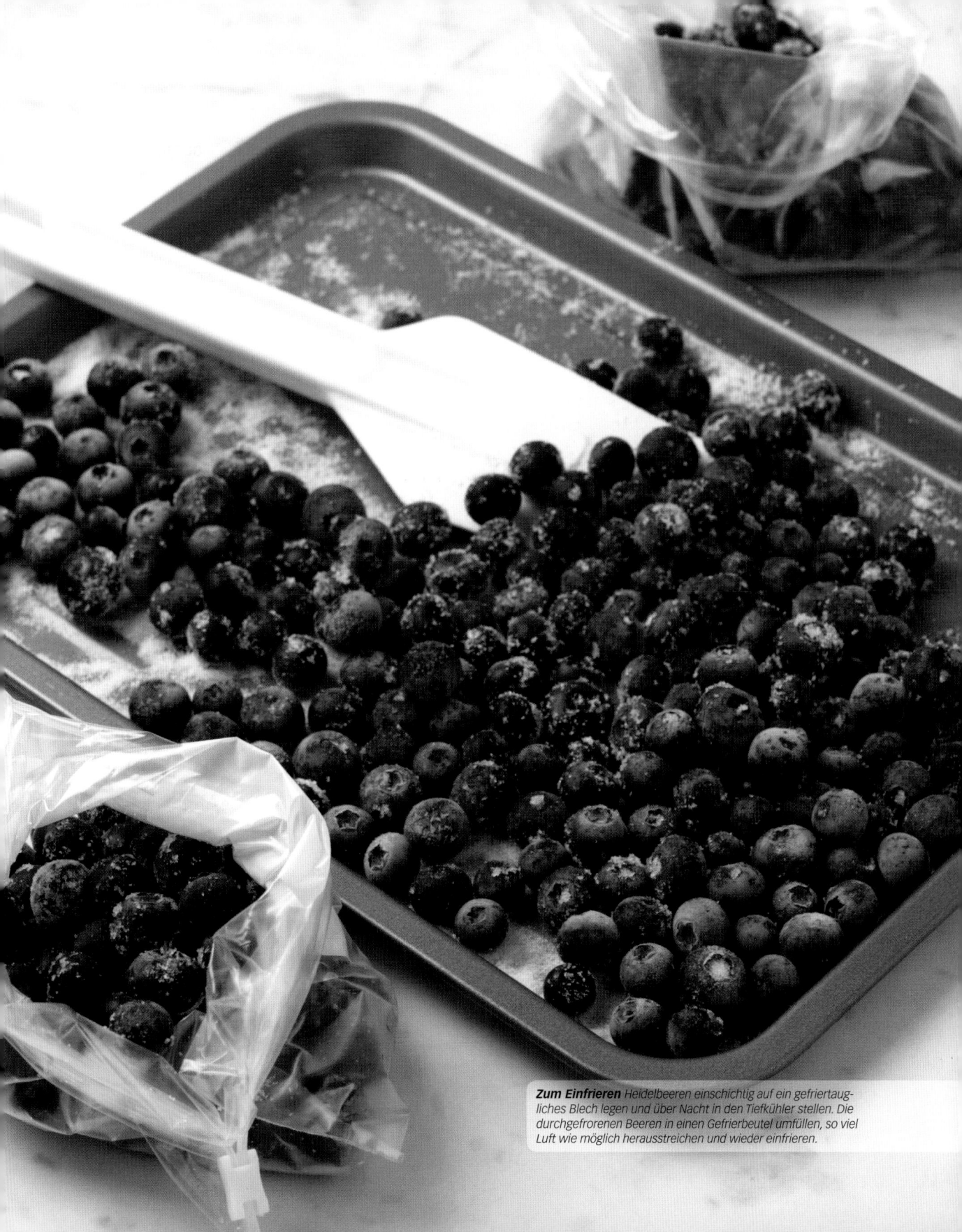

Zum Einfrieren Heidelbeeren einschichtig auf ein gefriertaug-
liches Blech legen und über Nacht in den Tiefkühler stellen. Die
durchgefrorenen Beeren in einen Gefrierbeutel umfüllen, so viel
Luft wie möglich herausstreichen und wieder einfrieren.

CRANBERRYS

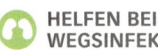 **HELFEN BEI HARN-WEGSINFEKTIONEN**

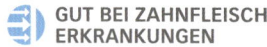 **GUT BEI ZAHNFLEISCH-ERKRANKUNGEN**

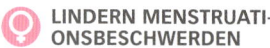 **LINDERN MENSTRUATI-ONSBESCHWERDEN**

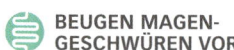 **BEUGEN MAGEN-GESCHWÜREN VOR**

Diese säuerlichen, aus Nordamerika stammenden Beeren stecken voller **Antioxidantien** und sind sehr gesund. Wegen ihrer **adstringierenden** und **antibakteriellen** Wirkung eignen sie sich unter anderem zur **Zahnfleischpflege.** Außerdem enthalten sie eine einzigartige Substanz, die Infektionen der Harnwege, der Nieren und der Blase vorbeugt.

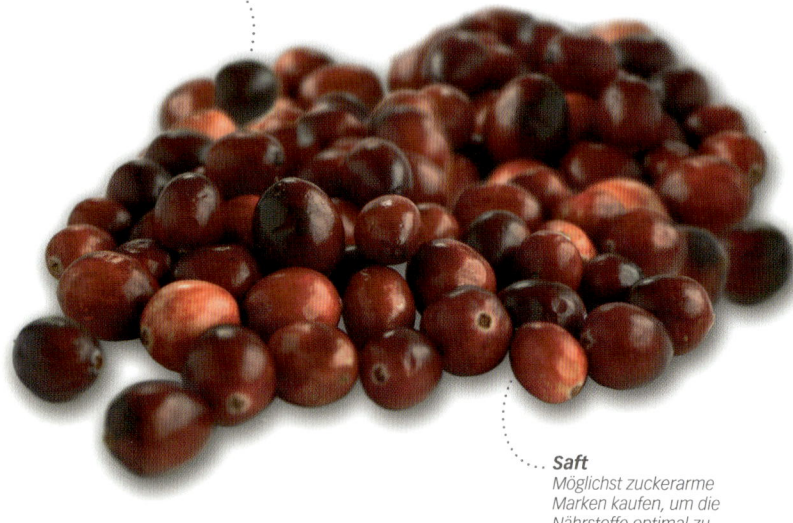

Früchte
Die amerikanische Urbevölkerung nutzte sie zur Behandlung von Nieren- und Blaseninfektionen.

Saft
Möglichst zuckerarme Marken kaufen, um die Nährstoffe optimal zu nutzen.

Getrocknete Beeren
Cranberrys in Frühstückscerealien oder Müsli sorgen auf einfache Weise für eine antioxidantienreichere Ernährung.

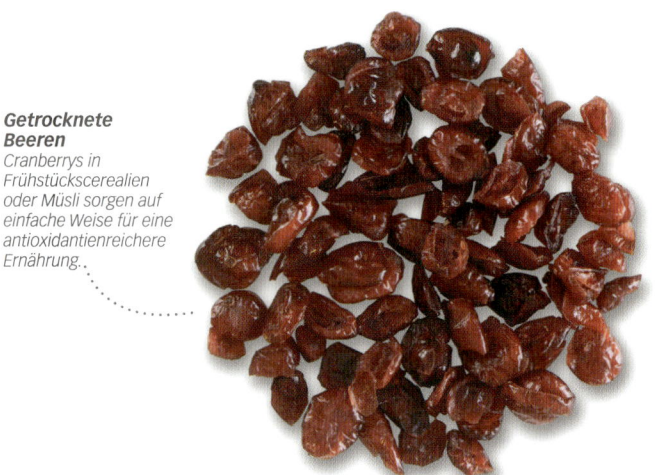

GESUNDHEITLICHE WIRKUNG

HARNWEGSINFEKTIONEN Cranberrys enthalten nicht dialysierbares Material (NDM), das Infektionen der Harnwege, der Blase und der Nieren vorbeugt.

SCHUTZ FÜR DIE ZÄHNE Das Antioxidans Proanthocyanidin verleiht den Beeren die leuchtend rote Farbe. Es hemmt die Entstehung von Enzymen, die für Plaquebildung und Zahnfleischrückgang verantwortlich sind.

BERUHIGEND Die leicht antiseptische, harmonisierende Wirkung hilft bei Menstruationsbeschwerden, Durchfall, nervösem Magen, Halsschmerzen und Kehlkopfentzündung.

VERDAUUNG Vermutlich kann NDM auch die Ansiedlung des Bakteriums *Heliobacter pylori* im Magen verhindern und so zum Schutz vor Magengeschwüren beitragen.

EIN GESUNDES HERZ Der hohe Gehalt an Vitamin C und entzündungshemmenden Antioxidantien verringert den durch freie Radikale verursachten oxydativen Stress im Körper und schützt so vor Herzkrankheiten.

NÄHRSTOFFE OPTIMAL VERWERTEN

SAFT Frischer Cranberrysaft ist genauso gesund wie die frischen Früchte. Ungesüßte, nicht pasteurisierte Produkte bevorzugen, da Zucker Bakterien nährt, die Harnwegsinfektionen verursachen. Am besten selbst pressen.

GETROCKNET Getrocknete Cranberrys enthalten ähnliche Inhaltsstoffe wie frische Früchte, nur erheblich weniger Vitamin C .

TIPPS

TEE 1 gehäuften TL getrocknete Beeren in 600 ml Wasser geben. Bei schwacher Hitze 10–15 Minuten köcheln und abgießen.

ZAHNBÜRSTE FÜR ZWISCHENDURCH Zwischen den Mahlzeiten getrocknete Beeren zu kauen, massiert und pflegt das Zahnfleisch.

HOLUNDERBEEREN

 HELFEN BEI ERKÄLTUN-GEN UND GRIPPE

 WIRKEN LEICHT HARNTREIBEND

Holunderbeeren sind die Früchte eines in Europa, Nordamerika und Asien verbreiteten Wildbaums. Früher galt er als eine **vollständige Hausapotheke,** da sich alle seine Bestandteile medizinisch nutzen lassen. Heute werden vorrangig Früchte und Blüten verwendet. Sie wirken **immunstärkend** und **harntreibend.** Rohe Beeren sind nahezu ungenießbar, durch Kochen werden sie schmackhafter.

GESUNDHEITLICHE WIRKUNG

IMMUNSTÄRKEND Die Blüten sind ein altes Mittel gegen verschleimte Atemwege. Sie wirken schweißtreibend, fiebersenkend und entzündungshemmend. Holunderbeerensirup stärkt die Immunabwehr, er hilft besonders im Winter bei Erkältung und Grippe.

ENTGIFTUNG Die Früchte wirken leicht harntreibend und abführend.

NÄHRSTOFFE OPTIMAL VERWERTEN

EINMACHEN Rohe Holunderbeeren sind sehr sauer. In Form von Konfitüre, Gelee, Kompott oder Sirup lassen sich ihre gesunden Eigenschaften am besten genießen.

BLÜTEN Die Blüten sind vielseitig verwendbar, vom leicht prickelnden Holundersekt bis zur Gurgellösung bei Halsschmerzen. Ihre Wirkstoffe lindern außerdem Schwellungen der Schleimhäute in den Nebenhöhlen.

TIPPS

HEILENDER SIRUP 600 ml abgegossenen Beerensaft und 450 g Honig vermischen. Bei Erkältung und Grippe jeweils 10 ml nach Bedarf einnehmen.

HOLUNDERBLÜTENTEE 2–4 frische Blütenstände (oder 2 TL getrocknete Blüten pro Tasse) mit kochendem Wasser übergießen, kurz ziehen lassen, abgießen. Der Tee hilft bei Husten und Atemwegskatarrhen.

LIKÖR 900 g Beeren mit 1 Tasse Wasser in einem Topf bei schwacher Hitze köcheln, bis der Saft austritt. Beeren zerdrücken, abgießen, den Saft mit 250 g Zucker und 2,5 cm frisch geriebenem Ingwer (nach Geschmack) wieder in den Topf geben. 1 Stunde köcheln, abgießen, in einer fest verschlossenen sterilisierten Flasche aufbewahren. Kühl lagern, innerhalb von 3 Monaten verbrauchen. Zum Trinken nach Geschmack verdünnen.

BEEREN
Holunderbeeren verdanken ihre Farbe Flavonoiden, die durch ihre antioxidative Wirkung die Körperzellen schützen.

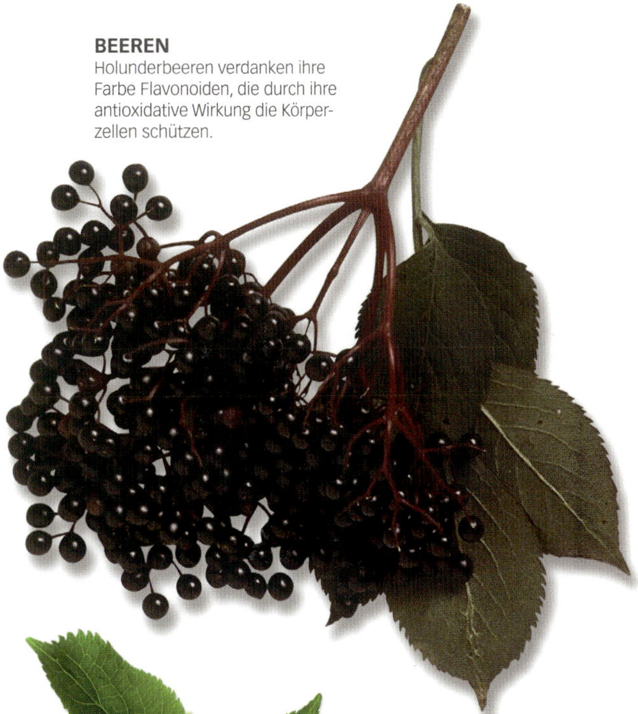

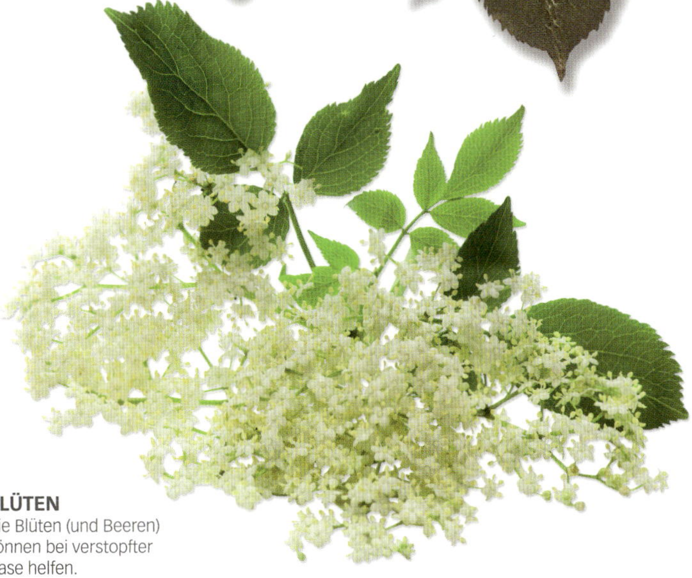

BLÜTEN
Die Blüten (und Beeren) können bei verstopfter Nase helfen.

GOJIBEEREN

 GUT FÜR EINE STARKE MUSKULATUR

 LIEFERN DEN ZELLEN SAUERSTOFF

 FÖRDERN EINEN RUHIGEN SCHLAF

 SCHÜTZEN DIE AUGEN VOR FREIEN RADIKALEN

Gojibeeren gehören – wie Tomaten und Paprika – zur Familie der Nachtschattengewächse. Sie enthalten eine Kombination aus **Antioxidantien,** die **Herz und Kreislauf,** Muskeln und Sehkraft stärkt, außerdem eine Vielzahl von **Carotinoiden,** z. B. Beta-Carotin, das **Stoffwechselprozesse, guten Schlaf** und die **Gedächtnisleistung** unterstützt.

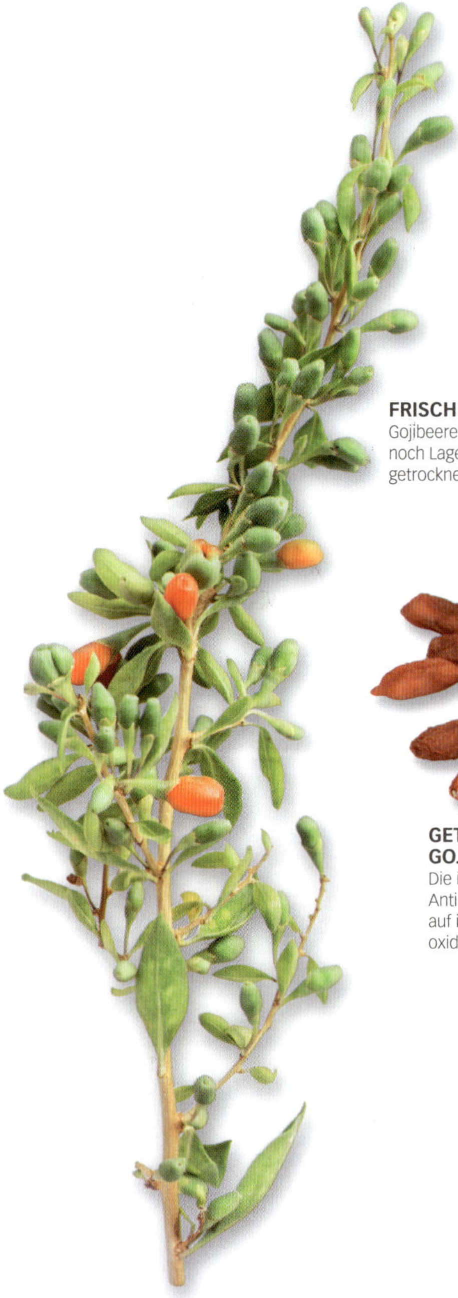

FRISCHE GOJIBEEREN
Gojibeeren vertragen weder Transport noch Lagerung, deshalb werden sie getrocknet gegessen.

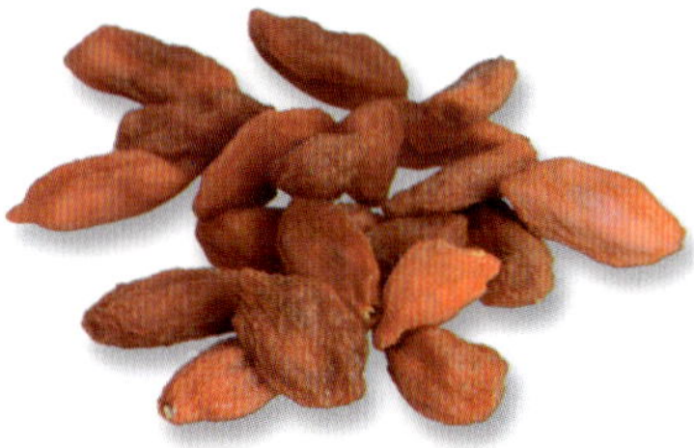

GETROCKNETE GOJIBEEREN
Die ihnen zugeschriebene Anti-Aging-Wirkung beruht auf ihrem hohen antioxidativen Potenzial.

GESUNDHEITLICHE WIRKUNG

GESUNDE MUSKELN Gojibeeren enthalten den Nährstoff Betain, der die Muskelbildung unterstützt, sowie Beta-Sitosterol, das muskelübersäuernden Entzündungen vorbeugt.

UNTERSTÜTZEN DEN STOFFWECHSEL Pyridoxin ist an vielen Stoffwechselprozessen beteiligt, es unterstützt die Energieproduktion und den Sauerstofftransport roter Blutkörperchen. Eine Portion Beeren enthält etwa die Hälfte des Tagesbedarfs an Pyridoxin.

STÄRKEN DAS NERVENSYSTEM Betain, das die Leber zur Cholinproduktion verwendet, beruhigt die Nerven, fördert einen erholsamen Schlaf und die Gedächtnisleistung.

SEHKRAFT Die Antioxidantien Lutein und Zeaxanthin sind wichtig für gesunde Augen.

GEBALLTE ANTIOXIDANTIEN Gojibeeren enthalten zehnmal mehr Antioxidantien als Heidelbeeren. Sie sind gut für die Haut, stärken Herz, Kreislauf und Immunsystem und schützen vor degenerativen und entzündlichen Erkrankungen wie Diabetes und Arthritis.

NÄHRSTOFFE OPTIMAL VERWERTEN

GETROCKNET Die Beeren verlieren nach dem Pflücken schnell an Qualität. Trocknen konserviert die Nährstoffe. Ungeschwefelte Bioware ist kaum mit toxischen Stoffen belastet.

SAFT Von den Ballaststoffen abgesehen, enthält Gojibeerensaft dieselben Nährstoffe wie die getrocknete Frucht.

TIPPS

PUR ZWISCHENDURCH Ein Snack, der neue Energie gibt und Heißhunger stillt.

ZUM FRÜHSTÜCK In Wasser einweichen und mit Müsli, Brei, Früchten, Joghurt, als Smoothie oder in selbst gemachten Müsliriegeln genießen.

MAULBEEREN

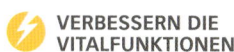 **VERBESSERN DIE VITALFUNKTIONEN**

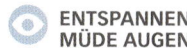 **ENTSPANNEN MÜDE AUGEN**

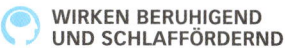 **WIRKEN BERUHIGEND UND SCHLAFFÖRDERND**

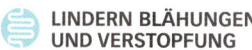 **LINDERN BLÄHUNGEN UND VERSTOPFUNG**

Die Maulbeere ist eine alte Frucht, die lange schon als Heilmittel eingesetzt wird, etwa als **Stärkungs-mittel.** Alle Pflanzenteile sind medizinisch nutzbar. Heute verwenden wir vorrangig Früchte und Blätter. Sie enthalten **antioxidatives** Anthocyan, **Krebs bekämpfendes** Resveratrol und Vitamin C in hohen Konzentrationen. Außerdem beugen sie **Augenerkrankungen** vor und wirken **beruhigend.**

GESUNDHEITLICHE WIRKUNG

STÄRKUNGSMITTEL Maulbeeren verbessern die Vitalfunktionen. Ihr Eisen ist gut für die Nieren, die Leber und das Blut. Sie enthalten auch krebshemmendes Resveratrol. Der hohe Gehalt an Antioxidantien hilft gegen Herz-krankheiten und Folgeerkrankungen chroni-scher Entzündungen.

GESUNDE AUGEN Früchte und Blätter enthal-ten Zeaxanthin, das das Augenlicht schützt. Maulbeeren sind ein bewährtes Mittel bei tro-ckener Haut, Ekzemen, trockenem Mund und Hals. Ihre befeuchtende Wirkung hilft auch bei trockenen, angestrengten Augen.

BERUHIGEND Tee von frischen Früchten oder ein in Wasser getauchter Teelöffel konservier-ter Beeren wirken gegen Schlafstörungen.

VERDAUUNGSFÖRDERND Stärken den Darm-trakt, lindern Blähungen und Verstopfung.

FIEBERSENKEND Bei Fieber und Hitzschlag haben die Beeren kühlende Wirkung.

NÄHRSTOFFE OPTIMAL VERWERTEN

TROCKENFRÜCHTE Frische Beeren lassen sich kaum lagern, aber getrocknet sind sie genauso gesund. Gute Alternative zu Rosinen.

MAULBEERBLÄTTERTEE Die nach dem ersten Herbstfrost geernteten Blätter haben antibak-terielle Eigenschaften.

BEHUTSAM PFLÜCKEN Frisch vom Baum sind die Beeren sehr gesund, allerdings auch über-aus empfindlich, deshalb vorsichtig pflücken.

TIPPS

MAULBEERBLÄTTER IM SALAT Zarte junge Blätter können roh in Salaten verzehrt werden.

KONFITÜRE Die Beeren enthalten viel Pektin und ergeben exzellente Konfitüre.

NATÜRLICHE SÜSSE Trockenbeeren geben schwarzem oder grünem Tee mehr Nährwert.

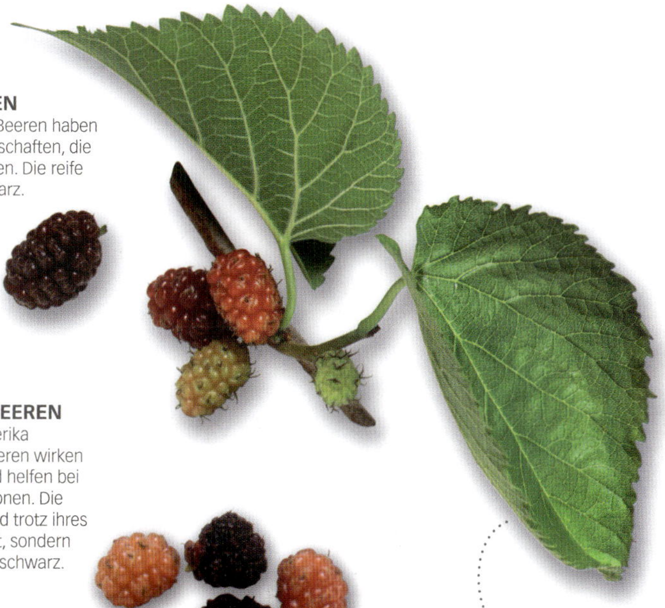

SCHWARZE MAULBEEREN
Diese dunklen Beeren haben antivirale Eigenschaften, die gegen HIV wirken. Die reife Frucht ist schwarz.

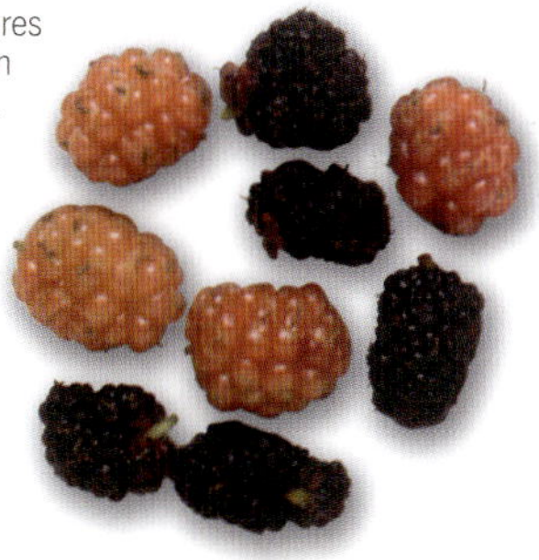

ROTE MAULBEEREN
Die aus Nordamerika stammenden Beeren wirken antibakteriell und helfen bei Harnwegsinfektionen. Die reifen Beeren sind trotz ihres Namens nicht rot, sondern dunkelviolett bis schwarz.

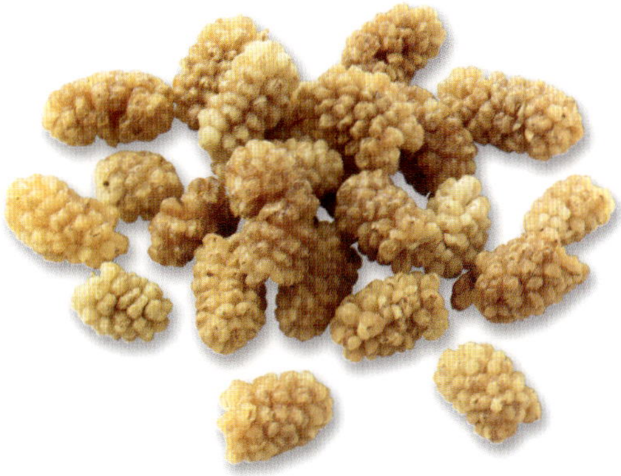

Blätter
Sie kräftigen Leber und Lunge, helfen bei Fieber, Erkältungen und Augeninfektionen, wirken antibakteriell und antidiabetisch.

GETROCKNETE WEISSE MAULBEEREN
Die aus China stam-mende Lieblingsnah-rung der Seidenraupe wirkt beim Menschen als Neuroprotektor.

HIMBEEREN

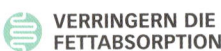 **VERRINGERN DIE FETTABSORPTION**

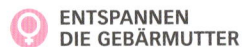 **ENTSPANNEN DIE GEBÄRMUTTER**

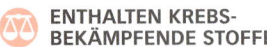 **ENTHALTEN KREBS-BEKÄMPFENDE STOFFE**

Himbeeren enthalten nachweislich ein breites Spektrum an **Antioxidantien,** die eine positive Rolle bei **Stoffwechselregulierung** und **Krankheitsbekämpfung** spielen können, zum Beispiel Ellagsäure, die vor **Krebs** schützt. Himbeerblätter können während der **Schwangerschaft** als **Stärkungsmittel** und zur Vorbereitung der Gebärmutter auf die Geburt verwendet werden.

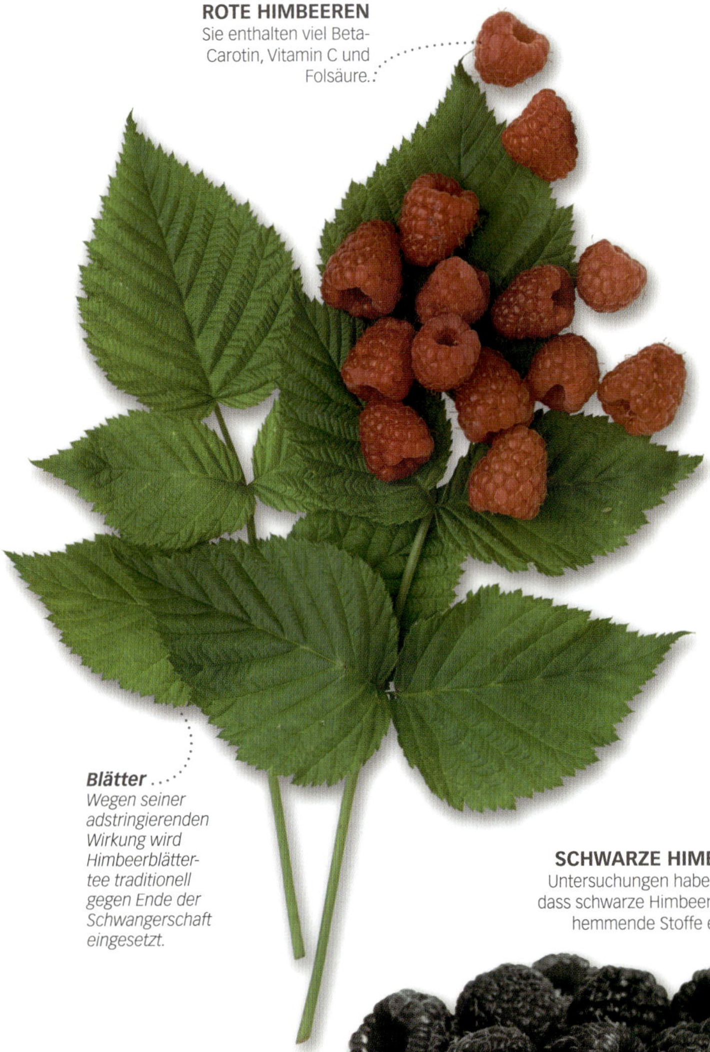

ROTE HIMBEEREN
Sie enthalten viel Beta-Carotin, Vitamin C und Folsäure.

Blätter
Wegen seiner adstringierenden Wirkung wird Himbeerblätter-tee traditionell gegen Ende der Schwangerschaft eingesetzt.

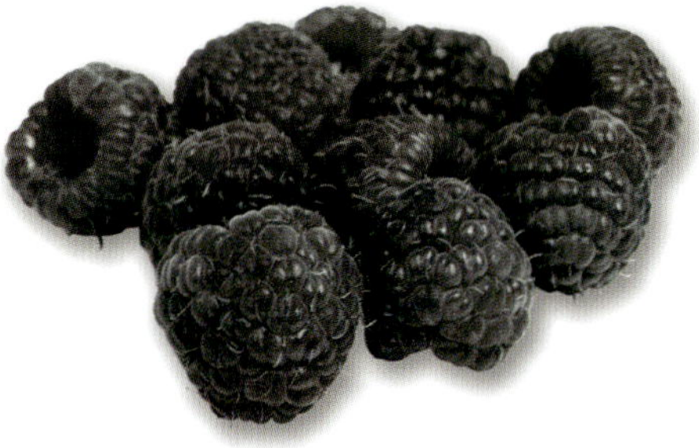

SCHWARZE HIMBEEREN
Untersuchungen haben gezeigt, dass schwarze Himbeeren krebs-hemmende Stoffe enthalten.

GESUNDHEITLICHE WIRKUNG

STOFFWECHSELUNTERSTÜTZEND Erste Studien legen nahe, dass die Phenolverbindung Rheosmin die Verdauung und Aufnahme von Fett unterdrücken und den Stoffwechsel anregen kann. Das ebenfalls in Himbeeren enthaltene Tilirosid wirkt ähnlich und reguliert zudem den Blutzuckerspiegel.

HILFREICH IN DER SCHWANGERSCHAFT Die Blätter enthalten viel Tannin, das den Uterus beruhigt und stärkt. Himbeerblättertee aber nur ab dem achten Monat trinken.

BEKÄMPFEN KREBS Phytonährstoffe in roten und schwarzen Beeren können bestimmte Krebsarten verlangsamen oder stoppen. Man hat untersucht, inwieweit schwarze Himbeeren die DNA vor Mutationen schützen und Tumorwachstum hemmen. Labortests haben gezeigt, dass sie die Entwicklung von Speiseröhren- und Darmkrebs stoppen. Ellagsäure, ein entzündungshemmender Wirkstoff, schützt vor Krebs und unterstützt die Darmfunktionen.

NÄHRSTOFFE OPTIMAL VERWERTEN

ZU BIOWARE GREIFEN Bio-Himbeeren haben nachweislich einen deutlich höheren Gehalt an Antioxidantien als Früchte aus nichtbiologischem Anbau.

NUR GANZ REIFE FRÜCHTE Sie enthalten sehr viel mehr Antioxidantien als unreife.

TIPPS

KONFITÜRE Ihre kurze Saison lässt sich in Form von Himbeerkonfitüre verlängern.

HIMBEERBLÄTTERTEE 1 TL getrocknete Blätter (oder 2 TL frische) mit 175 ml kochendem Wasser übergießen, 10 Minuten ziehen lassen, abgießen, nach Bedarf trinken. Während der Schwangerschaft Himbeerblättertee nur in den letzten beiden Monaten trinken, in den ersten sechs Monaten komplett meiden.

ERDBEEREN

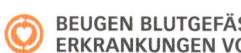 **BEUGEN BLUTGEFÄSS-ERKRANKUNGEN VOR**

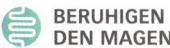 **BERUHIGEN DEN MAGEN**

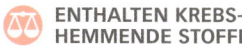 **ENTHALTEN KREBS-HEMMENDE STOFFE**

Frische Erdbeeren enthalten viele wertvolle **Antioxidantien.** Sie sind reich an **Vitamin C,** Mangan, Folsäure, Kalium, B-Vitaminen und den hochwertigen **Flavonoiden** Quercetin und Kaempferol. Außerdem stärken sie das **Herz** und den **Verdauungsapparat.** Die Erdbeere ist die einzige Frucht, die ihre Samen – die in geringen Mengen Omega-3-Fettsäuren enthalten – an der Außenseite trägt.

GESUNDHEITLICHE WIRKUNG

GESUND FÜR DAS HERZ Neben Vitamin C enthalten die Beeren viel Quercetin und Kaempferol, zwei Stoffe, die verhindern, dass ungesundes LDL-Cholesterin die Arterienwände schädigt.

VERDAUUNG Erdbeerblättertee hilft bei Verdauungsbeschwerden. Die in der Frucht enthaltenen Ballaststoffe regen den Darm an.

KREBSHEMMEND Erdbeeren enthalten das Antioxidans Ellagsäure. Sie verbindet sich mit krebsverursachenden Stoffen und neutralisiert sie auf diese Weise.

NÄHRSTOFFE OPTIMAL VERWERTEN

IN DER SAISON GENIESSEN Erdbeeren werden weltweit angebaut und sind das ganze Jahr über erhältlich. Sie lassen sich aber schlecht lagern und verlieren nach der Ernte schnell ihre Nährstoffe. In der Saison frisch gepflückte Früchte schmecken am besten und sind am nährstoffreichsten.

BIO IST BESSER Erdbeeren werden meist mit Pestiziden und Fungiziden behandelt. Nur Bio-Erdbeeren sind chemisch unbelastet.

TIPPS

ERDBEER-GURKEN-SALAT Eine unübliche, aber entgiftende Kombination: 450 g Erdbeeren putzen und halbieren, 1 Gurke in dünne Scheiben schneiden. Alles in eine Schüssel geben und mit frisch gemahlenem schwarzem Pfeffer würzen (unterstreicht den Geschmack der Beeren). Nach Geschmack einige Heidelbeeren hinzufügen.

TEE Für einen beruhigenden Tee bei Bauchschmerzen eignen sich frisch gepflückte Erdbeerblätter am besten. Eine Handvoll mit kochendem Wasser übergießen, 5 Minuten ziehen lassen, abgießen, mit Honig süßen, servieren. Falls keine frischen Blätter zur Hand sind, getrocknete verwenden.

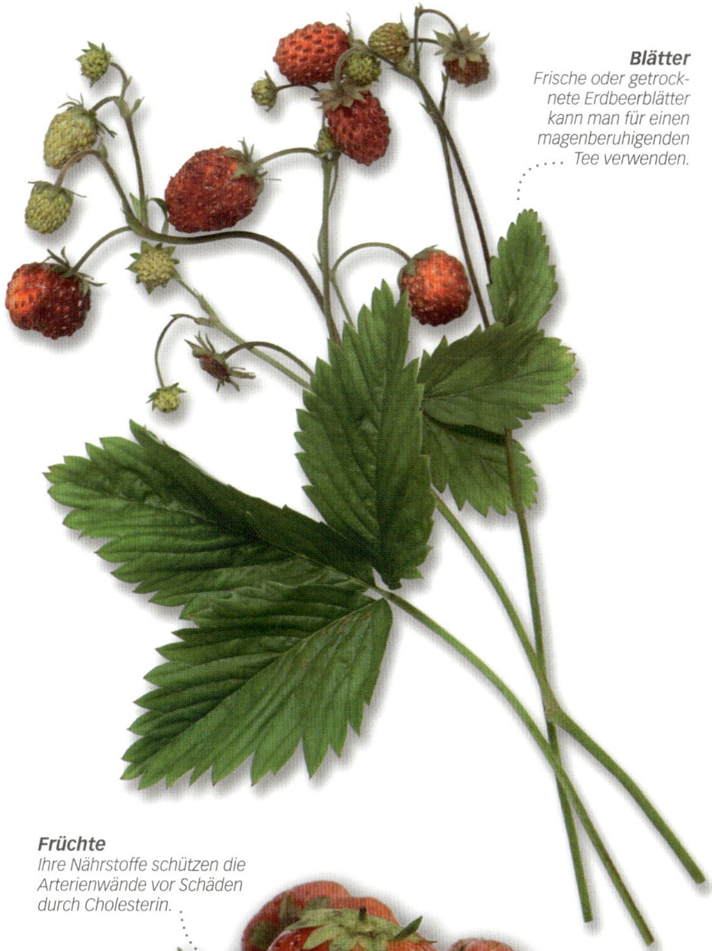

Blätter
Frische oder getrocknete Erdbeerblätter kann man für einen magenberuhigenden Tee verwenden.

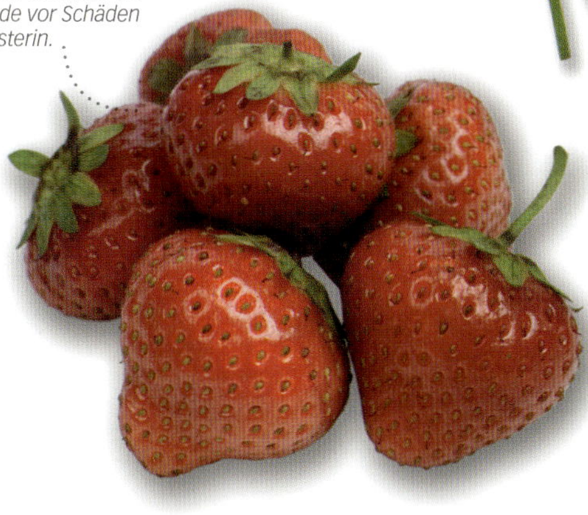

Früchte
Ihre Nährstoffe schützen die Arterienwände vor Schäden durch Cholesterin.

ZITRUSFRÜCHTE

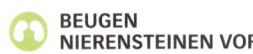 **BEUGEN
NIERENSTEINEN VOR**

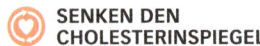 **SENKEN DEN
CHOLESTERINSPIEGEL**

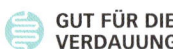 **GUT FÜR DIE
VERDAUUNG**

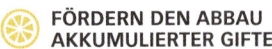 **FÖRDERN DEN ABBAU
AKKUMULIERTER GIFTE**

Zu den Zitrusfrüchten gehören nicht nur Zitronen, Limetten, Orangen, Mandarinen und Grapefruits, sondern auch seltenere Früchte wie Pomelos und Kumquats. Ihr Gehalt an **Vitamin C** ist legendär, der regelmäßige Genuss von Zitrusfrüchten reduziert das Risiko für **Herzkrankheiten, Nierensteine** und **Infektionen** aller Art. Sie fördern die **Verdauung,** wirken basenbildend und **entgiftend.**

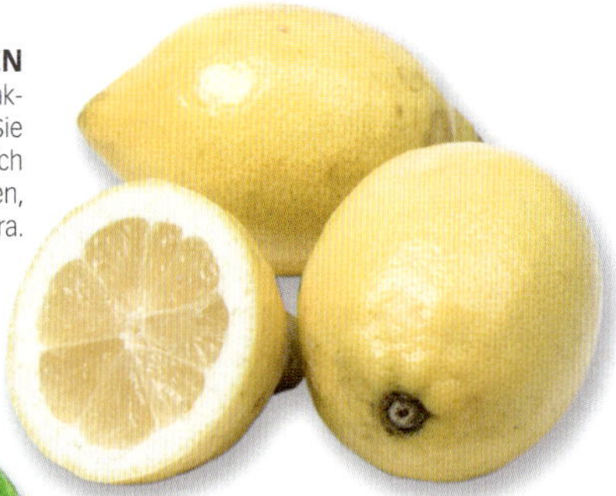

ZITRONEN
Zitronen besitzen antibakterielle Eigenschaften. Sie wirken z.B. nachweislich gegen Vibrio-Bakterien, den Erreger von Cholera.

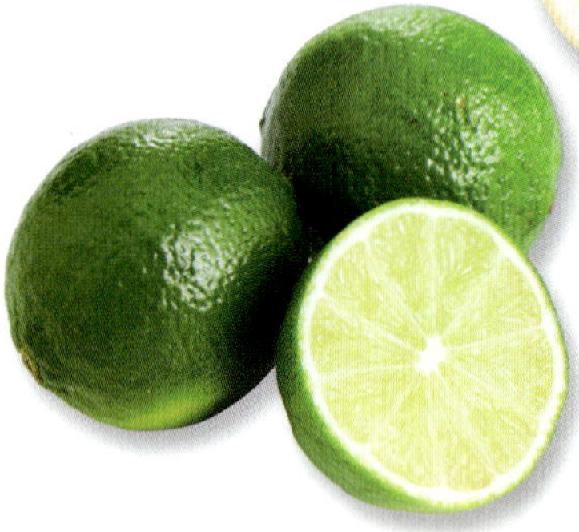

LIMETTEN
Das in Limetten enthaltene Vitamin K fördert die gesunde Blutgerinnung.

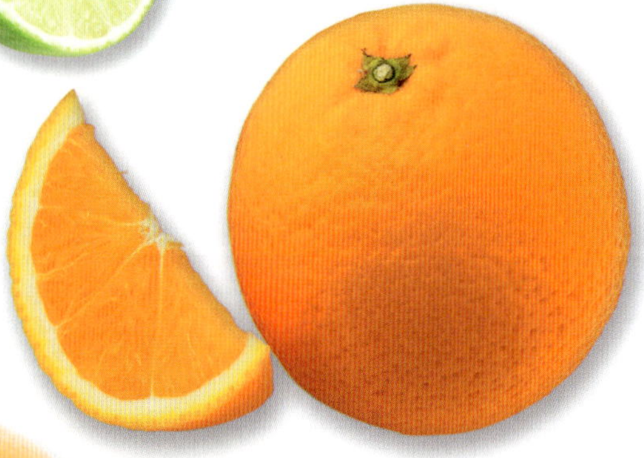

ORANGEN
Orangensaft kann Nierensteinen (Kalziumoxalatsteinen) vorbeugen.

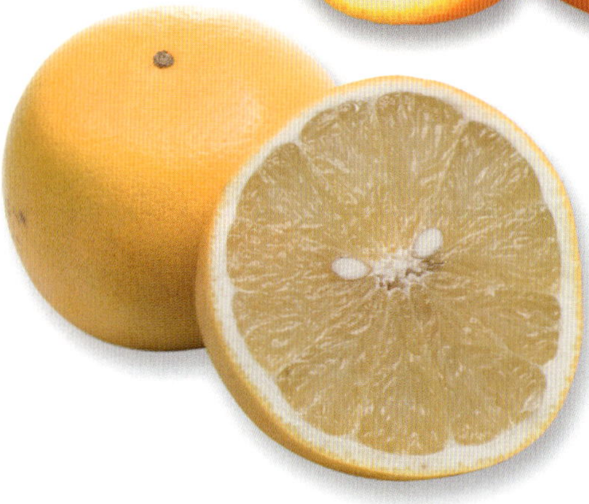

GRAPEFRUITS
Mit ihrem hohen Gehalt an Vitamin C können sie zur Linderung entzündlicher Prozesse, z.B. bei Asthma, beitragen.

GESUNDHEITLICHE WIRKUNG

NIERENSTEINE Die höchste Zitratkonzentration weisen Zitronen auf. Täglich verdünnten Zitronensaft zu trinken, wirkt der Bildung neuer Steine entgegen. Auch Orangensaft kann dazu beitragen.

GESUND FÜR DAS HERZ Zitrusfrüchte enthalten Hesperidin, das die Symptome von Bluthochdruck mindert, sowie den Ballaststoff Pektin und Limonoide, die Arteriosklerose hemmen und das ungesunde LDL-Cholesterin senken. Flavone (Antioxidantien) können das Schlaganfallrisiko bei Frauen senken.

GEGEN VERDAUUNGSBESCHWERDEN Verdünnter Zitronensaft hilft bei Sodbrennen, Übelkeit, Magenverstimmung, Bauchschmerzen sowie bei parasitären Erkrankungen.

BASENBILDEND UND ENTGIFTEND Zitronen sind ein natürliches Diuretikum, das bei Schwellungen, Entzündungen und Ödemen hilft. Sie wirken antibakteriell und bekämpfen Harnwegsinfektionen.

NÄHRSTOFFE OPTIMAL VERWERTEN

DIE SCHALE NUTZEN Zitronenschale enthält nützliche Antioxidantien und Limonoide in hoher Konzentration. Nachweislich bekämpft sie freie Radikale, gleicht den Blutzuckerspiegel aus und schützt die Schilddrüse.

NAHRUNGSSYNERGIE Vitamin C hilft dem Körper, das in Pflanzen vorkommende Eisen (Non-Häm-Eisen) zu verwerten.

TIPPS

EDLER SALAT 5 große Orangen schälen und zerschneiden. Saat und Saft von 1 Granatapfel zufügen. Außerdem den Saft von 1 Orange, 3 Esslöffel Olivenöl, frische gehackte Minze und etwas Pfeffer. Vorsichtig umrühren.

MIT WASSER VERDÜNNT Ein Glas warmes Wasser mit Zitronensaft, auf nüchternen Magen getrunken, alkalisiert und reinigt.

BANANEN

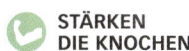 **STÄRKEN DIE KNOCHEN**

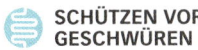 **SCHÜTZEN VOR GESCHWÜREN**

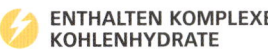 **ENTHALTEN KOMPLEXE KOHLENHYDRATE**

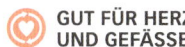 **GUT FÜR HERZ UND GEFÄSSE**

Bananen sind überaus vielseitig und gesund. Sie sind **reich an Kalium,** das wichtig für einen **gesunden Blutdruck** ist. Als **natürliches Antazidum** hat die Frucht eine beruhigende und heilende Wirkung bei **Magenbeschwerden** und **Magengeschwüren.** Reife Bananen bestehen zu fast 90 Prozent aus natürlichen **komplexen Kohlenhydraten** – ideal für Sportler und andere aktive Menschen.

GESUNDHEITLICHE WIRKUNG

GESUNDE KNOCHEN Das in ihnen enthaltene Kalium verlangsamt den Verlust von Kalzium über die Harnwege infolge der salzreichen modernen Ernährung. Probiotika fördern die Darmflora, sodass der Körper wichtige Nährstoffe (z. B. das für gesunde Knochen unentbehrliche Kalzium) besser verwerten kann.

BERUHIGT DEN MAGEN Bananen wirken säurebindend, was gegen Sodbrennen hilft und den Magen vor Geschwüren schützt. Außerdem werden Zellen aktiviert, Magenschleimhaut aufzubauen, und für Geschwüre verantwortliche Bakterien ausgeschaltet.

ENERGIESPENDER Die Frucht liefert schnell resorbierbare Glukose und langsam resorbierbare Fruktose – also doppelte Energie.

GUT FÜRS HERZ-KREISLAUF-SYSTEM Besonders gute Quelle für Kalium und Ballaststoffe, die Studien zufolge das Risiko für Schlaganfall und Herzkrankheiten verringern. Kalium dient außerdem zur Blutdruckregulierung.

GEGEN VERSTOPFUNG Der hohe Ballaststoffgehalt unterstützt und reguliert die Darmfunktionen.

NÄHRSTOFFE OPTIMAL VERWERTEN

DIE VOLLREIFE FRUCHT GENIESSEN Wenn die Schale dunkle Flecken hat und das Fruchtfleisch kurz vor dem Verderben ist, enthält es am meisten Antioxidantien.

TIPPS

IM MIXER Bananen eignen sich gut für Smoothies. Sie passen zu vielen Aromen und sind ein natürliches Verdickungsmittel.

SÜSSE FÜRS MÜSLI Gibt Frühstückscerealien und Müsli natürliche Süße und eine Extraportion Ballaststoffe.

GEFROREN Bananen einfrieren und in Stücken oder püriert als Alternative zu Eis essen.

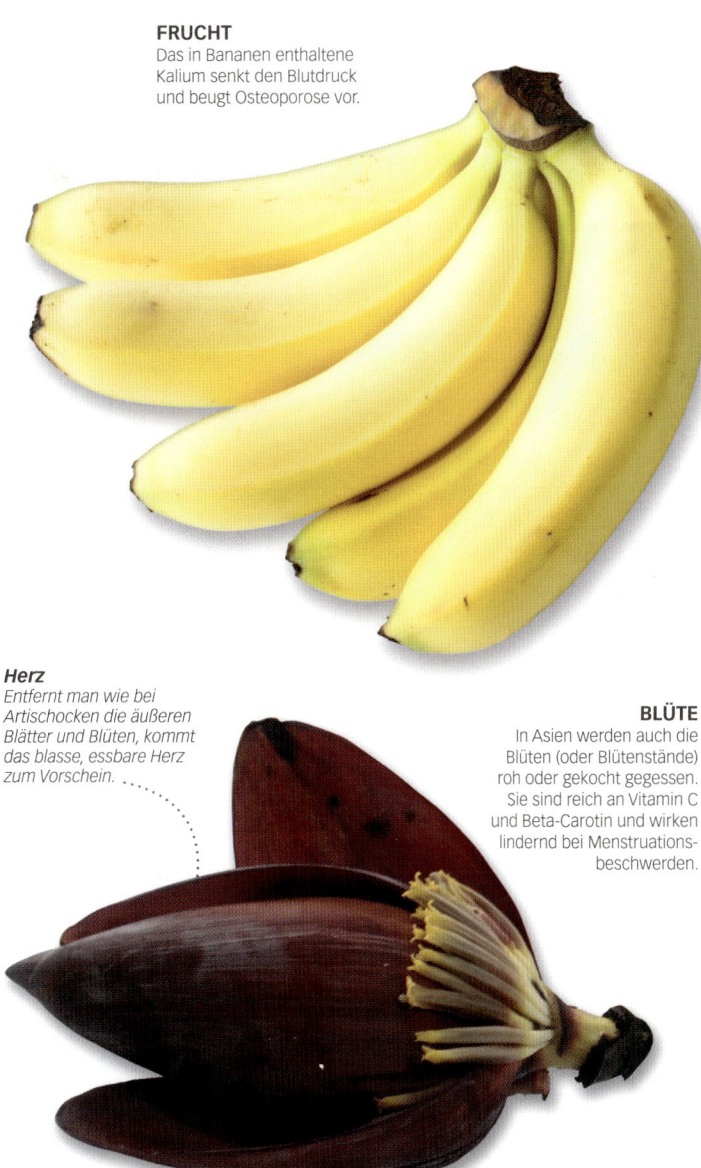

FRUCHT
Das in Bananen enthaltene Kalium senkt den Blutdruck und beugt Osteoporose vor.

Herz
Entfernt man wie bei Artischocken die äußeren Blätter und Blüten, kommt das blasse, essbare Herz zum Vorschein.

BLÜTE
In Asien werden auch die Blüten (oder Blütenstände) roh oder gekocht gegessen. Sie sind reich an Vitamin C und Beta-Carotin und wirken lindernd bei Menstruationsbeschwerden.

DATTELN

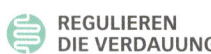 **REGULIEREN DIE VERDAUUNG**

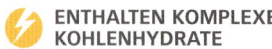 **ENTHALTEN KOMPLEXE KOHLENHYDRATE**

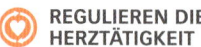 **REGULIEREN DIE HERZTÄTIGKEIT**

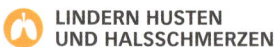 **LINDERN HUSTEN UND HALSSCHMERZEN**

Die Dattelpalme, eine der ältesten Kulturpflanzen, stammt aus den Wüstenregionen um den Persischen Golf. Datteln stärken das **Immunsystem.** Sie liefern viel **Kalium, komplexe Kohlenhydrate** und viele weitere **wichtige Nährstoffe: Ballaststoffe, Proteine, Mineralien** – etwa Magnesium – sowie Spurenelemente wie Bor, Mangan, Selen und Zink.

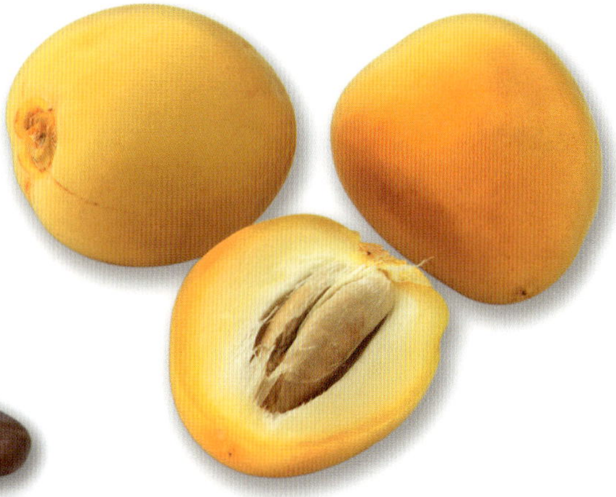

FRISCHE DATTELN
Reife Früchte der Dattelpalme sind süß und haben die Konsistenz fester Birnen.

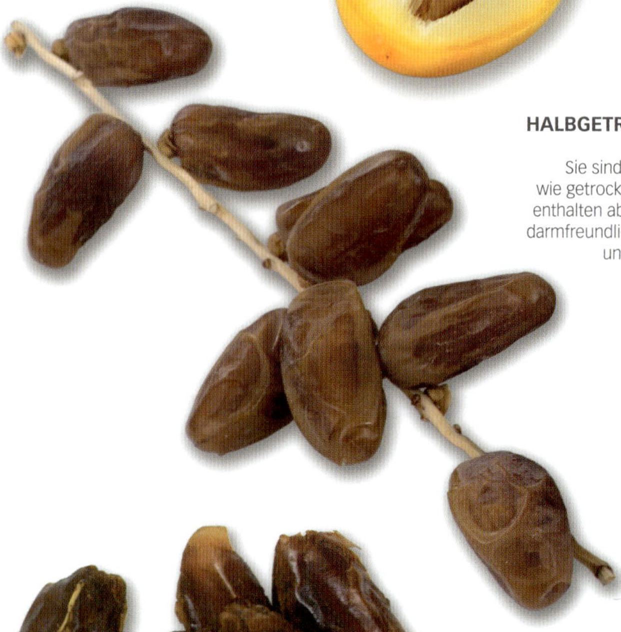

HALBGETROCKNETE DATTELN
Sie sind nicht so süß wie getrocknete Datteln, enthalten aber dieselben darmfreundlichen Ballast- und Nährstoffe.

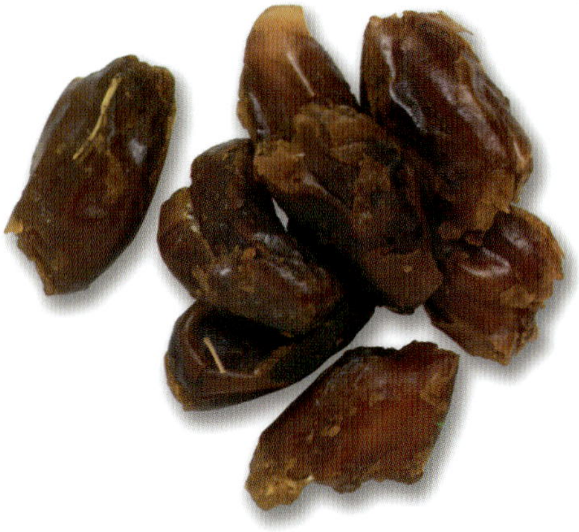

GETROCKNETE DATTELN
Sie bieten alle wertvollen Inhaltsstoffe in konzentrierter Form.

GESUNDHEITLICHE WIRKUNG

VERDAUUNGSFÖRDERND Dank ihres hohen Gehalts an löslichen und unlöslichen Ballaststoffen wirken sie verdauungsfördernd und darmregulierend. Die in Datteln enthaltenen Tannine helfen wegen ihrer adstringierenden Wirkung bei Magen- und Darmproblemen.

BLUTZUCKERREGULIEREND Sie enthalten viel Zucker, aber nicht jeder Zucker ist schlecht! Da ihr Zucker langsam resorbiert wird und sie viele Ballaststoffe enthalten, unterstützen Datteln die Regulierung des Blutzuckerspiegels.

HERZFREUNDLICH Datteln enthalten viel Kalium. Das wichtige Mineral sorgt für eine gute Kontraktion der Muskeln – auch der des Herzens. Weiter unterstützt es das Nervensystem und den Stoffwechsel. Die löslichen Ballaststoffe senken die Konzentration des ungesunden LDL-Cholesterins im Blut.

ERKÄLTUNG UND GRIPPE Als Aufguss, Sud, Sirup oder Paste sind Datteln ein altes Heilmittel gegen Halsschmerzen, Erkältungen und Bronchialkatarrh.

NÄHRSTOFFE OPTIMAL VERWERTEN

GETROCKNET Beim Trocknen werden alle Nährstoffe konzentriert, sodass schon wenige Datteln viele Nähr- und Ballaststoffe liefern. Ungeschwefelte Ware bevorzugen.

FRISCH Frische Datteln sind nur für wenige Wochen im Spätsommer erhältlich, meist in Spezialgeschäften. Sie enthalten sehr viel mehr Vitamin C als getrocknete Früchte.

TIPPS

IN MÜSLI UND BROT Müsli mit gehackten Datteln ist ein großartiges gesundes Frühstück. Datteln sind häufig eine Zutat in süßen Broten wie Dattel-Nuss-Brot.

SÜSSE ALTERNATIVE Datteln sind ein leckerer, gesunder Snack und ein guter Ersatz für Bonbons oder Schokolade.

MANGOS

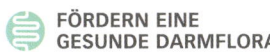 **FÖRDERN EINE GESUNDE DARMFLORA**

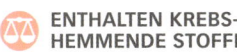 **ENTHALTEN KREBS-HEMMENDE STOFFE**

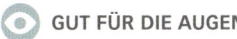 **GUT FÜR DIE AUGEN**

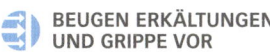 **BEUGEN ERKÄLTUNGEN UND GRIPPE VOR**

In Asien hat die Mango spirituelle wie auch medizinische Bedeutung. Sie ist die Nationalfrucht von Indien, Pakistan und den Philippinen und der Nationalbaum von Bangladesch. Mangos enthalten viel **Beta-Carotin** und **Vitamin C** – Antioxidantien, die das **Immunsystem** stärken, die **Augen** schützen und die **Verdauung** fördern. Außerdem helfen sie, **freie Radikale** im Körper zu neutralisieren.

GESUNDHEITLICHE WIRKUNG

VERDAUUNG Mangos enthalten Enzyme, die zur Spaltung und Verwertung von Proteinen beitragen, dazu Ballaststoffe, die die gesunde Darmfunktion unterstützen. Ballaststoffe sind auch auf längere Sicht sehr gesund: Sie senken das Risiko für Darmkrebs, Herzkrankheiten, Typ-2-Diabetes und Divertikulose.

KREBSHEMMEND Laborstudien zeigen, dass das in Mangos enthaltene Triterpen Lupeol, eine Art pflanzliches Hormon, gegen Prostata- und Hautkrebs wirkt.

GESUNDE AUGEN Mangos sind reich an Beta-Carotin. Es reduziert Schädigungen durch freie Radikale im Körper, auch an Haut und Augen, und beugt altersbedingter Makuladegeneration (Verlust der Sehschärfe) vor.

IMMUNABWEHR Eine mittelgroße Mango liefert bis zu zwei Drittel des empfohlenen Tagesbedarfs an Vitamin C, das die Abwehr stärkt und Erkältungen und Grippe vorbeugt.

NÄHRSTOFFE OPTIMAL VERWERTEN

FRISCH AM BESTEN Mangos sind empfindlich. Wenn sie nicht gleich gegessen werden sollen, harte Früchte kaufen und nachreifen lassen. Getrocknete Mangos sind eine gute Alternative, falls frische nicht zu haben sind.

MIT MILCHPRODUKTEN Studien zufolge erhöht sich die Bioverfügbarkeit des Beta-Carotins um 19–38 Prozent, wenn Mangos mit Milchprodukten kombiniert werden.

TIPPS

SCHNELLER SMOOTHIE 2 geschälte, geschnittene Mangos mit 250 ml kalter Milch oder Joghurt und 1½ TL Honig cremig mixen.

MANGO-SALSA 1 reife Mango würfeln, mit ½ roten Zwiebel, ½ roten Paprika, 1 kleinen Gurke, 1 Jalapeño-Chili (gehackt) und je 3 EL Limettensaft und frischem Koriander mischen. Köstlich zu Fisch.

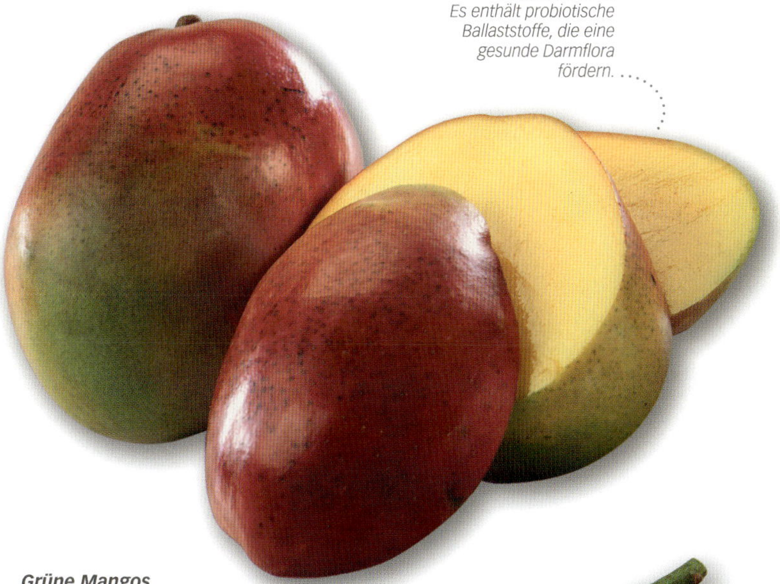

Fruchtfleisch
Es enthält probiotische Ballaststoffe, die eine gesunde Darmflora fördern.

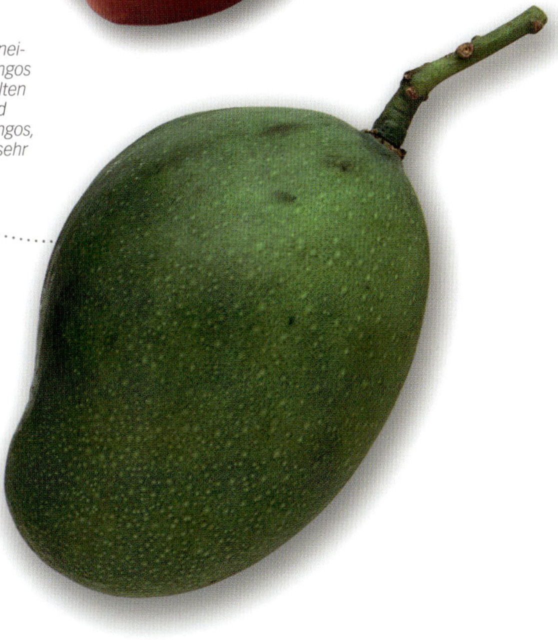

Grüne Mangos
In Südostasien schneidet man grüne Mangos in Salate. Sie enthalten mehr Vitamin C und Pektin als reife Mangos, sie sind allerdings sehr sauer.

MELONEN

 GUT FÜR DIE AUGEN

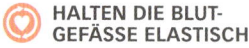 **HALTEN DIE BLUT-GEFÄSSE ELASTISCH**

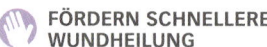 **FÖRDERN SCHNELLERE WUNDHEILUNG**

Die aromatischen Melonen gehören wie Gurken zur Familie der Kürbisgewächse. Sie wurden erstmals vor etwa 4000 Jahren in Persien und Nordafrika kultiviert, später von den Griechen und Römern. Dank ihres hohen Gehalts an **Beta-Carotin, Vitamin C** und anderen **Antioxidantien** sind sie gut für das **Immunsystem.** Außerdem enthalten sie Kalium, das den **Blutdruck** normalisiert.

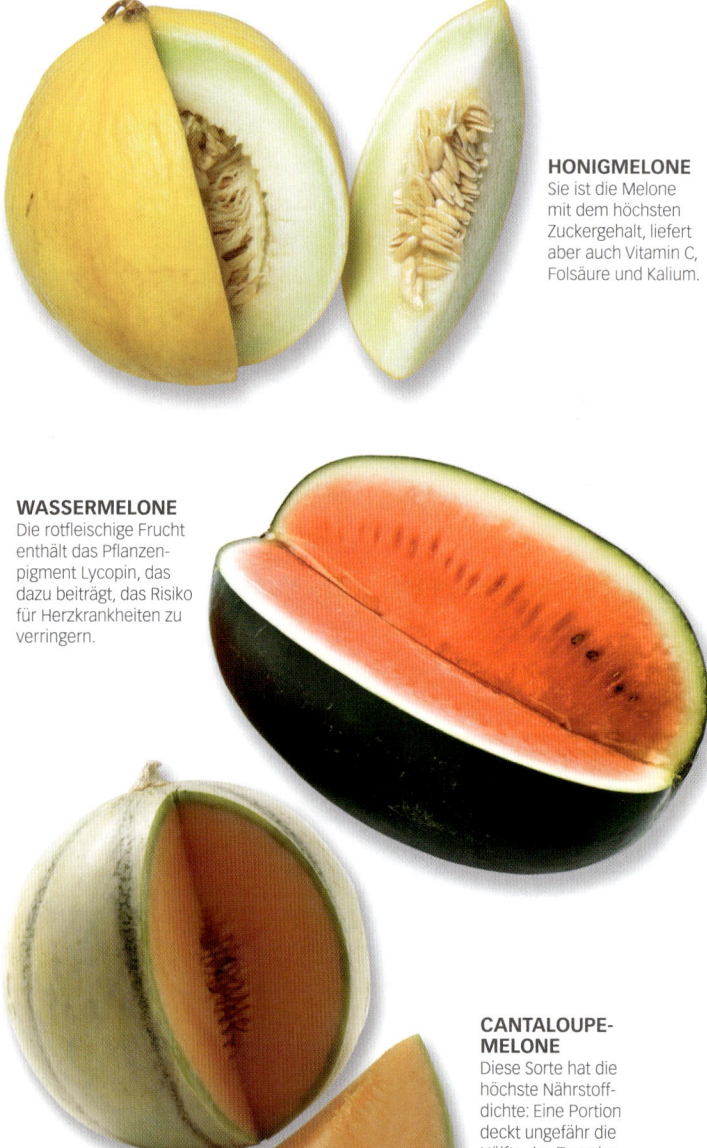

HONIGMELONE
Sie ist die Melone mit dem höchsten Zuckergehalt, liefert aber auch Vitamin C, Folsäure und Kalium.

WASSERMELONE
Die rotfleischige Frucht enthält das Pflanzenpigment Lycopin, das dazu beiträgt, das Risiko für Herzkrankheiten zu verringern.

CANTALOUPE-MELONE
Diese Sorte hat die höchste Nährstoffdichte: Eine Portion deckt ungefähr die Hälfte des Tagesbedarfs an Vitamin C und A.

GESUNDHEITLICHE WIRKUNG

SEHKRAFT Melonen verdanken ihre Farbe dem Antioxidans Beta-Carotin. Es hält Haut und Knochen gesund und beugt altersbedingter Makuladegeneration vor. Cantaloupe-Melonen enthalten Lutein und Zeaxanthin, zwei Stoffe, die gut für die Augen sind.

BLUTFLUSS Schale und Fruchtfleisch von Wassermelonen enthalten die Aminosäure Citrullin. Sie regt die Bildung von Stickoxid an, das Blutgefäße entspannt und weitet, den Blutdruck senkt und den Blutfluss verbessert.

BLUTDRUCK Das in Melonen enthaltene Kalium, ein natürliches Diuretikum, normalisiert den Blutdruck. Wassermelonen liefern viel Lycopin, das Herzkrankheiten vorbeugt.

WUNDHEILUNG Das Citrullin der Wassermelonen spielt eine Rolle bei der Produktion der Aminosäure Arginin, welche die Abwehr stärkt und die Wundheilung beschleunigt.

NÄHRSTOFFE OPTIMAL VERWERTEN

ENTGIFTUNG Melonen eignen sich bestens für einen Entgiftungstag. Sie bestehen zu etwa 95 Prozent aus mineralreichem Wasser, das alkalisierend und harntreibend wirkt.

MAGENSCHONEND Sie sind sehr bekömmlich und liefern energiespendende Kohlenhydrate.

KERNE NICHT WEGWERFEN Die getrockneten Kerne enthalten gesunde ungesättigte Fettsäuren und Ballaststoffe. Über herzhafte Speisen streuen.

TIPPS

CANTALOUPE-MELONE MIT PEP Gemahlenen schwarzen Pfeffer auf Melonenstücke streuen, um die Süße zu betonen.

REGENBOGENSALAT Wassermelone, Kiwi und milden Ziegenkäse würfeln, auf Rucola oder Brunnenkresse anrichten, mit Balsamico-Dressing und Sesamkörnern servieren.

PAPAYAS

 BESITZEN NATÜRLICHE VERDAUUNGSENZYME

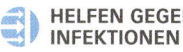 **HELFEN GEGEN INFEKTIONEN**

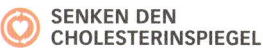 **SENKEN DEN CHOLESTERINSPIEGEL**

 BEUGEN GRAUEM UND GRÜNEM STAR VOR

Die auch Melonenbaum genannte Papaya ist heute eine weitverbreitete Nutzpflanze. Sie hat **antibakterielle** Eigenschaften und fördert die **Verdauung.** Fast jeder ihrer Bestandteile kann genutzt werden. In westlichen Ländern wird hauptsächlich das leuchtend orange Fruchtfleisch verwendet. Es ist reich an **antioxidativen Carotinoiden** wie **Beta-Carotin**, das die **Sehkraft** schützt.

GESUNDHEITLICHE WIRKUNG

VERDAUUNG Papayas enthalten die Enzyme Papain und Chymonpapain. Sie unterstützen die Verdauung und reinigen zusammen mit den natürlichen Ballaststoffen der Frucht den Darm. Papain trägt auch zur Heilung und Vermeidung von Magengeschwüren bei.

»BAZILLEN« BEKÄMPFEN Die Samen wirken gegen Salmonellen, *Escherichia coli* und Staphylokokkeninfektionen. Sie unterstützen die Leberfunktion und bekämpfen Darmparasiten.

GESUNDE BALLASTSTOFFE Ihre natürlichen Ballaststoffe regulieren den Blutdruck und den Gehalt an ungesundem LDL-Cholesterin im Blut. Sie sind auch wichtig für die Vorbeugung von Krankheiten wie Darmkrebs.

GESUNDE AUGEN Beta-Carotin und die Vitamine C und E senken das Risiko für grünen und grauen Star sowie für altersbedingte Makuladegeneration.

NÄHRSTOFFE OPTIMAL VERWERTEN

KERNE NICHT WEGWERFEN Die Samen sind frisch und getrocknet genießbar. Sie schmecken pfeffrig und eignen sich zum Kochen.

SAFT Papayasaft hilft bei der Regeneration der Bakterienflora im Magen nach Krankheit oder Antibiotikaeinnahme.

GRÜN IST GESUND Grüne, unreife Papayas enthalten mehr verdauungsförderndes Papain als reife Früchte.

TIPPS

CHUTNEY Das Papain der unreifen Früchte lässt sich nutzen, indem man sie zu würzigem Chutney für Fleisch oder Käse verarbeitet.

GARNELEN MIT PAPAYA Gegarte Garnelen und Papayastreifen mit Salat anrichten. Dressing aus Walnussöl, Limettensaft, Dijonsenf, Honig, Salz und Pfeffer darüberträufeln.

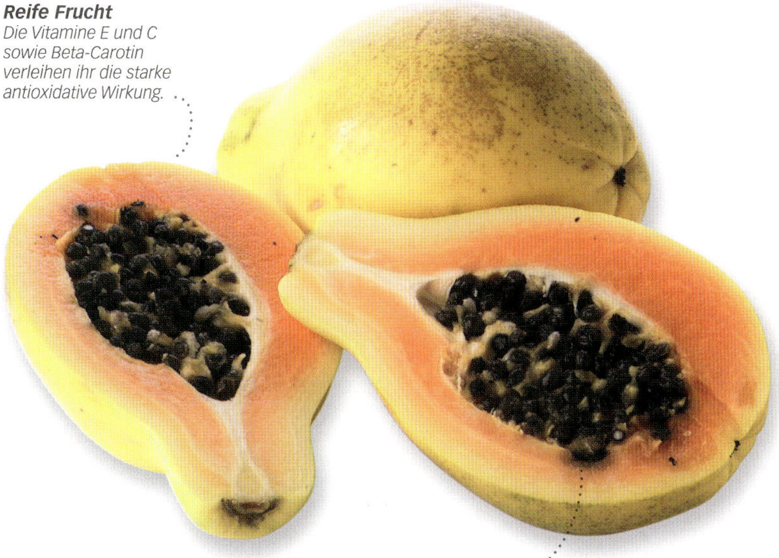

Reife Frucht
Die Vitamine E und C sowie Beta-Carotin verleihen ihr die starke antioxidative Wirkung.

Samen
Sie sind reich an Fettsäuren und Ölen. Wegen ihres scharf-würzigen Geschmacks können sie anstelle von Pfeffer verwendet werden.

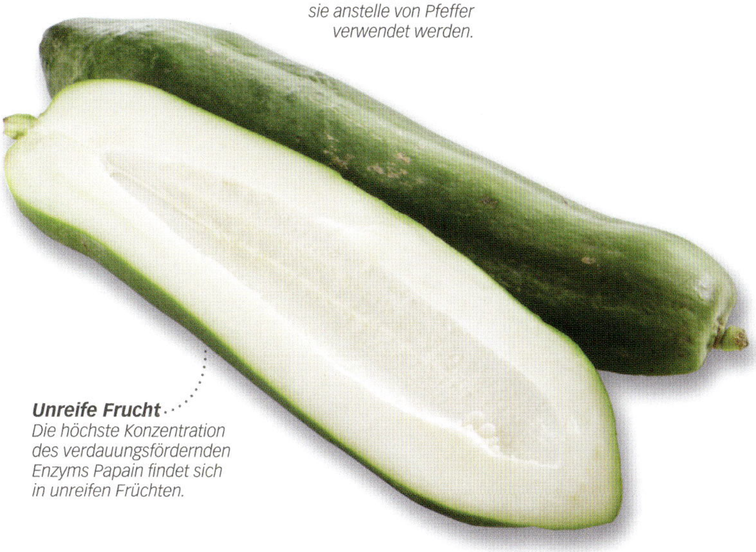

Unreife Frucht
Die höchste Konzentration des verdauungsfördernden Enzyms Papain findet sich in unreifen Früchten.

GRANATÄPFEL

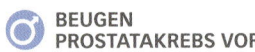 **BEUGEN PROSTATAKREBS VOR**

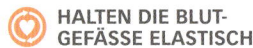 **HALTEN DIE BLUTGEFÄSSE ELASTISCH**

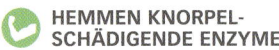 **HEMMEN KNORPELSCHÄDIGENDE ENZYME**

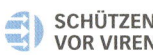 **SCHÜTZEN VOR VIREN**

Der Granatapfel stammt aus der Region des heutigen Iran und Iraks, wo er seit Jahrtausenden Teil der Volksmedizin ist. Sein Saft enthält Stoffe, die gut für eine **gesunde Prostata** sind, und **Antioxidantien,** die die **Arterien** elastisch halten. Die ayurvedische Medizin nutzt alle Pflanzenteile, im Westen werden Saathüllen und Saft wegen ihrer **antiviralen** und **antibakteriellen** Eigenschaften geschätzt.

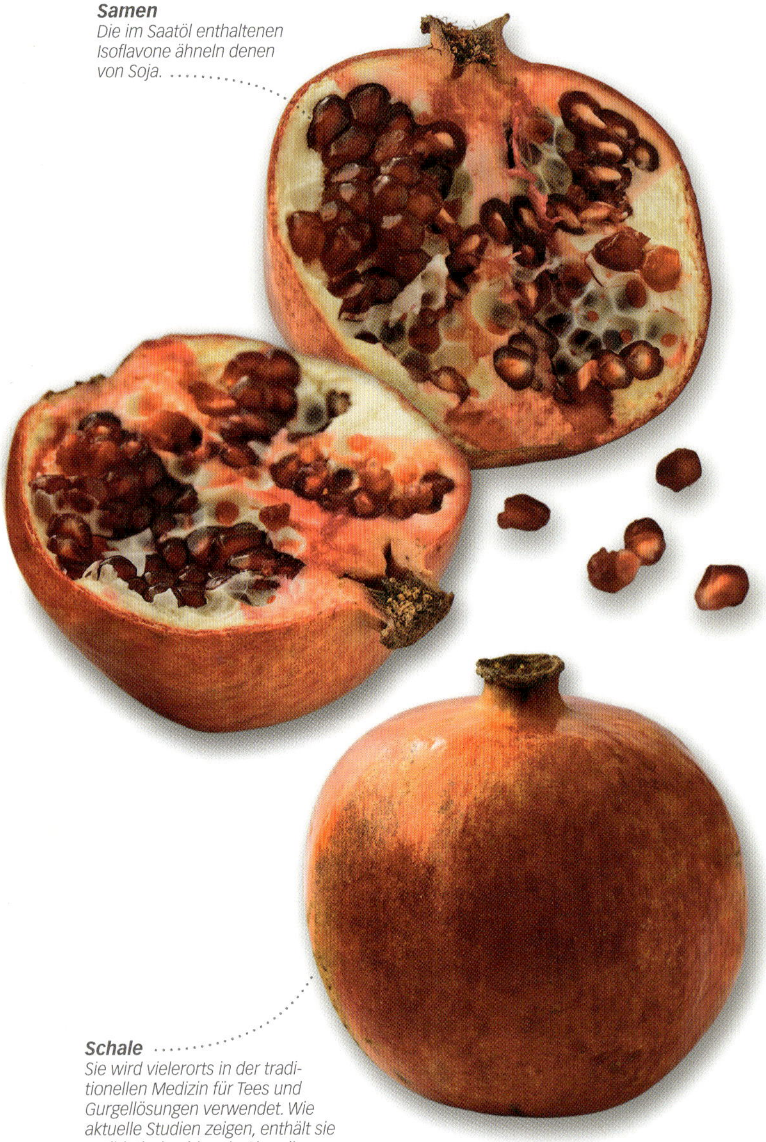

Samen
Die im Saatöl enthaltenen Isoflavone ähneln denen von Soja.

Schale
Sie wird vielerorts in der traditionellen Medizin für Tees und Gurgellösungen verwendet. Wie aktuelle Studien zeigen, enthält sie antibiotisch wirkende Chemikalien, die Krebs bekämpfen.

GESUNDHEITLICHE WIRKUNG

MÄNNERGESUNDHEIT Ein Glas Granatapfelsaft senkt nachweislich das Niveau des prostataspezifischen Antigens (PSA).

SCHÜTZEN DAS HERZ Polyphenole halten Arterien elastisch und helfen so, den Blutdruck und das Risiko für Herzkrankheiten und Schlaganfall zu reduzieren. Granatäpfel wirken antioxidativ und stoppen die Oxidation ungesunden LDL-Cholesterins durch freie Radikale, die zu Arteriosklerose führt.

GESUNDE GELENKE Antioxidative Flavonole hemmen die Aktivität von Proteinen, die entzündliche Erkrankungen wie Arthritis verursachen. Studien deuten darauf hin, dass Granatapfelextrakt (eine einem Glas Saft entsprechende Menge) die Produktion eines Enzyms blockiert, das Knorpelgewebe zerstört.

BEKÄMPFT INFEKTIONEN Der Saft hat antivirale Eigenschaften. Extrakte der Frucht wirken nachweislich gegen Zahnplaque.

NÄHRSTOFFE OPTIMAL VERWERTEN

DIE KERNE ESSEN Die Frucht hat viele Ballaststoffe, aber nur die Kerne enthalten ungesättigte Fettsäuren, Isoflavone (pflanzliche Hormone) und andere wertvolle Stoffe.

GRANATAPFELMELASSE Der konzentrierte Sirup enthält alle Nährstoffe des Granatapfels.

TIPPS

WIE EIN ESSIG Granatapfelmelasse ist ein köstlicher Ersatz für Balsamico-Essig in Dressings, Marinaden und Glasuren.

SUPER FRUCHTSALAT Granatapfelkerne mit Birnen-, Ananas- und Orangenstücken, gehackter frischer Minze und Kopfsalat mischen. Mit honiggesüßtem Dressing beträufeln.

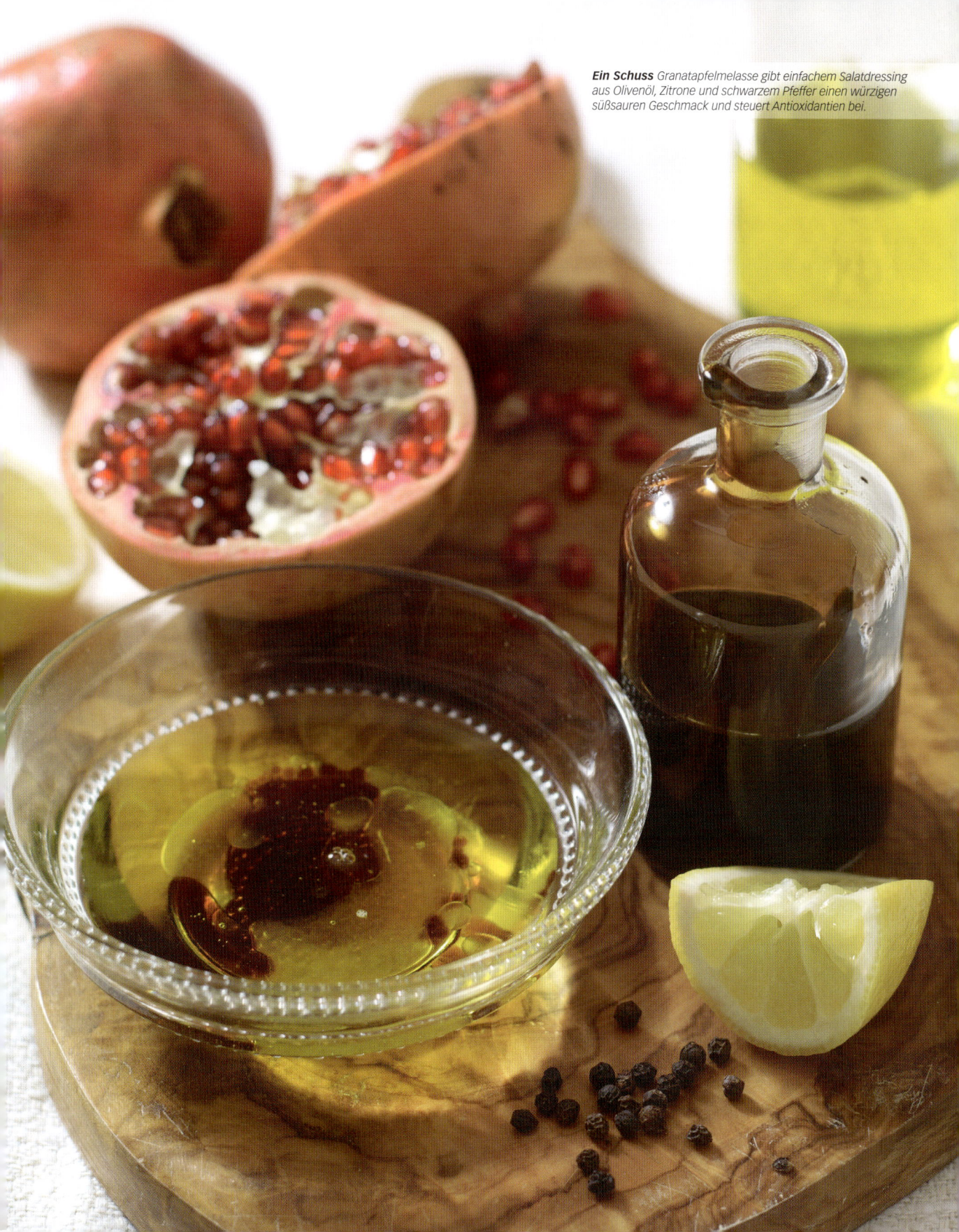

Ein Schuss Granatapfelmelasse gibt einfachem Salatdressing aus Olivenöl, Zitrone und schwarzem Pfeffer einen würzigen süßsauren Geschmack und steuert Antioxidantien bei.

ANANAS

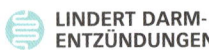 **LINDERT DARM-ENTZÜNDUNGEN**

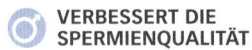 **VERBESSERT DIE SPERMIENQUALITÄT**

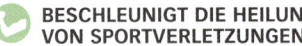 **BESCHLEUNIGT DIE HEILUNG VON SPORTVERLETZUNGEN**

Die erfrischende Ananas ist ein guter Lieferant von **Mangan,** das die männliche Fruchtbarkeit fördert. Sie ist außerdem reich an **Vitamin C.** Ihr Strunk enthält das stark **entzündungshemmende** proteolytische Enzym Bromelain, das bei Darm- und Gelenkproblemen hilft. Wegen ihrer entzündungshemmenden und **adstringierenden Wirkung** wird Ananas auch gegen **Halsschmerzen** eingesetzt.

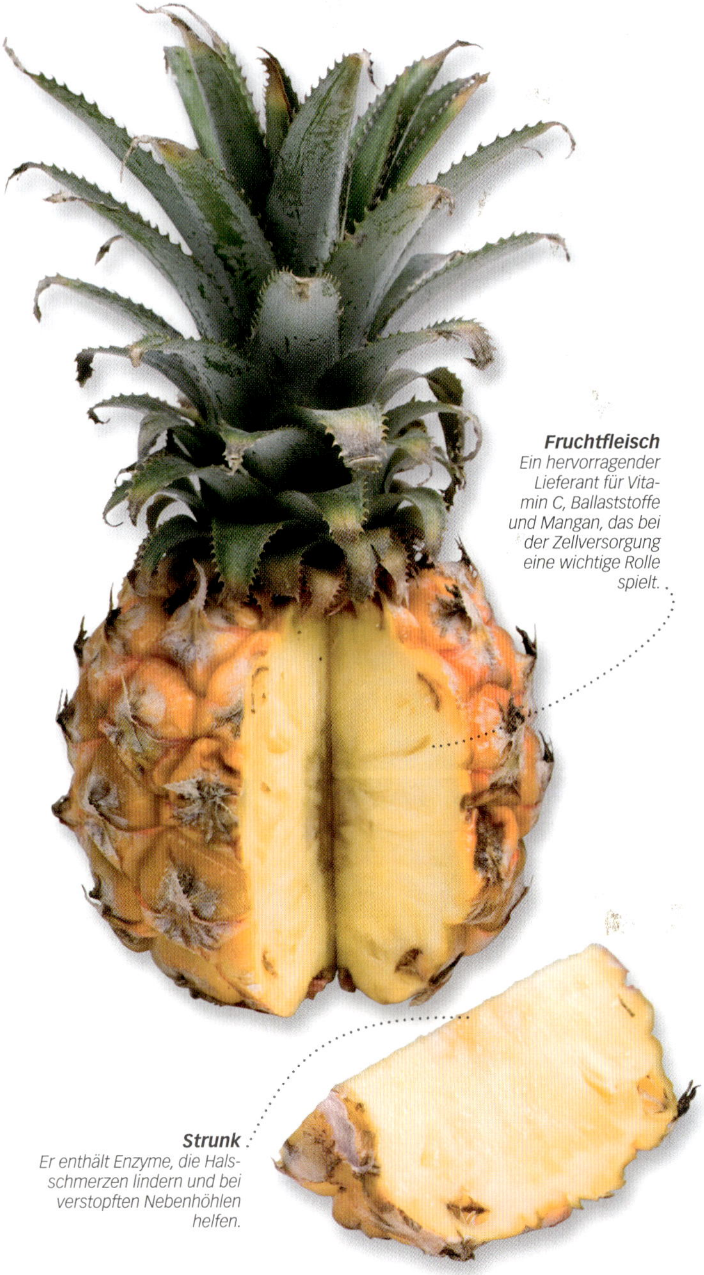

Fruchtfleisch
Ein hervorragender Lieferant für Vitamin C, Ballaststoffe und Mangan, das bei der Zellversorgung eine wichtige Rolle spielt.

Strunk
Er enthält Enzyme, die Halsschmerzen lindern und bei verstopften Nebenhöhlen helfen.

GESUNDHEITLICHE WIRKUNG

ENTZÜNDLICHER DARM Ananassaft lindert Symptome von Colitis ulcerosa (z. B. Bauchschmerzen, Völlegefühl, Durchfall, Blähungen und Dehydrierung). Das Bromelain ist im härteren Inneren und im Strunk konzentriert, aber auch der Saft enthält nachweislich ausreichende Mengen des Enzyms.

MÄNNLICHE FRUCHTBARKEIT Mangan steigert die Vitalität und fördert die Beweglichkeit der Spermien.

BEWEGLICH BLEIBEN Bromelain hat vielversprechende Wirkungen bei entzündlichen Erkrankungen wie Arthritis gezeigt und fördert auch den Heilungsprozess nach Sportverletzungen.

VERDAUUNG Bromelain-Extrakt fördert die Verdauung. Mit Ananassaft marinierte Fleischgerichte sind zarter und bekömmlicher.

NÄHRSTOFFE OPTIMAL VERWERTEN

AM BESTEN FRISCH Die Nährstoffe und Enzyme gehen nach dem Zerschneiden oder Kochen schnell verloren. Der Gehalt an Antioxidantien ist am höchsten, wenn die Frucht fast schon überreif ist.

DEN STRUNK MITESSEN Der Strunk enthält konzentriertes Bromelain.

SAFT Ananassaft hilft bei Halsschmerzen und wirkt fiebersenkend und schleimlösend.

TIPPS

HERBES SORBET 1 große Ananas auspressen, 250 ml Saft mit 150 g Zucker zu Sirup einkochen, abkühlen lassen. Das zerdrückte Fruchtfleisch und den Saft von 3 großen Orangen hinzufügen. In einem Plastikgefäß gefrieren lassen, gelegentlich umrühren.

SALSA Ananas würfeln, mit Chili, roter Zwiebel, Knoblauch, frischem Koriander und Limettensaft verrühren.

KOKOSNÜSSE

 BEKÄMPFEN BAKTE-RIEN, VIREN UND PILZE

 REGEN DEN STOFFWECHSEL AN

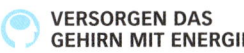 **VERSORGEN DAS GEHIRN MIT ENERGIE**

 FÖRDERN GESUNDES HDL-CHOLESTERIN

Auch wenn sie häufig für eine Nuss gehalten wird – die Kokosnuss ist eine Steinfrucht wie der Pfirsich. In der indopazifischen Region, aus der sie stammt, gilt sie als »Lebensbaum«. Medizinisch wertvoll machen die Kokosnuss **gesunde Fette,** antibakterielle Wirkstoffe und ein ausgewogenes Verhältnis von **Zucker, Ballaststoffen,** Proteinen, Antioxidantien, **Vitaminen** und Mineralien.

GESUNDHEITLICHE WIRKUNG

NATÜRLICHES ANTIBIOTIKUM Laurinsäure ist eine in Kokosnüssen enthaltene Fettsäure. Sie hilft bei der Bekämpfung eines breiten Spektrums von Bakterien und Viren, die z. B. Erkältungen, Grippe, Herpes, Zahnfleischerkrankungen, Geschwüre und Harnwegsinfektionen verursachen. Die Frucht enthält Caprylsäure, die als starkes Fungizid gegen Candidose, Soor und Fußpilz wirkt.

STOFFWECHSELGLEICHGEWICHT Kokosnussöl enthält mittelkettige Triglyzeride (MKTs), die das Risiko für Herzkrankheiten senken. Sie dämpfen den Appetit und helfen so bei der Gewichtskontrolle. Außerdem regen sie den Stoffwechsel und die Aktivität fettverbrennender Zellen an.

NAHRUNG FÜRS GEHIRN Studien zeigen, dass das Gehirn bei Alzheimer die Ketone nutzen kann, die bei der Verstoffwechselung von MKTs entstehen. Dieser Prozess kann helfen, einige Symptome der Krankheit zu mildern.

VERBESSERTE CHOLESTERINWERTE MKTs erhöhen den Gehalt an gesundem Cholesterin (HDL), nicht aber den des ungesunden (LDL).

NÄHRSTOFFE OPTIMAL VERWERTEN

DAS RICHTIGE ÖL Natives Kokosnussöl wird nicht chemisch behandelt (raffiniert, gebleicht oder desodoriert), sodass seine MKTs intakt bleiben.

IN DER KÜCHE Kokosöl ist hitzebeständig und eignet sich fürs Braten und herzhafte Speisen.

TIPPS

ALTERNATIVES SPORTGETRÄNK Wasser aus der unreifen Frucht ist ein gutes Elektrolytgetränk für Sportler.

SALATDRESSING Kokosöl ist bei Raumtemperatur fest. Es fördert die Aufnahme fettlöslicher Nährstoffe. Mit Essig, Honig oder flüssigeren Ölen zu einem Dressing mischen.

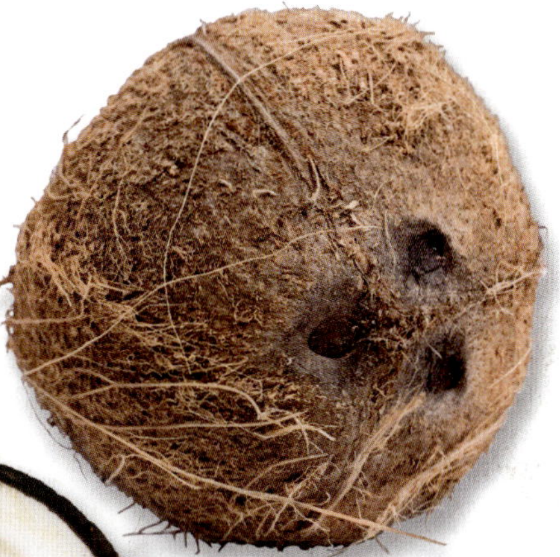

FRUCHTFLEISCH
Enthält weniger Fett als andere Saaten und Nüsse und hat weniger Zucker und mehr Eiweiß als andere beliebte Früchte (etwa Bananen, Äpfel und Orangen).

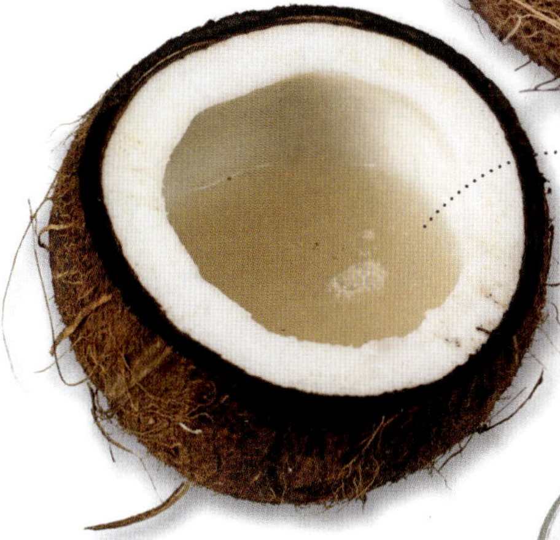

Fruchtwasser
Ist eine reine, perfekt ausgewogene Elektrolytlösung. (Es wurde im Zweiten Weltkrieg als Ersatz für Kochsalzlösung zur intravenösen Versorgung von Soldaten eingesetzt.)

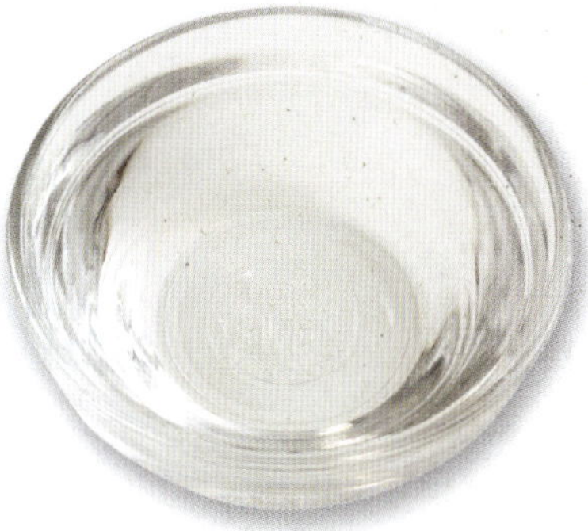

KOKOSÖL
Sein hoher Gehalt an gesunden Fetten senkt das Risiko für Herzkrankheiten.

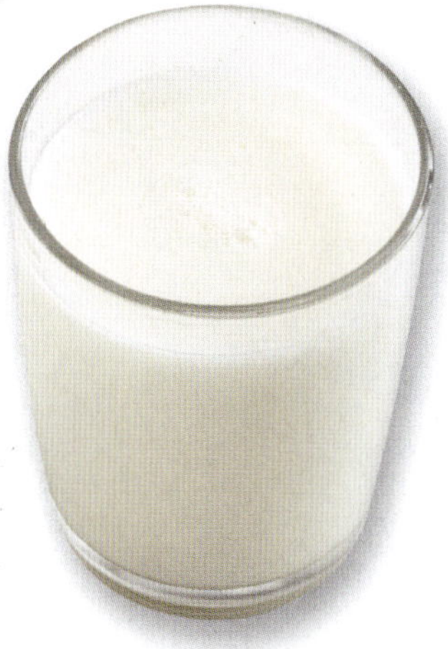

KOKOSMILCH
Kokosmilch wird durch Auspressen des weißen Fruchtfleisches gewonnen. Sie ist reich an wertvollen Fetten.

AVOCADOS

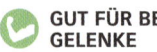 **GUT FÜR BEWEGLICHE GELENKE**

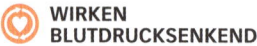 **WIRKEN BLUTDRUCKSENKEND**

 ERHÖHEN DIE FRUCHTBARKEIT

Avocados haben von allen Früchten den höchsten Fettgehalt. Das klingt vielleicht ungesund, aber ihre wertvollen **einfach ungesättigten Öle,** die blutdrucksenkend wirken und die Gelenke schmieren, haben ihr den Titel »Amerikas Olivenöl« eingebracht. Fruchtfleisch und Öl enthalten **entzündungshemmende Antioxidantien,** die **Arthritis** vorbeugen und die weibliche Fruchtbarkeit erhöhen.

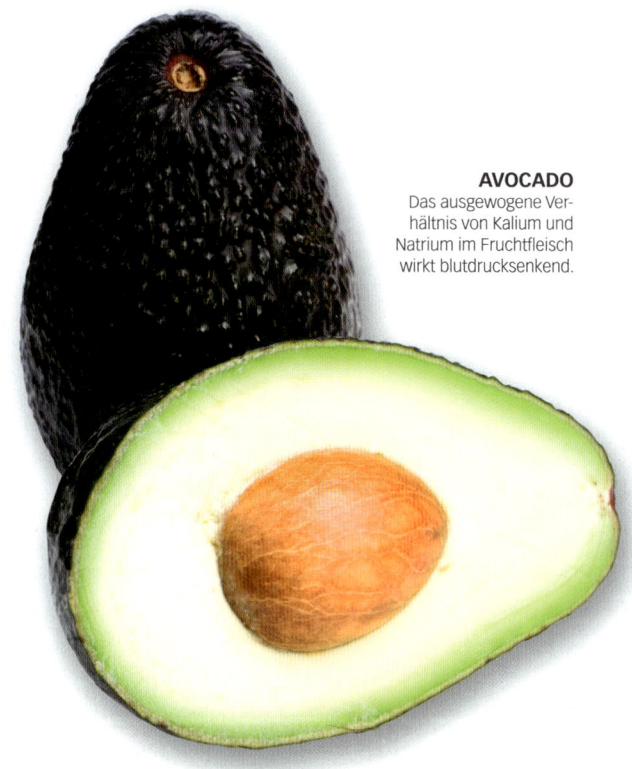

AVOCADO
Das ausgewogene Verhältnis von Kalium und Natrium im Fruchtfleisch wirkt blutdrucksenkend.

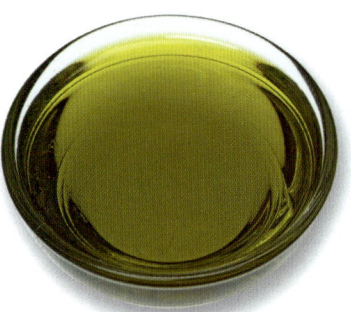

AVOCADOÖL
Das Öl wird aus dem Fruchtfleisch gepresst, nicht aus dem Kern. Es schützt das Herz und bekämpft freie Radikale.

GESUNDHEITLICHE WIRKUNG

ENTZÜNDUNGSHEMMEND Avocadofette sind einzigartig. Sie enthalten Phytosterole: pflanzliche Hormone, die Entzündungen heilen, wie Campesterol, Betasitosterol und Stigmasterol. Außerdem liefert die Avocado entzündungshemmende polyhydroxylierte Fettalkohole (PFAs) und Omega-3-Fettsäuren, die die Gelenke beweglich erhalten und die Symptome von Arthritis lindern.

BLUTDRUCKSENKEND Avocados bieten viel Kalium und wenig Natrium, dadurch senken sie das Risiko für Bluthochdruck und Schlaganfall. Sie enthalten auch viele Antioxidantien und einfach ungesättigte Fettsäuren, die Herzkrankheiten und Schlaganfall vorbeugen.

STEIGERN DIE FRUCHTBARKEIT Die gesunden Fette erhöhen markant die Fruchtbarkeit und die Erfolgsquote bei künstlicher Befruchtung.

NÄHRSTOFFE OPTIMAL VERWERTEN

VORSICHTIG SCHÄLEN Das dunkelgrüne Fruchtfleisch direkt unter der Schale ist besonders nährstoffreich. Schnelles oder unvorsichtiges Schälen vermeiden. Die Frucht der Länge nach vierteln und die Haut vorsichtig abziehen wie bei einer Banane.

WERTVOLLES ÖL Das Öl ist eine exzellente Basis für Dressings und Marinaden und kann für Saucen oder als Dip verwendet werden.

TIPPS

BUNTER SALAT Eine Avocado im Salat verbessert die Absorption der in den anderen Zutaten enthaltenen wichtigen fettlöslichen Antioxidantien, etwa Lycopin und Beta-Carotin.

GUACAMOLE Der klassische Dip ist schnell und leicht gemacht und eine äußerst gesunde Ergänzung für Fischgerichte. 1 Avocado und einige gewürfelte Tomaten pürieren, etwas Limettensaft hinzufügen und mit etwas frisch gehacktem Koriander würzen.

BROKKOLI

 GUT FÜR DIE PROSTATA   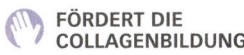 **FÖRDERT DIE COLLAGENBILDUNG**   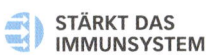 **STÄRKT DAS IMMUNSYSTEM**   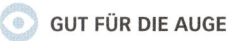 **GUT FÜR DIE AUGEN**

Die medizinischen Eigenschaften von Brokkoli sind gut erforscht. Er wirkt antibakteriell und unterstützt das **Immunsystem,** ist reich an **Vitamin C** und **Ballaststoffen** und hat von allen Kohlsorten am meisten **Carotinoide** – darunter Lutein, das die Augen schützt. Das in Brokkoli enthaltene Indol-3-Carbinol fördert die **Reparatur der Zell-DNA** und hemmt das Wachstum von Krebszellen.

GESUNDHEITLICHE WIRKUNG

GESUNDE PROSTATA Wer viel Brokkoli isst, hat ein niedrigeres Risiko, an aggressivem Prostatakrebs zu erkranken.

WERTVOLL FÜR DIE HAUT Brokkoli enthält viel Pantothensäure, Beta-Carotin und Schwefelverbindungen – optimal für schöne Haut. Vitamin C hilft außerdem bei der Collagenbildung und bei der Regeneration des Gewebes.

STÄRKT DIE ABWEHR Mehr Vitamin C als viele Zitrusfrüchte, dazu viel Beta-Carotin und weitere Carotinoide – Brokkoli ist ideal für ein gesundes Immunsystem.

GESUNDE AUGEN Das Antioxidans Lutein fördert gesunde Augen und ist auch gut für Herz und Kreislauf.

NÄHRSTOFFE OPTIMAL VERWERTEN

ROH ODER GEDÜNSTET Roh essen oder kurz dünsten, so bleiben Vitamin C, Eisen und Chlorophyll erhalten.

MAL DIE FARBE WECHSELN Violetter Sprossbrokkoli enthält mehr Antioxidantien und mehr phytochemisches Sulphoraphan – ein Stoff, dem Brokkoli seinen Ruf als entgiftendes und krebshemmendes Gemüse verdankt.

SAAT KEIMEN LASSEN Die Sprossen enthalten weniger Nährstoffe als das Gemüse, aber mehr Sulphoraphan.

TIPPS

HERZFREUNDLICHER GENUSS Mit Soba-Nudeln im Wok zubereiten. Der Rutin-Gehalt von Buchweizen, das Vitamin C des Brokkolis und die Fettsäuren im Olivenöl senken den Cholesterinspiegel.

SALATE AUFWERTEN Rohe Blätter und Sprossen erhöhen den Nährwert frischer Salate.

MIT TOMATEN Die Kombination von Brokkoli und Tomaten hemmt Prostatakrebs effektiver als jedes Gemüse für sich.

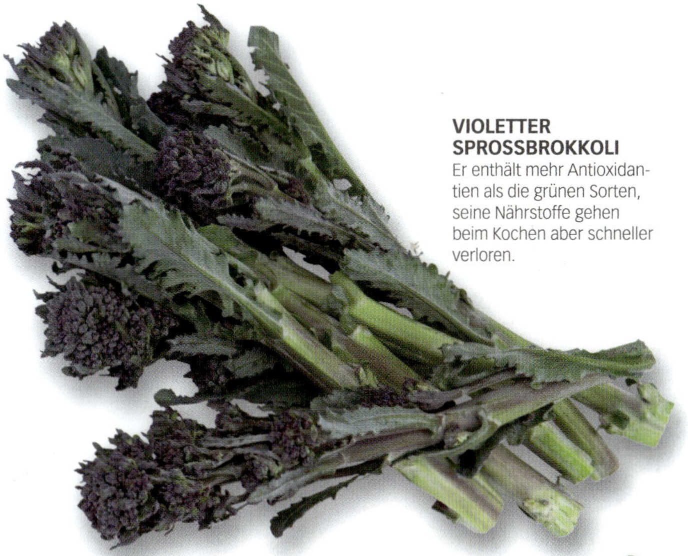

VIOLETTER SPROSSBROKKOLI
Er enthält mehr Antioxidantien als die grünen Sorten, seine Nährstoffe gehen beim Kochen aber schneller verloren.

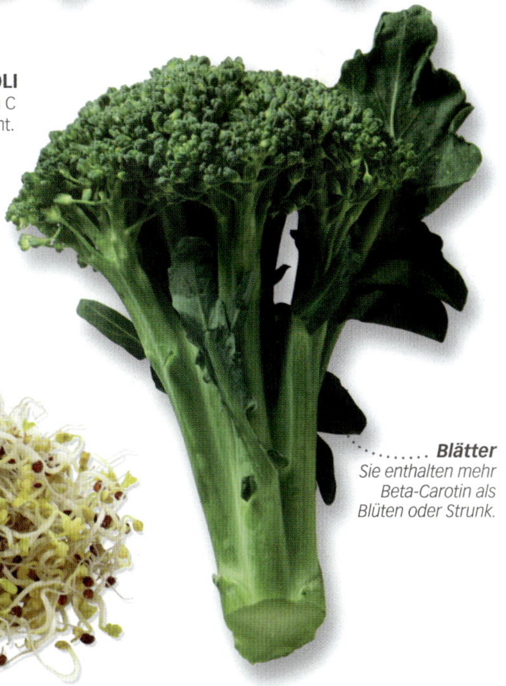

GRÜNER BROKKOLI
Er liefert mehr Vitamin C als manche Zitrusfrucht.

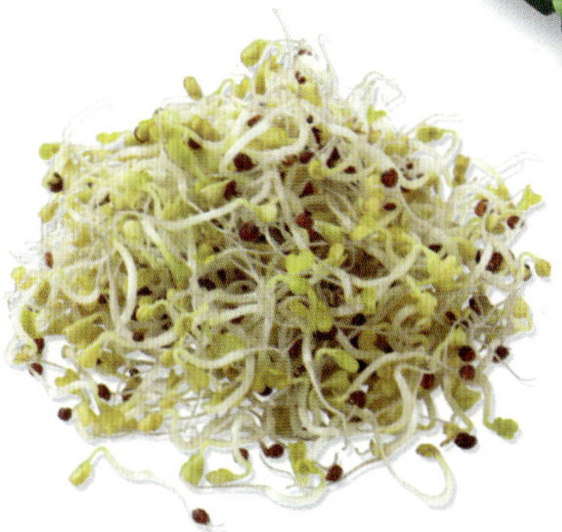

BROKKOLISPROSSEN
Ihr Gehalt an dem krebshemmenden Antioxidans Sulphoraphan ist höher als im reifen Gemüse.

Blätter
Sie enthalten mehr Beta-Carotin als Blüten oder Strunk.

KOHL

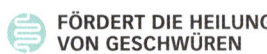 **FÖRDERT DIE HEILUNG VON GESCHWÜREN**

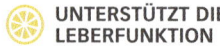 **UNTERSTÜTZT DIE LEBERFUNKTION**

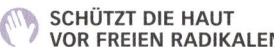 **SCHÜTZT DIE HAUT VOR FREIEN RADIKALEN**

Viele Menschen haben Vorbehalte gegen Kohl. Noch vor wenigen Generationen schätzte man ihn jedoch als wärmendes, beruhigendes, **ausgleichendes** und sättigendes Gemüse. Er gilt als **blut-** und **hautreinigend** und hat beachtliche Heilkraft bei **Geschwüren**. Seine Bitterstoffe fördern die Ausschüttung von Verdauungssekreten. Außerdem wirkt Kohl leicht **harntreibend.**

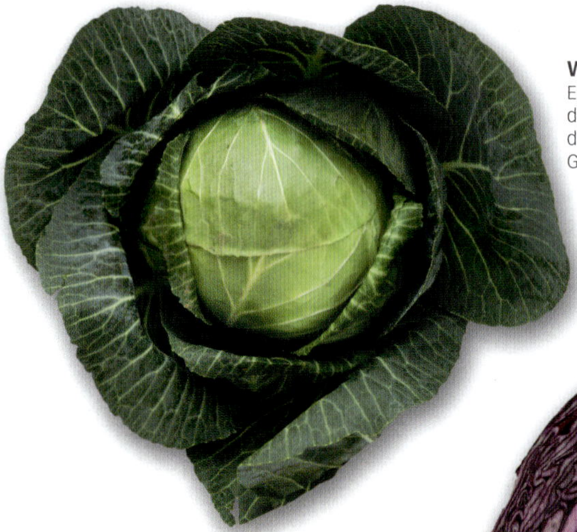

WEISSKOHL
Er enthält viele Nährstoffe, darunter Vitamin U, das die Heilung von Geschwüren fördert.

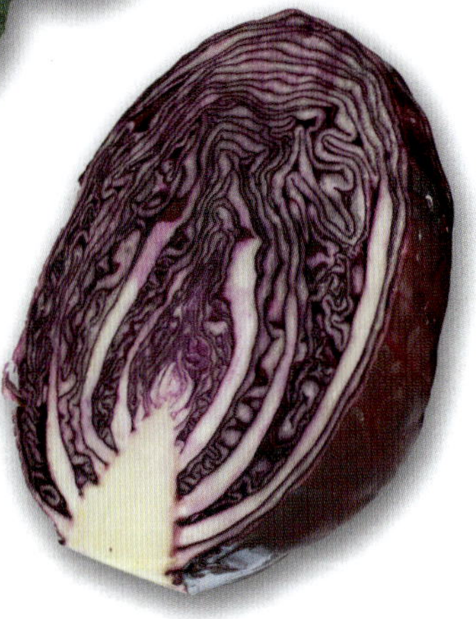

ROTKOHL
Er liefert bis zu achtmal mehr Vitamin C als andere Kohlsorten und dazu viel Anthocyan, ein Antioxidans.

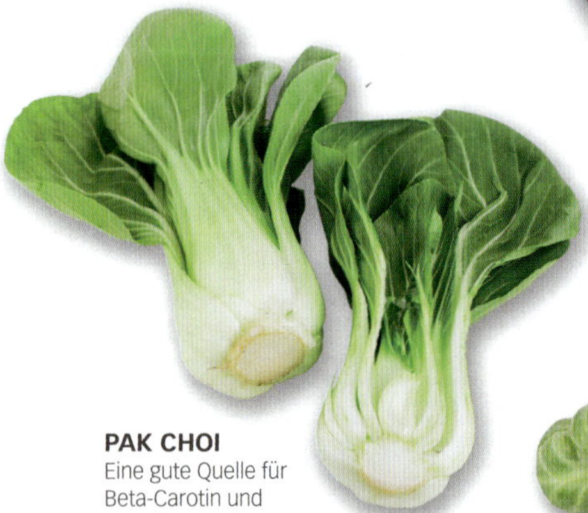

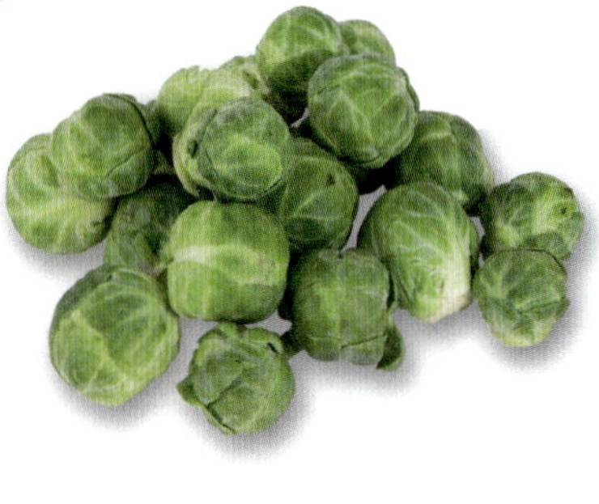

ROSENKOHL
Er weist mehr krebshemmende Glucosinolate auf als andere Kohlsorten.

PAK CHOI
Eine gute Quelle für Beta-Carotin und Vitamin C und B6.

GESUNDHEITLICHE WIRKUNG

HEILT GESCHWÜRE Reich an Vitamin U (S-Methylmethionin), das Magen- und Zwölffingerdarmgeschwüre schnell heilen lässt.

GUT FÜR DIE LEBERFUNKTION Kohl regt die Produktion von Glutathion an, das eine wichtige Rolle bei der Entgiftung der Leber spielt.

GESUNDE HAUT Enthält die Vitamine C und K und Antioxidantien zum Schutz der Haut vor freien Radikalen. Sein Schwefelgehalt fördert die Heilung von Akne und Ekzemen.

ANTIPARASITIKUM Der Schwefel schützt den Darm auch vor Parasiten. Kohl ist ballaststoffreich, was die Darmtätigkeit unterstützt.

NÄHRSTOFFE OPTIMAL VERWERTEN

SANFT DÜNSTEN Kohl bewahrt seine Nährstoffe besser, wenn er nur leicht gedünstet oder roh gegessen wird.

PAK CHOI Aroma und Geschmack sind zarter. Er liefert viel Vitamin A, B6 und C, Beta-Carotin, Kalzium, Kalium und Ballaststoffe.

GESUNDE FARBE Rotkohl enthält mehr Vitamin C und Anthocyan, das das Risiko für Herzkrankheiten, Diabetes und bestimmte Krebsarten senkt.

DIE ÄUSSEREN BLÄTTER NUTZEN Sie enthalten mehr Vitamin E und ca. 30 Prozent mehr Kalzium als die inneren Blätter.

TIPPS

WRAPS Die großen Blätter wie Tortillas mit Reis, Hülsenfrüchten oder Gemüse füllen.

SAFT Kohlsaft ist sehr gut für die Haut und hilft gegen Geschwüre. Eventuell den Geschmack mit etwas Selleriesaft abmildern.

FERMENTIEREN Sauerkraut eignet sich bestens zur Reinigung des Verdauungstrakts und sorgt für gesunde Darmflora.

GRÜNKOHL

 STÄRKT DIE KNOCHEN

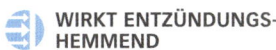 **WIRKT ENTZÜNDUNGS-HEMMEND**

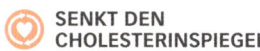 **SENKT DEN CHOLESTERINSPIEGEL**

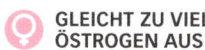 **GLEICHT ZU VIEL ÖSTROGEN AUS**

Seit nachgewiesen wurde, dass Grünkohl viel Beta-Carotin, **Vitamin C, K** und **Folsäure** enthält, ist seine Popularität gestiegen. Er ist auch eine ausgezeichnete Quelle für **Chlorophyll** sowie für Kalzium und Eisen mit hoher Bioverwertbarkeit. Grünkohl reguliert den **Hormonhaushalt** und senkt den **Cholesterinspiegel,** seine **Antioxidantien** und Omega-3-Fettsäuren wirken **entzündungshemmend.**

GESUNDHEITLICHE WIRKUNG

STARKE KNOCHEN Der hohe Gehalt an Kalzium, Magnesium und Vitamin K stärkt die Knochen – sehr wertvoll im Fall von Osteoporose.

GEBALLTE ANTIOXIDANTIEN Die Antioxidantien Kaempferol und Quercetin hemmen entzündlichen Prozesse bei Diabetes, Arthritis, Schlaganfall und Herzkrankheiten.

CHOLESTERINSENKEND Die Ballaststoffe binden Cholesterin und reduzieren so das Risiko für Schlaganfall und Herzkrankheiten.

HORMONELLER AUSGLEICH Die im Grünkohl enthaltenen Indole kurbeln die Reparatur der Zell-DNA an und regulieren die Östrogenproduktion, wodurch hormonell bedingte Krebsarten wie Brustkrebs gehemmt werden.

WIRKT GEGEN GESCHWÜRE Kohlsaft ist reich an Schwefel, der die Heilung von Magen- und Zwölffingerdarmgeschwüren fördern kann.

VERDAUUNGSFÖRDERND Bitterstoffe regen die Verdauung an und helfen bei verschleimter Lunge.

NÄHRSTOFFE OPTIMAL VERWERTEN

MIT ZITRONE Ein Dressing mit Zitrone oder einer anderen sauren Zitrusfrucht verbessert die Absorption des im Grünkohl enthaltenen Eisens und Kalziums.

NUR KURZ KOCHEN Je kürzer er gekocht wird, umso mehr Nährstoffe und cholesterinsenkende Wirkstoffe bleiben erhalten.

TIPPS

MIT SÄFTEN Kohlsaft mit Ingwer und Apfelsaft oder zur Entgiftung mit Sellerie und Kokosnusswasser mischen.

KOHLPESTO Basilikum und Pinienkerne im Pestorezept durch 400 g entstielte Kohlblätter und 300 g geröstete Walnüsse ersetzen. Lecker zu Suppen, Eintöpfen, Pasta oder Dressings.

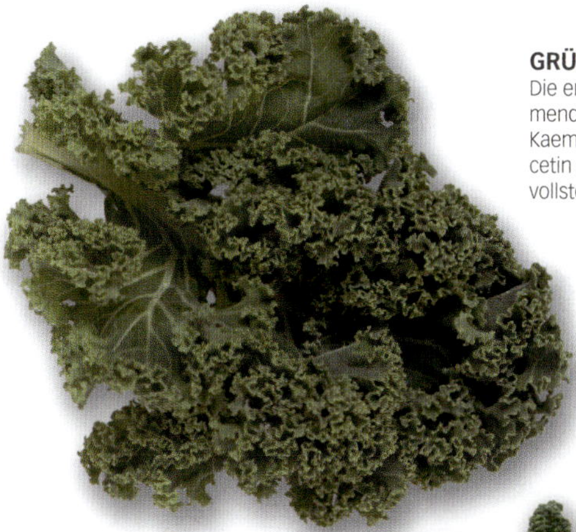

GRÜNER KRAUSER
Die entzündungshemmenden Antioxidantien Kaempferol und Quercetin sind seine wertvollsten Inhaltsstoffe.

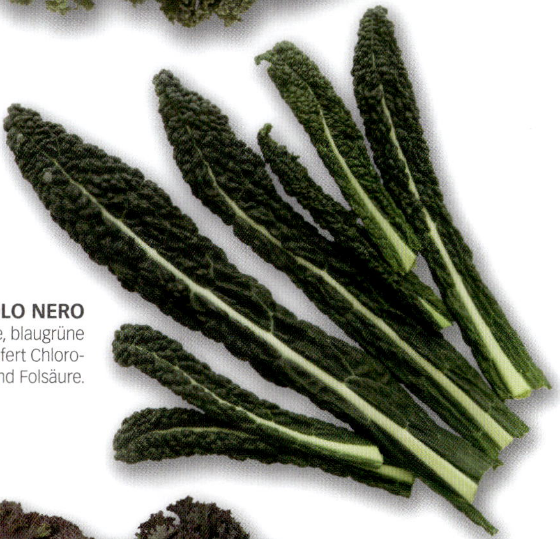

CAVOLO NERO
Die dunkle, blaugrüne Sorte liefert Chlorophyll und Folsäure.

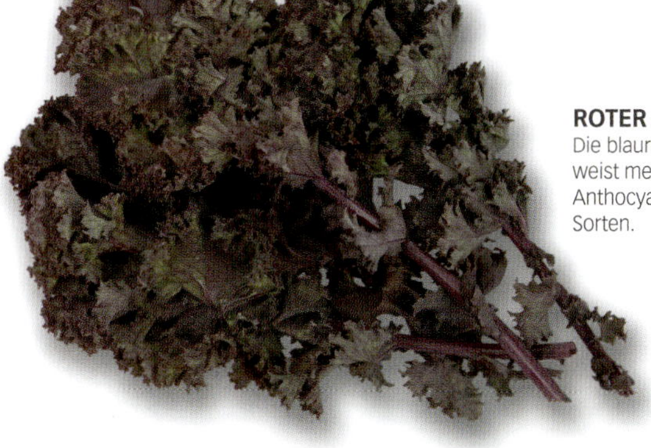

ROTER KRAUSER
Die blaurote Variante weist mehr antioxidatives Anthocyan auf als grüne Sorten.

MEERRETTICH

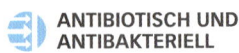 **ANTIBIOTISCH UND ANTIBAKTERIELL**

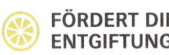 **FÖRDERT DIE ENTGIFTUNG**

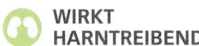 **WIRKT HARNTREIBEND**

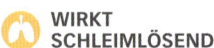 **WIRKT SCHLEIMLÖSEND**

Die scharfe Wurzel enthält viele Nährstoffe in kleinen Mengen, aber vorrangig sind es die verdauungsfördernden Öle, die ihren **gesundheitlichen** Nutzen ausmachen. Das Öl Allylisothiocyanat wirkt **antibiotisch** und **antibakteriell.** Aus diesem Grund hat man vor der Erfindung des Kühlschranks Meerrettich zu Fisch- und Fleischgerichten gegessen, um sich vor Krankheitserregern zu schützen.

WURZEL
Ihre ätherischen Öle bekämpfen durch Lebensmittel übertragene Erreger wie *Escherichia coli*. Wie Kohl gehört Meerrettich zur Familie der Kreuzblütengewächse.

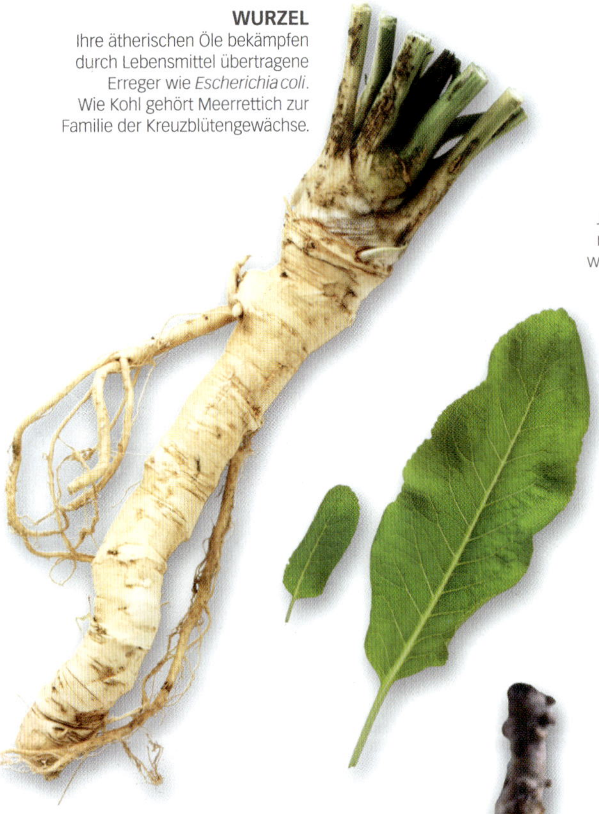

BLÄTTER
Junge Blätter können roh gegessen werden. Sie enthalten verdauungsfördernde Öle.

WASABI
Obwohl Wasabi kein Meerrettich ist, wird diese Wurzel mit ähnlichen Eigenschaften mitunter Japanischer Meerrettich genannt.

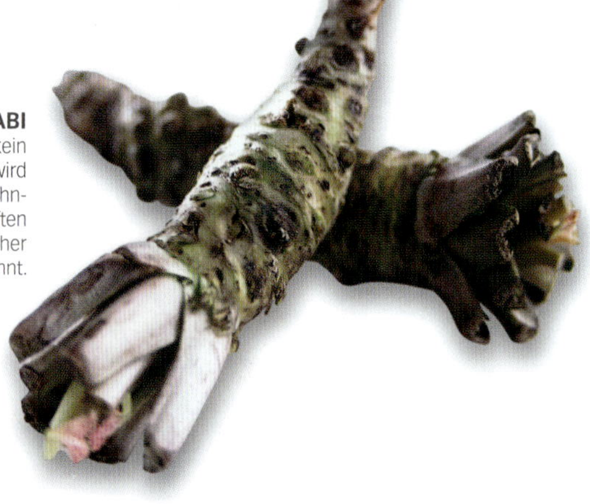

GESUNDHEITLICHE WIRKUNG

ANTIBIOTISCH UND ANTIPARASITÄR Er wirkt nachweislich gegen schädliche Bakterien wie *Listeria*, *Escherichia coli* und *Staphylokokken*. Allylisothiocyanat bekämpft Bandwürmer.

ENTGIFTUNG Meerrettich kurbelt die Verdauung und den Kreislauf an und wirkt durch intensive Schweißbildung fiebersenkend.

GUT FÜR DIE HARNWEGE Traditionell wird Meerrettich bei Wassereinlagerungen, Harnwegsinfekten und Nierensteinen eingesetzt.

BEKÄMPFT NEBENHÖHLENINFEKTIONEN Er regt den Schleimfluss an und befreit – ähnlich wie Chilischoten – die Nebenhöhlen. Bei den ersten Anzeichen von Erkältung, Grippe oder Husten verwenden.

NÄHRSTOFFE OPTIMAL VERWERTEN

FRISCH UND ROH Schnell verarbeiten, nur kurz kochen. Er verliert schnell an Wirkkraft, also am besten frisch und roh essen.

DIE BLÄTTER ESSEN Mit ausreichend »Biss« schmecken die kleinen zarten Blätter angenehm und peppen einen gewöhnlichen Salat auf. Die größeren Blätter kochen und wie Spinat oder Grünkohl weiterverarbeiten.

MIT GEMÜSE Es hat sich gezeigt, dass die Aufnahmefähigkeit für Nährstoffe verbessert wird, wenn Brokkoli und anderes Gemüse mit Meerrettich oder Wasabi gewürzt wird.

TIPPS

WÜRZMITTEL Frisch gerieben sehr gut zu Mayonnaise, Sauerrahm, Joghurt oder Quark mit frischen Kräutern und Gewürzen.

BEI HEISERKEIT 2 TL geriebenen Meerrettich und 1 TL Apfelessig mit 75 ml kochendem Wasser übergießen. 1 Stunde ziehen lassen. Abgießen, 300 ml Honig zugeben. Stündlich 1 TL einnehmen, bis die Beschwerden nachlassen.

PAPRIKA

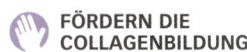 **FÖRDERN DIE COLLAGENBILDUNG**

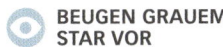 **BEUGEN GRAUEM STAR VOR**

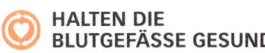 **HALTEN DIE BLUTGEFÄSSE GESUND**

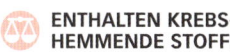 **ENTHALTEN KREBS-HEMMENDE STOFFE**

Paprika sind Nachtschattengewächse wie Tomaten und Kartoffeln. Sie sind reich an **Antioxidantien** und damit gesund für **Herz** und **Augen.** Ihr Vitamin C fördert die **Collagenproduktion,** und sie können dazu beitragen, **Lungenkrebs** vorzubeugen. Das Capsaicin der Chilis fehlt ihnen zwar, doch da man sie in größeren Mengen essen kann, liefern sie insgesamt gesehen mehr wichtige Nährstoffe.

GESUNDHEITLICHE WIRKUNG

HAUT UND KNOCHEN Paprika liefern Vitamin C für die Synthese von Collagen. Dieser Eiweißbaustein des Körpers sorgt für intakte Gefäße, Haut und Knochen.

GESUNDE AUGEN Ihre nachgewiesene Schutzwirkung vor grauem Star und altersbedingter Makuladegeneration beruht vermutlich auf der Kombination aus Beta-Carotin, Vitamin C, Lutein und Zeaxanthin.

GESUND FÜR DAS HERZ Der Gehalt an Antioxidantien (z. B. Beta-Carotin, Capsanthin, Quercetin und Luteolin) kann je nach Sorte schwanken, aber alle Sorten tragen zum Abbau von Cholesterin bei. Sie schützen so vor Blutgerinnseln und verringern das Schlaganfallrisiko.

LUNGENKREBS Das meist in roten Sorten enthaltene Beta-Cryptoxanthin beugt eventuell Lungenkrebs bei Risikogruppen vor.

NÄHRSTOFFE OPTIMAL VERWERTEN

ROT IST SPITZE Rote Paprika enthalten deutlich mehr Nährstoffe als grüne, z. B. Lycopin, das vor Krebs der Prostata, der Gebärmutter, der Blase und der Bauchspeicheldrüse schützt sowie das Risiko für Herzkrankheiten reduziert.

FARBWAHL Grüne Paprika verlieren beim Kochen an Vitamin C, aber ihr Beta-Carotin-Gehalt erhöht sich. Beim Kochen roter Sorten verhält es sich umgekehrt. Gelbe Paprika enthalten viel Vitamin C – die beste Wahl bei Vitaminmangel. Alles in allem aber sind gekochte rote Paprika die nahrhafteste Variante.

TIPPS

ROH ESSEN Schneiden und als Rohkost mit Dips oder Salsas servieren oder in Salate geben.

GEFÜLLTE PAPRIKA Mit Reis, Pilzen, anderem Gemüse und frischen Kräutern füllen.

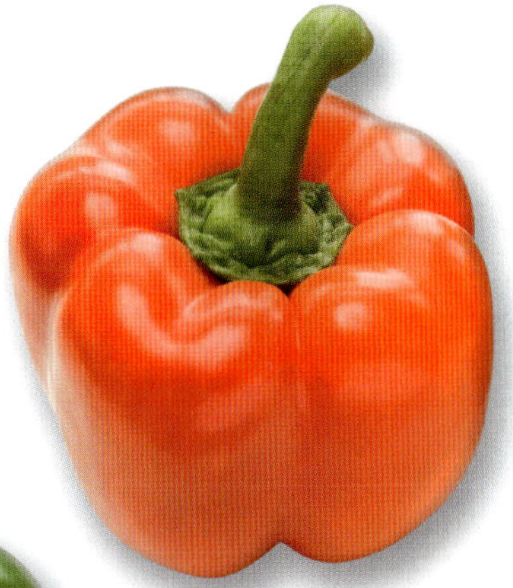

GRÜNE PAPRIKA
Die unreife Frucht kann zur leuchtend roten reifen. Schon in grünem Zustand enthält sie doppelt so viel Vitamin C wie eine Orange.

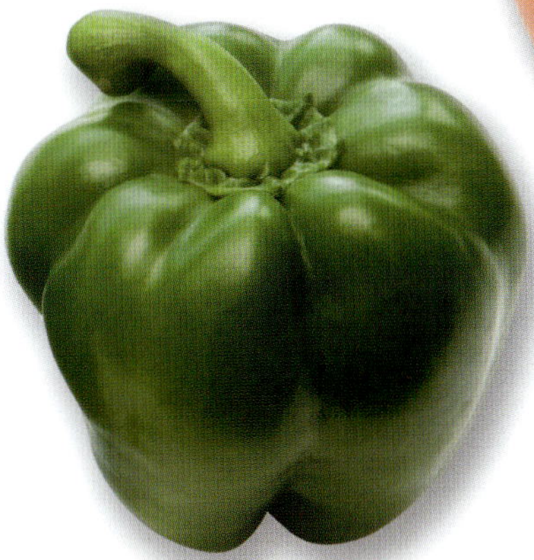

ROTE PAPRIKA
Alle roten Paprika, runde wie spitze Sorten, liefern mehr Nährstoffe und Antioxidantien als die andersfarbigen.

GELBE PAPRIKA
Gelbe und rote Paprika enthalten dreimal so viel Vitamin C wie eine Orange.

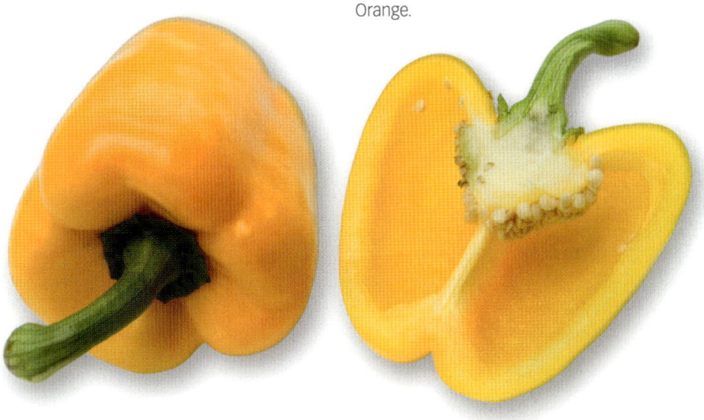

CHILIS

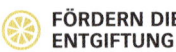 **FÖRDERN DIE ENTGIFTUNG**

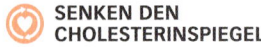 **SENKEN DEN CHOLESTERINSPIEGEL**

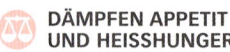 **DÄMPFEN APPETIT UND HEISSHUNGER**

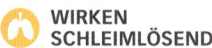 **WIRKEN SCHLEIMLÖSEND**

Chilischoten stammen von den schärfsten Sorten der Capsicum-Nachtschattengewächse. Für die Schärfe sind ätherische Öle verantwortlich, vor allem Capsaicin, das **antioxidativ** und **entzündungs-hemmend** wirkt sowie **cholesterinsenkende, blutzuckerregulierende** und **appetithemmende** Eigenschaften besitzt. Capsaicin unterstützt außerdem die **Entgiftung.**

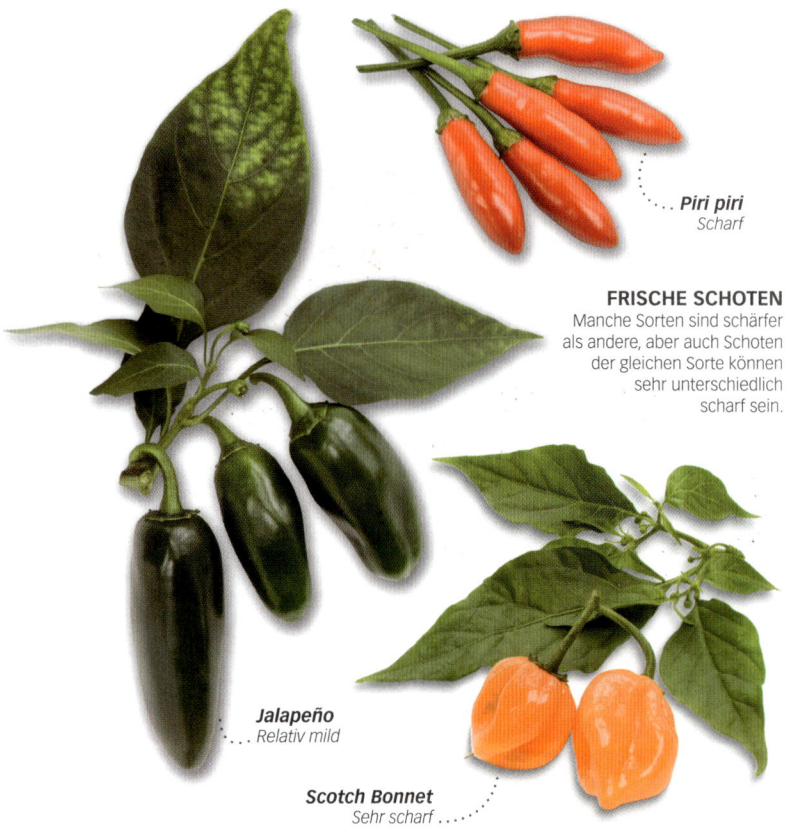

Piri piri
Scharf

FRISCHE SCHOTEN
Manche Sorten sind schärfer als andere, aber auch Schoten der gleichen Sorte können sehr unterschiedlich scharf sein.

Jalapeño
Relativ mild

Scotch Bonnet
Sehr scharf

GETROCKNET
Getrocknete Samen und Chiliflocken sind nützliche Gewürze. Die Saat ist äußerst reich an Capsaicin.

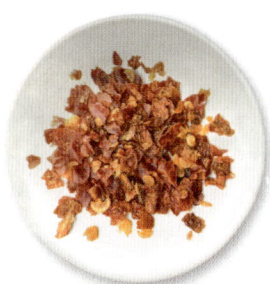

CAYENNEPFEFFER
Besteht aus gemahlenen Chili-schoten. Chilipulver dagegen ist eine Gewürzmischung.

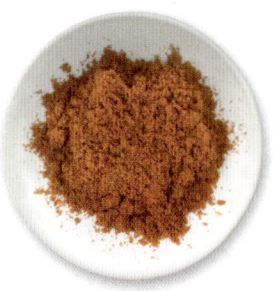

GESUNDHEITLICHE WIRKUNG

ENTGIFTUNG Capsaicin fördert die Schweiß-bildung und dadurch die Entgiftung.

ARTERIENSCHUTZ Studien zeigen, dass Cap-saicin bei bestehendem Übergewicht unge-sundes LDL-Cholesterin reduziert.

GEWICHTSKONTROLLE Bereits die geringe Menge an scharfen Chilis, die man zum Wür-zen nimmt, regt Stoffwechsel und Verdauung an und zügelt Appetit und Heißhunger.

SCHLEIMLÖSER Die ätherischen Öle lösen Verschleimungen in Lunge und Nase.

ANTIDIABETIKUM Scharfe Chilischoten kön-nen den Blutzuckerspiegel regulieren.

NÄHRSTOFFE OPTIMAL VERWERTEN

SO SCHARF WIE MÖGLICH Je schärfer die Sorte, desto mehr Capsaicin enthält sie.

GETROCKNETE SAAT Kerne nicht wegwerfen, sie enthalten am meisten Capsaicin. Trocknen und mit Gewürzen wie Salz und Knoblauch mischen und grob zerstoßen.

SCHARF NACH MASS Frische Chilis sind sehr unterschiedlich scharf. Die Schärfe von Gerichten lässt sich besser regulieren, wenn man zum Würzen Chilipulver, Chilipaste oder Gewürzmischungen mit Chili verwendet. Alle enthalten wertvolles Capsaicin.

TIPPS

HELFEN BEI ERKÄLTUNG Hühnersuppe mit Chili und Knoblauch ist ein gutes Mittel gegen Erkältungen, Sinusitis und Bronchitis.

GESUNDHEITS-PLUS Chilischoten oder Cayennepfeffer machen Salate, Chutneys, Marinaden und Gewürzmischungen noch gesünder.

FRISCH AM BESTEN Frische Chilischoten haben kräftige, dunkle Farben, sind glänzend und fest. Nur nach Bedarf frisch kaufen und schnell verbrauchen.

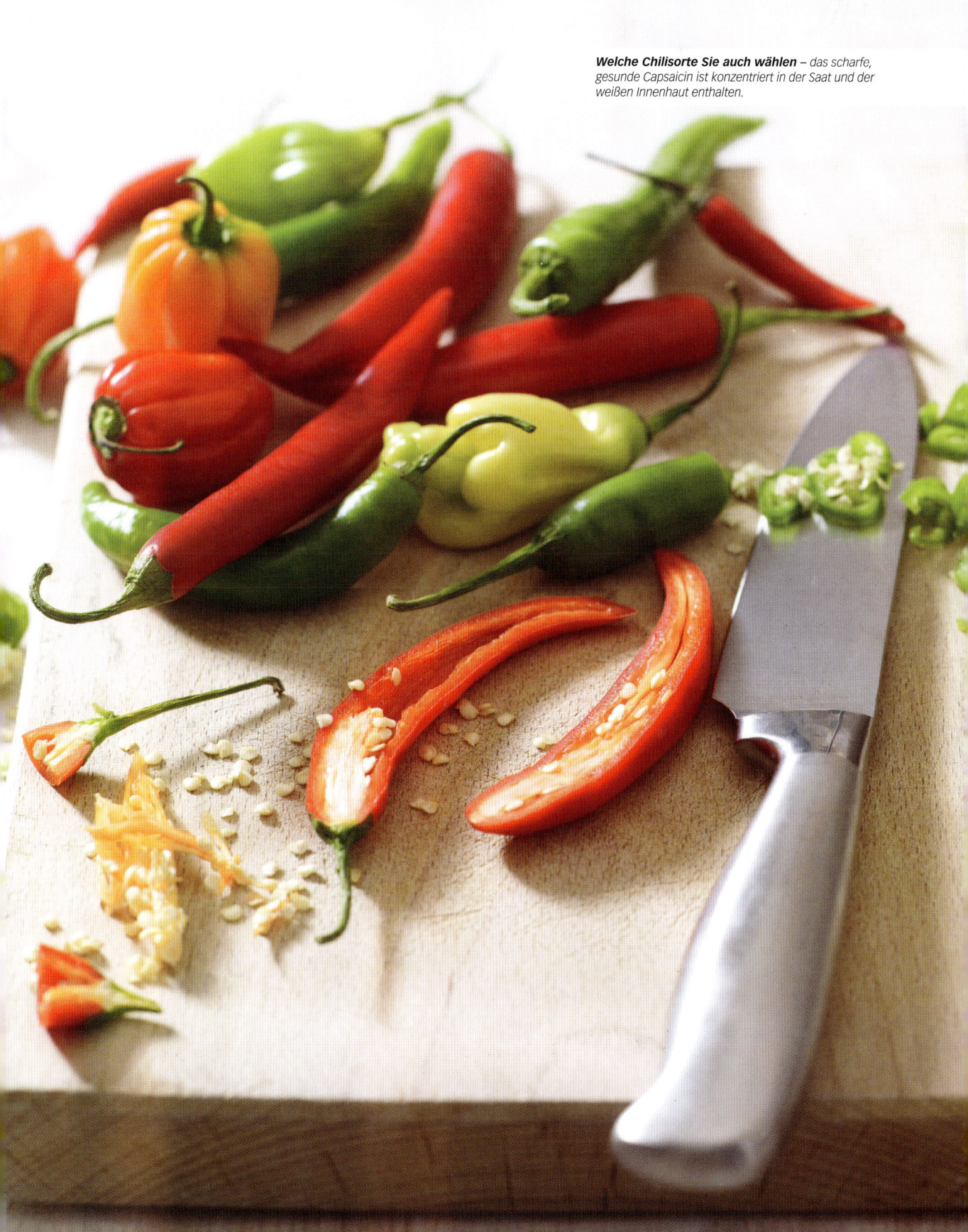

GURKEN

 BEUGEN HORMONELL BEDINGTEM KREBS VOR   **WIRKEN HARNTREIBEND**   **REINIGEN UND BERUHIGEN DEN DARM**   **SENKEN DEN CHOLESTERINSPIEGEL**

Das wässrige Fleisch dieses Mitglieds der Kürbisfamilie ist reich an gut verwertbaren **Mineralien, Vitaminen** und **Elektrolyten,** was sie zu einer idealen Ergänzung der täglichen Nahrung macht. Gurken enthalten außerdem **Phytoöstrogene** und **verdauungsfördernde Enzyme.** An heißen Tagen erneuern und regulieren sie den **Wasserhaushalt** des Körpers.

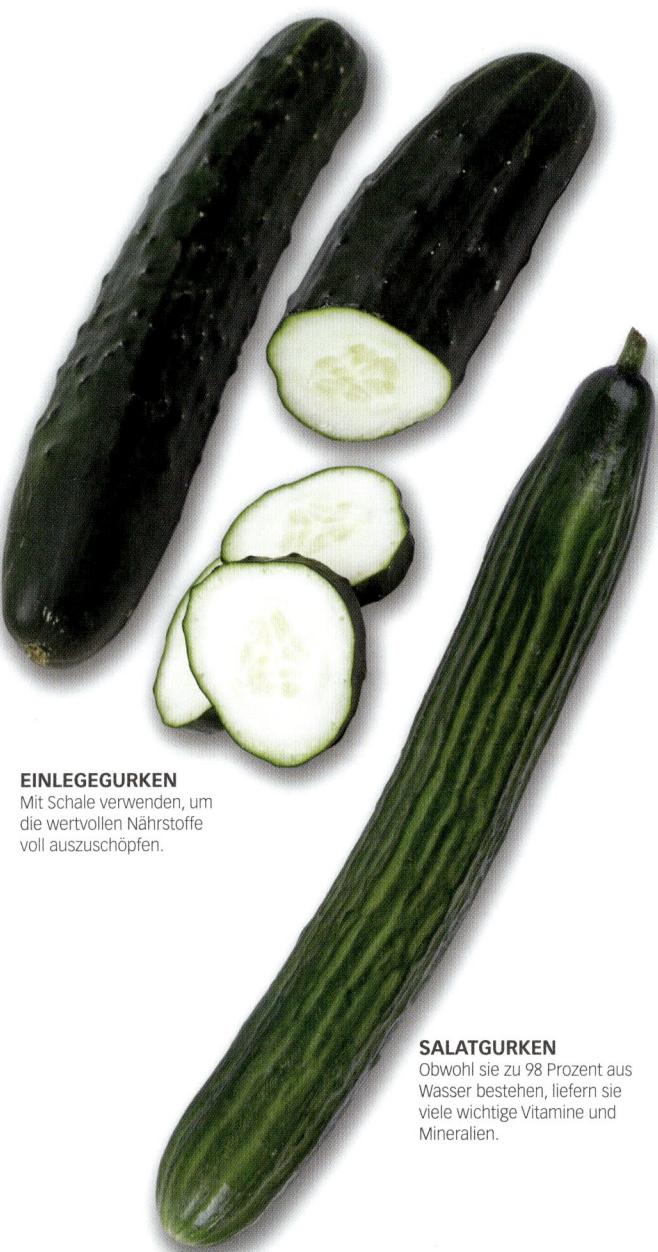

EINLEGEGURKEN
Mit Schale verwenden, um die wertvollen Nährstoffe voll auszuschöpfen.

SALATGURKEN
Obwohl sie zu 98 Prozent aus Wasser bestehen, liefern sie viele wichtige Vitamine und Mineralien.

GESUNDHEITLICHE WIRKUNG

HILFREICHE PHYTOÖSTROGENE Lariciresinol, Secoisolariciresinol und Pinoresinol senken das Risiko für Herz-Kreislauf-Erkrankungen und einige Krebsarten wie Brust-, Gebärmutter-, Eierstock- und Prostatakrebs.

AUSGEWOGENER WASSERHAUSHALT Gurken regulieren den Wasserhaushalt und lindern so Herz- und Nierenbeschwerden. Sie wirken harntreibend und beugen Verstopfung vor.

UNTERSTÜTZEN DAS HARNSYSTEM Die in Gurken enthaltene Kaffeesäure verhindert Wassereinlagerungen. Andere Nährstoffe lösen Harnsäureverklumpungen auf und können bei Nieren- und Blasensteinen helfen.

DARMGESUNDHEIT Gurken enthalten Erepsin, ein Verdauungsenzym, das Proteine aufspaltet. Es wirkt außerdem gegen Parasiten und reinigt und beruhigt den Darm.

CHOLESTERINSENKER Pflanzensterole helfen, ungesundes LDL-Cholesterin auszuscheiden.

NÄHRSTOFFE OPTIMAL VERWERTEN

KERNE UND SCHALE MITESSEN Die Kerne haben wertvolle harntreibende Eigenschaften. Die Schale liefert Silizium, Chlorophyll und verdauungsfördernde Bitterstoffe. Außerdem enthält sie eine hohe Konzentration an Sterolen, die den Cholesterinspiegel senken.

TIPPS

ERFRISCHENDER DIP Geraspelte Gurke mit griechischem Joghurt, fein gehacktem Knoblauch, Zitronensaft, Olivenöl und frischer Minze zu Zaziki verrühren. Alternativ mit Gewürzen und Naturjoghurt für indisches Raita verwenden.

ALS GETRÄNK Mit anderem Gemüse pressen, mit Scheiben garniert kühl servieren. Oder Tee aus der Gurkenschale aufbrühen. Beides ist gut bei geschwollenen Gliedmaßen.

KÜRBISSE

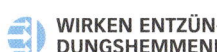 **WIRKEN ENTZÜN-DUNGSHEMMEND**

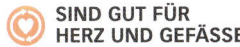 **SIND GUT FÜR HERZ UND GEFÄSSE**

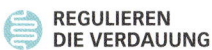 **REGULIEREN DIE VERDAUUNG**

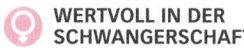 **WERTVOLL IN DER SCHWANGERSCHAFT**

Wie das leuchtend orange Fleisch der Kürbisse zeigt, enthalten sie alle ähnliche Nährstoffe. Sie liefern gesunde **Kohlenhydrate, Magnesium** und **Carotinoide.** Außerdem sind sie bekannt für ihre wohltuende Wirkung auf das **Herz-Kreislauf-System,** die **Verdauung** und in der **Schwangerschaft.** Die meisten Sorten haben eine harte Schale und lassen sich lange lagern.

GESUNDHEITLICHE WIRKUNG

GESUNDE KOHLENHYDRATE Etwa die Hälfte der Kohlenhydrate sind komplexe Verbindungen (Polysaccharide). Deshalb wirken Kürbisse entzündungshemmend und entgiftend. Er reguliert auch die Insulinausschüttung.

GUT FÜR HERZ UND KREISLAUF Nährstoffe wie Alpha- und Beta-Carotin, Vitamin C, Mangan und Magnesium stärken das Herz, schützen vor Schlaganfall und normalisieren den Blutdruck. Folsäure senkt den Homocysteinspiegel – wenn er zu hoch ist, ist er ein Risikofaktor für Herzkrankheiten.

DARMGESUNDHEIT Kürbisse liefern viele Ballaststoffe, die die Darmtätigkeit anregen.

SCHWANGERSCHAFT Empfehlenswert in der Schwangerschaft, denn Kürbisse enthalten viel Folsäure. Eine gute Versorgung mit diesem B-Vitamin kann das Ungeborene vor Fehlbildungen des zentralen Nervensystems schützen.

NÄHRSTOFFE OPTIMAL VERWERTEN

KÜRBISKERNE Die Samen aller Kürbisse enthalten gesunde Fette, Proteine und Ballaststoffe. Sie sind ein altbewährtes Mittel bei Prostata- und Harnwegsbeschwerden.

DIE SCHALE ESSEN Dünnschalige Sorten wie Butternusskürbis mit Schale zubereiten, um die Nährstoffe optimal auszunutzen.

BIO IST BESSER Kürbisse absorbieren Schwermetalle und andere Gifte aus dem Boden, darum Bio-Kürbisse kaufen.

TIPPS

KERNE RÖSTEN Waschen und auf dem Blech 15 Minuten im lauwarmen Ofen trocknen, um die gesunden Fettsäuren zu bewahren.

GEBACKENER KÜRBIS Würfeln, in Öl schwenken, würzen und bei mittlerer Hitze 35–40 Minuten backen.

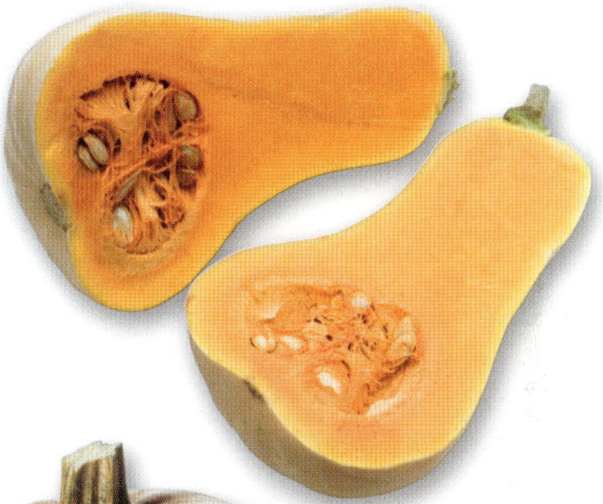

BUTTERNUSSKÜRBIS
Eine weichfleischige Sorte mit dünner, essbarer Schale.

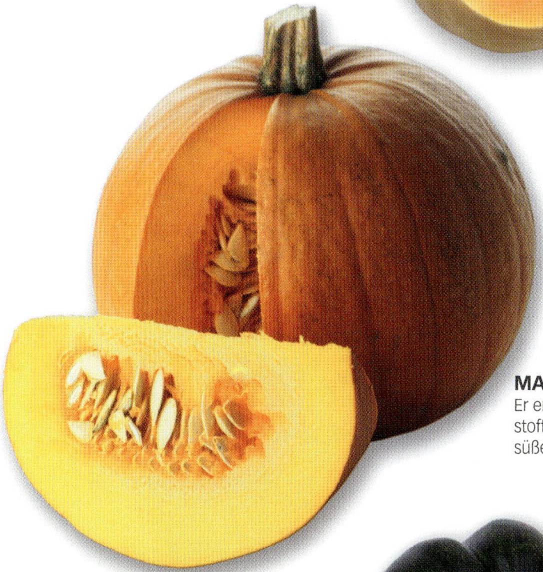

MARTINSKÜRBIS
Er enthält mehr Ballaststoffe und schmeckt süßer als andere Sorten.

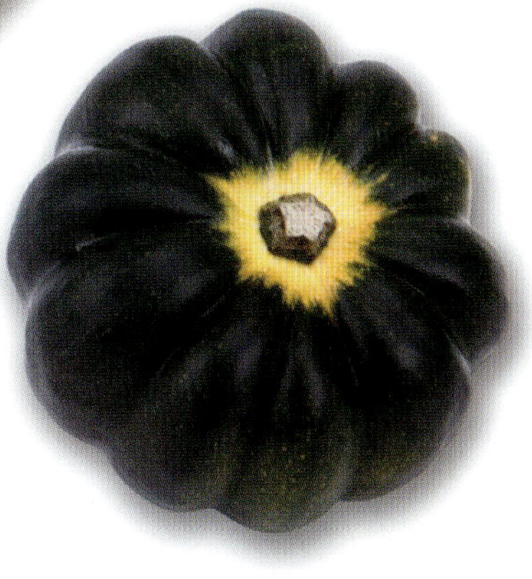

EICHELKÜRBIS
Kleiner, runder Kürbis mit leicht süßlichem Geschmack

ZUCCHINI

 SIND GUT FÜR DEN WASSERHAUSHALT

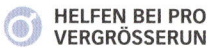 **HELFEN BEI PROSTATA-VERGRÖSSERUNG**

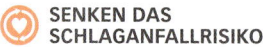 **SENKEN DAS SCHLAGANFALLRISIKO**

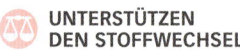 **UNTERSTÜTZEN DEN STOFFWECHSEL**

Zucchini, die in voll ausgereifter Form auch Markkürbis heißen, gehören wie Melonen und Gurken zu den Kürbisgewächsen. Sie enthalten viel **Wasser** und sind **kalorienarm** – ein wunderbar leichtes, **reinigendes** Nahrungsmittel, das bei **Prostataproblemen** helfen kann. Der Gehalt an **Vitamin C** und Kalium ist höher als in anderen Kürbissen. Sie liefern auch **Beta-Carotin,** Phosphor und Folsäure.

GRÜNE ZUCCHINI
Nährstoffe wie Folsäure und Vitamin C sind in der Schale konzentriert.

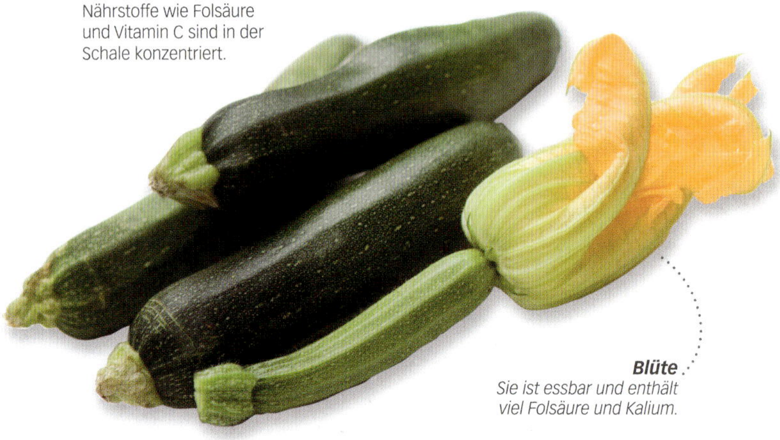

Blüte
Sie ist essbar und enthält viel Folsäure und Kalium.

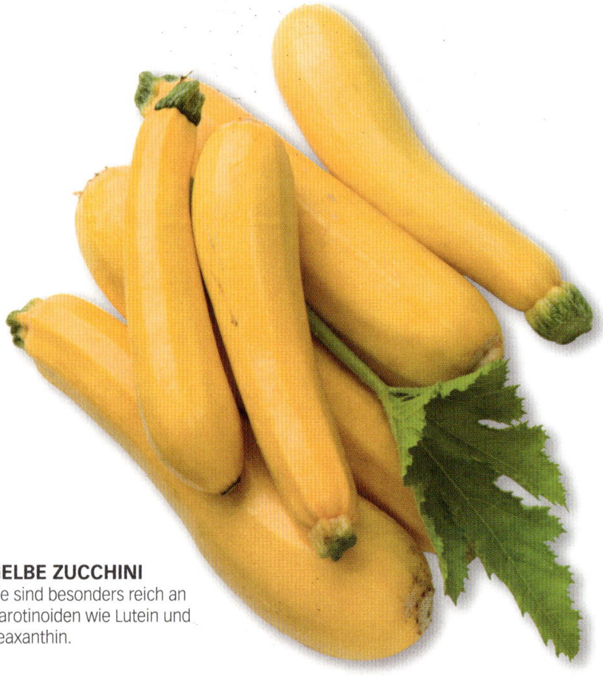

GELBE ZUCCHINI
Sie sind besonders reich an Carotinoiden wie Lutein und Zeaxanthin.

GESUNDHEITLICHE WIRKUNG

HARNTREIBEND UND ABFÜHREND Phyto-Nährstoffe fördern die Darmtätigkeit und regulieren den Wasserhaushalt. Zucchini können auch bei vergrößerter Prostata helfen.

CHOLESTERINSENKEND Die Kombination aus Ballaststoffen, Vitamin C und Beta-Carotin reguliert den Blutzuckerspiegel.

GESUND FÜR DAS HERZ Das in Zucchini enthaltene Magnesium senkt erwiesenermaßen das Risiko für Herzinfarkt und Schlaganfall. Homocystein spaltende Folsäure trägt ebenfalls zur Verringerung dieses Risikos bei.

AUSGEWOGENER STOFFWECHSEL Viel Mangan fördert die Verstoffwechselung von Proteinen und Kohlenhydraten, die Fettverdauung sowie die Produktion von Sexualhormonen und senkt zudem den Blutdruck.

NÄHRSTOFFE OPTIMAL VERWERTEN

VOLLSTÄNDIG ESSBAR Fast alles an einer Zucchini ist essbar. Die kühlende, beruhigende Frucht hilft bei angespannten Nerven. Zucchini können nicht lange gelagert werden und sollten deshalb frisch verzehrt werden.

DIE SCHALE MITESSEN Die Schale enthält wichtige Nährstoffe wie Lutein und Zeaxanthin – die gut für die Augen sind – in konzentrierter Form.

SAFT Das wässrige Fleisch der Zucchini ist mineralienreich und gut verwertbar – Zuchinisaft gibt einen schnellen Mineralienschub.

TIPPS

ROH PROBIEREN Im Salat genießen. Oder in Stifte schneiden und mit Dips servieren.

GEFÜLLTE ZUCCHINI Frucht der Länge nach aufschneiden, Kerne entfernen, mit Getreide, Hülsenfrüchten und/oder Gemüse füllen. Bei mittlerer Temperatur backen, bis sie weich ist. Die Garzeit hängt von der Größe ab.

MAIS

 BEUGT SEHSCHWÄCHE IM ALTER VOR

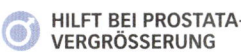 **HILFT BEI PROSTATA-VERGRÖSSERUNG**

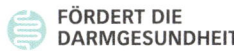 **FÖRDERT DIE DARMGESUNDHEIT**

Viele Maissorten sind heute gentechnisch verändert. Neue gelbe Sorten werden wegen des hohen Zuckergehalts gezüchtet. Alte Sorten, besonders blauer Mais, haben einen **hohen Nährwert**, regulieren den **Blutzuckerspiegel**, stärken die **Augen**, beruhigen die **Harnwege**. Sie sind als gentechnikfreie Bioware erhältlich. Gelber Mais liefert mehr **Beta-Carotin**, roter und blauer mehr **Anthocyan**.

GESUNDHEITLICHE WIRKUNG

GESUNDE AUGEN Die Carotinoide Zeaxanthin und Lutein fördern die Gesundheit der Augen und schützen vor altersbedingter Makuladegeneration.

GUT FÜR DIE PROSTATA Der Kaliumgehalt der Maisseide kann beruhigend bei Irritationen der Harnwege wirken. Sie wirkt abführend und hilft bei vergrößerter Prostata.

DARMGESUNDHEIT Mais enthält lösliche Ballaststoffe, die die Darmtätigkeit fördern und den Blutzuckerspiegel regulieren.

NÄHRSTOFFE OPTIMAL VERWERTEN

POPCORN Ohne Zusatz von Butter, Zucker und Salz ist Popcorn kalorienarm und liefert viele Ballaststoffe. Möglichst biologisch angebaute alte Maissorten verwenden.

MAISMEHL Maismehl aus getrockneten Körnern gibt es von fein bis grob. Das Trocknen der Körner erleichtert die Verwertbarkeit der enthaltenen B-Vitamine. Steingemahlene Sorten sind nährstoffreicher und aromatischer.

ROH ODER KURZ GEGART Babymais oder rohe Körner für Salate oder Wokgerichte verwenden.

TIPPS

MAISTEE Für milden, abführenden Tee 3 EL frische Maisseide mit kochendem Wasser aufbrühen, 5 Minuten ziehen lassen, abgießen.

POLENTA Maisgrieß in Wasser oder Brühe zu einem dicken Brei kochen. Abkühlen und fest werden lassen, backen oder in Scheiben schneiden und grillen.

MAISCREMESUPPE Die Körner von 6 Kolben abstreifen und in kochendem Wasser garen. Zwiebeln und Knoblauch anbraten, zusammen mit den Körnern und etwas Brühe im Mixer pürieren. Mit frischen Maiskörnern und Korianderblättern garnieren.

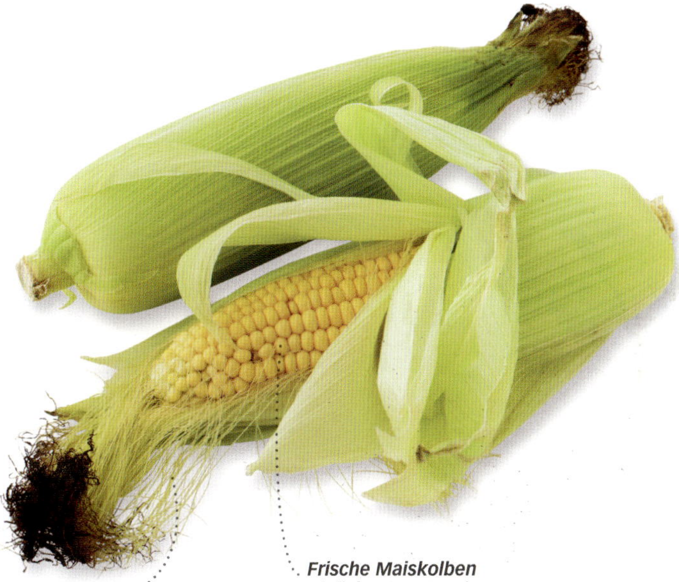

Maisseide
Die seidigen Fäden in der Schale sind ein Diuretikum und helfen bei Prostatavergrößerung.

Frische Maiskolben
Sie liefern Beta-Carotin und Lutein für Haut und Augen.

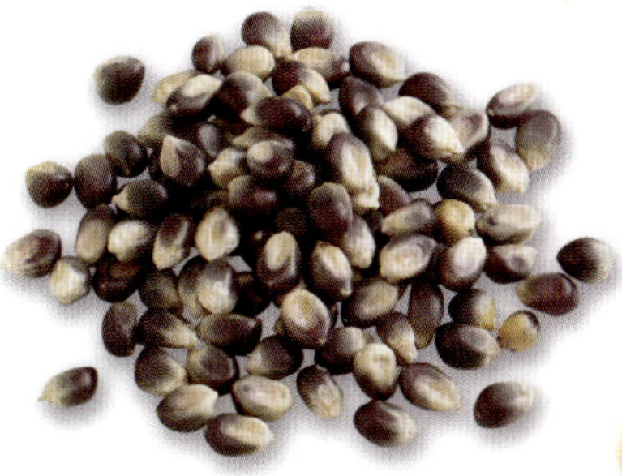

BLAUER MAIS
Er enthält 30 Prozent mehr Proteine als gelber Mais und wertvolle Antioxidantien wie Protocatechusäure (die auch grünen Tee so gesund macht).

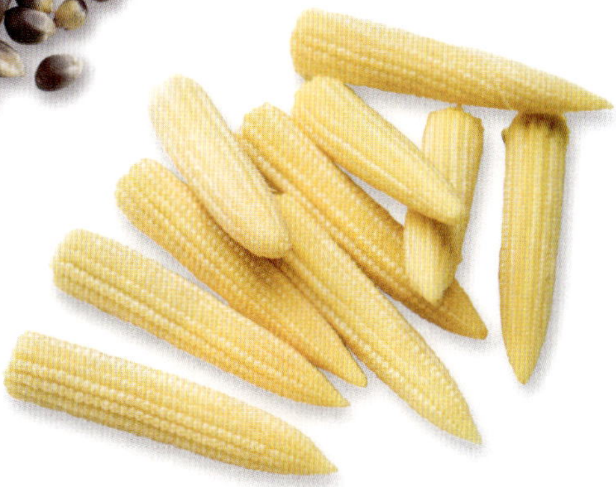

BABYMAIS
Bei unreif geernteten Maiskolben sind auch die Strünke mit den löslichen Ballaststoffen essbar.

ARTISCHOCKEN

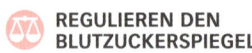 **REGULIEREN DEN BLUTZUCKERSPIEGEL**

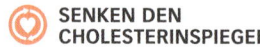 **SENKEN DEN CHOLESTERINSPIEGEL**

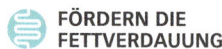 **FÖRDERN DIE FETTVERDAUUNG**

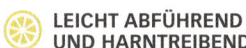 **LEICHT ABFÜHREND UND HARNTREIBEND**

Dieses essbare Distelgewächs gehört zu den Top Ten der **antioxidantienreichen** Nahrungsmittel. Artischocken liefern viele **Ballaststoffe** und wurden schon in der Antike zur **Darmpflege** gegessen. Sie fördern die **Darmtätigkeit**, lindern **Magenbeschwerden** und sollen »das Blut reinigen«, indem sie Leber und Gallenblase **entgiften, Cholesterin** binden und den **Blutzuckerspiegel** regulieren.

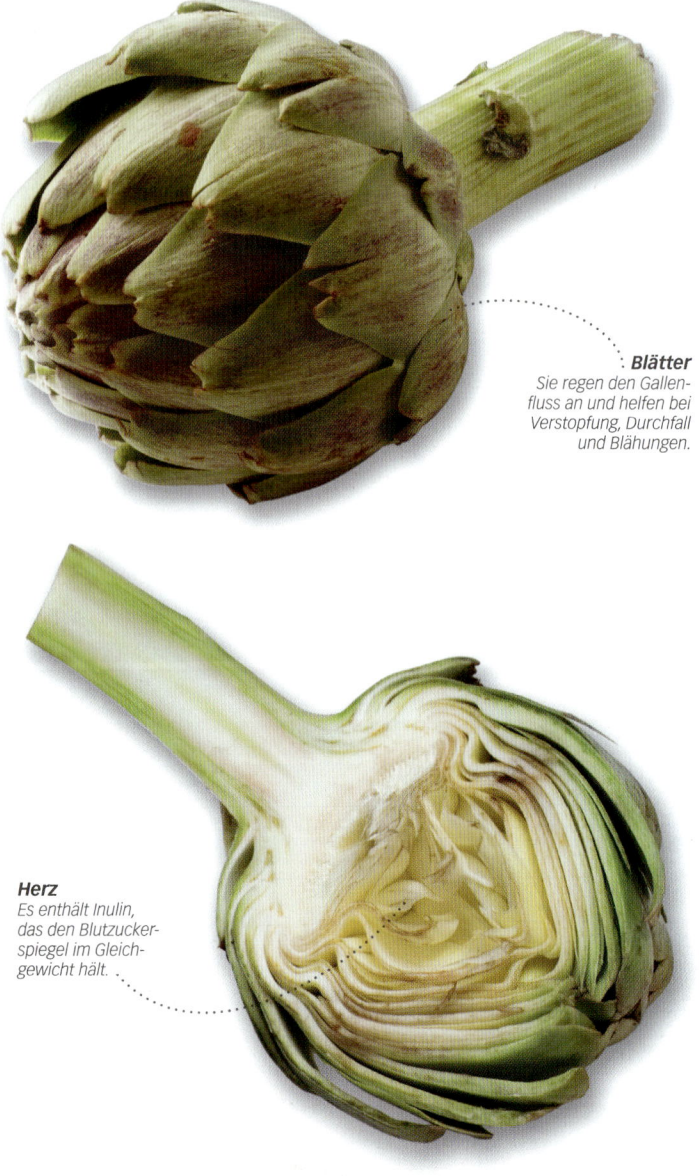

Blätter
Sie regen den Gallenfluss an und helfen bei Verstopfung, Durchfall und Blähungen.

Herz
Es enthält Inulin, das den Blutzuckerspiegel im Gleichgewicht hält.

GESUNDHEITLICHE WIRKUNG

AUSGEWOGENER BLUTZUCKERSPIEGEL Blätter und Herz enthalten Pflanzenfasern mit Inulin. Der probiotische Stoff fördert die Darmflora und reguliert den Blutzuckerspiegel.

CHOLESTERINSENKEND Das antioxidative Flavonoid Silymarin sorgt für weniger ungesundes LDL-Cholesterin und mehr gesundes HDL-Cholesterin. Es schützt auch die Leber.

LINDERT MAGENBESCHWERDEN Blätter und Herz enthalten den Phytowirkstoff Cynarin, der die Produktion von Gallenflüssigkeit anregt und die Fettverdauung fördert. Kann besonders beim Reizdarmsyndrom helfen.

FÖRDERT DIE ENTGIFTUNG Mildes Abführmittel und Diuretikum, das Nieren und Leber unterstützt.

GESUNDER DARM Probiotische Inhaltsstoffe regen das Wachstum von Bifidobakterien im Darm an.

NÄHRSTOFFE OPTIMAL VERWERTEN

BLÄTTER UND HERZEN Die bekömmlichen Blätter und Herzen haben dieselben wertvollen Inhaltsstoffe, die gut für die Leber sind.

ARTISCHOCKENTEE Der leicht süße Tee aus frischen oder getrockneten Blättern ist reich an herzfreundlichen Antioxidantien.

TIPPS

KLEINER IST FEINER Kleine Blüten mit dunklen, dickfleischigen Blättern wählen. Zu große Artischocken sind oft hart und geschmacklos.

ZUBEREITUNG Weich kochen. Die Blätter in geschmolzene Butter (oder ein Dressing aus Olivenöl und Zitrone) tunken, das Fleisch vom Blattansatz her mit den Zähnen abziehen. Die groben Fasern entfernen, um an das weiche, essbare Herz zu kommen.

IN OLIVENÖL Marinierte Artischockenherzen schmecken in Salaten, mit Dips oder solo.

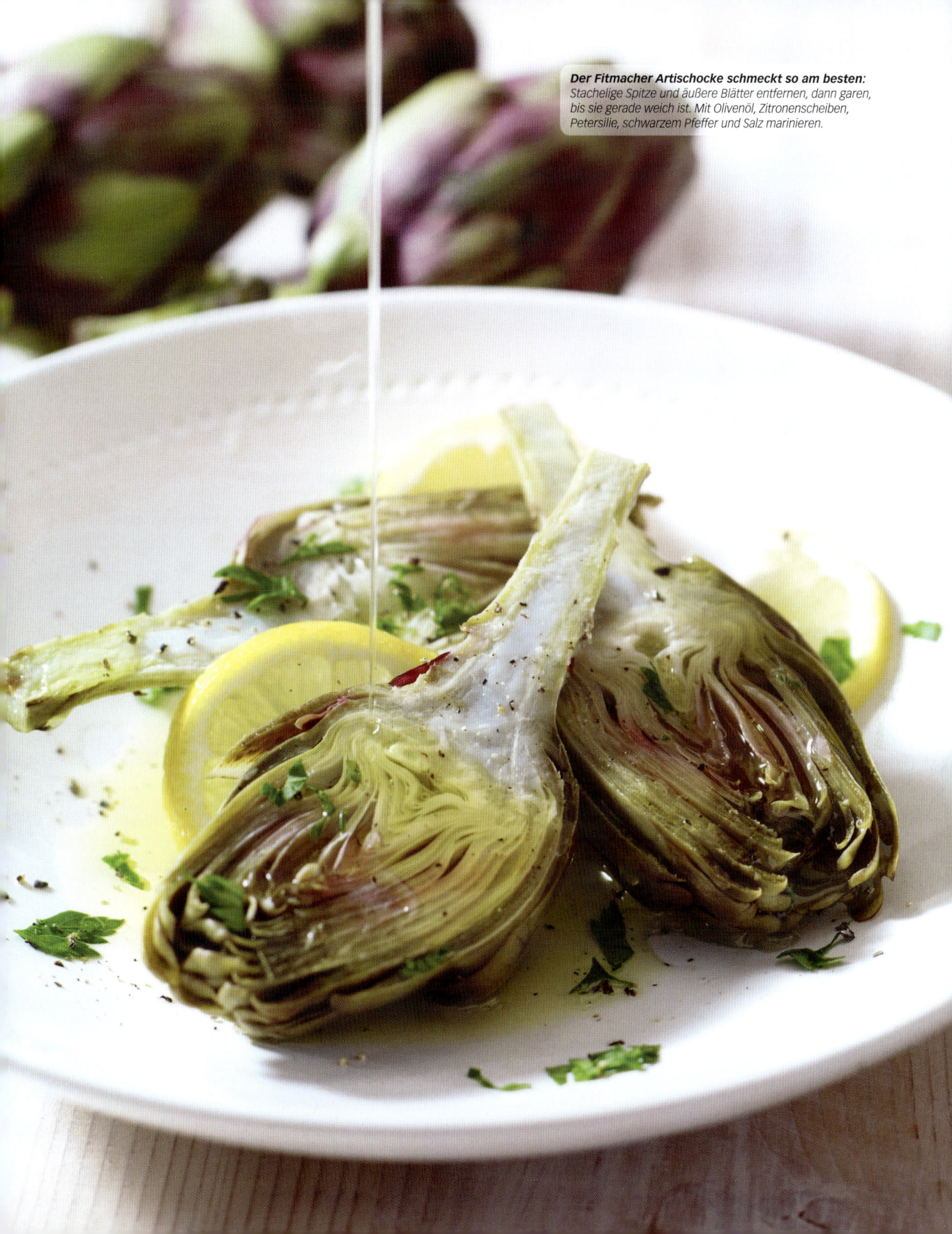

Der Fitmacher Artischocke schmeckt so am besten: *Stachelige Spitze und äußere Blätter entfernen, dann garen, bis sie gerade weich ist. Mit Olivenöl, Zitronenscheiben, Petersilie, schwarzem Pfeffer und Salz marinieren.*

AUBERGINEN

 SCHÜTZEN HERZ UND BLUTGEFÄSSE

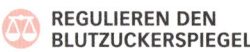 **REGULIEREN DEN BLUTZUCKERSPIEGEL**

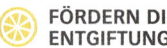 **FÖRDERN DIE ENTGIFTUNG**

Auberginen gehören, wie Paprika und Kartoffel, zur Familie der Nachtschattengewächse. Es gibt sie in zahlreichen Sorten unterschiedlicher Größe, Form und Farbe. Alle enthalten viele wertvolle **Antioxidantien** sowie Kalium, Folsäure und Magnesium, **Beta-Carotin** und **Ballaststoffe.** Sie regulieren den **Blutzuckerspiegel** und fördern die **Darmgesundheit.**

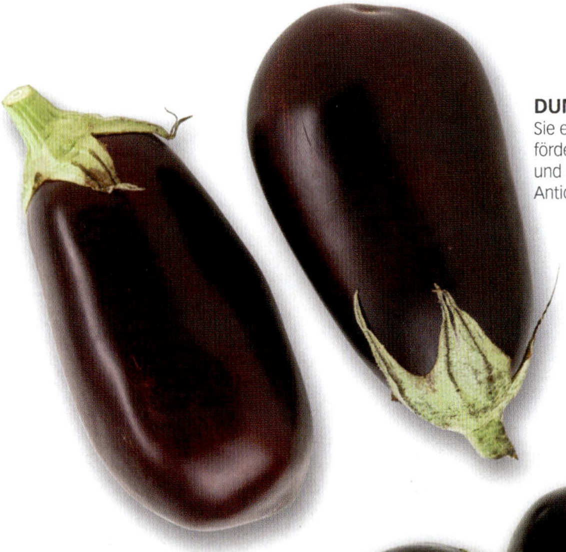

DUNKLE AUBERGINEN
Sie enthalten verdauungsfördernde Ballaststoffe und zellschützende Antioxidantien.

BABY-AUBERGINEN
Sie haben dieselben wertvollen Eigenschaften wie die klassischen dunklen Auberginen.

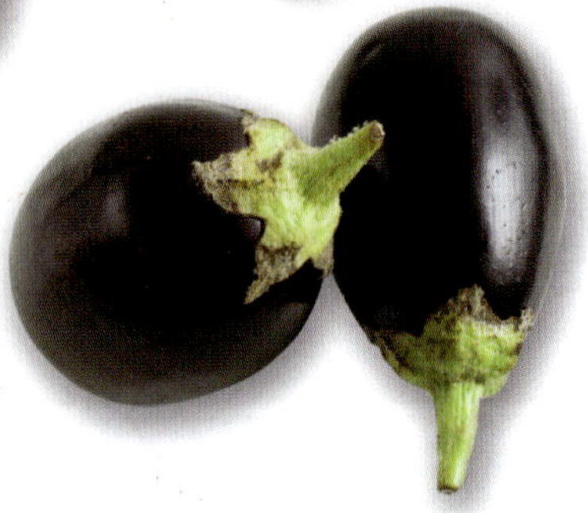

WEISSE AUBERGINEN
Die gesunden dunklen Pigmente fehlen, aber auch sie liefern herzstärkende Chlorogensäure.

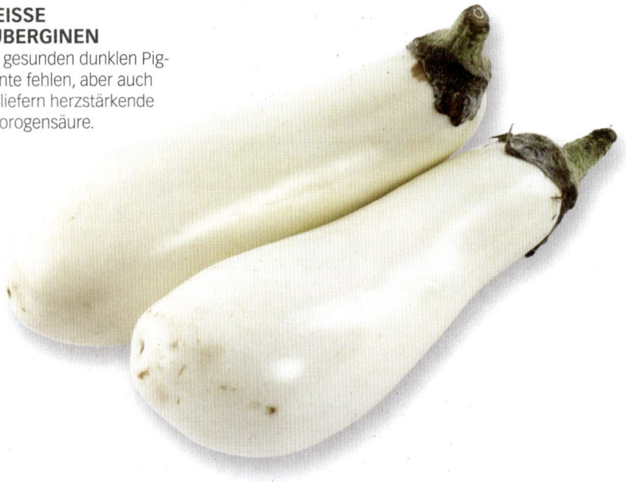

GESUNDHEITLICHE WIRKUNG

GESUND FÜR DAS HERZ Dunkle Sorten haben besonders viel Chlorogensäure – ein antioxidatives Polyphenol –, Kaffeesäure und Flavonoide wie Nasunin, die das Herz vor oxidativem Stress durch freie Radikale schützen.

AUSGEWOGENER BLUTZUCKERSPIEGEL Antioxidative Chlorogensäure verlangsamt nach dem Essen die Aufnahme von Glukose in den Blutkreislauf.

ENTGIFTUNG Neben der Regulation von Darmtätigkeit und Wasserhaushalt fördern Auberginen nachweislich die Ausscheidung schädlicher chemischer Substanzen.

NÄHRSTOFFE OPTIMAL VERWERTEN

WÄHLERISCH SEIN Auberginen verderben schnell. Nur feste, glänzende Früchte nehmen und am gleichen Tag essen.

DIE SCHALE MITESSEN In der Schale sind die Antioxidantien konzentriert. Bei dunklen Sorten wird sie beim Kochen weich. Bei einigen weißen Sorten ist die Schale fester und muss vor dem Kochen entfernt werden.

ZUBEREITUNG Backen, rösten oder braten. Beim Braten wird das schwammige Fleisch sich mit Öl vollsaugen, die Scheiben deshalb erst salzen und in einem Sieb abtropfen lassen. Gut abspülen, überschüssiges Wasser ausdrücken, dann braten.

TIPPS

BABA GANOUSH Klassisches Gericht aus weich gebratenen oder gebackenen Auberginen, die mit Zitronensaft, Knoblauch und Olivenöl püriert werden. Brotaufstrich oder Gemüsedip.

GEFÜLLTE AUBERGINE Für ein sättigendes Hauptgericht eine Aubergine der Länge nach aufschneiden, aushöhlen und mit gesundem Getreide wie Quinoa, Wildreis oder Bulgur und Gemüse füllen.

TOMATEN

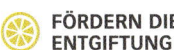 **FÖRDERN DIE ENTGIFTUNG**

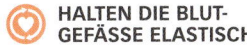 **HALTEN DIE BLUTGEFÄSSE ELASTISCH**

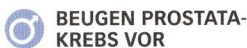 **BEUGEN PROSTATAKREBS VOR**

Tomaten sind zwar Früchte, werden aber oft als Gemüse zu herzhaften Gerichten serviert. Sie bieten viel **Beta-Carotin**, Vitamin C und **Lycopin** – ein medizinisch sehr wertvoller Nährstoff, dem die Tomate ihre leuchtend rote Farbe verdankt. Er reduziert das Risiko für **Prostatakrebs** und **Brustkrebs,** senkt den **Cholesterinspiegel,** ist gut für **Augen** und **Haut** und stärkt das **Immunsystem.**

GESUNDHEITLICHE WIRKUNG

ENTGIFTUNG Tomaten sind reich an Kalium, das Wassereinlagerungen vorbeugt. Der Inhaltsstoff Glutathion fördert die Ausscheidung fettlöslicher Giftstoffe.

GESUND FÜR DAS HERZ Sie haben viel Vitamin C und E sowie Beta-Carotin, drei Nährstoffe, die gut für das Herz sind. Der wichtigste ist Lycopin: Es stärkt die Wände der Blutgefäße und entfernt Cholesterin aus dem Blut.

PROSTATAKREBS Viele Krebsarten werden durch freie Radikale verursacht. Antioxidative Nahrung wie Tomaten kann dem entgegenwirken. Forschungen zu Prostatakrebs zeigen, dass der regelmäßige Konsum roher oder gekochter Tomaten Entstehung und Ausbreitung dieser Krebsart begrenzen kann.

NÄHRSTOFFE OPTIMAL VERWERTEN

SAFT Ein Glas Tomatensaft kann 74 Prozent des empfohlenen Tagesbedarfs an Vitamin C decken und enthält viele weitere Vitamine, etwa K, B1, B2, B3, B5 und B6, sowie Mineralien wie Kalium, Mangan und Eisen.

GEKOCHT Beim Kochen steigt der Lycopingehalt auf das Fünf- bis Sechsfache.

DIE SCHALE MITESSEN Sie enthält die höchste Konzentration an Carotinoiden.

TIPPS

SALSA 2–3 Tomaten, 1 kleine Zwiebel und 2 Chilischoten fein hacken. Gehackten Koriander, Zitronensaft, 1 TL Wasser und Salz hinzugeben. Vor dem Servieren gut verrühren.

TOMATENSAFT 1,5 kg grob gehackte Tomaten in einem Topf mit 1 Zwiebel und 1 Selleriestange (gehackt), 2 TL Zucker und 1 TL Salz mischen. Mit Pfeffer oder Tabasco würzen. Bei niedriger Temperatur kochen, bis die Konsistenz einer Suppe erreicht ist. Abgießen, abkühlen lassen, dann in den Kühlschrank stellen.

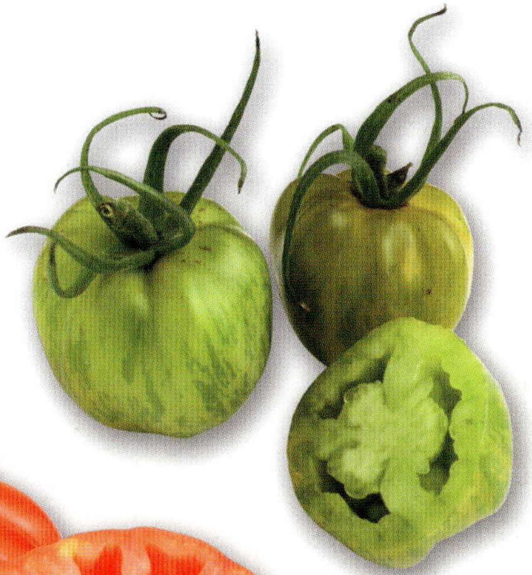

GRÜNE TOMATEN
Sie haben wenig Lycopin, enthalten aber fast ebenso viel Beta-Carotin wie rote Tomaten.

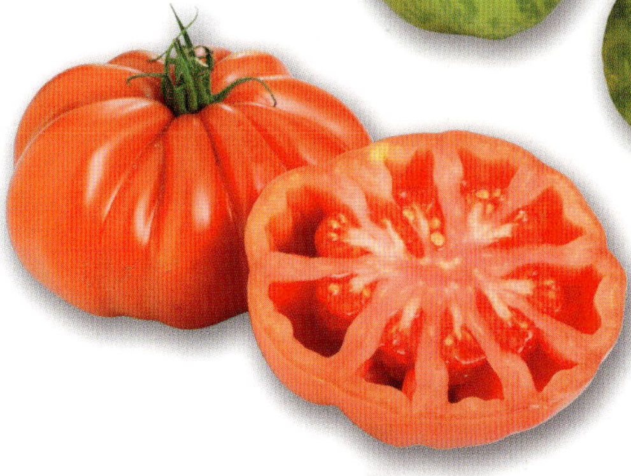

ROTE TOMATEN
Sie bieten die vier wichtigsten Carotinoide: Alpha- und Beta-Carotin, Lutein, Lycopin.

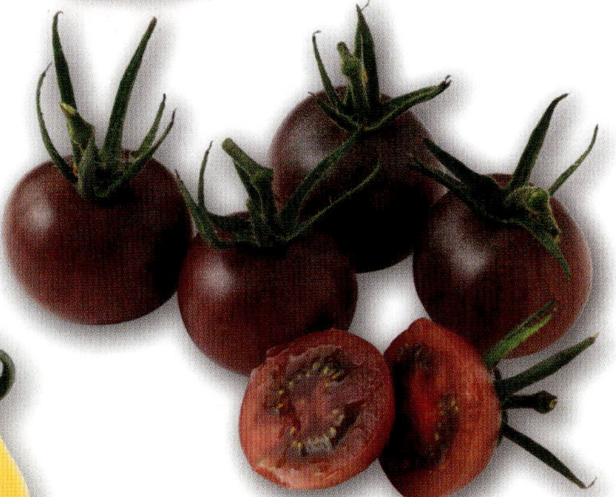

VIOLETTE TOMATEN
Violette Tomaten werden oft durch Genmanipulation »kreiert«, aber die anthocyanreichen Früchte kommen auch in der Natur vor.

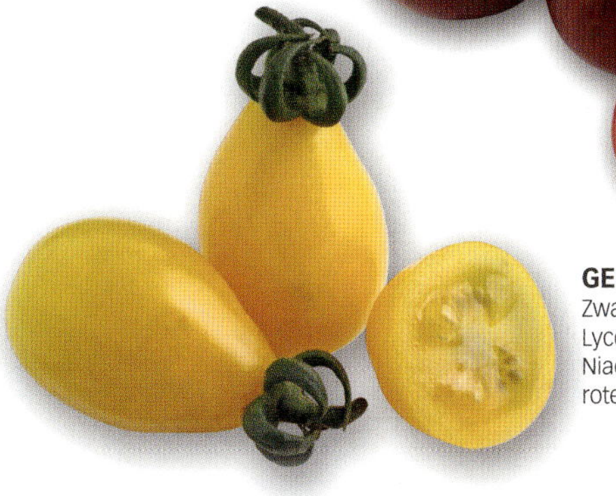

GELBE TOMATEN
Zwar liefern sie wenig Lycopin, dafür aber mehr Niacin und Folsäure als rote Tomaten.

SALAT

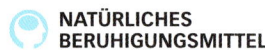 **NATÜRLICHES BERUHIGUNGSMITTEL**

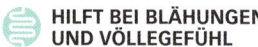 **HILFT BEI BLÄHUNGEN UND VÖLLEGEFÜHL**

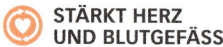 **STÄRKT HERZ UND BLUTGEFÄSSE**

Salat wird meist mit anderen Zutaten kombiniert. Er ist aber auch allein eine wertvolle Quelle für **Folsäure** und **lösliche Ballaststoffe** in Form von Pektin. Der weitere Nährstoffgehalt hängt von der Sorte ab. Dunkelfarbige Salate speichern mehr **Beta-Carotin.** Sie wirken **kühlend, harntreibend** und **nervenberuhigend.** Der milchige Saft dunkler, bitterer Sorten enthält das **Sedativum** Laktukarium.

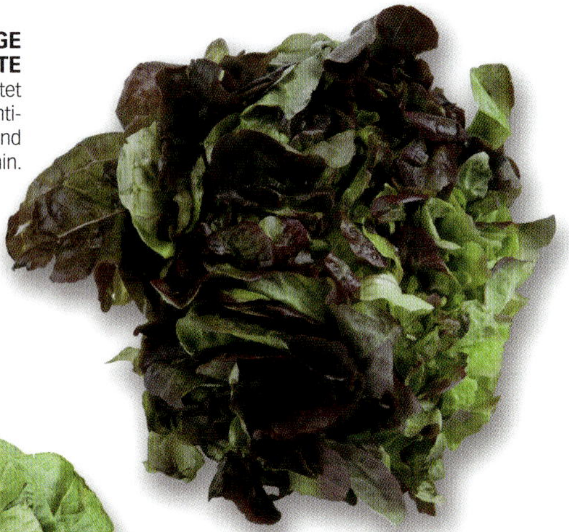

ROTBLÄTTRIGE SALATE
Die tiefrote Farbe deutet auf viele wertvolle Antioxidantien wie Carotin und Anthocyan hin.

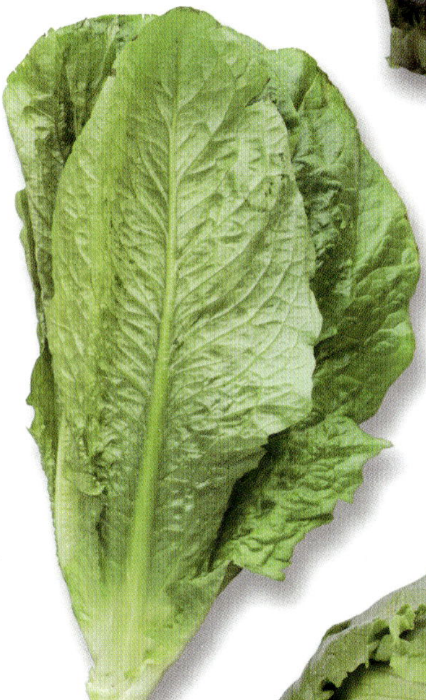

ROMANA-SALAT
Dunklere, bittere Blätter fördern die Verdauung und beruhigen die Nerven.

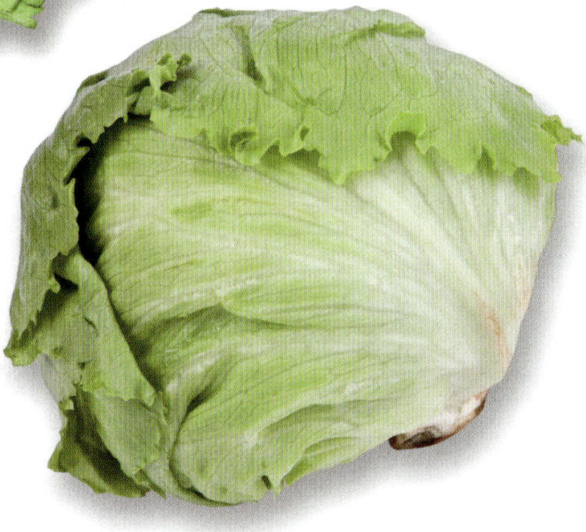

EISBERGSALAT Seine leicht fleischigen Blätter enthalten überwiegend Wasser, dadurch werden ihre Mineralien schnell aufgenommen.

GESUNDHEITLICHE WIRKUNG

BERUHIGEND Wilder Salat ist ein altbewährtes Beruhigungsmittel. Die dunklen, bitteren Salatsorten enthalten Laktukarium, das nervenentspannend und schlaffördernd wirkt und das Herz beruhigt.

VERDAUUNGSHILFE UND DIURETIKUM Salate haben viel Ballaststoffe und können Magen- und Darmbeschwerden lindern. Wegen ihres hohen Wassergehalts fördern sie auch die Giftstoffausscheidung.

HEILT HÄMORRIDEN Die adstringierenden Eigenschaften des Salats können die Blutgefäße stärken und Hämorriden heilen.

NÄHRSTOFFE OPTIMAL VERWERTEN

GROSSE BLÄTTER WÄHLEN Großblättrige, lockere Salate enthalten mehr Chlorophyll, Eisen, Beta-Carotin und Vitamin C als die blasseren, festen Kopfsalate (Eisbergsalat besteht weitgehend aus Wasser).

GRÜN IST NICHT ALLES Alte Salatsorten gibt es in vielen Farben. Rote Salate optimieren mit ihren antioxidativen Pigmenten die tägliche Nährstoffversorgung.

FRISCH UND KNACKIG Der Nährwert hängt von Sorte, Jahreszeit und Lagerdauer ab. Aus diesem Grund Salate am besten in der Saison und frisch mit ganzen Blättern kaufen – keine vorgewaschenen, eingeschweißten Produkte.

TIPPS

MIT OBST Dank der knackigen Konsistenz und des neutralen, frischen Geschmacks lassen sie sich gut mit frischen Früchten kombinieren.

BERUHIGUNGSTEE Tee aus Salatblättern fördert den nächtlichen Schlaf. 3–4 große, dunkle Salatblätter mit 1 oder 2 Blättern Minze in 300 ml Wasser 15 Minuten köcheln lassen. Abgießen und warm trinken.

SPINAT

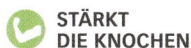 **STÄRKT DIE KNOCHEN**

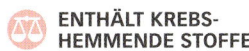 **ENTHÄLT KREBSHEMMENDE STOFFE**

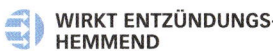 **WIRKT ENTZÜNDUNGSHEMMEND**

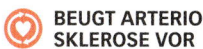 **BEUGT ARTERIOSKLEROSE VOR**

Spinat ist vollgepackt mit **Vitaminen** und **Mineralien** und enthält mehr als ein Dutzend verschiedene **antioxidative** Flavonoide mit **entzündungshemmenden Eigenschaften.** Flavonoide schützen vor **Herzkrankheiten** und **neutralisieren freie Radikale,** die das Immunsystem schwächen und Krebs verursachen können. Der hohe Gehalt an Vitamin K stärkt außerdem die **Knochen.**

GESUNDHEITLICHE WIRKUNG

GESUNDE KNOCHEN Eine Portion bietet mehr als das Doppelte des empfohlenen Tagesbedarfs an Vitamin K, das für die Erhaltung gesunder Knochen wichtig ist – ältere Menschen schützt es effektiv vor Knochenbruch.

REDUZIERTES KREBSRISIKO Wie Studien zeigen, kann Spinat das Risiko für bestimmte Krebsformen mindern. So scheint das in ihm enthaltene Antioxidans Kaempferol Prostata- und Eierstockkrebs vorzubeugen.

ENTZÜNDUNGSHEMMEND Seine vielen Antioxidantien, besonders Neoxanthin und Violaxanthin, wirken entzündungshemmend.

GESUND FÜR DAS HERZ Das Zusammenwirken von Vitamin C und Beta-Carotin verhindert die Oxidation ungesunden LDL-Cholesterins, das zu Arterienverkalkung führen kann.

NÄHRSTOFFE OPTIMAL VERWERTEN

GEKOCHT ODER ROH Gekochter Spinat ist noch sehr viel nahrhafter als roher: Das Eisen kann besser verwertet werden, und gekocht liefert Spinat deutlich mehr Beta-Carotin, Lutein, Vitamine und Mineralien.

MIT ZITRUSFRÜCHTEN Die im Spinat enthaltene Oxalsäure verhindert die Aufnahme von Eisen und Kalzium. Um die Verwertung dieser Mineralien zu verbessern, rohen Spinat deshalb mit Zitronendressing oder einem Glas Orangensaft servieren.

TIPPS

ZITRUS-SPINAT-SALAT ½ gehackte rote Zwiebel, Fleisch von 1 Orange, 2 TL geröstete Pinienkerne und 2 gute Handvoll Spinatblätter mischen. Für das Dressing je 2 TL Orangensaft, klaren Essig, Olivenöl, Honig und Dijonsenf mit 1 TL frisch gehacktem Koriander verrühren. Würzen und servieren.

SPINATPESTO Im Pestorezept Basilikum durch Spinat ersetzen.

SPINAT
Unter seinen vielen wertvollen Nährstoffen sind die augenschützenden Carotinoide Lutein und Zeaxanthin.

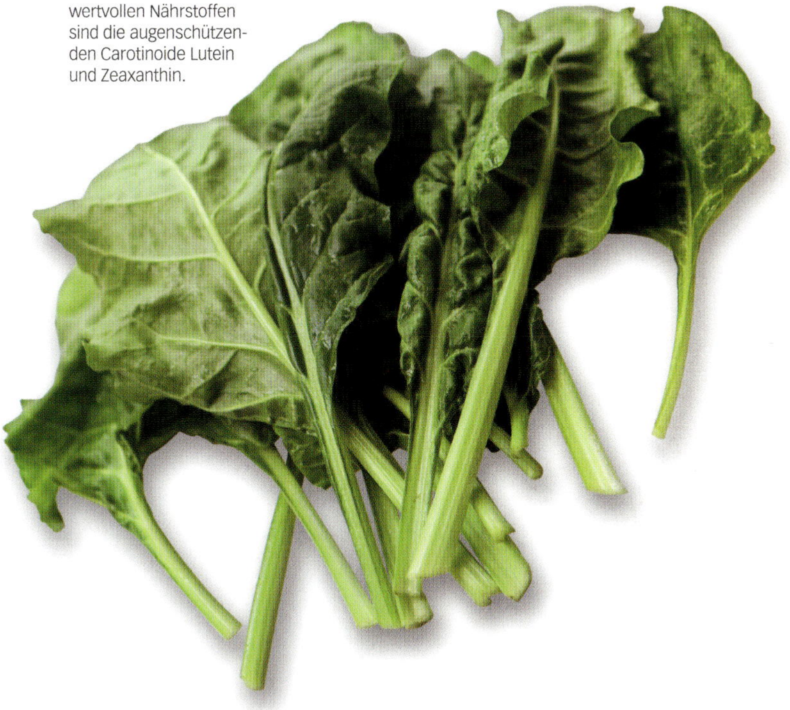

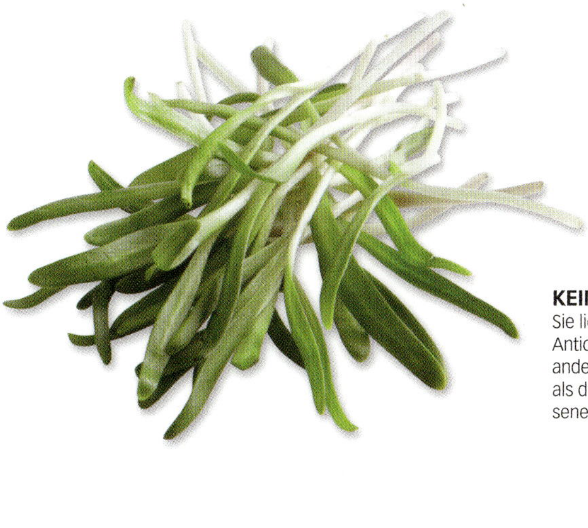

KEIMLINGE
Sie liefern mehr Antioxidantien und andere Nährstoffe als die ausgewachsenen Blätter.

BRUNNENKRESSE

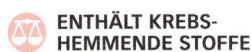 **ENTHÄLT KREBS-HEMMENDE STOFFE**

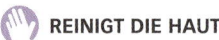 **REINIGT DIE HAUT**

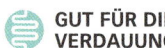 **GUT FÜR DIE VERDAUUNG**

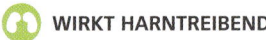 **WIRKT HARNTREIBEND**

Dieser Blattsalat zählt wie Kohl und Brokkoli zu den Kreuzblütlern. Brunnenkresse besitzt viele wertvolle gesundheitliche Eigenschaften: So senkt sie das Risiko für bestimmte **Krebsarten,** fördert die **Verdauung,** reguliert den **Wasserhaushalt** des Körpers und stärkt als **natürliches Antibiotikum** das **Immunsystem.** Brunnenkresse lässt sich das ganze Jahr über säen und ernten.

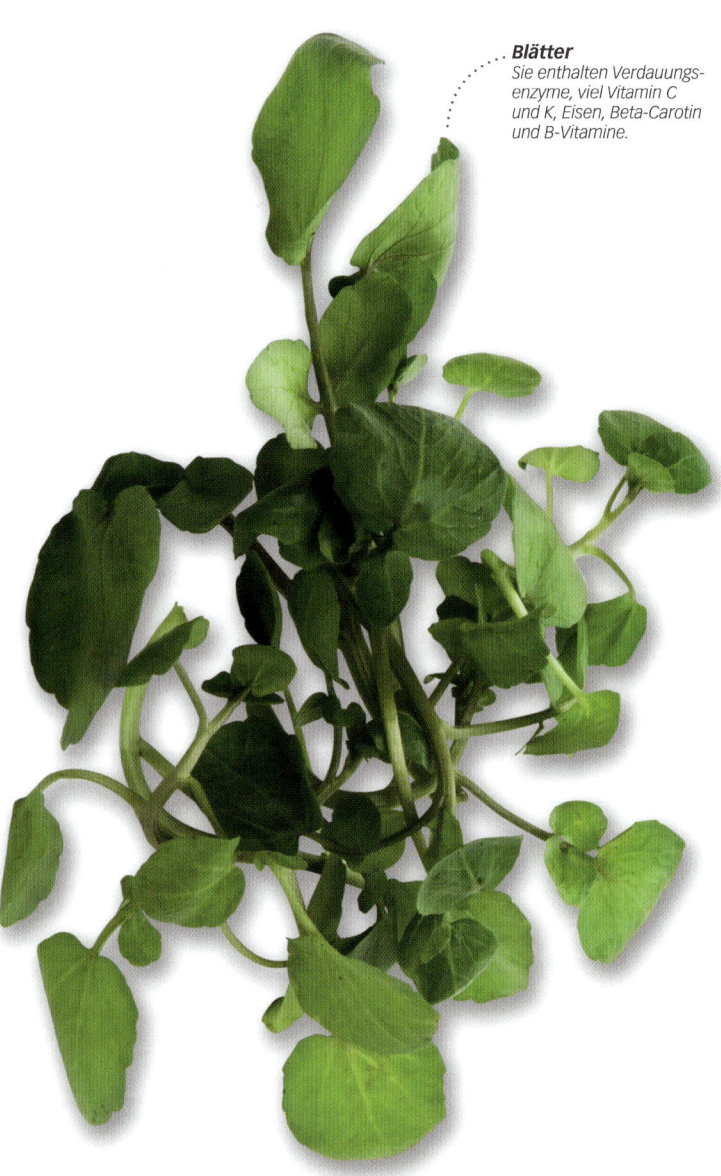

Blätter
Sie enthalten Verdauungsenzyme, viel Vitamin C und K, Eisen, Beta-Carotin und B-Vitamine.

GESUNDHEITLICHE WIRKUNG

REDUZIERTES KREBSRISIKO Sie ist eine gute Quelle für die Antioxidantien Vitamin C und Beta-Carotin. Studien zufolge senkt der regelmäßige Verzehr von Kreuzblütlern das Risiko für Dickdarm-, Enddarm- und Blasenkrebs.

ENTGIFTUNG DER HAUT Brunnenkresse enthält viel Schwefel. Er fördert die Proteinaufnahme, die Blutreinigung und die Zellbildung und hält Haut und Haare gesund.

FÖRDERT DIE VERDAUUNG Der grüne Pflanzenfarbstoff Chlorophyll ist reich an Verdauungsenzymen – sie helfen dem Körper, die aufgenommenen Nährstoffe zu verwerten.

AUSGEWOGENER WASSERHAUSHALT Viel Kalium fördert Harndrang und Verdauung.

BEKÄMPFT ERKÄLTUNGEN UND GRIPPE Die ätherischen Öle geben ihr den pfeffrigen Geschmack und helfen bei Atemwegserkrankungen.

NÄHRSTOFFE OPTIMAL VERWERTEN

SAFT Ein natürliches Antibiotikum. Mit anderen Säften mischen, um die Haut zu entgiften.

BIO IST BESSER Brunnenkresse aus nichtkontrolliertem Anbau kann mit schädlichen Bakterien kontaminiert sein. Bioware ist frei von Pestiziden.

FRISCH ESSEN Innerhalb von fünf Tagen aufessen, da sie ihre Nährstoffe schnell verliert.

TIPPS

BRUNNENKRESSESUPPE Ein altes Heilmittel bei Entzündungen, Gelenkschmerzen und Zahnfleischbeschwerden. Je 225 g Kresse und gewürfelte Möhren in Wasser oder Gemüsebrühe köcheln lassen, bis die Kresse auf ein Drittel des Volumens zusammengefallen ist. Pürieren und abschmecken.

SALAT Perfekte Basis für jeden Salat. Anstelle von anderem Blattsalat oder gemischt.

SENFKOHL

 FÖRDERT DIE ENTGIFTUNG

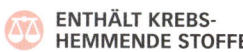 **ENTHÄLT KREBS-HEMMENDE STOFFE**

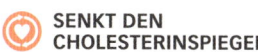 **SENKT DEN CHOLESTERINSPIEGEL**

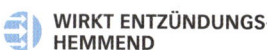 **WIRKT ENTZÜNDUNGS-HEMMEND**

Die kräftig-scharfen Senfkohlarten sind die Blätter der Senfpflanze. Die Farben variieren von hellem Grün bis zu intensivem Violett. Sie enthalten viele **Antioxidantien** und wirken **entzündungshemmend**, **entgiften** den Körper und binden ungesundes **LDL-Cholesterin**. Aus den scharf-bitteren braunen Samen wird Dijonsenf hergestellt.

GESUNDHEITLICHE WIRKUNG

ENTGIFTUNG Das Antioxidans Beta-Carotin sowie die Vitamine C und K tragen dazu bei, Giftstoffe zu neutralisieren und auszuscheiden, und wirken so effektiv bei der Entgiftung des Körpers mit.

BEUGT KREBS VOR Seine antioxidativen, entgiftenden und entzündungshemmenden Eigenschaften schützen vor Krebs. Er enthält viele schwefelhaltige Glukosinolate, die in krebsbekämpfende Isothiocyanate aufgespalten werden. Studien zufolge wirkt er vorbeugend gegen Blasen-, Darm-, Brust-, Lungen-, Prostata- und Eierstockkrebs.

CHOLESTERINSENKEND Senfkohl ist reich an Sulphoraphanen, die ungesundes LDL-Cholesterin binden und das Risiko für Herzkrankheiten senken.

BREITBAND-ANTIOXIDANS Dank der wertvollen Antioxidantien Cumarsäure, Quercetin, Isorhamnetin und Kaempferol wirkt er stark entzündungshemmend und schützt vor Schäden durch freie Radikale.

NÄHRSTOFFE OPTIMAL VERWERTEN

ZUBEREITUNG Gekocht können seine krebshemmenden Inhaltsstoffe schlechter verwertet werden, also besser roh in Salaten essen. Leichtes Dämpfen fördert aber seine cholesterinsenkende Wirkung.

SPROSSEN Keimsprossen sind reich an ätherischen Ölen. Für Salate und Suppen geeignet.

TIPPS

GESUNDE SAUCE Gewürfelte Zwiebeln und Knoblauch in wenigen TL Brühe weich dünsten. Grob gehackten Senfkohl zufügen und fast vollständig durchkochen. In Sesamöl schwenken und nach Belieben abschmecken.

ZU PASTA Tomaten würfeln, Brunnenkresse, Pinienkerne, Ziegenkäse und etwas Olivenöl zugeben. Unter heiße Nudeln mischen.

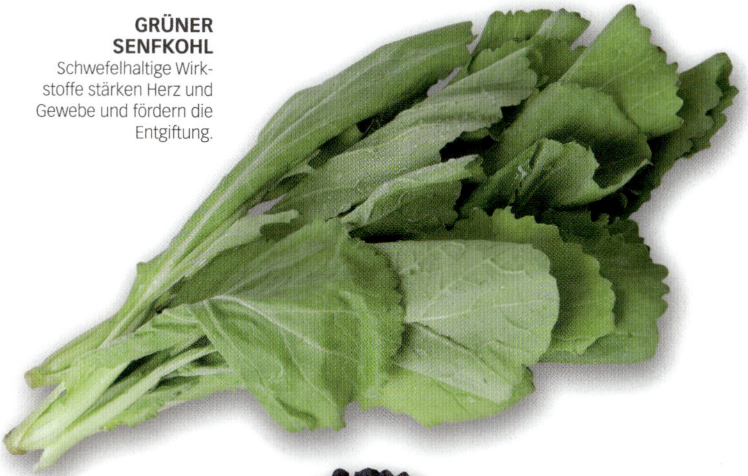

GRÜNER SENFKOHL
Schwefelhaltige Wirkstoffe stärken Herz und Gewebe und fördern die Entgiftung.

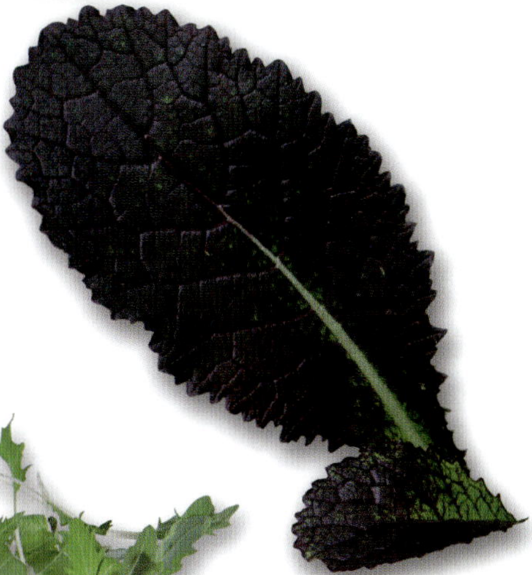

ROTER SENFKOHL
Er enthält dieselben Nährstoffe wie grüne Sorten und zusätzlich ein antioxidatives Pigment.

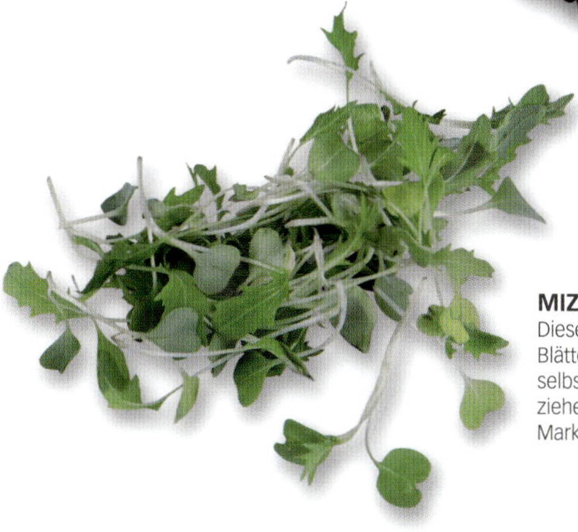

MIZUNA
Diese feingliedrigen Blätter kann man selbst im Garten ziehen oder auf dem Markt kaufen.

RUCOLA

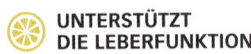 **UNTERSTÜTZT DIE LEBERFUNKTION**   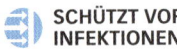 **SCHÜTZT VOR INFEKTIONEN**   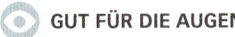 **GUT FÜR DIE AUGEN**   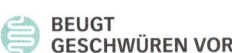 **BEUGT GESCHWÜREN VOR**

Früher wurde Rucola (auch Rauke) vorwiegend als Heilkraut verwendet, da er **anregend** wirkt, die **Verdauung** fördert und **Magengeschwüren** vorbeugt. Heute schätzt man die pfeffrig schmeckenden Blätter als **kalorienarmen, entgiftenden** Salat. Rucola ist mit Kohl und Brokkoli verwandt und hat viele ihrer wertvollen Eigenschaften: Er stärkt das **Immunsystem** und hält **Augen** und **Haut** gesund.

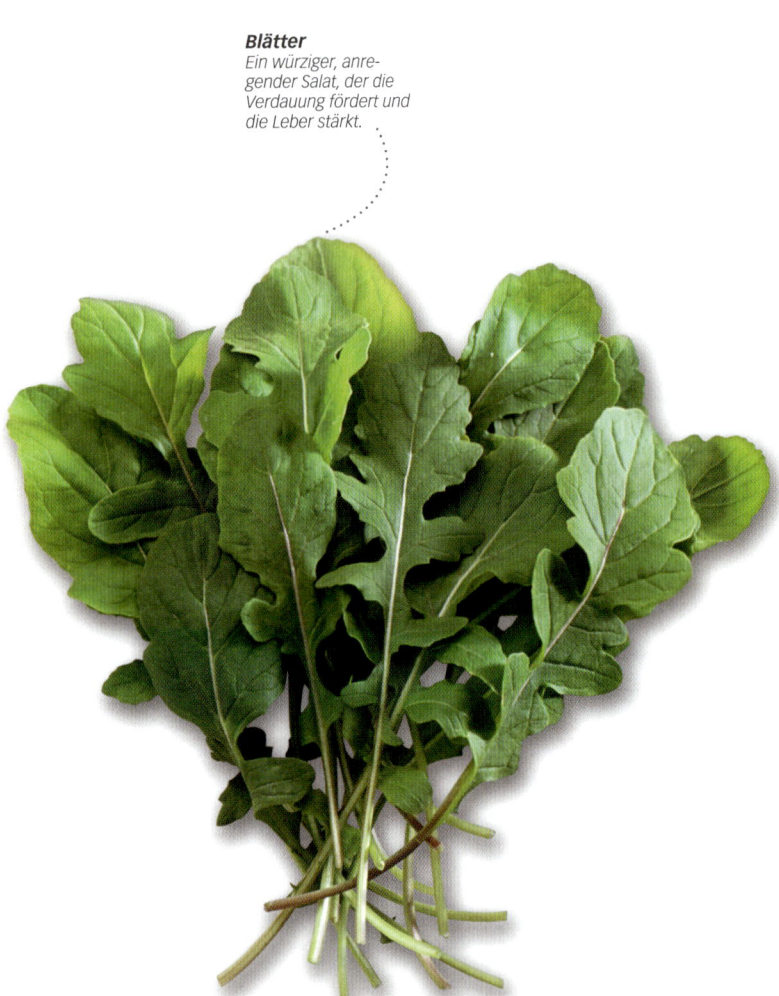

Blätter
Ein würziger, anregender Salat, der die Verdauung fördert und die Leber stärkt.

GESUNDHEITLICHE WIRKUNG

ENTGIFTUNG Schwefelverbindungen regen den Kreislauf an, stärken die Leber und wirken leicht harntreibend und abführend.

GESUNDES IMMUNSYSTEM Seine Blätter sind sehr reich an Vitamin C und Beta-Carotin. Beide Stoffe stärken das Immunsystem und verbessern die Abwehr gegen Infektionen. Während der Verdauung werden Isothiocyanate freigesetzt, die Krebs vorbeugen.

GESUNDE AUGEN Rucolablätter enthalten viel Lutein und Zeaxanthin. Diese Nährstoffe senken das Risiko für eine altersbedingte Makuladegeneration (Verlust der Sehkraft).

DARMGESUNDHEIT Wie Studien zeigen, kann Rucola die Verdauung anregen und Magengeschwüren vorbeugen.

NÄHRSTOFFE OPTIMAL VERWERTEN

ALS SALATZUTAT Da Rucola weniger Oxalsäure als Spinat enthält, ist das in ihm enthaltene Eisen und Kalzium leichter verwertbar.

ROH UND FRISCH ESSEN Die Nährstoffe werden nach der Ernte schnell abgebaut und gehen auch bei hohen Temperaturen verloren. Darum sollte man beim Kauf auf Frische achten und die Blätter rasch verbrauchen.

TIPPS

RUCOLAPESTO 4 große Handvoll Rucola, 3 zerdrückte Knoblauchzehen, 3 EL Pinienkerne und 4 EL Olivenöl im Mixer zu einer Paste verarbeiten. Allmählich 45 g Pecorino untermischen. Glatt rühren und unter heiße Nudeln mischen oder zu heißen neuen Kartoffeln servieren.

SCHNELLER SALAT Frische, rohe Rucolablätter eignen sich gut als Salatgrundlage. Mit lycopinhaltigen Tomaten und einem einfachen Olivenöldressing mischen – fertig ist ein Salat mit vielen wertvollen Antioxidantien.

LÖWENZAHN

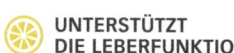 **UNTERSTÜTZT DIE LEBERFUNKTION**

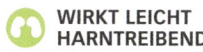 **WIRKT LEICHT HARNTREIBEND**

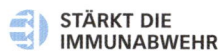 **STÄRKT DIE IMMUNABWEHR**

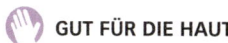 **GUT FÜR DIE HAUT**

Löwenzahn gilt als Unkraut, steckt aber **voller Nährstoffe**. Er wirkt **harntreibend** und **reinigt die Leber.** Alle Teile können verwendet werden. Die Blätter jung ernten, solange sie nur leicht bitter sind, und die Blüten pflücken, sobald sie gelb werden. Verwenden Sie niemals Pflanzen aus Gärten oder von Rasenflächen, auf denen Chemikalien zum Einsatz kommen.

GESUNDHEITLICHE WIRKUNG

LEBERREINIGEND Löwenzahn bekämpft Entzündungen von Leber und Gallenblase und fördert deren Funktion.

DIURETIKUM Wegen des hohen Gehalts an Kalium ist er ein schonendes Diuretikum.

IMMUNUNTERSTÜTZEND Reich an Antioxidantien, die Infekte bekämpfen und die Wundheilung fördern.

GESUNDE HAUT Vitamin C regt die Collagenbildung an, die für schöne Haut und gesundes Zahnfleisch wichtig ist.

NÄHRSTOFFE OPTIMAL VERWERTEN

BLÄTTER Sie enthalten alle wichtigen antioxidantiven Vitamine, etwa Vitamin C und E.

BLÜTEN Löwenzahnblüten liefern wertvolles Beta-Carotin, Vitamin C, Eisen und andere Nährstoffe. Die leuchtend gelben Blütenblätter enthalten Flavonoide, die das Immunsystem stärken und den Blutdruck senken.

WURZELN Getrocknete Wurzeln können als koffeinfreier Kaffee-Ersatz verwendet werden. Sie wirken harntreibend, leicht abführend und antiviral. Ihr Inhaltsstoff Inulin fördert eine gesunde Darmflora.

TIPPS

PESTO Die Blätter allein oder zusammen mit Brennnesseln im Mixer mit Pinienkernen, Knoblauch, Parmesan und Olivenöl zu einem Pesto verarbeiten.

LÖWENZAHNTEE Aus allen Teilen, frisch oder getrocknet, kann ein erfrischender Tee mit harntreibender Wirkung zubereitet werden.

ESSBARE BLÜTEN Die Blütenblätter für Salate und Wokgerichte verwenden oder ganze Blüten in Essig einlegen, um außerhalb der Saison von ihrem Nährwert zu profitieren.

WURZELN Wie Pastinaken zubereiten. Von Herbst bis Frühjahr schmecken sie am besten.

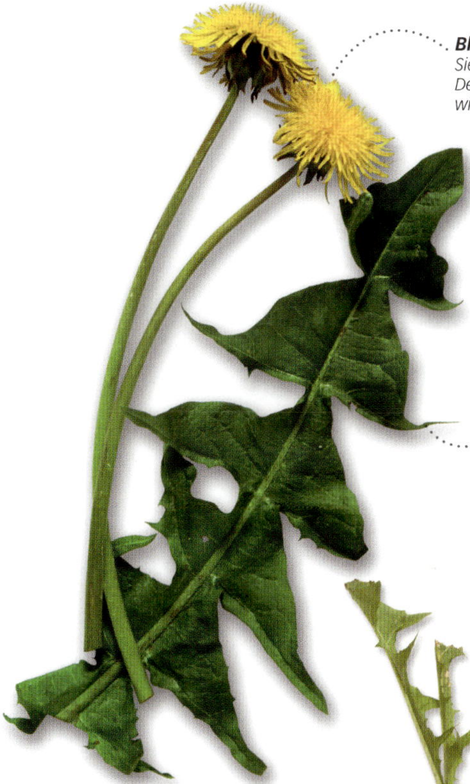

Blüte
Sie enthält Flavonoide und Derivate der Cumarinsäure und wirkt Bluthochdruck entgegen.

Blätter
Sie werden traditionell eingesetzt, um die Ausscheidung von überschüssigem Wasser und Giftstoffen aus dem Körper zu fördern.

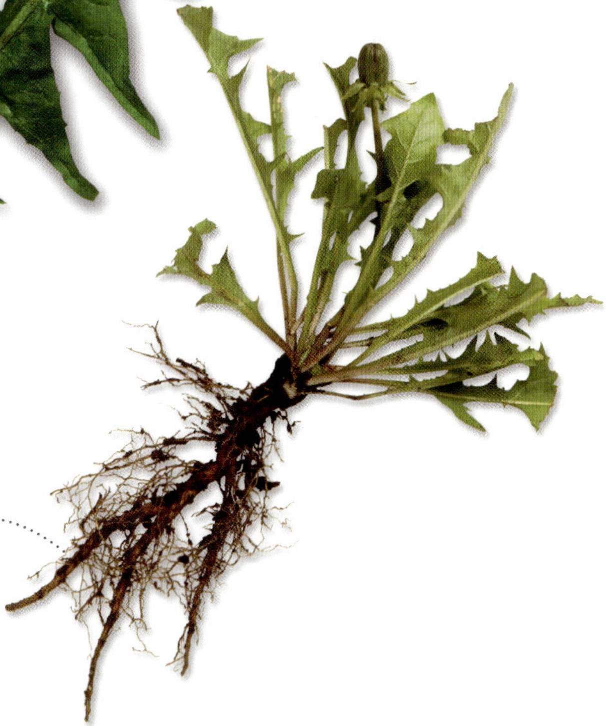

Wurzel
Sie ist reich an Cholin, einem B-Vitamin, das die Herzgesundheit fördert und gegen Diabetes wirkt.

BRENNNESSELN

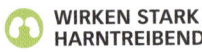 **WIRKEN STARK HARNTREIBEND**

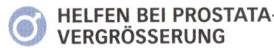 **HELFEN BEI PROSTATA-VERGRÖSSERUNG**

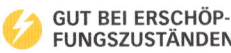 **GUT BEI ERSCHÖPFUNGSZUSTÄNDEN**

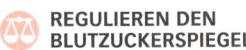 **REGULIEREN DEN BLUTZUCKERSPIEGEL**

Gärtner betrachten Brennnesseln als Unkraut, seit Langem aber haben sie sich bei der Behandlung von **schmerzenden Muskeln** und Gelenken, Ekzemen, **Arthritis,** Gicht und **Anämie** bewährt. Heute setzt man sie auch bei **Harnwegsinfektionen,** Problemen während des Frühstadiums von **Prostata-vergrößerung,** Heuschnupfen und gegen Zerrungen und **Insektenstiche** ein.

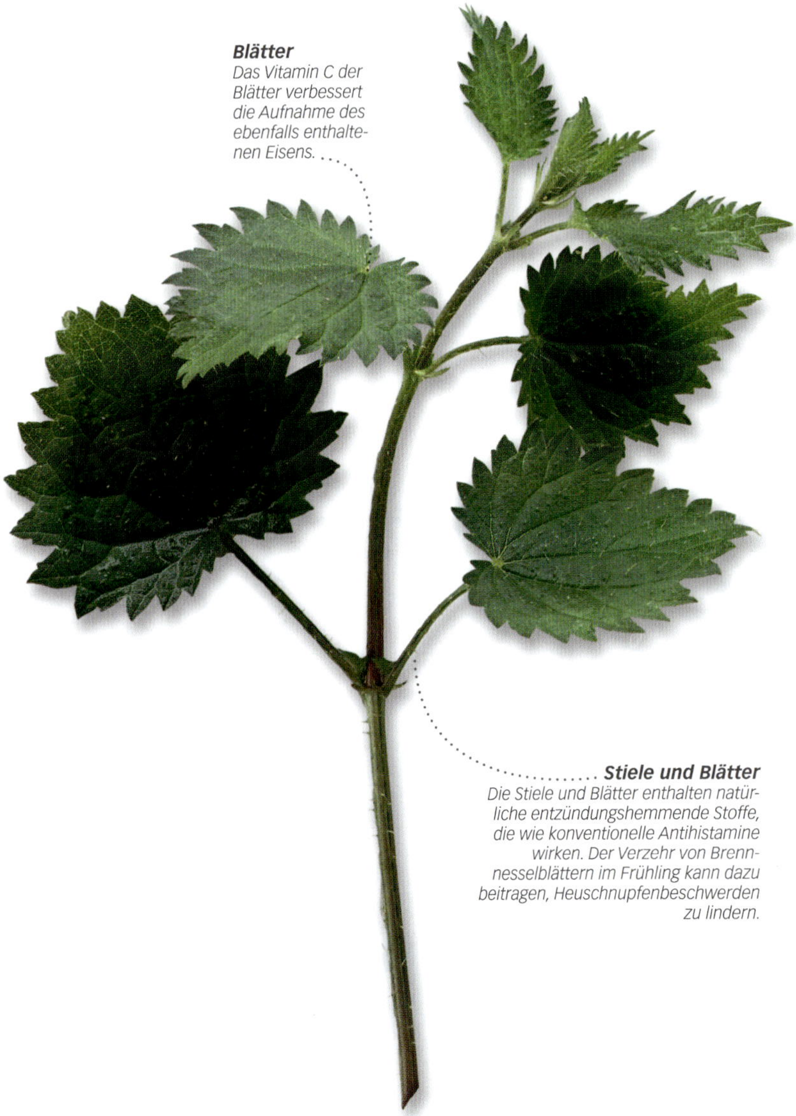

Blätter
Das Vitamin C der Blätter verbessert die Aufnahme des ebenfalls enthalte-nen Eisens.

Stiele und Blätter
Die Stiele und Blätter enthalten natür-liche entzündungshemmende Stoffe, die wie konventionelle Antihistamine wirken. Der Verzehr von Brenn-nesselblättern im Frühling kann dazu beitragen, Heuschnupfenbeschwerden zu lindern.

GESUNDHEITLICHE WIRKUNG

DIURETIKUM Brennnesseln sorgen für eine gute Durchspülung von Nieren und Blase, schwemmen Bakterien aus und verhindern, dass aus Urinkristallen Nierensteine werden.

GESUNDE PROSTATA Brennnesselwurzel lindert die Symptome von Prostatavergrö-ßerung. Sie bewirkt keine Verkleinerung, verbessert aber den Urinfluss, lindert Nach-tröpfeln und Harndrang.

BLUTBILDEND Das in Brennnesseln enthal-tene Eisen ist gut für die Blutbildung. Durch das Vitamin C kann es gut verwertet werden. Sie weisen außerdem Vitamin K auf, das die Blutgerinnung positiv beeinflusst.

BLUTZUCKERPROBLEME Brennnesseltee trägt zur Regulierung des Blutzuckerspiegels bei.

RHEUMATISCHE BESCHWERDEN Brennnesseln fördern den Abbau von Harnsäure in den Gelenken und können bei rheumatoider Arth-ritis den Bedarf an entzündungshemmenden Medikamenten verringern.

NÄHRSTOFFE OPTIMAL VERWERTEN

FRISCH ERNTEN Keine pestizidbelasteten Pflanzen pflücken. Spitzen junger Pflanzen sind nährstoffreich und schmecken mild.

ALS TEE Für einen entgiftenden diuretischen Tee frische oder getrocknete Blätter aufbrü-hen und 10–15 Minuten ziehen lassen. Zur Gesunderhaltung der Prostata täglich meh-rere Tassen Brennnesselwurzeltee trinken.

TIPPS

DETOX-SUPPE Brennnesseln, Zwiebel, Lauch und Sellerie in Butter dünsten, mit Brühe und etwas Joghurt pürieren und vor dem Servie-ren abschmecken.

PESTO Statt Basilikum können Brennnesseln verwendet werden. Junge Blätter schmecken besser und enthalten mehr wertvolle Stoffe.

CHICORÉE

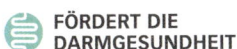 **FÖRDERT DIE DARMGESUNDHEIT**

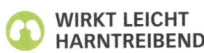 **WIRKT LEICHT HARNTREIBEND**

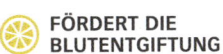 **FÖRDERT DIE BLUTENTGIFTUNG**

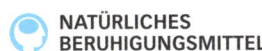 **NATÜRLICHES BERUHIGUNGSMITTEL**

Gebleichter Chicorée, roter Radicchio und grüner Zuckerhutsalat sind Zichoriengewächse mit zart-bitterem Geschmack. Chicorée wird im Dunkeln gezogen. Er ist weniger vitaminreich, hat aber dieselben **ätherischen Öle** und andere **verdauungsfördernde Stoffe**. Er wirkt **entgiftend** und leicht harntreibend. Zudem enthält er beruhigende Substanzen, die **Stress und Schmerzen** lindern.

GESUNDHEITLICHE WIRKUNG

DARMGESUNDHEIT Alle Zichoriensalate sind reich an Schleimstoffen, die den Darminhalt gleitfähiger machen und den Stuhl lockern.

BESSERE VERDAUUNG Die Bitterstoffe regen die Gallentätigkeit und den Appetit an und fördern die Verdauung. Sie können Blähungen und Darmträgheit lindern.

FÖRDERT DIE ENTGIFTUNG Der harntreibende, leicht abführende Salat hat einen hohen Gehalt an Ballaststoffen. Er fördert den Abbau von Giftstoffen in Blut und Gewebe.

LEICHT BERUHIGEND Chicorée und Radicchio enthalten Lactucopicrin. Dieser Stoff verursacht den leicht bitteren Geschmack, er wirkt beruhigend und schmerzlindernd.

ANTIOXIDANS Chicorée enthält infolge der Bleichung relativ wenige Vitamine, ist aber reich an antioxidativem Beta-Carotin, das Krebs vorbeugt.

NÄHRSTOFFE OPTIMAL VERWERTEN

ROH ESSEN Chicorée kann gegart werden, aber roh ist der Gehalt an Vitamin C, Folsäure und Beta-Carotin höher.

FRISCH VERBRAUCHEN Chicorée und Radicchio welken relativ schnell und halten sich im Gemüsefach des Kühlschranks nur wenige Tage.

TIPPS

NATÜRLICHE SCHÄLCHEN Die natürlich gewölbten Chicoréeblätter eignen sich gut zum Dippen. Alternativ die mit Toppings oder Gemüsereis gefüllten »Schälchen« als Fingerfood oder Starter servieren.

FÜR SALATE UND WOKGERICHTE Der zartbittere Geschmack von Chicorée und Radicchio gibt Salaten und schnell gegarten Wokgerichten eine interessante Note.

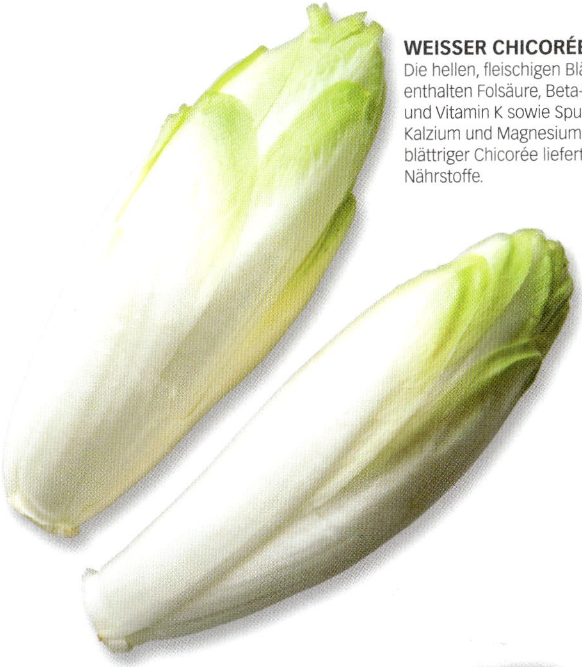

WEISSER CHICORÉE
Die hellen, fleischigen Blätter enthalten Folsäure, Beta-Carotin und Vitamin K sowie Spuren von Kalzium und Magnesium. Grünblättriger Chicorée liefert ähnliche Nährstoffe.

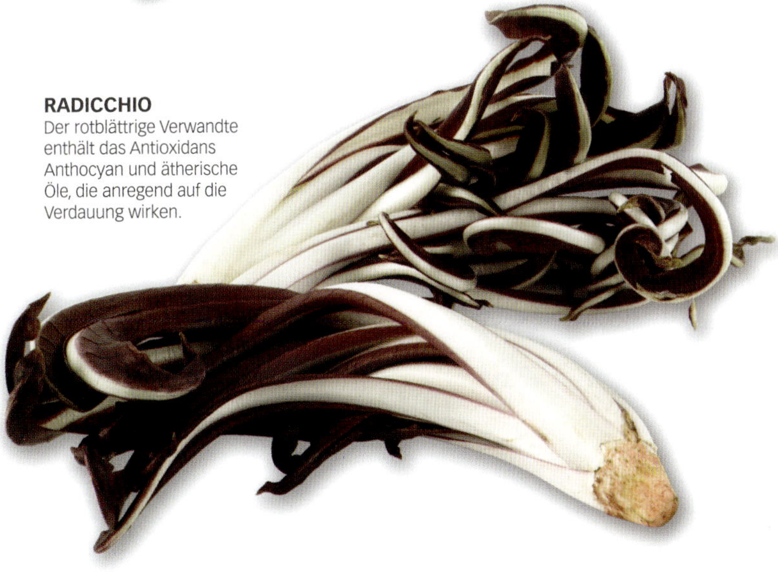

RADICCHIO
Der rotblättrige Verwandte enthält das Antioxidans Anthocyan und ätherische Öle, die anregend auf die Verdauung wirken.

GRÜNE BOHNEN

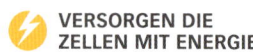 **VERSORGEN DIE ZELLEN MIT ENERGIE**

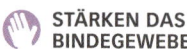 **STÄRKEN DAS BINDEGEWEBE**

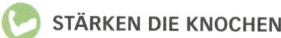 **STÄRKEN DIE KNOCHEN**

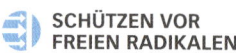 **SCHÜTZEN VOR FREIEN RADIKALEN**

Grüne Bohnen sind die unreifen Samenstände von Bohnenpflanzen. Lässt man sie ausreifen, werden die Hülsen hart und faserig, man kann aber die Samen herauslösen und essen. Bohnen sind **reich an Vitamin C** und Folsäure, ferner enthalten sie **Kalzium** und **Proteine**. Sie sind gut für das **Herz** und wirken **entzündungshemmend**.

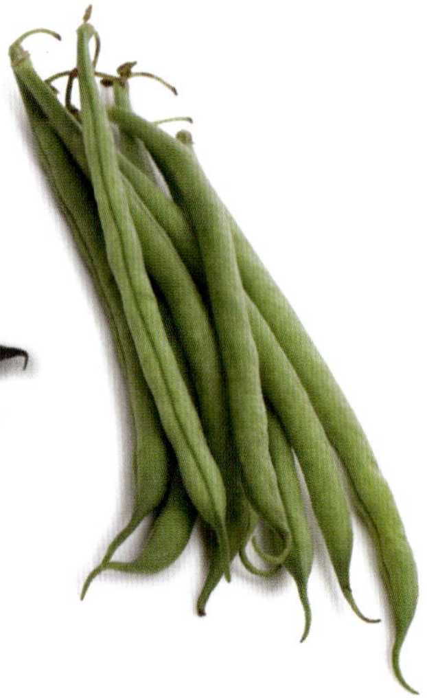

GRÜNE BOHNEN
Sie enthalten ein weites Spektrum an Carotinoiden und Flavonoiden mit antioxidativer Wirkung.

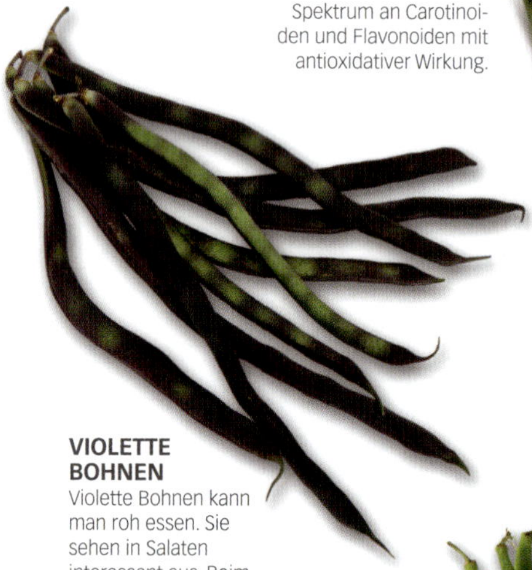

VIOLETTE BOHNEN
Violette Bohnen kann man roh essen. Sie sehen in Salaten interessant aus. Beim Kochen verlieren sie die Farbe und werden grün.

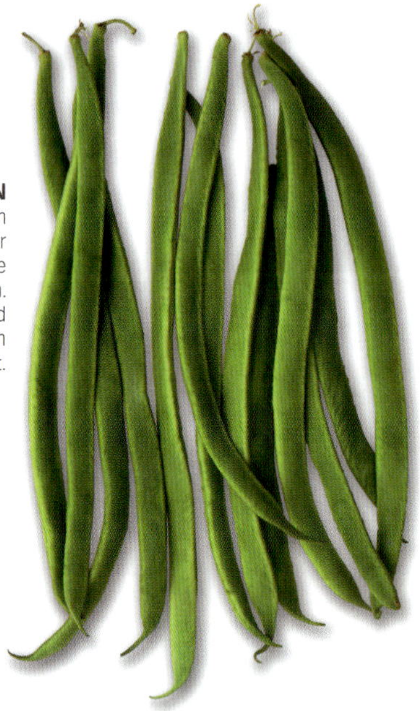

STANGENBOHNEN
Ausgewachsene Pflanzen bringen Samen in Rosa oder Violett hervor, die ähnlich wie weiße Bohnen schmecken. Sie wirken stark harntreibend und regulieren dadurch den Wasserhaushalt.

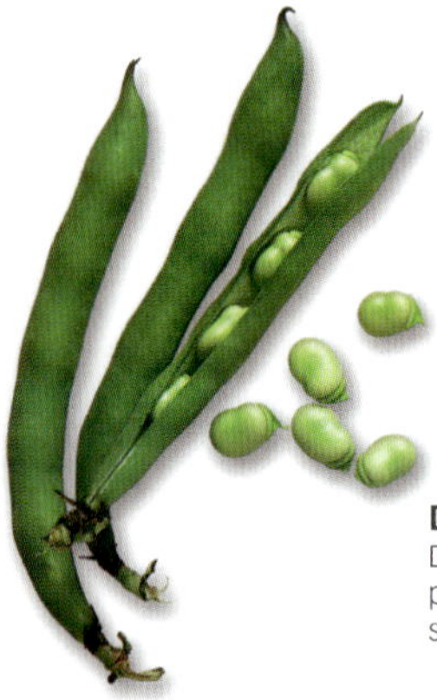

DICKE BOHNEN
Diese Bohnen sind reich an Isoflavonen, pflanzlichen Hormonen, die das Herz schützen und Krebs vorbeugen.

GESUNDHEITLICHE WIRKUNG

ENERGIESPENDER Bohnen enthalten doppelt so viel Eisen wie Spinat und können menstruationsbedingten Eisenmangel ausgleichen. Eisen ist ein Bestandteil der roten Blutkörperchen, die den Sauerstoff von der Lunge in die Körperzellen transportieren. Es wird auch zur Energiegewinnung und für den Stoffwechsel gebraucht.

HAUT, HAARE, FINGERNÄGEL Sie liefern eine leicht verwertbare Form von Silikon, das für gesundes Bindegewebe und feste Nägel wichtig ist.

GESUNDE KNOCHEN Das reichhaltig vorhandene Vitamin K aktiviert Osteocalcin. Dieses nichtcollagene Protein verbindet in den Knochen die Kalziummoleküle miteinander.

BEKÄMPFEN FREIE RADIKALE Der Anteil an Antioxidantien wie Lutein, Beta-Carotin, Violaxanthin und Neoxanthin entspricht dem von carotinoidreichem Gemüse, z. B. Möhren.

ENTGIFTUNG Bohnen wirken stark harntreibend und fördern die Ausscheidung von Giftstoffen.

NÄHRSTOFFE OPTIMAL VERWERTEN

NICHT SCHNEIDEN Bohnen möglichst nur entstielen und im Ganzen garen, damit keine Nährstoffe verloren gehen.

ZUBEREITUNG Um das Vitamin C zu erhalten, bissfest kochen oder kurz dämpfen.

TIPPS

VIELSEITIG Für Salate, Suppen, Eintöpfe oder als Beilage. Zarte Sorten passen zu Geflügel, die robusteren Sorten wie Stangenbohnen zu dunklem Fleisch.

STATT BUTTER Ein Dressing aus Olivenöl, Zitrone und Knoblauch bringt den Geschmack zur Geltung und steuert weitere Nährstoffe bei.

OKRAS

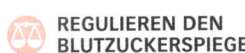 **REGULIEREN DEN BLUTZUCKERSPIEGEL**

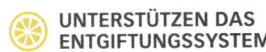 **UNTERSTÜTZEN DAS ENTGIFTUNGSSYSTEM**

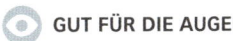 **GUT FÜR DIE AUGEN**

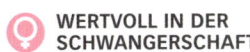 **WERTVOLL IN DER SCHWANGERSCHAFT**

Okra ist eine Blühpflanze aus der Familie der Malven. Der typische leicht pfeffrige Geschmack der Früchte erinnert an Auberginen und Spargel. Ihr Gesundheitswert beruht vor allem auf der besonderen Mischung **löslicher und unlöslicher Ballaststoffe,** die den **Blutzuckerspiegel** regulieren, den **Darm** reinigen und die **gesunde Darmflora** stärken.

GESUNDHEITLICHE WIRKUNG

ANTIDIABETIKUM Okras enthalten wertvolle Ballaststoffe, Vitamin B6 und Folsäure. B-Vitamine hemmen diabetische Neuropathie und senken den Homocysteinspiegel, der ein Risikofaktor für diese Erkrankung ist. Die löslichen Ballaststoffe stabilisieren außerdem den Blutzuckerspiegel.

HERVORRAGEND ZUR ENTGIFTUNG Sehr reich an Ballaststoffen. Lösliche Ballaststoffe nehmen Wasser auf, vergrößern das Stuhlvolumen und senken den ungesunden LDL-Cholesterinspiegel. Unlösliche halten den Darm gesund, binden Giftstoffe und fördern ihre Ausscheidung. So beugen sie dem kolorektalen Karzinom und einigen anderen Krebsarten vor.

SCHÜTZEN DAS SEHVERMÖGEN Neben Beta-Carotin enthalten Okras Zeaxanthin und Lutein. Alle drei Stoffe sind wichtig für die Erhaltung der Sehkraft.

REICH AN FOLSÄURE Okras sind reich an Folsäure, die wichtig für das Herz und die roten Blutkörperchen ist. Sie senkt auch das Risiko für angeborene Defekte bei Neugeborenen.

NÄHRSTOFFE OPTIMAL VERWERTEN

GANZ LASSEN Beim Zerschneiden treten die Schleimstoffe aus, die einige unappetitlich finden. Nur die Enden kappen, ohne das Innere zu verletzen. Nicht zu lange garen.

ZUBEREITUNG Um die Nährstoffe zu schonen, kurz dämpfen, grillen oder an Wokgerichte geben.

TIPPS

IN SALATEN Geben Sie zur Abwechslung statt Tomate und Gurke einmal Scheiben von einer im Ganzen gegrillten Okra in den Salat. Dazu passt ein Dressing mit Chili und Limette.

VERDICKER In Suppen, Eintöpfen und Currys wirken Okras als Verdickungsmittel.

GRÜNE OKRAS
Okras enthalten viel Ballaststoffe in Form von Schleimstoffen und Pektinen, violette Sorten darüber hinaus das krebshemmende Antioxidans Anthocyan.

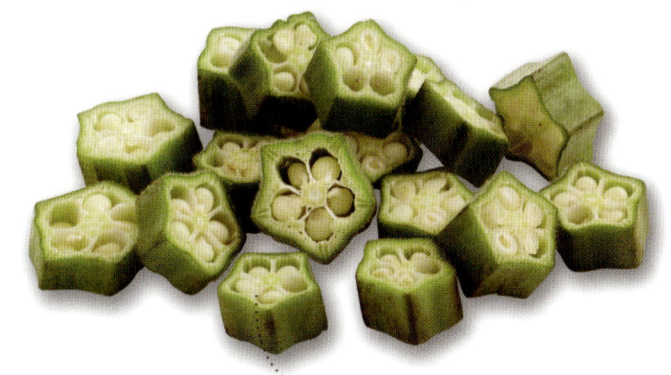

Samen
Aus Okrasamen gepresstes Öl ist reich an herzfreundlichen mehrfach ungesättigten Fettsäuren. Es wird häufig in der afrikanischen Küche verwendet.

ERBSEN

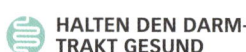 **HALTEN DEN DARM-TRAKT GESUND**

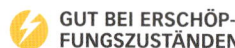 **GUT BEI ERSCHÖP-FUNGSZUSTÄNDEN**

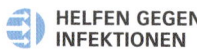 **HELFEN GEGEN INFEKTIONEN**

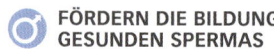 **FÖRDERN DIE BILDUNG GESUNDEN SPERMAS**

Erbsen sind weder exotisch noch selten, aber wegen ihres hohen Nährstoffgehalts ist ihnen ein Platz in der gesunden Küche sicher. Sie sind reich an **Vitamin K, Mangan** und **Vitamin C** sowie an **Folsäure** und **Spurenelementen.** Ihre **unlöslichen Ballaststoffe** stärken die Darmgesundheit und beugen **Herzkrankheiten** und **Schlaganfällen** vor.

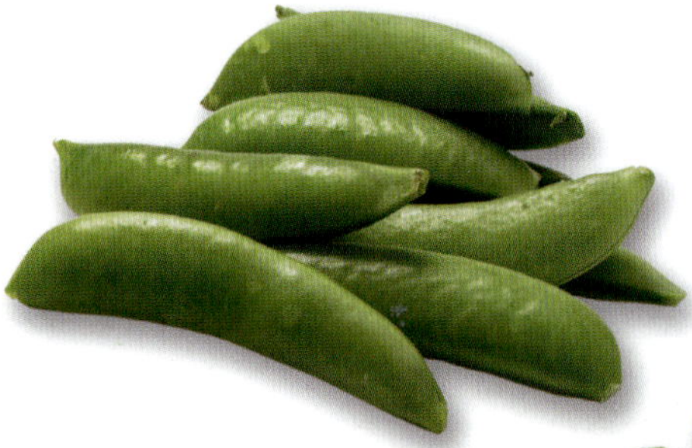

ZUCKERERBSEN
Zuckererbsenschoten sind essbar, im Gegensatz zu den harten, faserigen Schoten vieler Erbsensorten.

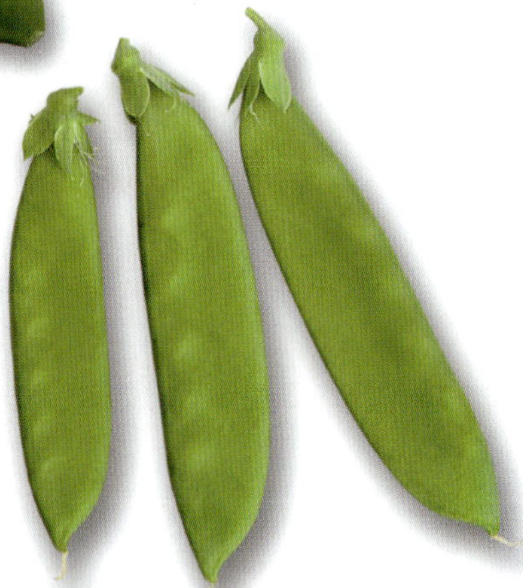

KAISERSCHOTEN
Die unreifen Schoten, die auch Zuckerschoten oder Mangetout-Erbsen genannt werden, enthalten mehr Vitamin C und Beta-Carotin als andere Erbsen.

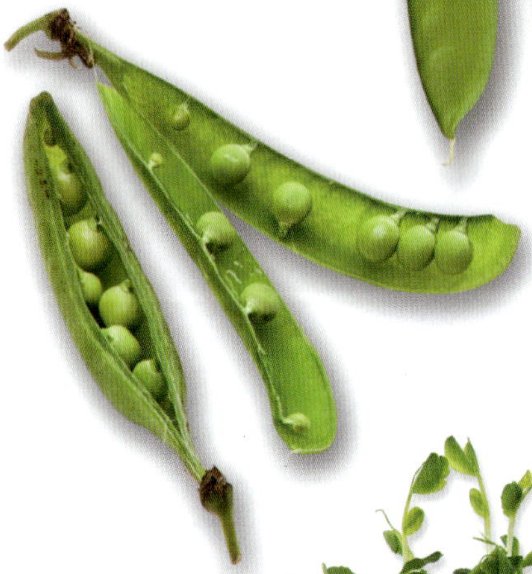

GARTENERBSEN
Gartenerbsen, die Samen der Erbsenpflanze, enthalten mehr Jod und andere Mineralstoffe als Kaiserschoten.

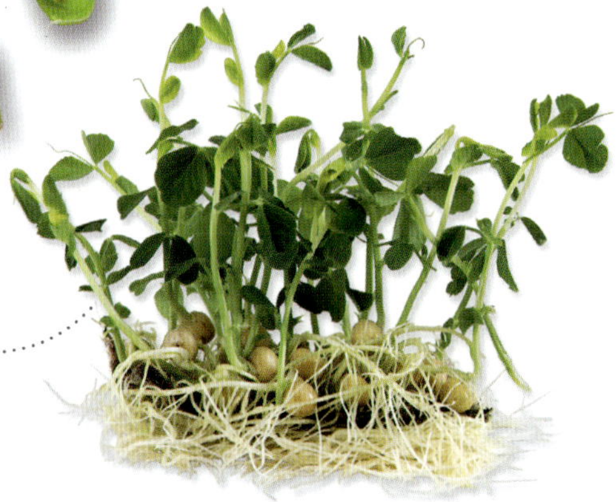

Sprossen
Die jungen Sprossen enthalten dieselben Nährstoffe und schmecken ähnlich süß wie andere Erbsen.

GESUNDHEITLICHE WIRKUNG

VERDAUUNG Durch ihren hohen Ballaststoffgehalt fördern Erbsen die Darmgesundheit.

ENERGIESPENDER Reich an Eisen, das Anämie und Erschöpfungszuständen vorbeugt.

IMMUNSYSTEM Eine Portion Erbsen deckt die Hälfte des Tagesbedarfs an Vitamin C. Vor allem die Sprossen liefern antioxidantive Phytoalexine. Sie bekämpfen den Keim *Helicobacter pylori,* der Magen- und Zwölffingerdarmgeschwüren und Magenkrebs verursacht.

MÄNNERGESUNDHEIT Kaiserschoten enthalten Glycodelin-A, das die Zeugungsfähigkeit steigert.

GESUNDE AUGEN Das in grünen Erbsen enthaltene Carotinoid Lutein beugt grauem Star und altersbedingter Makuladegeneration vor.

NÄHRSTOFFE OPTIMAL VERWERTEN

ROH ESSEN Frische, junge Erbsen direkt aus der Schote schmecken hervorragend und sind besonders nährstoffreich.

GEFROREN ODER GETROCKNET Der in Erbsen enthaltene Zucker wird nach der Ernte schnell in Stärke umgewandelt. Tiefkühlerbsen schmecken süßer, weil sie sofort verarbeitet werden. Getrocknete Erbsen gibt es in Grün und Gelb, geschält und ungeschält. Egal, welche Sorte – durch sie kann man außerhalb der Saison die gesunden Inhaltsstoffe der Erbse genießen.

TIPPS

MIT SPROSSEN Erbsensprossen sind eine köstliche Zutat für Salate und Wokgerichte.

KAISERSCHOTEN MIT CASHEWKERNEN 1 TL Kokosöl in einer Pfanne erhitzen. 3 Handvoll Kaiserschoten und die abgeriebene Schale von ½ Orange zugeben. Bei niedriger Temperatur 3–4 Minuten braten. Würzen und mit einer Handvoll Cashewkernen bestreuen: ein Gericht für schöne Haut.

SPARGEL

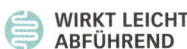 **WIRKT LEICHT ABFÜHREND**

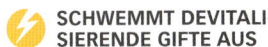 **SCHWEMMT DEVITALISIERENDE GIFTE AUS**

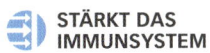 **STÄRKT DAS IMMUNSYSTEM**

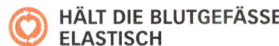 **HÄLT DIE BLUTGEFÄSSE ELASTISCH**

Spargel gehört zu den Liliengewächsen. Seit Urzeiten wird er wegen seines Geschmacks, seiner Saftigkeit und seiner Heilwirkung geschätzt. Er besitzt **entgiftende Eigenschaften** und enthält **Antioxidantien,** die Herz und Blutgefäße stärken. In der Traditionellen Chinesischen Medizin wird er auch bei **Atemwegserkrankungen** und **Menstruationsbeschwerden** eingesetzt.

GESUNDHEITLICHE WIRKUNG

GUT FÜR DEN DARM Spargel enthält probiotisches Inulin, das gesund für die Darmflora ist. Er wirkt leicht abführend und harntreibend.

GIBT ENERGIE Ein Überschuss an Ammoniak im Körper kann Abgeschlagenheit und Antriebsschwäche bewirken. Asparaginsäure neutralisiert überschüssigen Ammoniak.

ENTZÜNDUNGSHEMMEND Die Inhaltsstoffe Rutin und Glutathion schützen die Zellen vor Schäden durch freie Radikale. Sie stärken auch das Immunsystem und die Blutgefäße.

RUNDUMSCHUTZ Reich an B-Vitaminen, vor allem an Folsäure, die den Homocysteinspiegel reguliert. Homocystein begünstigt Herzkrankheiten, Krebs und Gedächtnisverlust. In der Schwangerschaft kann Folsäure Missbildungen des Ungeborenen vorbeugen.

GESUNDE HAUT Die Kombination aus entgiftenden Inhaltsstoffen und Beta-Carotin reinigt die Haut.

NÄHRSTOFFE OPTIMAL VERWERTEN

AM BESTEN IN DER SAISON Den höchsten Nährstoffgehalt hat tagesfrischer Spargel aus der Region. Die Saison endet bei uns am 24. Juni.

SCHNELL VERWERTEN Spargel nach dem Kauf möglichst schnell verbrauchen, da die nahrhaften Inhaltsstoffe schnell abgebaut werden.

ZUBEREITUNG Um Geschmack und Nährstoffe zu erhalten, Spargel grillen oder 3–5 Minuten im Dampf (nicht in Wasser) garen. Alternativ kurz in etwas Gemüsebrühe dünsten.

TIPPS

IN SALAT Gegarter, abgekühlter Spargel veredelt bunte Salate.

ALS BESONDERE ZUTAT Gegarter Spargel wertet Nudelgerichte, frischen Kochfisch, Huhn und Gemüsequiches auf.

GRÜNER SPARGEL
Er enthält mehr stresslindernde B-Vitamine als andere Sorten. In violettem Spargel ist das Antioxidans Anthocyan zu finden.

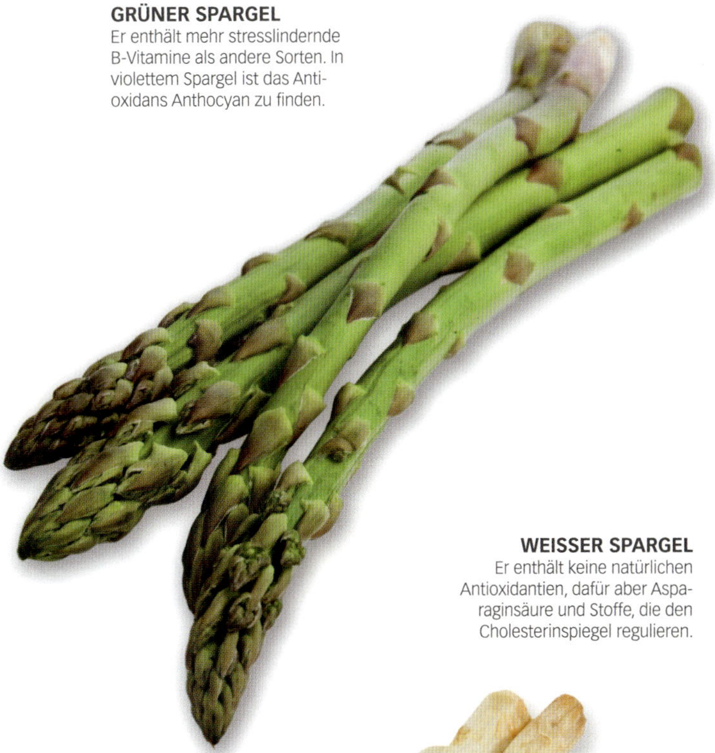

WEISSER SPARGEL
Er enthält keine natürlichen Antioxidantien, dafür aber Asparaginsäure und Stoffe, die den Cholesterinspiegel regulieren.

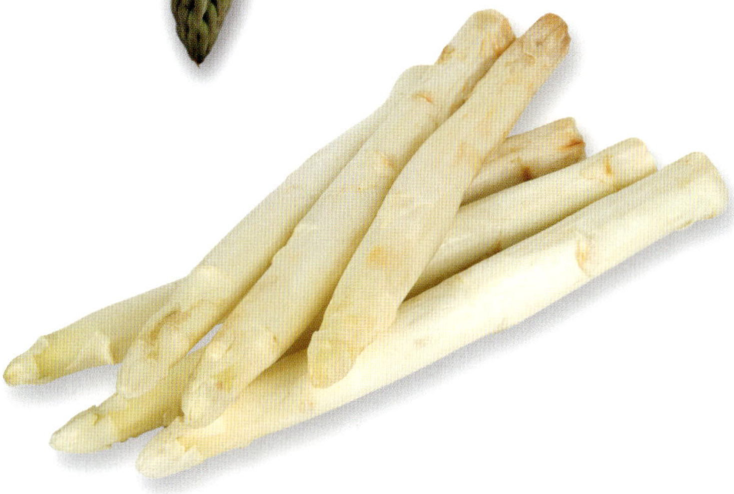

SELLERIE

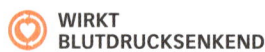 **WIRKT BLUTDRUCKSENKEND**

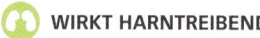 **WIRKT HARNTREIBEND**

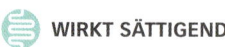 **WIRKT SÄTTIGEND**

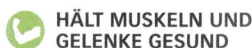 **HÄLT MUSKELN UND GELENKE GESUND**

Stangensellerie schmeckt herb-aromatisch und ist angenehm knackig. In der asiatischen Medizin werden Stangen und Knollen **gegen Bluthochdruck** eingesetzt. Stangensellerie und Knollensellerie sind eng verwandt. Beide wirken leicht **harntreibend** und senken den Spiegel des **Stresshormons** Cortisol. Sie sind reich an **B-Vitaminen,** Spurenelementen, Ballaststoffen und Cumarinen.

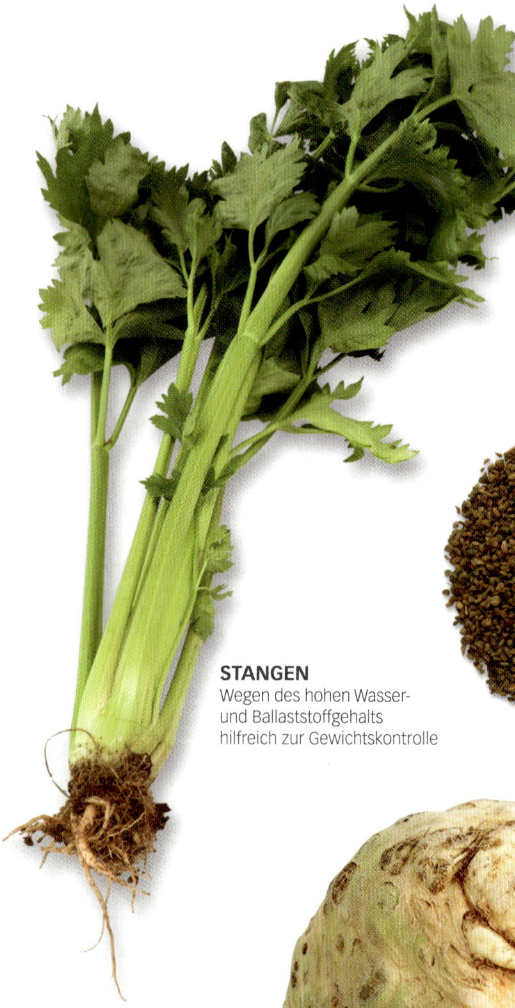

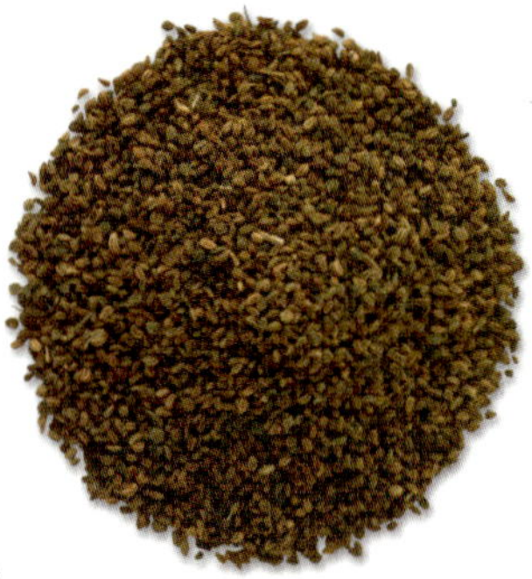

SAMEN
Reich an ätherischen Ölen und essenziellen Fettsäuren

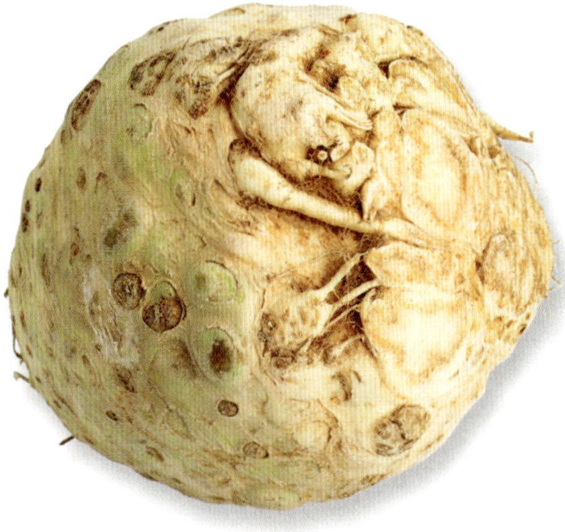

STANGEN
Wegen des hohen Wasser- und Ballaststoffgehalts hilfreich zur Gewichtskontrolle

KNOLLENSELLERIE
Enthält viel Phosphor, der wertvoll für Nerven, Lymphsystem und Harnsystem ist.

GESUNDHEITLICHE WIRKUNG

BLUTDRUCKSENKEND Cumarine sind gut gegen Bluthochdruck und regulieren den Wasserhaushalt. Phthalide beeinflussen die Blutgerinnung, beugen Schlaganfällen vor und senken den Spiegel der Stresshormone.

MACHT SCHLANK Stangensellerie besteht überwiegend aus Wasser und Ballaststoffen. Weil man ihn gründlich kauen muss, setzt schneller ein Sättigungsgefühl ein.

SILIKONLIEFERANT Sellerie enthält Silikon und Vitamin K – gut für Haut und Haare, Gelenke, Knochen, Muskeln, Arterien und Bindegewebe.

NÄHRSTOFFE OPTIMAL VERWERTEN

STANGENSELLERIE Kalorienarm und ballaststoffreich, dazu harntreibend und abführend.

SAMEN Wegen ihrer ätherischen Öle werden sie traditionell als Diuretikum und Beruhigungsmittel, bei Entzündungen und Menstruationsbeschwerden eingesetzt. Sie können Bluthochdruck vorbeugen und den ungesunden LDL-Cholesterinspiegel senken. Als Gewürz verwenden oder Tee daraus zubereiten.

TIPPS

MIT OBST Stangensellerie zählt zu den wenigen Gemüsearten, die gut zu Obst passen, z. B. als knackige Zutat für Obstsalate.

GESCHMACKSVERSTÄRKER Die Phthalide des Selleries haben keinen Eigengeschmack, verstärken aber das Aroma anderer Zutaten.

BEI ERKÄLTUNG Stangenselleriesaft mit etwas Zitronensaft hilft gegen erhöhte Temperatur bei Erkältung.

SELLERIESAFT Saft aus Stangen- und Knollensellerie wirkt basenbildend, entgiftend und belebend. Er reguliert den Wasserhaushalt des Körpers.

FENCHEL

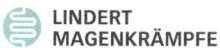 **LINDERT MAGENKRÄMPFE**

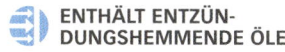 **ENTHÄLT ENTZÜN-DUNGSHEMMENDE ÖLE**

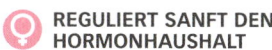 **REGULIERT SANFT DEN HORMONHAUSHALT**

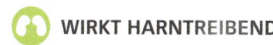 **WIRKT HARNTREIBEND**

Fenchel ist mit dem Dill verwandt, dem er auch ähnlich sieht, aber sein Geschmack ist ausgeprägter. Schon die alten Römer nutzten ihn bei **Beschwerden des Verdauungstrakts.** Er reguliert den **Wasserhaushalt** und den **weiblichen Hormonhaushalt,** ist kalorienarm, aber reich an **Vitamin C,** Ballaststoffen und Kalium sowie an **Antioxidantien** und **entzündungshemmenden** ätherischen Ölen.

GESUNDHEITLICHE WIRKUNG

BERUHIGT DEN MAGEN Fenchel regt die Verdauung an und lindert Magenkrämpfe. Das ätherische Öl Anethol, das ihm seinen typischen Geschmack gibt, kann gegen Würmer und andere Darmparasiten helfen.

HILFT BEI ERKÄLTUNG Fenchelsirup ist ein schleimlösendes Hausmittel gegen Husten.

HORMONE IM GLEICHGEWICHT Wegen seiner östrogenartigen Eigenschaften kann Fenchel ausgleichend auf den Hormonhaushalt wirken – bei Frauen jeden Alters.

AUSGEWOGENER WASSERHAUSHALT Er hilft bei Wassereinlagerungen und Völlegefühl.

NÄHRSTOFFE OPTIMAL VERWERTEN

ZUBEREITUNG Roh an Salate oder gewürfelt an Suppen geben. Zum Garen im Ofen die Stücke mit etwas Öl beträufeln.

DIE SAMEN NUTZEN Milder, lauwarmer Tee aus Fenchelsamen, gesüßt mit etwas Honig, ist ein bewährtes Mittel gegen Bauchschmerzen und Koliken bei Babys.

TIPPS

TEE 1 EL Fenchelsamen mit einem Becher Wasser oder Milch aufbrühen und nach Bedarf trinken.

HUSTENSAFT Entweder frische Knollen entsaften oder die Samen mit wenig Wasser abkochen. Nach Geschmack mit Zitronensaft und Honig vermischen.

AUS DEM OFEN Die Knolle in Spalten schneiden, in eine ofenfeste Form legen, Butterflöckchen und eine Handvoll frischen Thymian zugeben und bei mittlerer Hitze backen.

SUPPE Gegen Menstruationsbeschwerden gleiche Mengen Fenchel, Spargel und frische Petersilie in einer Mischung aus Wasser und Milch garen. Pürieren, abschmecken und servieren.

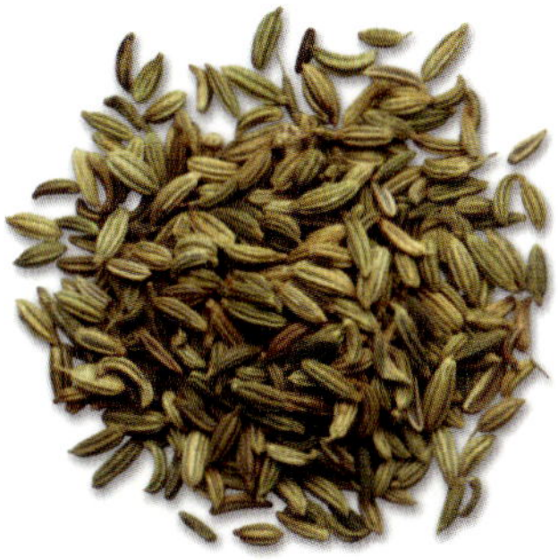

SAMEN
Ihre konzentrierten ätherischen Öle wirken lindernd bei Magenbeschwerden.

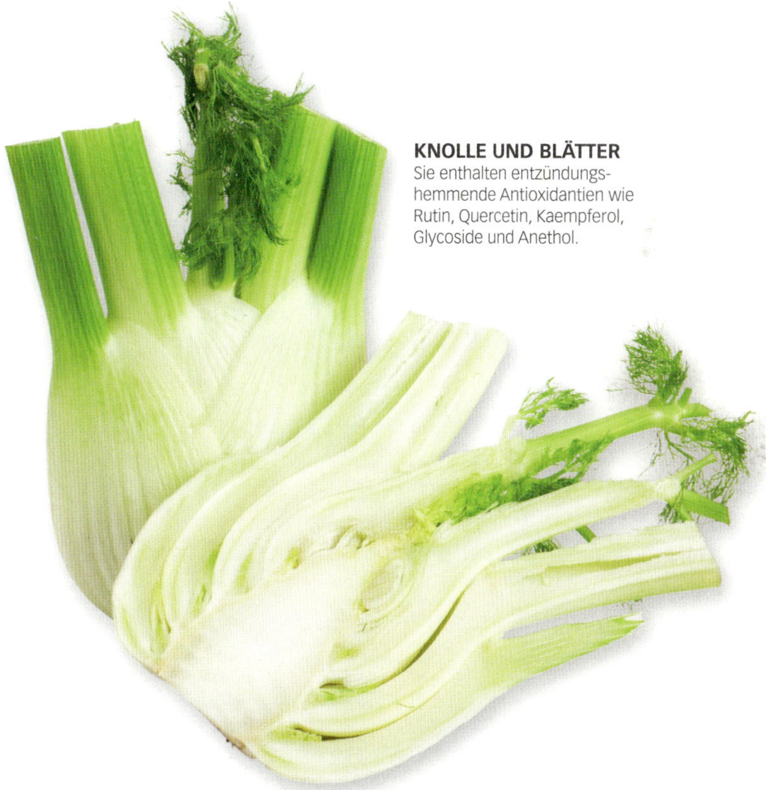

KNOLLE UND BLÄTTER
Sie enthalten entzündungshemmende Antioxidantien wie Rutin, Quercetin, Kaempferol, Glycoside und Anethol.

RHABARBER

 STÄRKT DIE KNOCHEN 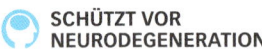 **SCHÜTZT VOR NEURODEGENERATION** 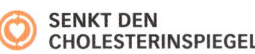 **SENKT DEN CHOLESTERINSPIEGEL**   **GUT FÜR DIE AUGEN**

Rhabarber wird meist wie Obst verarbeitet, ist aber botanisch betrachtet ein mit Buchweizen verwandtes Gemüse. Zum Rohverzehr ist er zu sauer, aber auch gegart besitzt er eine Reihe wertvoller Eigenschaften: Er **stärkt die Knochen,** schützt vor **Nervenschäden,** enthält viel **Ballaststoffe** und senkt den Wert des ungesunden **LDL-Cholesterins.**

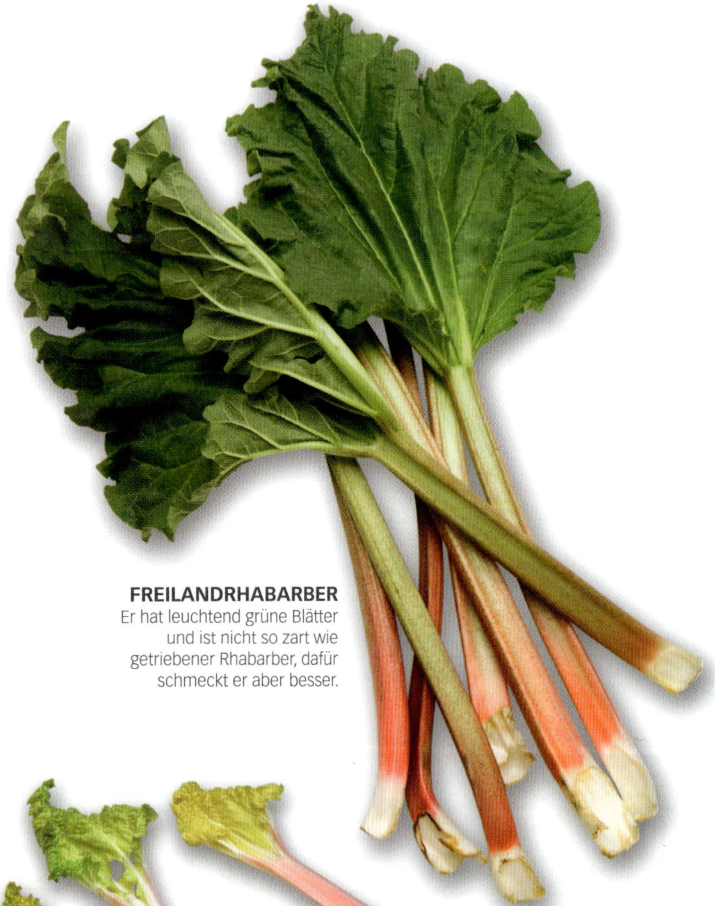

FREILANDRHABARBER
Er hat leuchtend grüne Blätter und ist nicht so zart wie getriebener Rhabarber, dafür schmeckt er aber besser.

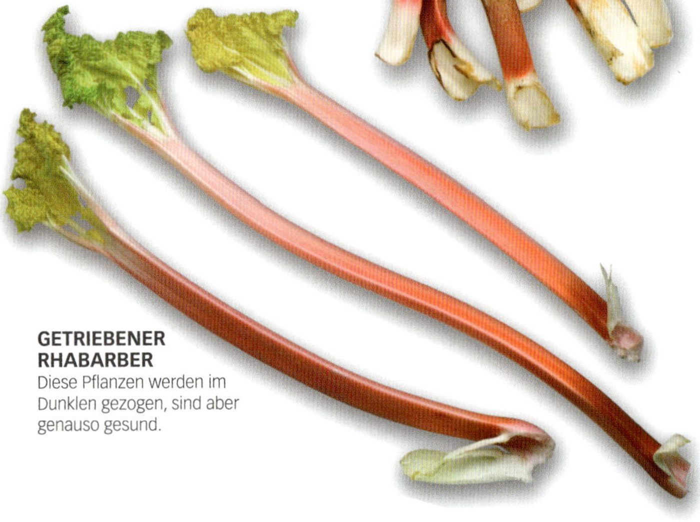

GETRIEBENER RHABARBER
Diese Pflanzen werden im Dunkeln gezogen, sind aber genauso gesund.

GESUNDHEITLICHE WIRKUNG

STARKE KNOCHEN Rhabarber enthält Kalzium und reichlich Vitamin K – besonders wichtig für die Stabilität der Knochen im Alter.

SCHÜTZT DAS GEHIRN Vitamin K schützt vor Nervenschäden, die mit Alzheimer in Verbindung gebracht werden. Es wirkt auch positiv auf die Blutgerinnung und kann so Blutungen und Schlaganfällen vorbeugen.

GESUND FÜR DAS HERZ Studien zeigen, dass er das ungesunde LDL-Cholesterin reduzieren kann. Er ist ein guter Lieferant für Ballaststoffe, enthält aber nicht sehr viel Vitamin C.

GESUNDE AUGEN Der Inhaltsstoff Lutein beugt dem Verlust der Sehkraft durch altersbedingte Makuladegeneration vor.

NÄHRSTOFFE OPTIMAL VERWERTEN

LIEBER ROT ALS GRÜN Rotstielige Sorten weisen mehr Beta-Carotin auf als grüne. Außerdem enthalten sie kleine Mengen von Flavonoiden wie Zeaxanthin und Lutein.

REIF MUSS ER SEIN Rhabarber enthält Oxalsäure, welche die Aufnahme von Eisen, Kalzium und anderen Nährstoffen hemmt. Sie ist vor allem in den Blättern, aber auch in unreifen Stielen enthalten. Daher nur gut ausgefärbte Stiele verwenden.

KOCHEN Die rohen Stiele sind sehr sauer. Sie sollten vor dem Verzehr gegart werden.

TIPPS

PIKANT Knoblauch und Zwiebeln in Olivenöl anbraten, Stücke von Rhabarber und Wurzelgemüse, eingeweichte Linsen und etwas Brühe zugeben. Mit Curry würzen und gar schmoren. Zu Reis servieren.

FRUCHTIG Rhabarber eignet sich gut für Kompott, Konfitüre, Kuchen und Obstdesserts.

ZWIEBELN & CO.

 **WIRKEN STARK
ANTIBIOTISCH**

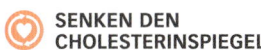 **SENKEN DEN
CHOLESTERINSPIEGEL**

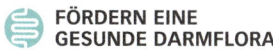 **FÖRDERN EINE
GESUNDE DARMFLORA**

Zwiebeln aller Art, Lauch und Knoblauch gehören zur gleichen Pflanzenfamilie. Sie wurden von den Chinesen, Indern, den alten Griechen und Römern, ja sogar von den alten Ägyptern geschätzt – und die moderne Wissenschaft gibt ihnen recht. Zwiebeln enthalten Dutzende von medizinisch wirksamen Stoffen, die **antibakteriell** und **entzündungshemmend** wirken und **Herz und Darm** gesund erhalten.

GESUNDHEITLICHE WIRKUNG

ANTIBAKTERIELLE WIRKUNG Schwefelverbindungen wie Thiosulphinate, Sulfide und Sulphoxide verleihen Zwiebelgewächsen die starke antibakterielle und antivirale Wirkung und ihren typischen Geschmack.

GUT FÜR DAS HERZ Das Flavonoid Quercetin beugt Herzkrankheiten vor, indem es die Bildung von Blutgerinnseln und Ablagerungen an den Arterienwänden verhindert. Mit der Zeit kann Quercetin zur Anhebung des gesunden HDL-Cholesterinspiegels beitragen.

GESUNDER DARM Enthält den Ballaststoff Inulin und andere Fructo-Oligosaccharide. Diese probiotischen Stoffe fördern die Besiedlung des Darms mit nützlichen Bakterien und können Darmkrebs vorbeugen.

NÄHRSTOFFE OPTIMAL VERWERTEN

AM BESTEN ROH Beim Garen gehen viele Inhaltsstoffe verloren. Am besten roh essen oder kurz in etwas Brühe dünsten.

SCHARFE SORTEN NEHMEN Je intensiver der Geschmack, desto höher ist der Gehalt an gesunden Inhaltsstoffen.

TIPPS

HILFT BEI ERKÄLTUNG Zwiebelsaft mit Honig mischen und bei beginnender oder akuter Erkältung täglich 2–3 EL einnehmen.

ABWECHSLUNG Zwiebeln und Schalotten geben Omeletts, Suppen und Schmorgerichten Würze. Lauch schmeckt mild und cremig. Frühlingszwiebeln für Wokgerichte, gedünsteten Fisch oder Kartoffelpüree verwenden.

KEIMSPROSSEN Sprossen eignen sich für Salate, belegte Brote und andere Gerichte.

GRÜNE STIELE Die unreifen Blütenstiele werden im Spätfrühling bis Frühsommer geerntet. Sie wirken entgiftend und schmecken gut im Salat.

ROTE ZWIEBELN
Ihre rote Farbe verdanken sie dem Antioxidans Anthocyan.

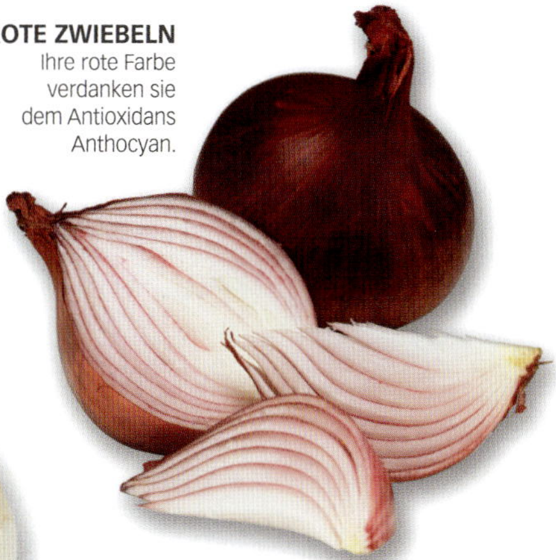

WEISSE ZWIEBELN
Sie enthalten das Flavonoid Quercetin, das Herzkrankheiten vorbeugt.

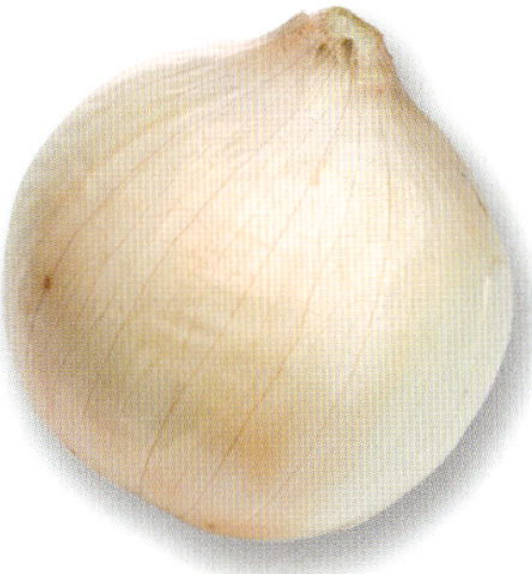

FRÜHLINGSZWIEBELN
Selbst diese jungen Zwiebeln sind reich an abwehrstärkenden Schwefelverbindungen.

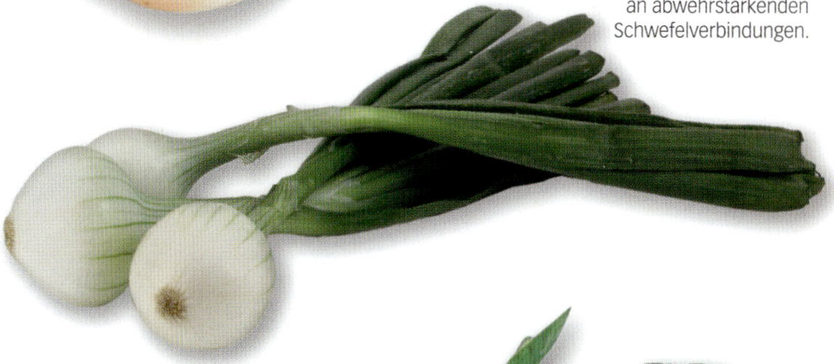

LAUCH
Dieses milde Zwiebelgewächs regt den Appetit an und wirkt leicht harntreibend und abführend.

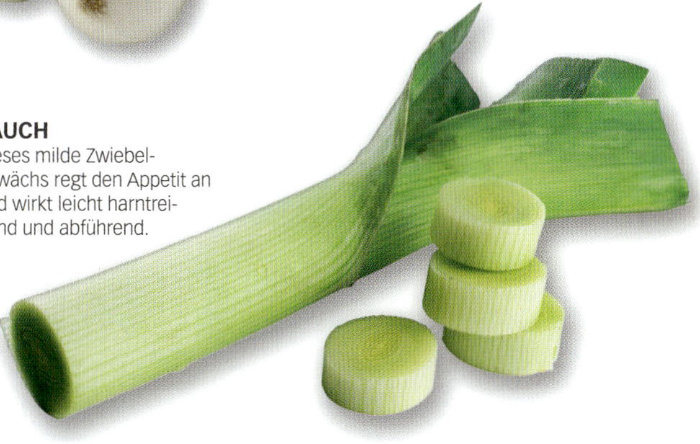

KNOBLAUCH

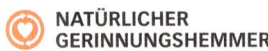 **NATÜRLICHER GERINNUNGSHEMMER**

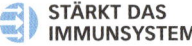 **STÄRKT DAS IMMUNSYSTEM**

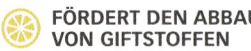 **FÖRDERT DEN ABBAU VON GIFTSTOFFEN**

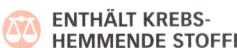 **ENTHÄLT KREBS-HEMMENDE STOFFE**

Die wichtigsten Inhaltsstoffe von Knoblauch und Bärlauch sind Allicin und Diallylsulfide, Schwefelverbindungen mit **antibakterieller** und **fungizider Wirkung**. Dass Knoblauch gut für die Gesundheit ist, ist allgemein bekannt. Er regt **Kreislauf** und **Verdauung** an, stärkt das **Immunsystem**, beugt **Bluthochdruck** und **Herzkrankheiten** vor und fördert den **Giftstoffabbau.**

GETROCKNETE KNOBLAUCHKNOLLE
Sie enthält sehr viel antibiotische und fungizide Schwefelverbindungen wie Allicin, Alliin und Ajoen.

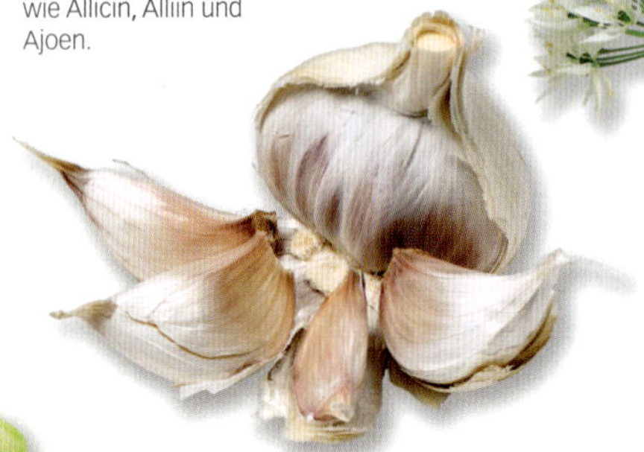

Bärlauchblätter
Sparsam verwenden, um Salate, Pestos, Suppen und Risottos zu würzen.

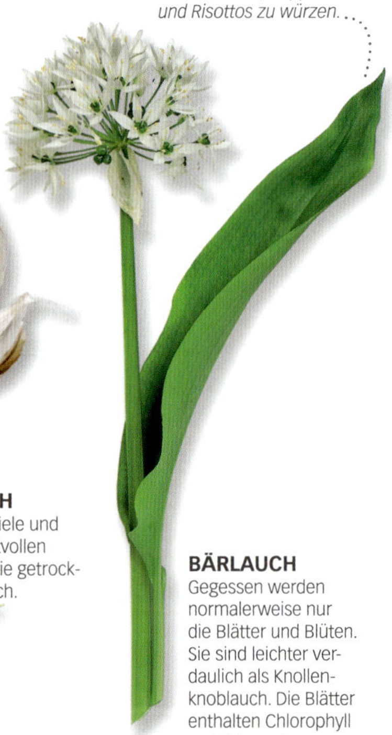

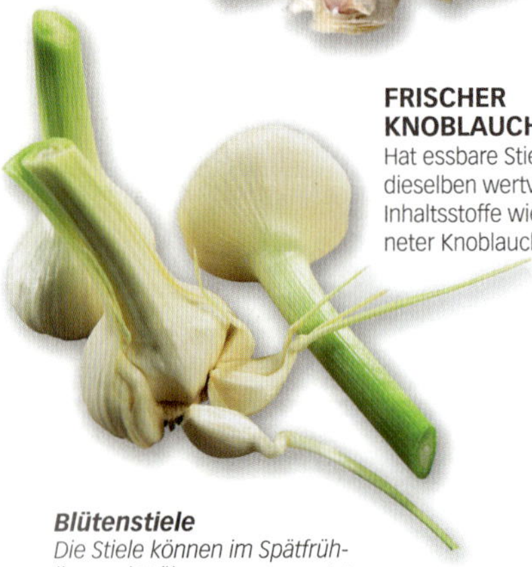

FRISCHER KNOBLAUCH
Hat essbare Stiele und dieselben wertvollen Inhaltsstoffe wie getrockneter Knoblauch.

BÄRLAUCH
Gegessen werden normalerweise nur die Blätter und Blüten. Sie sind leichter verdaulich als Knollenknoblauch. Die Blätter enthalten Chlorophyll und Adenosin.

Blütenstiele
Die Stiele können im Spätfrühling und Frühsommer geerntet und wie Schnittlauch für Salate verwendet werden.

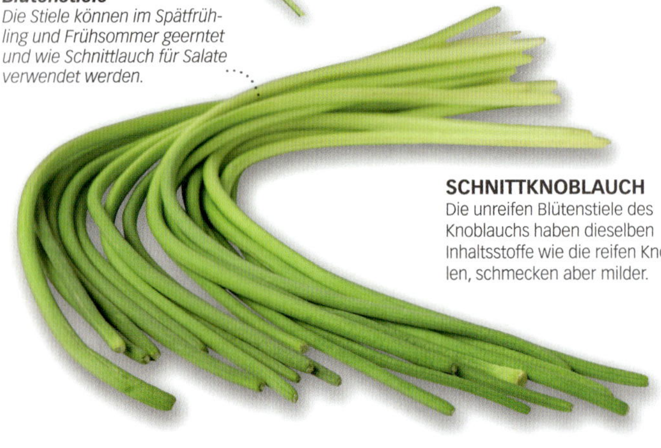

SCHNITTKNOBLAUCH
Die unreifen Blütenstiele des Knoblauchs haben dieselben Inhaltsstoffe wie die reifen Knollen, schmecken aber milder.

GESUNDHEITLICHE WIRKUNG

GESUND FÜR DAS HERZ Der in Knoblauch enthaltene Schwefel regt die Produktion von Stickoxid in den Blutgefäßen an. Es wirkt entspannend, verbessert ihre Elastizität, senkt den Blutdruck und verringert das Risiko für Schlaganfall und Arteriosklerose.

IMMUNSYSTEM Die ätherischen Öle wirken antibiotisch und eignen sich zur Behandlung von Erkältung und Husten.

ENTGIFTUNG Der Inhaltsstoff Sulfhydryl fördert den Abbau von Schwermetallen und anderen Giftstoffen.

KREBS Knoblauch beugt nachweislich Darm-, Brust- und Lungenkrebs vor, vermutlich auch Prostata- und Blasenkrebs.

BLUTZUCKERSPIEGEL Regelmäßiger Verzehr senkt den Homocysteinspiegel, der ein Risikofaktor für Diabetes und Herzkrankheiten ist.

NÄHRSTOFFE OPTIMAL VERWERTEN

AM BESTEN FRISCH Bei Knoblauch, der in Lake oder Öl eingelegt ist, werden die gesunden Allicinverbindungen schnell abgebaut.

SCHWARZER KNOBLAUCH Fermentierter Knoblauch hat einen süßlichen Geschmack, enthält doppelt so viele Antioxidantien wie weißer und verursacht keinen Mundgeruch.

ZUBEREITUNG Gegarter Knoblauch enthält weniger Allicin als roher, andere Inhaltsstoffe bleiben aber erhalten. Nach dem Hacken zehn Minuten stehen lassen, damit sich das Allicin entwickeln kann. Erst dann erhitzen. Die Mikrowelle ruiniert fast alle Inhaltsstoffe.

TIPPS

FRISCHER KNOBLAUCH Die Stiele wie Lauch zubereiten oder Ringe schneiden und für Suppen, Omeletts oder Salate verwenden.

ROH ESSEN Roh über gegartes Gemüse streuen.

ROTE BETE

 REINIGT DIE LEBER 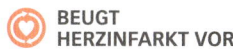 **BEUGT HERZINFARKT VOR** 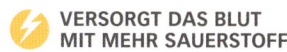 **VERSORGT DAS BLUT MIT MEHR SAUERSTOFF** 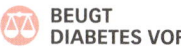 **BEUGT DIABETES VOR**

Rote-Bete-Knollen sehen nicht sehr zart aus, schmecken aber köstlich. Das **Antioxidans** Betacyanin verleiht ihnen ihre intensive Farbe und ihren hohen Gesundheitswert: Sie **stärken die Leber, regen den Kreislauf an** und **reinigen das Blut**. Rohe Rote Bete hat eine knackige Konsistenz. Gegart ist sie butterweich. Die Blätter regen die Verdauung an.

GESUNDHEITLICHE WIRKUNG

GUTE LEBERFUNKTION Rote Bete regt die Produktion von Glutathion an, das zusammen mit anderen Antioxidantien die Leber stärkt und den Abbau von Giftstoffen fördert.

STARKES HERZ Die Antioxidantien senken Cholesterinspiegel und Blutdruck, während die B-Vitamine die Nervenfunktion stärken und den Pulsschlag regulieren.

BLUTBILDEND Die Kombination aus Eisen und Antioxidantien nährt und reinigt das Blut und verbessert die Sauerstoffaufnahme. Rote Bete ist ein gutes Mittel gegen Anämie.

ENTZÜNDUNGSHEMMEND Cholin, ein B-Vitamin, stärkt das Herz und beugt Diabetes vor.

NÄHRSTOFFE OPTIMAL VERWERTEN

ROH GENIESSEN Geraspelte Rote Bete im Salat hat eine knackige Konsistenz, eine schöne Farbe und liefert reichlich Nährstoffe.

AUCH DIE BLÄTTER ESSEN Die Blätter enthalten mehr Nährstoffe als die Wurzeln, etwa Vitamin K, das gut für Knochen und Blut ist, und Beta-Carotin für gesunde Haut und Augen.

ZUBEREITUNG Am besten dünsten oder im Ofen backen. Je jünger die Wurzeln sind, desto kürzer ist die Garzeit und desto mehr Inhaltsstoffe bleiben erhalten.

TIPPS

ROTE-BETE-SAFT Der Saft kann binnen einer Stunde nach Genuss den Blutdruck senken. Regelmäßiger Verzehr verringert das Risiko von Herzkrankheiten. Er wird in manchen Kliniken auch in der Krebstherapie eingesetzt.

MIXEN Die Kombination mit Möhren in Salat oder Saft spendet Energie, regt den Appetit an und hilft, Hormonschwankungen in den Wechseljahren auszugleichen.

BLATTGEMÜSE Roh für Salat verwenden oder kurz wie Spinat dünsten.

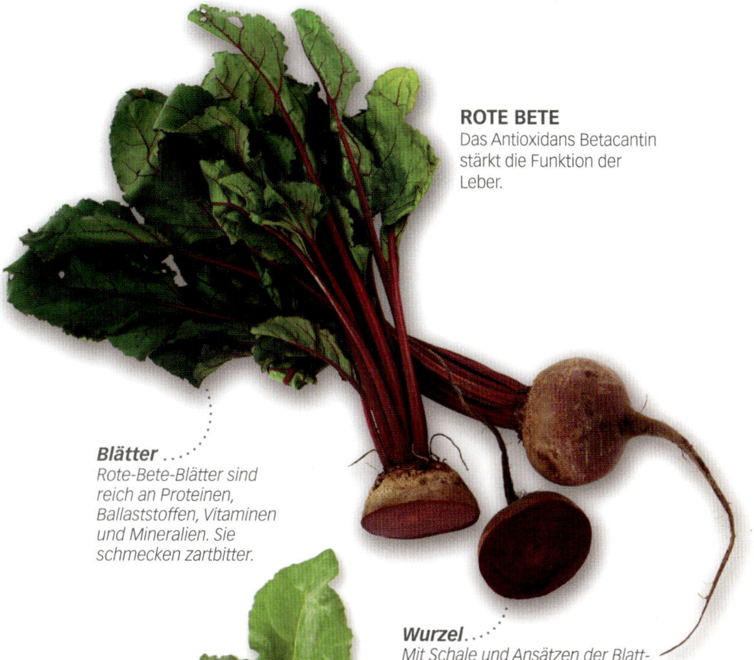

ROTE BETE
Das Antioxidans Betacanin stärkt die Funktion der Leber.

Blätter
Rote-Bete-Blätter sind reich an Proteinen, Ballaststoffen, Vitaminen und Mineralien. Sie schmecken zartbitter.

Wurzel
Mit Schale und Ansätzen der Blattstiele garen, damit die wertvollen Pigmente nicht »ausbluten«.

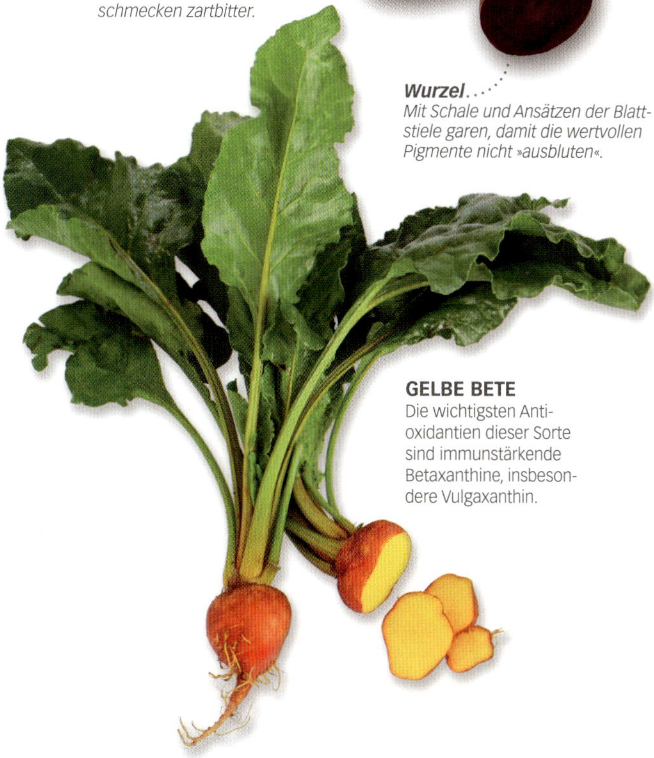

GELBE BETE
Die wichtigsten Antioxidantien dieser Sorte sind immunstärkende Betaxanthine, insbesondere Vulgaxanthin.

MÖHREN

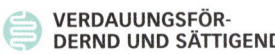 **VERDAUUNGSFÖR-DERND UND SÄTTIGEND**

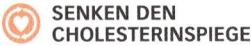 **SENKEN DEN CHOLESTERINSPIEGEL**

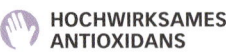 **HOCHWIRKSAMES ANTIOXIDANS**

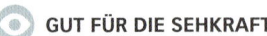 **GUT FÜR DIE SEHKRAFT**

Möhren, auch Karotten genannt, enthalten viel Beta-Carotin, das im Körper in Vitamin A umgewandelt wird. Bei carotinreicher Ernährung treten bestimmte **Krebsarten** auffallend seltener auf. Möhren fördern die **Verdauung,** helfen bei der **Gewichtskontrolle** und enthalten Silikon, das Haut und Nägel gesund erhält. Beta-Carotin, Lycopin und Lutein machen sie **gesund für die Augen.**

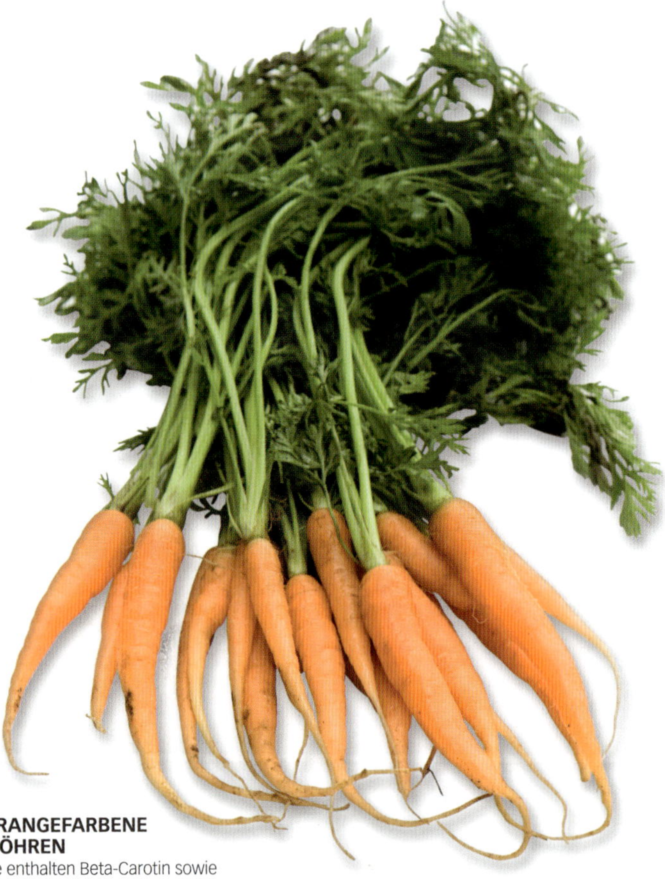

ORANGEFARBENE MÖHREN
Sie enthalten Beta-Carotin sowie die Antioxidantien Lutein und Lycopin, welche die Augengesundheit fördern.

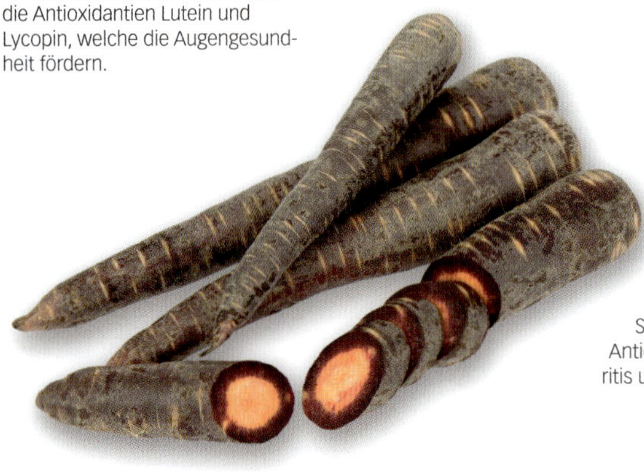

DUNKELROTE MÖHREN
Sie enthalten weitere Antioxidantien, die Arthritis und Herzkrankheiten vorbeugen.

GESUNDHEITLICHE WIRKUNG

GEWICHTSKONTROLLE Ihr hoher Ballaststoffgehalt sorgt für ein gutes Sättigungsgefühl und eine geregelte Verdauung.

CHOLESTERINSENKEND Die in ihnen enthaltene Form von Kalzium kann vom Körper gut verwertet werden und trägt zur Senkung des LDL-Cholesterinspiegels bei.

SCHÖNE HAUT Neben Beta-Carotin, Lutein und Lycopin enthalten Möhren auch Silikon, das gesund für Haut und Nägel ist.

SCHARF SEHEN Lutein und Lycopin tragen zu gutem Tag- und Nachtsehen bei.

NÄHRSTOFFE OPTIMAL VERWERTEN

ROH ESSEN Täglich eine rohe Möhre kann Speiseröhren-, Magen-, Darm- und Prostatakrebs vorbeugen. Die ätherischen Öle in Möhren schützen vor Darmparasiten.

AM BESTEN FRISCH Vom Moment der Ernte an verringert sich der Gehalt an Beta-Carotin. Möhren nicht abgepackt kaufen, sondern lose. So bald wie möglich verzehren.

DAS GRÜN NUTZEN Möhrengrün ist essbar und reich an Proteinen, Mineralien und Vitaminen. Wie Kräuter für Salate, Dressings und Garnierungen verwenden oder einen antiseptischen, diuretischen Tee aufbrühen.

TIPPS

GESUNDER SAFT Frischer Möhrensaft enthält Beta-Carotin in höchster Konzentration. Er eignet sich gut zum Mischen mit Obst- und Gemüsesäften.

SCHULFRÜHSTÜCK Möhrenstifte als tägliches Extra zum Schulbrot reinigen Kinderzähne, fördern die Entwicklung des Unterkiefers und beugen Zahnfehlstellungen vor.

SUPPE Pürierte Möhren wirken lindernd bei Magenverstimmung und schlechter Verdauung.

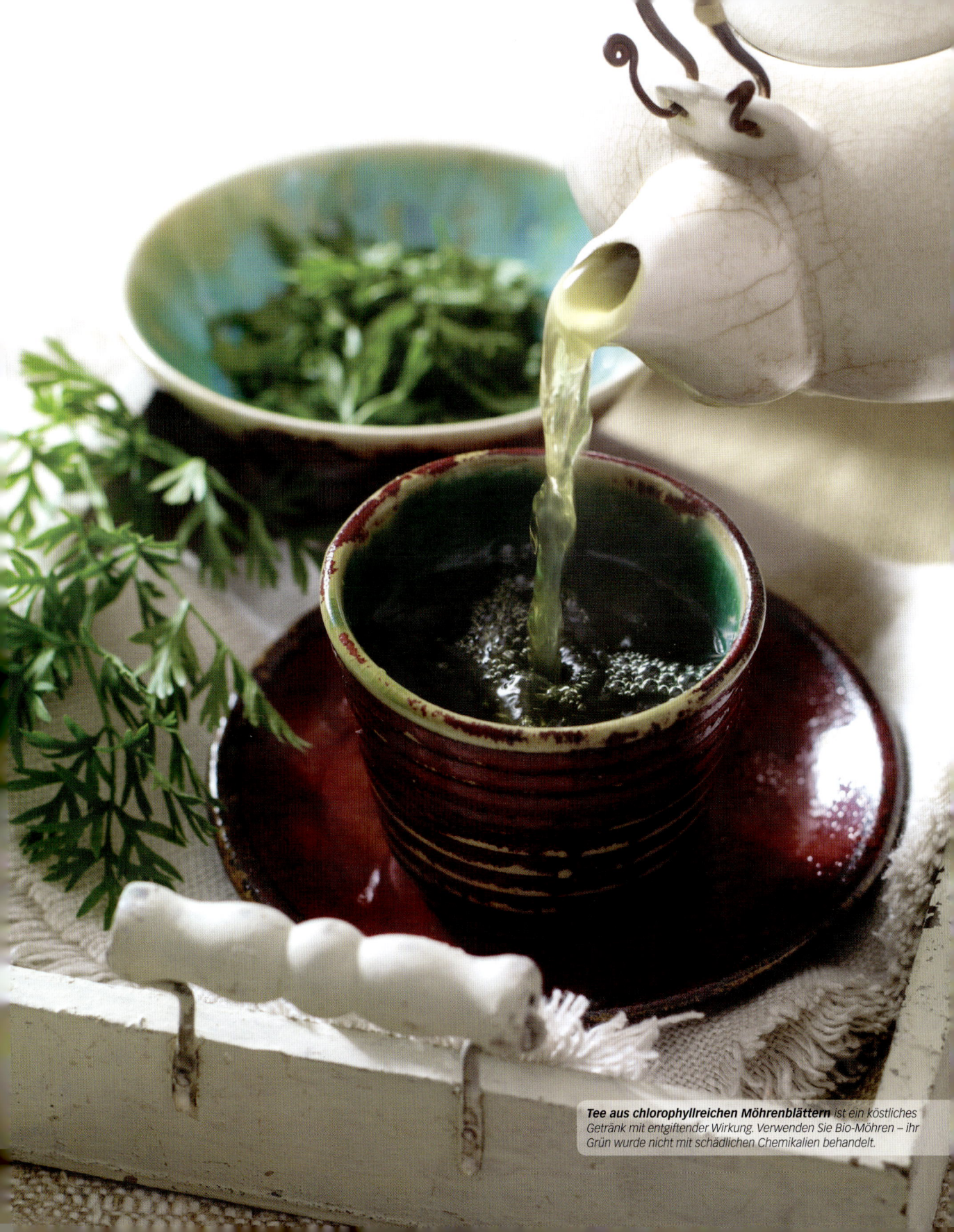

Tee aus chlorophyllreichen Möhrenblättern *ist ein köstliches Getränk mit entgiftender Wirkung. Verwenden Sie Bio-Möhren – ihr Grün wurde nicht mit schädlichen Chemikalien behandelt.*

RETTICHE UND RADIESCHEN

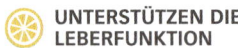 **UNTERSTÜTZEN DIE LEBERFUNKTION**

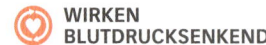 **WIRKEN BLUTDRUCKSENKEND**

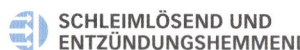 **SCHLEIMLÖSEND UND ENTZÜNDUNGSHEMMEND**

Rettiche und Radieschen gehören zu den Kohlgewächsen. Rund ums Jahr sind verschiedene Sorten in vielen Farben, Größen und Formen erhältlich. Wurzeln und Blätter sind reich an **Vitamin C,** Kalium, Magnesium, **B-Vitaminen** und Spurenelementen, die **Bluthochdruck** vorbeugen. Die ätherischen Öle geben ihnen den scharfen Geschmack, halten die **Leber** gesund, bekämpfen Entzündungen und lösen Schleim.

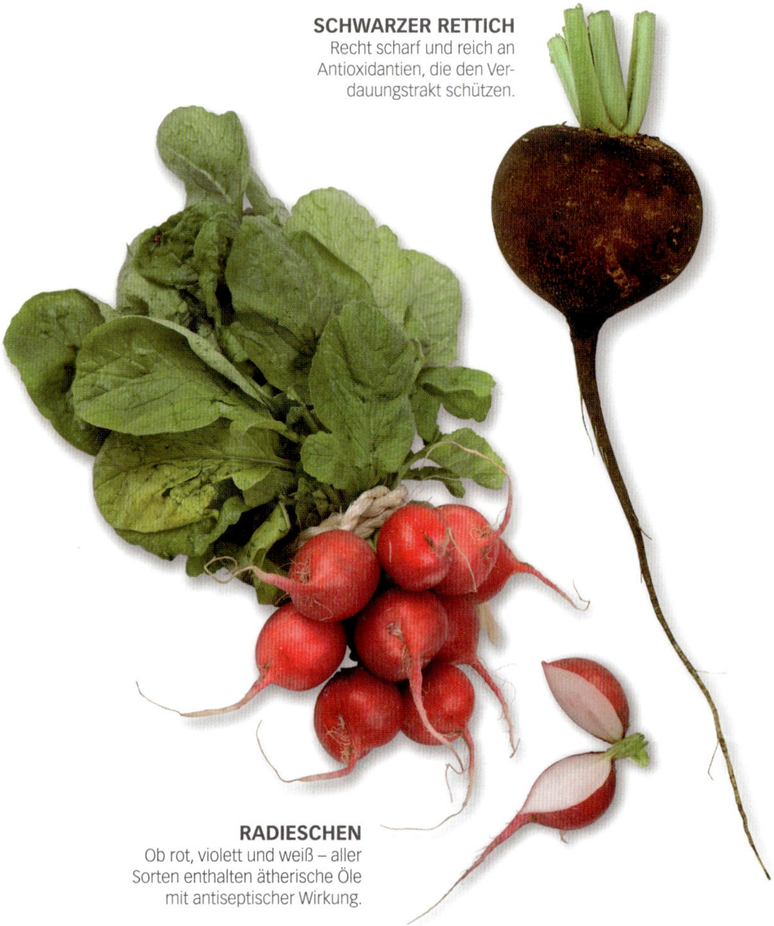

SCHWARZER RETTICH
Recht scharf und reich an Antioxidantien, die den Verdauungstrakt schützen.

RADIESCHEN
Ob rot, violett und weiß – aller Sorten enthalten ätherische Öle mit antiseptischer Wirkung.

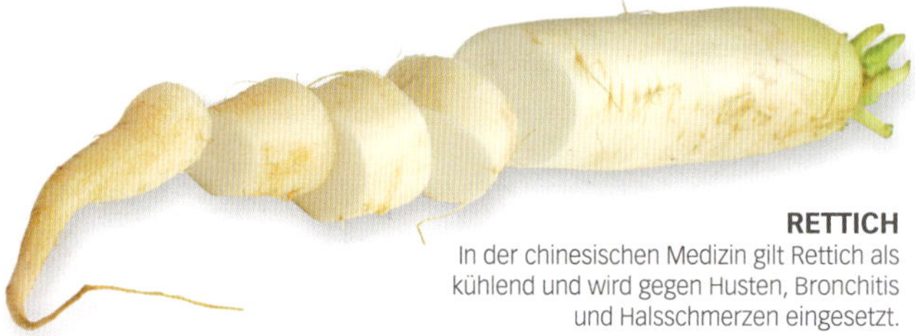

RETTICH
In der chinesischen Medizin gilt Rettich als kühlend und wird gegen Husten, Bronchitis und Halsschmerzen eingesetzt.

GESUNDHEITLICHE WIRKUNG

ENTGIFTUNG Rettiche und Radieschen fördern die Fettverdauung und die Ausschüttung von Gallensekret. Sie aktivieren Gallenblase und Leber und reinigen das Blut. Traditionell werden sie auch gegen Gallen- und Nierensteine eingesetzt. Sie wirken harntreibend und mild abführend.

BLUTDRUCKSENKEND Der hohe Kaliumgehalt trägt dazu bei, Bluthochdruck vorzubeugen.

SCHLEIMLÖSEND Wegen des hohen Vitamin-C-Gehalts sind Rettiche und Radieschen wirksam bei Erkältung und Grippe. Saft aus frisch geraspeltem Rettich ist ein bewährtes Mittel gegen Husten, Gelenkentzündungen und Gallenbeschwerden.

NÄHRSTOFFE OPTIMAL VERWERTEN

DIE BLÄTTER VERWERTEN Radieschenblätter enthalten sechsmal mehr Vitamin C als die Wurzeln. Außerdem liefern sie Kalzium.

DAIKON Asiatischer Rettich enthält das Enzym Myrosinase. Es unterstützt den Verdauungsablauf und produziert Isothiocyanat, ein krebsvorbeugendes Antioxidans.

TIPPS

RADIESCHENSAFT Für einen pikanten Entschlackungsdrink Äpfel, Stangensellerie und Rettich entsaften. Bei Erkältung Rettichsaft und Honig zu gleichen Teilen mischen. Dreimal täglich 1 TL einnehmen.

EINFACHE BEILAGE Radieschen behutsam in Butter und Gemüsebrühe schmoren. Herd abschalten, etwas frische Brunnenkresse zugeben, abschmecken und servieren.

FRISCHER SALAT Dünne Rettich- oder Radieschenscheiben mit Kopfsalat und Filets von rosa Grapefruit mischen. Eine Vinaigrette mit Senf und aufgefangenem Grapefruitsaft mischen.

KARTOFFELN

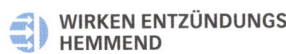 **WIRKEN ENTZÜNDUNGS-HEMMEND** 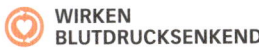 **WIRKEN BLUTDRUCKSENKEND** 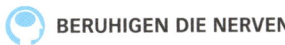 **BERUHIGEN DIE NERVEN**

Kartoffeln enthalten viel Vitamin C, Kalium, Ballaststoffe, B-Vitamine, Kupfer, Tryptophan, Mangan und sogar Lutein. Weil sie basisch sind, fördern sie die **Entgiftung** und regulieren das **Säure-Basen-Gleichgewicht** des Körpers. Sie wirken lindernd bei **Geschwüren**, **beruhigen** auf natürliche Weise und stärken den **Kreislauf.** Die in der Schale enthaltene Chlorogensäure beugt Zellmutationen vor.

GESUNDHEITLICHE WIRKUNG

GEGEN SÄURE Kartoffeln wirken basen-bildend und entzündungshemmend. Sie beruhigen einen übersäuerten Magen, lindern Magen- und Zwölffingerdarmgeschwüre und hemmen im Zusammenhang mit Arthritis auftretende entzündliche Prozesse.

BLUTHOCHDRUCK Kartoffeln sind reich an Chlorogensäure und Anthocyan. Beide Stoffe senken den Blutdruck, ebenso wie das Poly-phenol in blauen Kartoffeln.

NERVENSTÄRKEND Sie enthalten die Amino-säure Tryptophan, die beruhigend wirkt.

NÄHRSTOFFE OPTIMAL VERWERTEN

HEILENDER SAFT Durch Trinken des Saftes lassen sich die entzündungshemmenden Eigenschaften schnell nutzen. Mehrere rot-schalige Kartoffeln waschen, raspeln und mit einem Leinentuch ausdrücken. Nach Bedarf trinken.

MIT SCHALE Werden Kartoffeln vor dem Kochen geschält, gießt man viele Nährstoffe mit dem Wasser weg. Keine gewaschenen Kartoffeln kaufen. Beim Waschen geht die natürliche Beschichtung verloren, sie werden anfälliger für Bakterien und verder-ben schneller. Die Schale von Bio-Kartoffeln enthält keine Giftstoffe.

TIPPS

RÖSTI MIT BRENNNESSELN Kartoffeln bissfest garen, abkühlen lassen und grob raspeln. Mit einer Handvoll gehackter Brennnesseln mischen, würzen und flache Bratlinge formen. In der Pfanne braten, auf Küchenpapier abtropfen lassen und servieren.

KARTOFFELSALAT Salat aus rotschaligen Kar-toffeln ist besonders reich an Antioxidantien.

KRÄUTERSTAMPF Neue Kartoffeln garen und zusammen mit einer Handvoll Bärlauch und etwas Butter oder Öl stampfen.

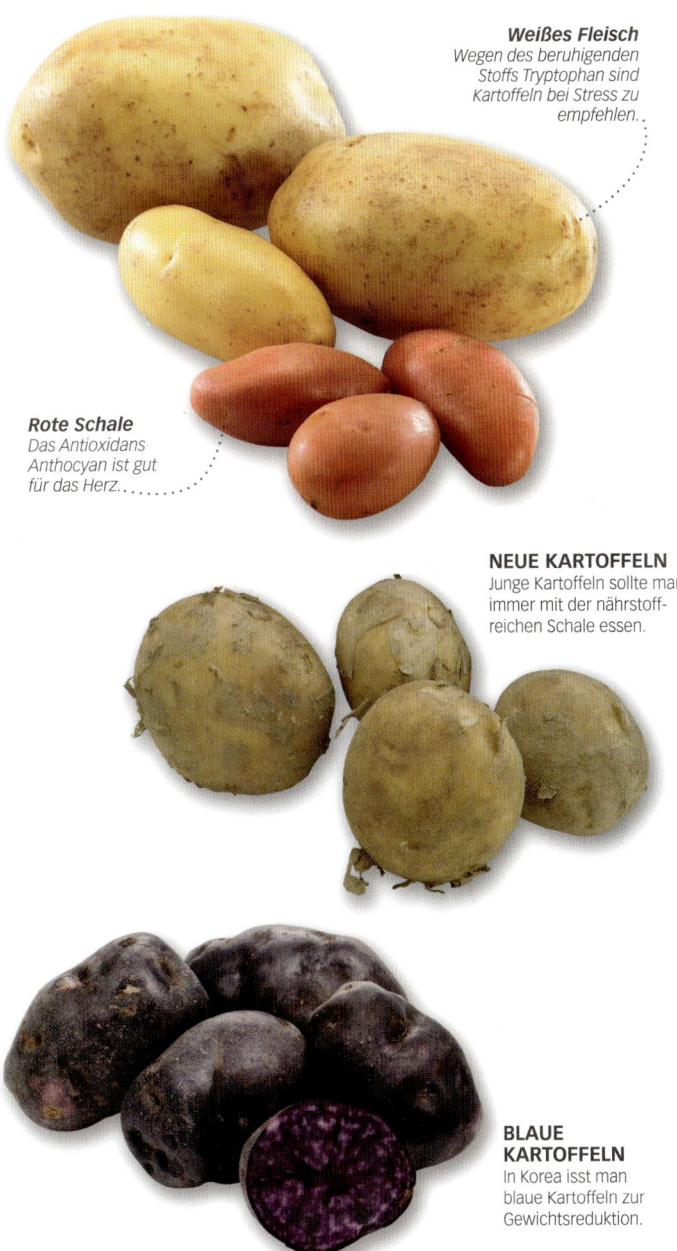

Weißes Fleisch
Wegen des beruhigenden Stoffs Tryptophan sind Kartoffeln bei Stress zu empfehlen.

Rote Schale
Das Antioxidans Anthocyan ist gut für das Herz.

NEUE KARTOFFELN
Junge Kartoffeln sollte man immer mit der nährstoff-reichen Schale essen.

BLAUE KARTOFFELN
In Korea isst man blaue Kartoffeln zur Gewichtsreduktion.

SÜSSKARTOFFELN

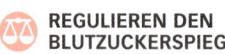 **REGULIEREN DEN BLUTZUCKERSPIEGEL**   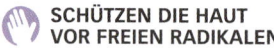 **SCHÜTZEN DIE HAUT VOR FREIEN RADIKALEN**   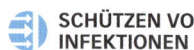 **SCHÜTZEN VOR INFEKTIONEN**

Süßkartoffeln sehen unspektakulär aus, sind aber enorm gesund. Eine einzige Süßkartoffel deckt fast den gesamten Tagesbedarf an **Vitamin C** und sogar mehr als den Tagesbedarf an **Beta-Carotin.** Süßkartoffeln bekämpfen **freie Radikale,** tun der **Haut** gut und stärken das **Immunsystem.** Weil sie reich an komplexen Kohlenhydraten sind, stabilisieren sie den **Blutzuckerspiegel.**

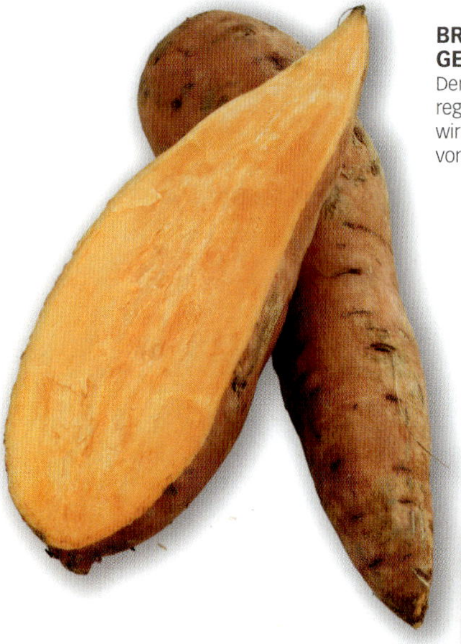

BRAUNE SCHALE, GELBES FLEISCH
Der hohe Kaliumgehalt reguliert den Puls und wirkt schädlichen Folgen von Stress entgegen.

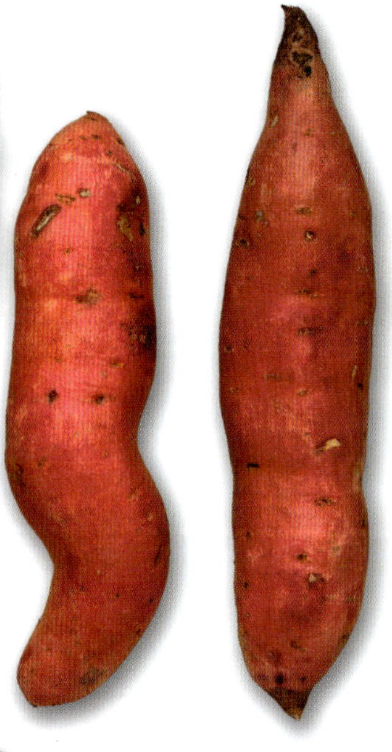

ROTE SCHALE, ROTES FLEISCH
Reich an Anthocyanen, die den Verdauungstrakt schützen und stärken.

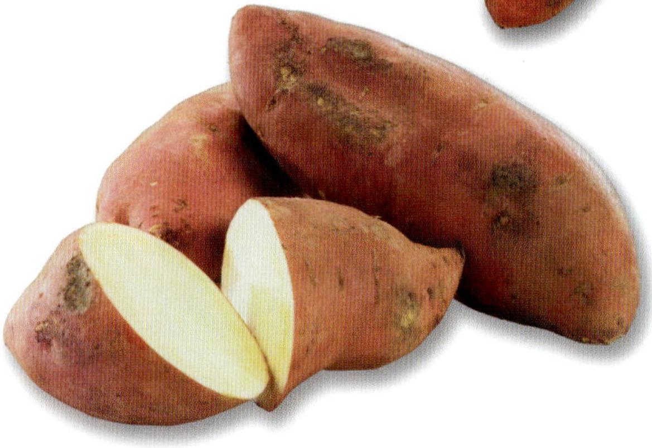

RÖTLICHE SCHALE, GELBES FLEISCH
Diese Sorte hat den höchsten Gehalt an Antioxidantien.

GESUNDHEITLICHE WIRKUNG

BLUTZUCKERKONTROLLE Süßkartoffeln sind ein altes Mittel bei Diabetes. Sie enthalten komplexe Kohlenhydrate und das Hormon Adiponectin, eine Kombination, die den Blutzuckerspiegel stabil hält.

SCHÖNE HAUT Der hohe Gehalt an Beta-Carotin bekämpft freie Radikale und wirkt der Hautalterung entgegen.

IMMUNSTÄRKEND Sie sind reich an Beta-Carotin und Vitamin C. Diese Nährstoffe verbessern bei regelmäßigem Verzehr das Immunsystem und die Abwehrkraft gegen Infektionen. Sie können auch Krebs vorbeugen.

NÄHRSTOFFE OPTIMAL VERWERTEN

DIE SCHALE MITESSEN Sie ist gesund und enthält ähnliche Nährstoffe wie das Fleisch, darum Süßkartoffeln ungeschält genießen.

ZUBEREITEN Beim Dämpfen oder Kochen bleiben die komplexen Kohlenhydrate besser erhalten als beim Braten oder Backen.

MIT ETWAS FETT Mit etwas Butter oder Öl genießen, um die Aufnahme von Beta-Carotin und anderen Antioxidantien zu optimieren.

ROT IST GESUND Süßkartoffeln mit rötlichem Fleisch haben viele Antioxidantien und entzündungshemmende Anthocyane – vor allem Peonidine und Cyanidine –, die Reizdarmsyndrom und Colitis ulcerosa vorbeugen.

TIPPS

GESTAMPFT Schälen, grob würfeln und 30 Minuten weich kochen. Mit etwas Butter stampfen. Nach Belieben mit braunem Zucker, Zimt und/oder Muskatnuss würzen.

ALS SALAT Gedämpfte (oder übrig gebliebene) Süßkartoffeln und Streifen von roter Paprika mit Spinat oder Rucola mischen. Dazu passen Balsamico-Dressing und Ziegenkäse.

KURKUMA

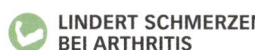 **LINDERT SCHMERZEN BEI ARTHRITIS**

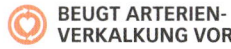 **BEUGT ARTERIEN-VERKALKUNG VOR**

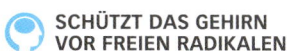 **SCHÜTZT DAS GEHIRN VOR FREIEN RADIKALEN**

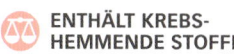 **ENTHÄLT KREBS-HEMMENDE STOFFE**

Kurkuma, ein Bestandteil vieler Currymischungen, ist außerordentlich gesund. Die Knolle kann frisch und getrocknet verwendet werden. Ihr Hauptinhaltsstoff ist Curcumin, ein **Antioxidans,** das **entzündungshemmend** wirkt, Schäden durch **freie Radikale** vorbeugt und zur Behandlung von **Arthritis, Herzproblemen, Diabetes** und sogar **neurologischen Beschwerden** eingesetzt werden kann.

GESUNDHEITLICHE WIRKUNG

ENTZÜNDUNGSHEMMEND Enthält entzündungshemmende ätherische Öle und Curcumin, das für die intensive Farbe sorgt. Seine Wirkung ähnelt der von Medikamenten wie Hydrocortison und Phenylbutazon. Es lindert Beschwerden bei rheumatoider Arthritis und entzündlichen Darmerkrankungen, schützt vor Diabetes und beugt Ablagerungen in den Arterien vor, die zu Herzkrankheiten und Schlaganfällen führen können.

SCHUTZ VOR ALZHEIMER Curcumin verringert Ablagerungen des Proteins Amyloid-B im Gehirn. Amyloid-B verursacht oxidative Schäden (freie Radikale) und entzündliche Prozesse im Gehirn, eine Hauptursache für Alzheimer. Die in Kurkuma enthaltenen Antioxidantien bekämpfen freie Radikale.

SCHUTZ VOR KREBS In Laborversuchen konnte mit Curcumin Wachstum und Ausbreitung von Tumorzellen gestoppt werden.

NÄHRSTOFFE OPTIMAL VERWERTEN

FRISCH ODER GETROCKNET Die frische Wurzel kann in vielen Gerichten statt Ingwer verwendet werden. Das Pulver ist in den meisten meisten Currymischungen enthalten.

BLÄTTER Die Blätter eignen sich zum Würzen von Currygerichten und zum Umwickeln von Lebensmitteln während des Garens.

FETT NICHT VERGESSEN Olivenöl, Ghee, Butter und andere Fette verbessern, ebenso wie Erhitzen, die Aufnahme von Curcumin.

TIPPS

ANTIOXIDANTIVER HEILTRANK Bei Gelenkschmerzen oder Ekzemen 1 EL Kurkuma in warme Milch rühren und trinken.

PIKANTES REISGERICHT Naturreis mit Cashewkernen und Rosinen mischen und mit Kurkuma, Kreuzkümmel und gerösteten Koriandersamen würzen.

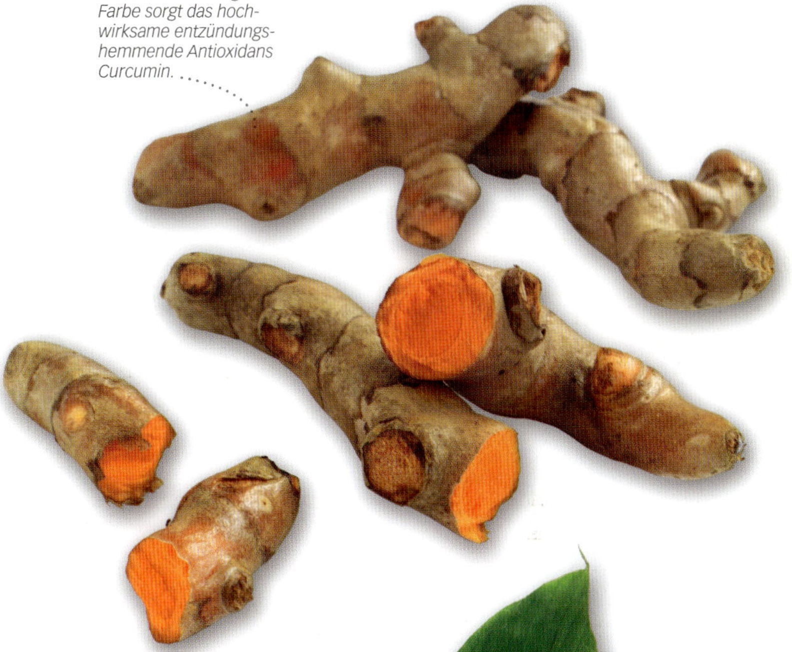

Wurzel
Für die leuchtend gelbe Farbe sorgt das hochwirksame entzündungshemmende Antioxidans Curcumin.

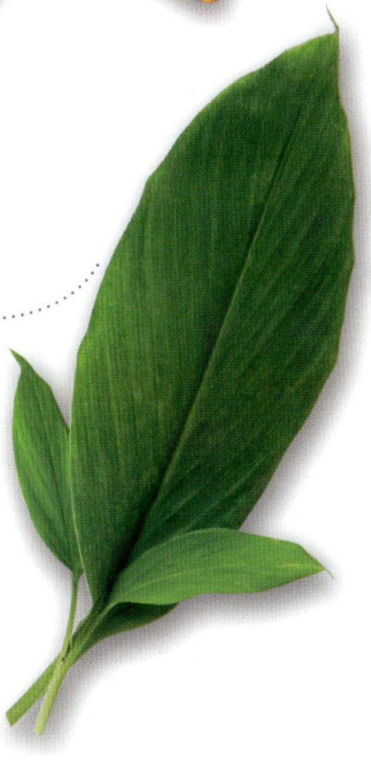

Blätter
Auch die Blätter enthalten Curcumin und darüber hinaus geringe Mengen von Vitaminen und Mineralien. Sie schmecken milder als die Wurzel und können für einen heilenden Tee verwendet werden.

INGWER

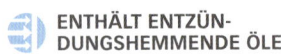 **ENTHÄLT ENTZÜN-DUNGSHEMMENDE ÖLE**   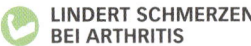 **LINDERT SCHMERZEN BEI ARTHRITIS**   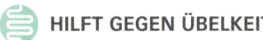 **HILFT GEGEN ÜBELKEIT**

Die pikante Wurzel wirkt lindernd bei **Magenverstimmung** und **Übelkeit.** Ihr aktiver Inhaltsstoff Gingerol ähnelt Capsaicin und Piperin, die in scharfen Chilischoten enthalten sind. Wie Studien zeigen, besitzen die ätherischen Öle **entzündungshemmende** Eigenschaften und helfen wirkungsvoll bei **Grippe** und **Erkältung, Kopfschmerzen** und **Menstruationsbeschwerden.**

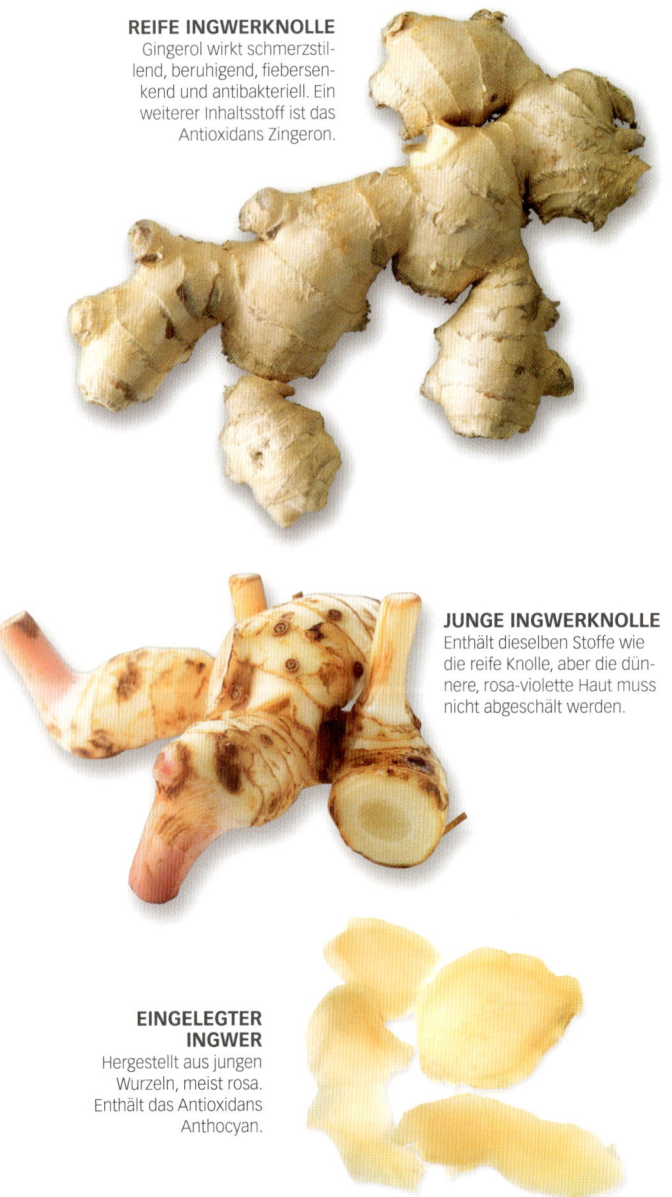

REIFE INGWERKNOLLE
Gingerol wirkt schmerzstillend, beruhigend, fiebersenkend und antibakteriell. Ein weiterer Inhaltsstoff ist das Antioxidans Zingeron.

JUNGE INGWERKNOLLE
Enthält dieselben Stoffe wie die reife Knolle, aber die dünnere, rosa-violette Haut muss nicht abgeschält werden.

EINGELEGTER INGWER
Hergestellt aus jungen Wurzeln, meist rosa. Enthält das Antioxidans Anthocyan.

GESUNDHEITLICHE WIRKUNG

ENTZÜNDUNGSHEMMEND Lindert Entzündungen und Schmerzen und kann bei Arthrose den Medikamentenbedarf verringern.

ÜBELKEIT Ingwer mildert nachweislich Reisekrankheit sowie Übelkeit in der Schwangerschaft, nach Chemotherapie und Operationen.

DARMGESUNDHEIT Er ist gut für den Darm, beschleunigt den Nahrungstransport durch den Darmtrakt und lindert Blähungen, Völlegefühl und Krämpfe. Er sensibilisiert auch die Geschmacksknospen und regt die Ausschüttung von Verdauungssäften an.

NÄHRSTOFFE OPTIMAL VERWERTEN

BEHUTSAM SCHÄLEN Direkt unter der Haut ist die Konzentration der Harze und ätherischen Öle besonders hoch. Am besten die Haut mit einem Teelöffel abschaben, statt sie mit einem Messer abzuschälen.

FRISCH ESSEN Frischer Ingwer schmeckt besser als getrockneter und hat einen höheren Gehalt an aktiven Inhaltsstoffen wie Gingerol und Zingibain. Trocken lagern.

JUNGE KNOLLEN NEHMEN Die meisten Supermärkte verkaufen reife Knollen. In asiatischen Lebensmittelgeschäften bekommt man auch junge, die nicht geschält werden müssen, saftiger sind und milder schmecken.

TIPPS

WOHLTUENDER SIRUP Bei Halsschmerzen und Verschleimung einen Sirup aus je 2 TL Ingwersaft, Kurkuma und schwarzem Pfeffer, je 1 TL Honig und Essig und 3 EL Wasser nach Bedarf einnehmen. Zur Saftgewinnung die Wurzel fein raspeln und gut ausdrücken.

INGWERTEE 1 TL frisch geriebenen Ingwer mit dem Saft einer halben Zitrone und 1 TL Honig mischen. Mit kochendem Wasser auffüllen. Bei den ersten Anzeichen von Erkältung oder Übelkeit trinken.

PILZE

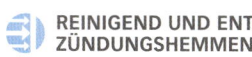 **REINIGEND UND ENT-ZÜNDUNGSHEMMEND**

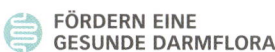 **FÖRDERN EINE GESUNDE DARMFLORA**

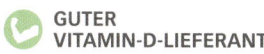 **GUTER VITAMIN-D-LIEFERANT**

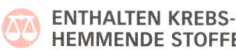 **ENTHALTEN KREBS-HEMMENDE STOFFE**

Zuchtpilze gibt es in verschiedenen Größen und Farben. Alle enthalten dieselben gesundheitsfördernden Inhaltsstoffe. Shiitake, Lackporling und Wolkenohr aber besitzen **außergewöhnliche Heilkraft.** Alle Pilze enthalten **Ballaststoffe,** Proteine, **B-Vitamine** und **Vitamin D** in unterschiedlichen Anteilen. Weiter sind sie für ihre **entzündungshemmende** und **antibakterielle Wirkung** bekannt.

GESUNDHEITLICHE WIRKUNG

ANTIOXIDATIV Alle Pilze gelten als »reinigend«, und bis auf Austernpilze und Maitake enthalten alle die entzündungshemmende Aminosäure Ergothionein. Der Inhaltsstoff Germanium verbessert die Sauerstoffversorgung der Zellen und stärkt das Immunsystem.

PROBIOTISCH Rohe Pilze enthalten mehr probiotische Oligosaccharide wie Chitin und Beta-Glucan als gegarte. Beide Stoffe fördern eine gesunde Darmflora.

LIEFERT VIEL VITAMIN D Weiße Champignons gehören zu den wenigen pflanzlichen Quellen für Vitamin D, das für die Knochengesundheit, den Hormonhaushalt und das Immunsystem wichtig ist und Krebs vorbeugt.

WIRKT GEGEN KREBS Shiitake enthalten Lentinan, das Krebs vorbeugt und Viren und Bakterien bekämpft. Es regt die Produktion weißer Blutkörperchen an und stärkt so das Immunsystem.

NÄHRSTOFFE OPTIMAL VERWERTEN

PUTZEN Geschäfte bieten Pilze meist küchenfertig geputzt an. Selbst gesammelte Pilze kurz waschen oder abbürsten. Der Nährstoffgehalt wird davon nicht beeinflusst.

ZUBEREITUNG Beim Kochen nehmen Stärke-, Ballaststoff- und Fettgehalt von Pilzen zu, und es werden mehr Antioxidantien wie Carotinoide und Ferulsäure freigesetzt. Es geht aber Vitamin C verloren.

TIPPS

GETROCKNETE EXOTEN Getrocknete Pilze haben einen intensiven Geschmack. In kochendem Wasser einweichen und das Einweichwasser für Suppe oder Sauce verwenden – es nimmt einen Teil der Nährstoffe auf.

FLEISCHERSATZ Gegarte Pilze haben eine ähnliche Konsistenz wie Fleisch und können fleischarme Gerichte anreichern.

SHIITAKE
Sie enthalten den krebsvorbeugenden Stoff Lentinan, der auch die Fließfähigkeit des Blutes verbessert.

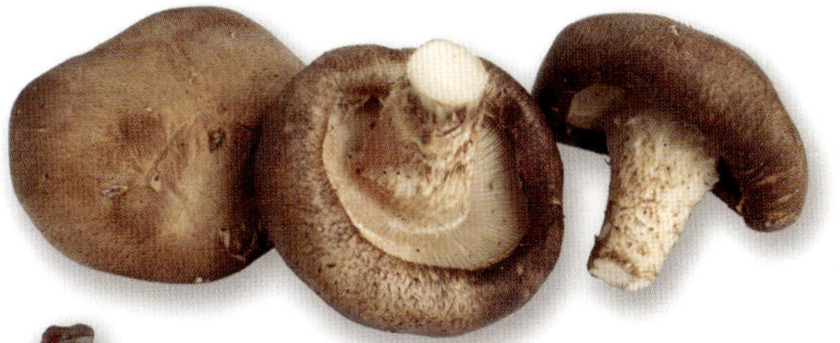

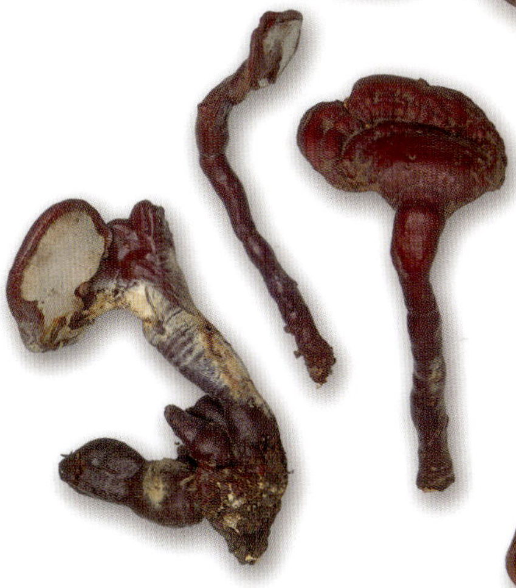

LACKPORLINGE (REI-SHI)
Gutes Allroundtonikum mit antiallergischer und antiviraler Wirkung.

WOLKENOHRPILZE (MU-ERR)
Sie regulieren den Blutzuckerspiegel und wirken krebsvorbeugend, gerinnungshemmend und cholesterinsenkend.

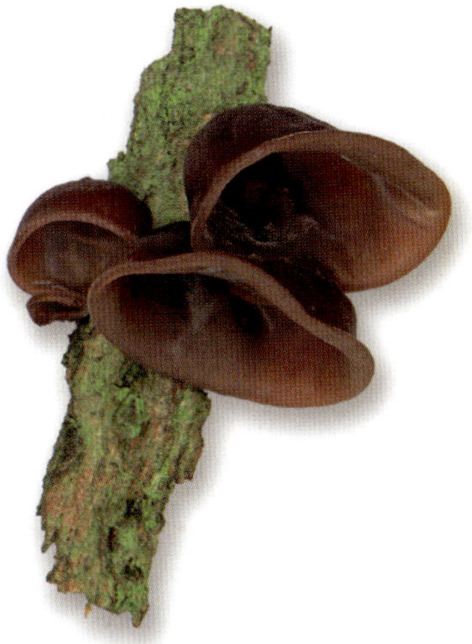

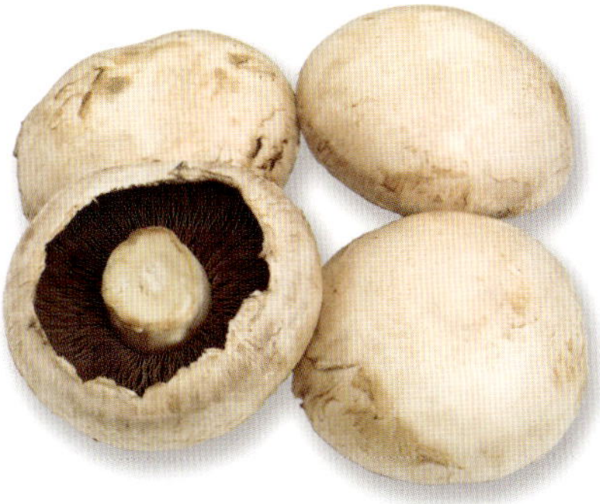

KULTURCHAMPIGNONS
Selbst diese Allerweltspilze stärken nachweislich das Immunsystem.

NÜSSE

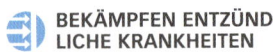 **BEKÄMPFEN ENTZÜND-LICHE KRANKHEITEN**

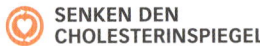 **SENKEN DEN CHOLESTERINSPIEGEL**

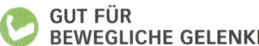 **GUT FÜR BEWEGLICHE GELENKE**

Nüsse gehören zu den pflanzlichen Lebensmitteln mit dem höchsten Gehalt an **Antioxidantien,** die **entzündungshemmend** wirken und vor schädigenden freien Radikalen schützen. Nüsse sind auch **reich an Ballaststoffen,** gesunden Fetten, **Vitaminen** und Mineralstoffen. Sie senken den **Cholesterinspiegel,** verbessern die Funktion der **Blutgefäße** und sind gut für **Muskeln und Gelenke.**

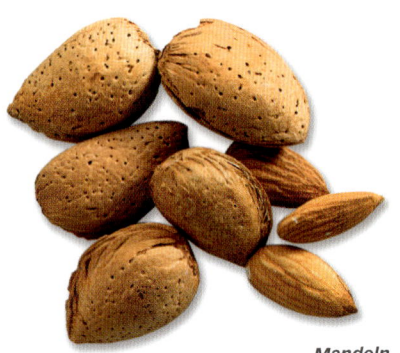

Mandeln

Mandeln

GESUNDHEITLICHE WIRKUNG

CHOLESTERINSENKEND Mandeln sind eine gute Quelle für die Mineralien Zink, Magnesium und Kalium. Sie enthalten antioxidatives Vitamin E, das Gehirn, Herz-Kreislauf-System und Atmungsorgane stärkt und gesund für die Haut ist. Besonders reich sind sie an cholesterinsenkenden, einfach ungesättigten Fettsäuren wie Öl- und Palmitolsäure. Ihr hoher Ballaststoffgehalt wirkt regulierend auf den Blutzuckerspiegel.

TIPPS

VIELSEITIGE ZUTAT Die Haut der Mandelkerne mitessen, die in ihr enthaltenen Flavonoide verstärken die antioxidative Wirkung des Vitamin E. Gemahlene Mandeln eignen sich als stärkearme, glutenfreie Alternative zu Mehl beim Backen oder für Mandelmilch, die ein wertvoller Ersatz für Kuhmilch sein kann.

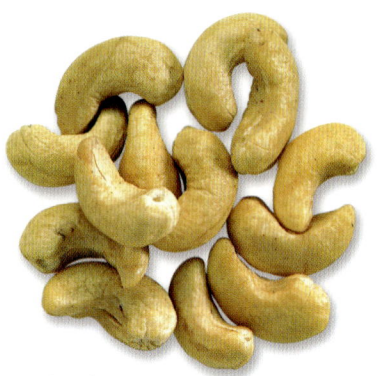

Cashewkerne

Cashewkerne

GESUNDHEITLICHE WIRKUNG

GESUNDE KNOCHEN Guter Lieferant von einfach ungesättigter Ölsäure und der Omega-3-Fettsäure Alpha-Linolensäure, die Herzkrankheiten und Krebs vorbeugen. Cashewkerne enthalten außerdem mit Kalzium, Magnesium, Eisen, Zink und Folsäure Mineralien, die gut für die Knochengesundheit sind. Diese Nährstoffe fördern auch die Bildung von Collagen, das für die Gesundheit von Haut und Körpergewebe wichtig ist.

TIPPS

SÜSS UND HERZHAFT Cashewkerne enthalten Stärke und eignen sich zum Andicken von wasserhaltigen Gerichten wie Suppen, Schmorgerichten und indischen Milchdesserts. Aus gemahlenen, eingeweichten Cashewkernen lässt sich eine gesunde Creme herstellen, die Sahne ersetzen kann.

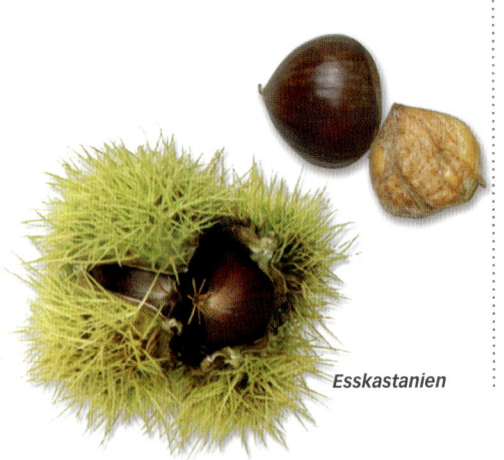

Esskastanien

Esskastanien

GESUNDHEITLICHE WIRKUNG

GUT FÜR DAS HERZ Esskastanien enthalten erheblich weniger Fett und sind darum kalorienärmer als andere Nüsse. Sie sind jedoch reich an Ballaststoffen, Beta-Carotin und Folsäure und die einzigen Nüsse mit einem nennenswerten Gehalt an Vitamin C. Sie weisen auch sehr viel Palmitinsäure und Ölsäure auf, zwei herzfreundliche Fette, die auch in Olivenöl enthalten sind.

TIPPS

STATT WEIZEN Gekocht, püriert oder geröstet genießen oder zu Pasteten, Suppen, Geflügelgerichten, Füllungen, Eintöpfen und Vorspeisen geben. Esskastanienmehl ist glutenfrei und wird für viele italienische Rezepte wie Polenta, Gnocchi, süßes Brot und Plätzchen verwendet.

Haselnüsse

GESUNDHEITLICHE WIRKUNG

REICH AN ANTIOXIDANTIEN Haselnüsse enthalten viel einfach ungesättigte Fettsäuren, die das Herz schützen und den LDL-Cholesterinspiegel senken. Inhaltsstoffe wie Vitamin E und K, Folsäure und Biotin (ein B-Vitamin) halten Haut und Haare gesund. Kupfer fördert die Bildung roter Blutkörperchen, schützt vor Zellschäden durch freie Radikale und stärkt das Bindegewebe. Ungeschälte Haselnüsse enthalten dreimal so viel Proanthocyanin (ein Antioxidans) wie andere Nüsse. Es hindert freie Radikale daran, Organe und Zellen zu schädigen.

TIPPS

GARNIERUNG Grob gehackt auf Obstdesserts, Müsli, Gebäck und herzhafte Gerichte streuen.

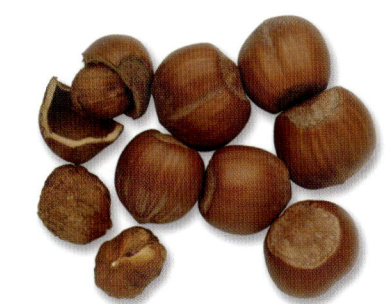

Haselnüsse

Pinienkerne

GESUNDHEITLICHE WIRKUNG

GUTER PROTEINLIEFERANT Sie weisen mehr Knochen und Arterien schützendes Vitamin K auf als andere Nüsse. Magnesium und Kalium regulieren den Herzschlag, senken den Blutdruck und regen den Kreislauf an. Zwar ist ihr Fettgehalt höher als der anderer Nüsse, aber sie beinhalten auch mehr Phytosterole. Diese pflanzlichen Hormone senken den ungesunden LDL-Cholesterinspiegel, beugen manchen Krebsarten vor und stärken das Immunsystem.

TIPPS

EINE HANDVOLL Pinienkerne sättigen anhaltend und schmecken interessant. Unter heiße Nudeln oder Pilaw mischen oder an die Füllung für Tomaten, Zucchini oder Auberginen geben.

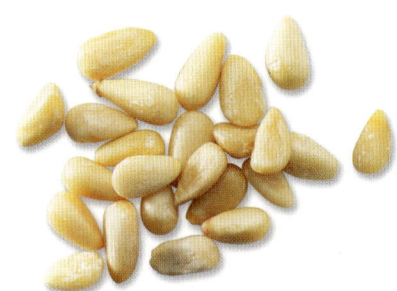

Pinienkerne

Pistazien

GESUNDHEITLICHE WIRKUNG

ENTZÜNDUNGSHEMMEND Ihre intensive Farbe verrät den hohen Gehalt an Antioxidantien. Pistazien sind reich an Beta-Carotin und Oleanolsäure, die entzündungshemmend wirken. Sie enthalten Phytosterole mit entzündungshemmender Wirkung, die das Immunsystem stärken, den LDL-Cholesterinspiegel senken und Krebs vorbeugen, sowie wichtige Mineralien wie Kalium, Kalzium, Zink, Eisen und Magnesium.

TIPPS

KÜHL GENIESSEN Hitze verringert den Nährstoffgehalt. Als Garnierung verwenden, auf probiotischen Joghurt streuen oder mit Brennnesseln, Löwenzahnblättern und Parmesan zu einem entschlackenden Frühlingspesto verarbeiten.

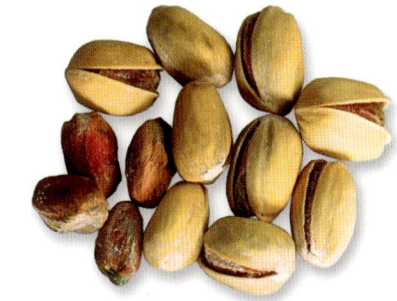

Pistazien

Walnüsse

GESUNDHEITLICHE WIRKUNG

GESUND FÜR DAS HERZ Reich an Alpha-Linolensäure (ALA), einer Omega-3-Fettsäure, die den ungesunden LDL-Cholesterinspiegel senkt und die Arterien gesund erhält. Walnüsse enthalten ferner Ellagsäure (ein Antioxidans) und verschiedene Tocopherole (E-Vitamine), darunter Alpha-, Beta- und Gamma-Tocopherol, die Krebs und Herzkrankheiten vorbeugen und gesund für Haut und Gewebe sind. Ein weiterer Inhaltsstoff ist der Botenstoff Serotonin, der Depressionen lindern kann.

TIPPS

ROH UND GERÖSTET Für Füllungen und Gebäck oder zum Bestreuen von Obst, Joghurt und Salaten.

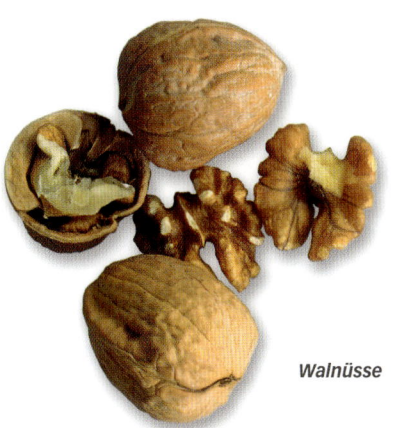

Walnüsse

SAMEN UND SPROSSEN

 FÜR GESUNDE HAUT UND SCHÖNES HAAR

 FÖRDERN DIE ENTGIFTUNG

 REGULIEREN DEN HORMONHAUSHALT

 SCHÜTZEN HERZ UND BLUTGEFÄSSE

Samen sind winzig, aber voller **Proteine, Ballaststoffe, Eisen, Vitamine** und **Omega-3-Fettsäure**, die **Haut und Haare** gesund erhalten, die **Ausscheidung von Giftstoffen** fördern, ausgleichend auf den **Hormonhaushalt** wirken und das **Herz-Kreislauf-System** stärken. Die Keimung wandelt die Stärke in komplexe Kohlenhydrate um und setzt **verdauungsfördernde** Enzyme frei.

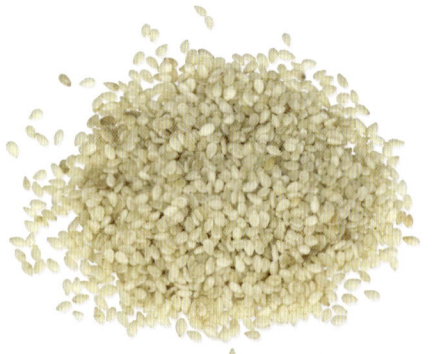

Sesamsamen

Sesamsamen

GESUNDHEITLICHE WIRKUNG

VERBESSERN DAS HAUTBILD Sesamsamen sind reich an Vitamin E, das das Hautbild verbessert sowie Herz und Nervensystem stärkt. Sie enthalten außerdem die pflanzlichen Hormone Sesamin und Sesamolin, die den Blutdruck senken und die Leber vor schädigenden Giftstoffen schützen. Alle Arten – weiß, braun oder schwarz – können roh verzehrt oder eingeweicht und gekeimt werden.

TIPPS

VIELSEITIG Die Samen über gedünstetes Gemüse streuen. Keimsprossen für Salate, Wokgerichte, Gebäck, Quiches oder als Brotbelag verwenden. Tahini – Paste aus gemahlenem Sesam – eignet sich für Hummus und Salatdressings oder als Brotaufstrich, beträufelt mit Miso oder Honig.

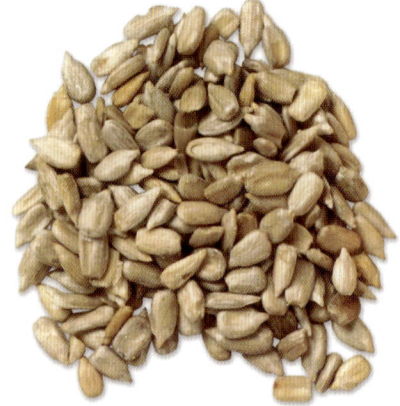

Sonnenblumenkerne

Sonnenblumenkerne

GESUNDHEITLICHE WIRKUNG

GUT FÜR HAUT UND HAARE Eine hervorragende Quelle für das Antioxidans Vitamin E, das Haut und Haare gesund erhält, vor Zellschäden schützt und krebsvorbeugend wirkt. Die Kerne sind auch reich an B-Vitaminen, vor allem an Folsäure. Folsäure stärkt das Immunsystem und ist besonders wertvoll in der Schwangerschaft. Roh essen oder einweichen und keimen lassen.

TIPPS

SOLO ODER ALS ZUTAT Sonnenblumenkerne kann man pur knabbern. Sie eignen sich auch als Zutat für Salate, Wokgerichte, Backwaren und Studentenfutter. Die Keimsprossen sind außerordentlich nährstoffreich.

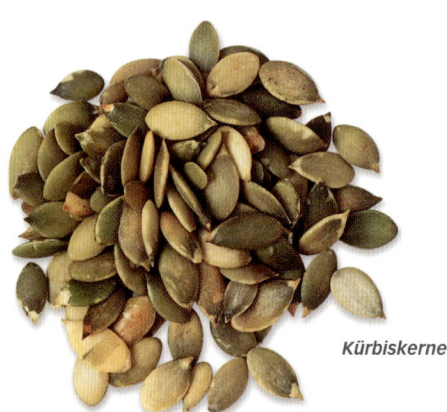

Kürbiskerne

Kürbiskerne

GESUNDHEITLICHE WIRKUNG

MÄNNERGESUNDHEIT Reich an Zink, das die Zeugungsfähigkeit fördert und Prostatabeschwerden vorbeugt.

GUT FÜR HERZ UND KREISLAUF Die Kerne enthalten viel Vitamin B, Magnesium, Eisen, Proteine und essenzielle Fettsäuren, die gut für die Blutgefäße sind und den ungesunden LDL-Cholesterinspiegel senken. Roh essen oder trocken rösten. Die Keimung ist schwierig, aber durch Einweichen (1–2 Stunden) werden die Nährstoffe besser verwertbar.

TIPPS

EINWEICHEN Roh, trocken geröstet oder eingeweicht als Snack knabbern oder für Gebäck, gekochte Gerichte, Müsli oder zur Garnierung verwenden.

Leinsamen

GESUNDHEITLICHE WIRKUNG

HERZGESUNDHEIT Leinsamen enthalten Ballaststoffe mit Schleimstoffen, die den ungesunden LDL-Cholesterinspiegel senken, den Blutzuckerspiegel regulieren und den Hunger dämpfen. Mit ihrem hohen Gehalt an Omega-3-Fettsäuren reduzieren sie die schädlichen Fette (Triglyzeride) im Blut und beugen so Schlaganfällen und Herzinfarkten vor. Auch für die Gesundheit von Augen, Gelenken und Gehirn sind sie wertvoll. Die Samen haben harte Schalen. Gekeimt oder als Schrot sind die Nährstoffe besser verfügbar.

TIPPS

SCHROT ODER SPROSSEN Ganze Samen frisch schroten und zu Joghurt, Haferflocken, Müsli, Smoothies, Schmorgerichten oder Gebäck geben. Durch die Keimung werden mehr Proteine und Omega-3-Fettsäuren freigesetzt.

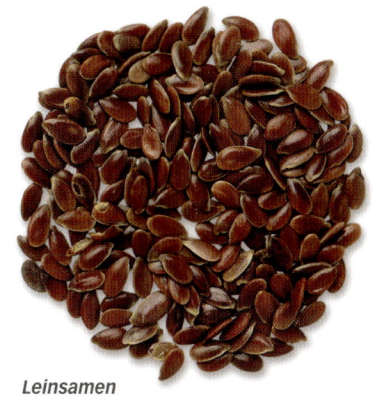

Leinsamen

Mohnsamen

GESUNDHEITLICHE WIRKUNG

SCHÜTZT DAS HERZ Die Samen enthalten mehrfach ungesättigte und einfach ungesättigte Fettsäuren, die das Herz schützen. Außerdem liefern sie Eisen, Phosphor, Ballaststoffe und verschiedene B-Vitamine.

TONIKUM In der traditionellen ayurvedischen Medizin gelten Mohnsamen als Allroundtonikum und als Mittel gegen Durchfall. Mohnsamentee ist ein altes Hausmittel bei Angstzuständen und nervöser Anspannung. Weil Schlafmohn unter das Betäubungsmittelgesetz fällt, kommen meist nur sterilisierte Mohnsamen in den Handel. Der Verzehr der Samen führt jedoch nicht zu Rauschzuständen. Die winzigen Samen sind schwer zu zerkauen, darum sollte man sie mahlen, um die Nährstoffe besser verfügbar zu machen. Nicht sterilisierte Samen können eingeweicht und gekeimt werden.

TIPPS

MAHLEN ODER KEIMEN Die trockenen Samen über Joghurt, herzhafte Gerichte wie Nudeln und Fisch oder über Backwaren streuen. Mohnsprossen kann man roh essen oder unter Brot- und Kuchenteig mischen.

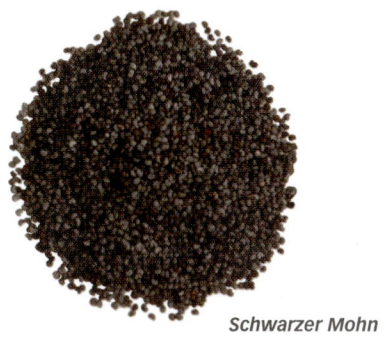

Schwarzer Mohn

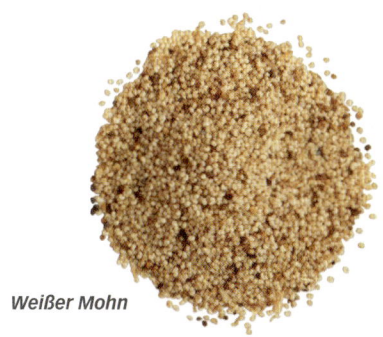

Weißer Mohn

Hanfsamen

GESUNDHEITLICHE WIRKUNG

SEHR HERZGESUND Das ideale Verhältnis von Omega-3-, Omega-6- und Omega-9-Fettsäuren fördert die Gesundheit von Gehirn und Herz. Hanfsamen enthalten komplette Proteine und Ballaststoffe, die Herz und Verdauungsorgane gesund halten, sowie Phytosterole (pflanzliche Hormone), die den Cholesterinspiegel senken und ausgleichend auf den Hormonhaushalt wirken.

ENTZÜNDUNGSHEMMEND Hanfsamen wirken entzündungshemmend und sind gesund für Haut und Gelenke. In manchen Ländern werden nur sterilisierte, also nicht keimfähige, Samen verkauft, weil Hanf zur Familie der Cannabisgewächse gehört. Berauschend wirkt der Verzehr der Samen oder Sprossen aber nicht.

TIPPS

KEIMFÄHIGE SAMEN Die Samen über Salate, Joghurt, Müsli oder Desserts streuen. Sprossen aus keimfähigen Samen können für Backwaren, Smoothies, Salate und Sandwiches verwendet werden.

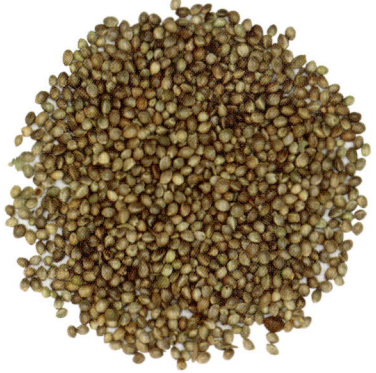

Hanfsamen

Samen und Sprossen (Fortsetzung)

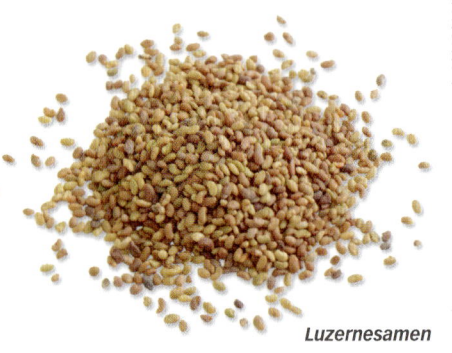

Luzernesamen

Luzernesamen

GESUNDHEITLICHE WIRKUNG

ENTGIFTEND Reich an Nährstoffen und Antioxidantien, vor allem an Chlorophyll, das den Abbau von Giftstoffen im Blut fördert. Sie wirken mild harntreibend und regulieren dadurch Wasserhaushalt und Blutdruck. Ihr Inhaltsstoff Cumarin wirkt blutverdünnend, was die Durchblutung verbessert und Schlaganfällen vorbeugt. Das Enzym Betain fördert den Protein- und Fettstoffwechsel und ist damit gut für die Verdauung.

FRAUENGESUNDHEIT Luzernesamen sind reich an Phytoöstrogenen und werden oft eingesetzt, um den weiblichen Hormonhaushalt auszugleichen.

TIPPS

PROTEINSTOFFWECHSEL Jedem Gericht gekeimte Luzernesamen zur Verdauungsförderung beigeben. Um den Effekt zu erhöhen, mit anderen harntreibenden und verdauungsfördernden Kräutern kombinieren.

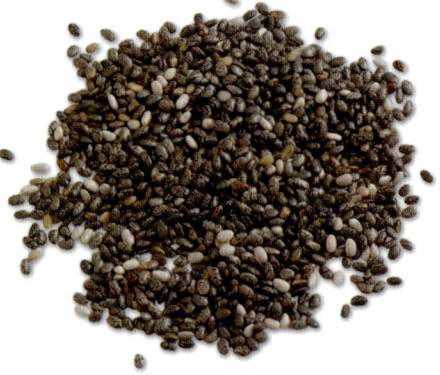

Chiasamen

Chiasamen

GESUNDHEITLICHE WIRKUNG

GESUNDES HERZ Reich an Omega-3-Fettsäuren, die die Konzentration ungesunder Fette (LDL-Cholesterin und Triglyzeride) im Blut senken und so Herzkrankheiten und Schlaganfällen vorbeugen.

STARKE KNOCHEN Chiasamen enthalten viel Kalzium und Magnesium – wichtig für gesunde Knochen und Zähne – sowie Eisen, Folsäure und lösliche Ballaststoffe.

GESUNDER DARM Die Keimsprossen enthalten Ballaststoffe mit Schleimstoffen, welche die regelmäßige Verdauung fördern und den Blutzuckerspiegel regulieren. Die Samen 1 Stunde einweichen, um die Ballaststoffe besser verwertbar zu machen, oder einige Tage keimen lassen.

TIPPS

EINWEICHEN ODER KEIMEN Eingeweichte Samen über Joghurt oder Salat streuen oder an Muffinteig geben. Auch in warmem Haferflockenbrei schmecken sie gut. Die Sprossen eignen sich für Salate und wirken in Suppen und Eintöpfen als natürliches Verdickungsmittel. Brot, Muffins und Plätzchen verleihen sie besonderen Geschmack und zusätzliche Nährstoffe.

Rotkleesamen

Rotkleesamen

GESUNDHEITLICHE WIRKUNG

FRAUENGESUNDHEIT Die Samen sind für ihren hohen Gehalt an Phytoöstrogenen bekannt, die Wechseljahresbeschwerden wie Hitzewallungen, Wassereinlagerungen oder Spannungszustände lindern. Sie sind reich an Kalzium, das Knochen und Zähne gesund erhält.

GUT FÜR HERZ UND KREISLAUF Sie enthalten Vitamin C, B-Vitamine, Vitamin-K sowie Beta-Carotin – gut für Blutdruck, Kreislauf und Herz. Rotkleesamen schmecken ähnlich wie Luzernesamen, eignen sich aber nicht zum Rohverzehr, sondern nur zum Keimen.

TIPPS

GESUNDES EXTRA Rotkleesprossen reichern vielerlei Gerichte durch Geschmack und knackigen Biss an, sind aber kalorienarm. Am besten schmecken sie roh, man kann sie aber auch für Suppen und Wokgerichte verwenden.

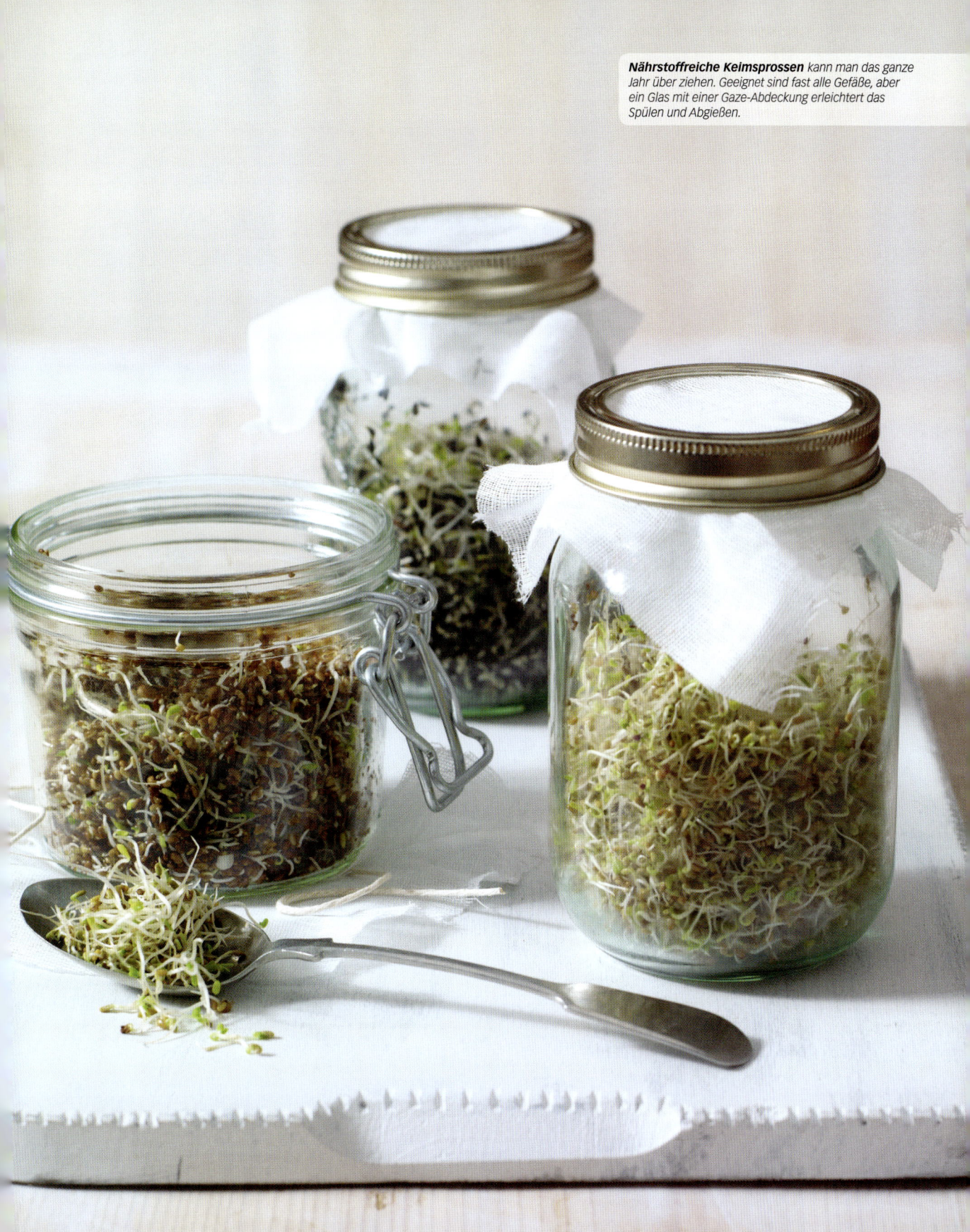

Nährstoffreiche Keimsprossen kann man das ganze Jahr über ziehen. Geeignet sind fast alle Gefäße, aber ein Glas mit einer Gaze-Abdeckung erleichtert das Spülen und Abgießen.

HEILKRÄUTER

Der Unterschied zwischen Heilkräutern und **Küchenkräutern** ist nicht groß, und die meisten Heilkräuter lassen sich leicht in die tägliche Ernährung einbeziehen. Als **Tinktur oder Tee** ist ihre **heilende Wirkung** aber intensiver, als wenn sie **in kleineren Mengen** zum Kochen verwendet werden. Kräuter immer gegen Ende der Garzeit zugeben – längere Hitzeeinwirkung bekommt ihnen nicht.

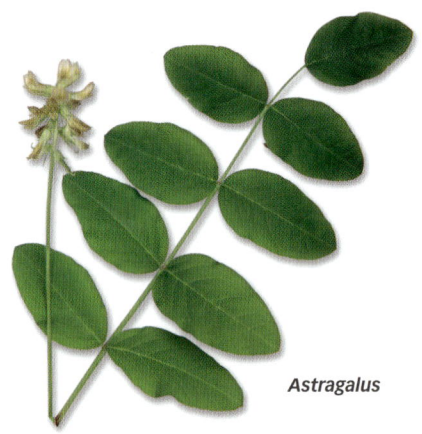

Astragalus

Astragalus

 VERBESSERT DEN ENERGIEHAUSHALT

GESUNDHEITLICHE WIRKUNG

STÄRKT DIE IMMUNABWEHR Bei Erschöpfung oder Rekonvaleszenz spendet dieses Heilkraut Energie. Astragalus fördert die Bildung weißer Blutkörperchen und verbessert ihre Funktion. Als natürliches Antibiotikum stärkt er die Widerstandskraft gegen Virusinfektionen. Wirkt außerdem harntreibend und ist reich an Antioxidantien, die vor Zellschäden durch freie Radikale schützen.

TIPPS

BRÜHE UND SUPPE Als Suppe 10–15 g des Krauts mit Shiitakepilzen, Zwiebeln, Knoblauch, Miso und Möhren garen, oder als Basis einer Brühe verwenden, in der Reis gekocht wird. Für Tee 2 TL getrocknete oder 1 TL frische Blätter mit 175 ml Wasser übergießen und 5 Minuten ziehen lassen.

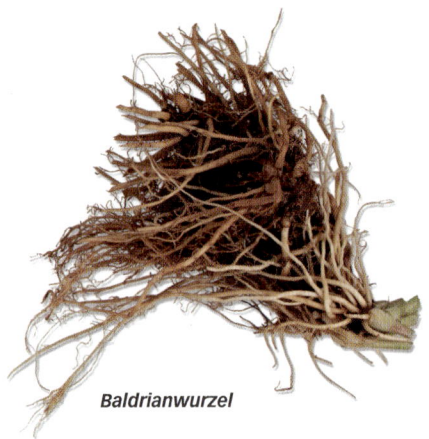

Baldrianwurzel

Baldrianwurzel

 BERUHIGT DIE NERVEN UND FÖRDERT RUHIGEN SCHLAF

GESUNDHEITLICHE WIRKUNG

WIRKT GEGEN NERVOSITÄT Baldrian ist ein natürliches Beruhigungsmittel und hat sich zur Behandlung von Schlafstörungen, Angstzuständen und nervöser Unruhe bewährt. Neueren Forschungen zufolge bewirkt er ähnlich wie Tranquilizer einen Anstieg der Gammaaminobuttersäure (GABA) im Gehirn. GABA beruhigt das Nervensystem. Baldrian wird auch bei Übelkeit, Verdauungs-, Leber- und Harnwegsproblemen eingesetzt.

TIPPS

BALDRIANTEE Rohe Baldrianwurzel ist ungenießbar und wird darum als Tee heiß getrunken. Zu gleichen Teilen mit frischer Ingwerwurzel mischen, um den Kreislauf anzukurbeln.

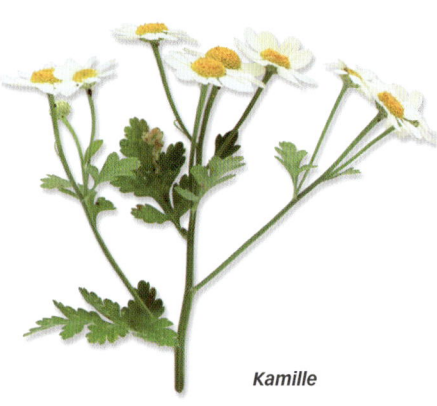

Kamille

Kamille

 NATÜRLICHES BERUHIGUNGSMITTEL

GESUNDHEITLICHE WIRKUNG

BERUHIGEND Das klassische Heilkraut gegen Nervosität und Schlafstörungen kann bei Kindern Koliken, Schmerzen beim Zahndurchbruch und Unruhe lindern. Es wird bei Magenkrämpfen und Entzündungen von Haut und Schleimhäuten eingesetzt. Die antibakteriellen Inhaltsstoffe der Kamille bekämpfen Infektionen, und ihre beruhigenden Stoffe stärken durch den Abbau von Stresshormonen das Immunsystem.

TIPPS

ESSBARE BLÜTEN Salate, Reis- und Fischgerichte mit den Blüten garnieren. Gehackt mit Butter oder saurer Sahne zu Ofenkartoffeln servieren. Einen starken Aufguss aus je 3 TL Kamillen- und Lavendelblüten statt Wasser zum Backen verwenden.

Schisandra

 BELEBT GEIST UND KÖRPER

GESUNDHEITLICHE WIRKUNG

WIRKT NACH BEDARF Dieses Adaptogen wirkt je nach Bedarf des Körpers anregend oder beruhigend. Es fördert körperliche und geistige Energie und ist als Aphrodisiakum für Männer und Frauen bekannt.

Es stärkt die Funktion von Nieren und Lunge und regt den Kreislauf an, wovon wiederum Herz und Haut profitieren. Außerdem kann es Gedächtnis und Ausdauer stärken.

TIPPS

HERZHAFT UND SÜSS Wird häufig in der traditionellen chinesischen und koreanischen Küche verwendet. Für Reisgerichte, Suppen, Gemüsebratlinge, Konfitüre, ja sogar Getränke.

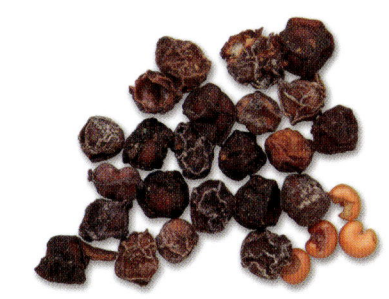

Schisandra

Eibischwurzel

 FÖRDERT DAS ABHEILEN VON MAGENGESCHWÜREN

GESUNDHEITLICHE WIRKUNG

STILLT REIZUNGEN Eibischwurzel ist reich an Schleimstoffen, die Reizungen und Entzündungen von Schleimhäuten, Magen und Darm lindern. Sie hat sich besonders bei Magengeschwüren und Reizdarmsyndrom bewährt. Heilsam bei

Beschwerden der Atmungsorgane und der Harnwege. Wegen ihrer leicht abführenden Wirkung kann sie bei gelegentlicher Verstopfung angewendet werden.

TIPPS

ALS HEILTRUNK 30 g Eibischwurzel über Nacht in 600 ml kaltem Wasser ziehen lassen, dann abgießen. Die zähe Flüssigkeit nach Bedarf verdünnen und in kleinen Portionen über den Tag verteilt trinken.

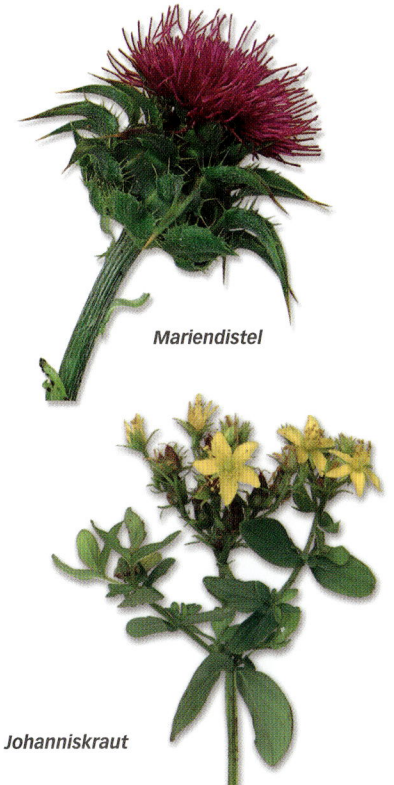

Eibischwurzel

Mariendistel

 UNTERSTÜTZT DIE LEBERFUNKTION

GESUNDHEITLICHE WIRKUNG

GUT FÜR DIE LEBER Mit hochwirksamen Antioxidantien stärkt die Mariendistel die Leber und fördert den Fett- und Proteinstoffwechsel. Sie wird zur Linderung von Entzündungen der Gallenblase sowie bei PMS und Wechseljahresbeschwerden,

die mit der Leberfunktion in Zusammenhang stehen, empfohlen. Kann außerdem die Milchbildung fördern.

TIPPS

BERUHIGENDER AUFGUSS 1 TL der Samen in einer Kaffeemühle mahlen, mit 175 ml kochendem Wasser übergießen und 5–10 Minuten ziehen lassen. Frische Stiele schälen, über Nacht in Wasser legen, um ihnen die Bitterstoffe zu entziehen, garen und mit etwas Butter servieren.

Mariendistel

Johanniskraut

 WIRKT STIMMUNGSAUFHELLEND

GESUNDHEITLICHE WIRKUNG

NATÜRLICHES ANTIDEPRESSIVUM Bei leichten bis mittleren, jedoch nicht bei schweren Depressionen kann Johanniskraut Erleichterung bringen. Viele Studien belegen, dass es wie ein konventionelles Antidepressivum

wirkt, z. B. bei Winterdepressionen, PMS und Stimmungsschwankungen in den Wechseljahren. Wegen seiner antibakteriellen, antiviralen und entzündungshemmenden Eigenschaften wird es äußerlich zur Förderung der Wundheilung angewandt.

TIPPS

STATT WASSER Als Tee trinken oder einen starken Aufguss statt Wasser zum Backen und Kochen verwenden.

Johanniskraut

KÜCHENKRÄUTER

Von jeher werden Küchenkräuter nicht nur zum Würzen verwendet, sondern auch zum **Konservieren** und zur **Verstärkung der heilsamen Eigenschaften** von Nahrungsmitteln. Viele enthalten konzentrierte **Antioxidantien** und ätherische Öle mit **antibakterieller Wirkung.** Regelmäßig genossen können Kräuter auf vielfältige Weise die Gesundheit fördern, etwa **Verdauung** und **Entgiftung** anregen.

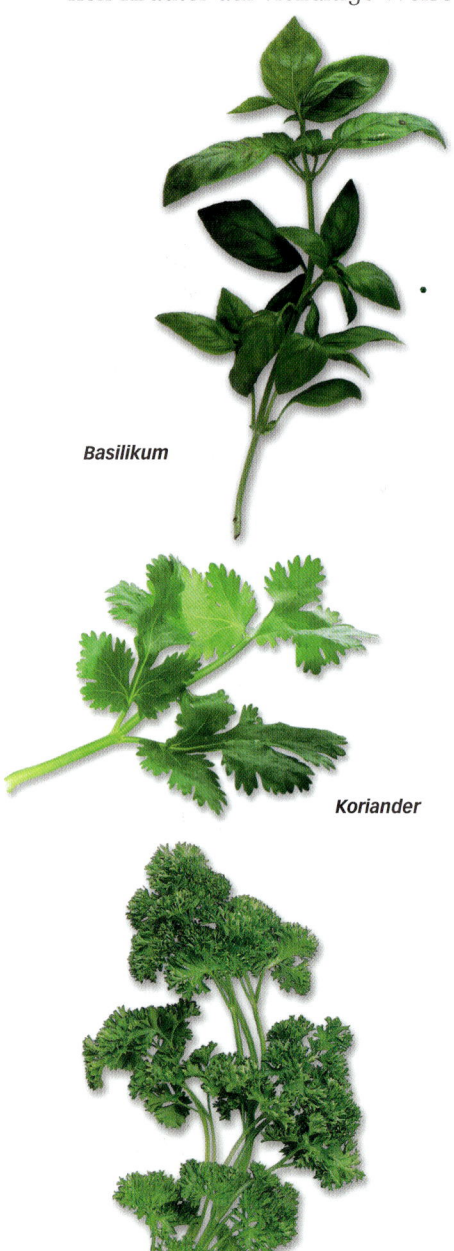

Basilikum

Koriander

Petersilie

Basilikum

 GUT FÜR
DIE VERDAUUNG

GESUNDHEITLICHE WIRKUNG

GUT FÜR DIE VERDAUUNG Basilikum stärkt Verdauungs- und Nervensystem und wird traditionell auch bei Kopfschmerzen und Schlafstörungen empfohlen. Eugenol, ein Inhaltsstoff der Blätter, hemmt Entzündungen von Gelenken und Verdauungstrakt. Basilikum wirkt leicht harntreibend und enthält verschiedene natürliche Antioxidantien, die den Körper vor freien Radikalen schützen.

TIPPS

FRISCH ESSEN Basilikum erst unmittelbar vor dem Servieren frisch über Tomatensalat, Suppen, Eier, Reis oder Pilze streuen. Ein Pesto zubereiten oder einige frische Blätter in Olivenöl legen, das für pikante Dressings verwendet wird (es macht nichts, wenn sie schwarz werden).

Koriander

 FÖRDERT DIE ENTGIFTUNG

GESUNDHEITLICHE WIRKUNG

ENTGIFTEND Koriander enthält entgiftende, antibakterielle und abwehrstärkende Öle. Er kann zum Abbau von Schwermetallen im Körper beitragen. Auch regt er die Verdauung an, lindert Übelkeit und Magenkrämpfe, reguliert den Blutzuckerspiegel und wirkt leicht abführend.

ANTIOXIDANS Die grünen Blätter enthalten Antioxidantien wie Quercetin, Kaempferol und Apigenin in höherer Konzentration als die Samen. Diese Stoffe besitzen krebshemmende Eigenschaften.

TIPPS

NICHT KOCHEN Durch Kochen leiden Aroma und Wirkstoffe. Frisch zum Garnieren von Reisgerichten oder Salsas verwenden oder für einen Detox-Drink mit Stangensellerie, Gurke und Möhre entsaften.

Petersilie

 GESUND FÜR
NIEREN UND BLASE

GESUNDHEITLICHE WIRKUNG

DIURETIKUM Petersilie wirkt harntreibend und ist reich an Antioxidantien, die schleimlösend wirken und Entzündungen von Nieren und Blase lindern. Neben anderen medizinischen Anwendungen wird sie als Stärkungsmittel eingesetzt und ist sehr wirksam bei Verstopfung und Darmträgheit. Der hohe Gehalt an Vitamin K stärkt die Knochen.

TIPPS

VIELSEITIGES KRAUT Über Omeletts, Gemüse- und Reisgerichte streuen oder für eine schnelle Mahlzeit mit Butter mischen, auf Brot streichen und kurz grillen. An Kartoffelpüree und Teig für Frikadellen (Fisch oder Fleisch) geben. Als Abschluss der Mahlzeit kauen, um die Verdauung anzuregen und den Atem zu erfrischen.

Rosmarin

 WIRKT ENTZÜNDUNGSHEMMEND

GESUNDHEITLICHE WIRKUNG

NATÜRLICHES ANTISEPTIKUM
Rosmarin enthält Kaffeesäure und Rosmarinsäure, zwei wirksame Antioxidantien mit entzündungshemmenden und stark antiseptischen Eigenschaften. Dadurch senkt Rosmarin das Risiko für Asthma, Leberleiden und Herzkrankheiten. Als Tee oder Mundspülung lindert er Zahnfleischerkrankungen und Halsschmerzen. Er enthält verschiedene ätherische Öle, die beruhigend auf die Nerven wirken und bei Magenverstimmung helfen.

TIPPS

MEDITERRANER KLASSIKER Zum Marinieren von Fleisch vor dem Garen, zu Ofenkartoffeln und zu Gemüse wie grünen Bohnen, Erbsen, und Pilzen, auch zur Zubereitung von aromatischem Salatöl oder Essig. Selbst Pudding kann man mit Rosmarin würzen. Für einen heilsamen Tee 1 TL getrockneten oder 2 TL frischen Rosmarin mit 175 ml kochendem Wasser übergießen und 5 Minuten ziehen lassen.

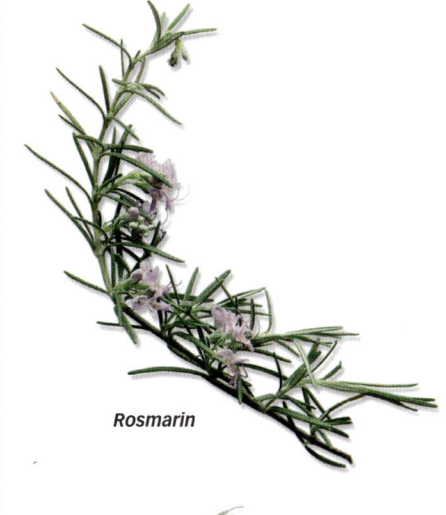

Rosmarin

Salbei

 GUT FÜR DAS HORMONELLE GLEICHGEWICHT

GESUNDHEITLICHE WIRKUNG

FRAUENGESUNDHEIT Salbei wird in der Volksmedizin zur Behandlung von Beschwerden des weiblichen Fortpflanzungssystems verwendet. Er hilft bei starker oder schmerzhafter Menstruation und Wechseljahresbeschwerden. Roh verzehrt kann er auch gegen rheumatische Beschwerden, Katarrh, übermäßiges Schwitzen und Magenverstimmung eingesetzt werden. Experimente haben gezeigt, dass seine Antioxidantien bei gesunden und dementen Menschen Gedächtnis und Konzentration verbessern können. Salbei wirkt zudem leicht harntreibend.

TIPPS

SALBEIHONIG Für einen aromatischen Honig frische Salbeiblätter und Honig (beide sind antibakteriell) in einem Schraubglas 2–3 Tage oder länger ziehen lassen. Gut für Kräutertee und Süßspeisen. Frische Salbeiblätter für Salate, Suppen und zu fettem Fleisch verwenden. Getrocknete Salbeiblätter mit grobem Salz mahlen; passt zu vielen herzhaften Gerichten.

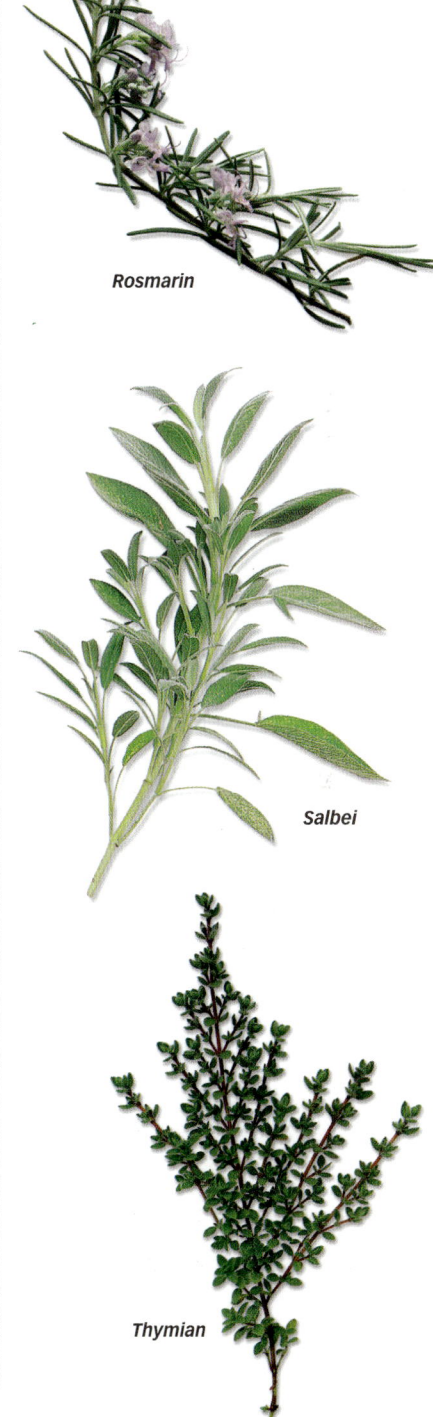

Salbei

Thymian

 HILFT BEI ERKÄLTUNGEN UND GRIPPE

GESUNDHEITLICHE WIRKUNG

EIN MITTEL GEGEN ERKÄLTUNG Thymian wirkt schleimlösend und wird traditionell bei Erkältungsbeschwerden eingesetzt. Er regt die Verdauung an, lindert bei Babys Koliken und bei Kindern und Erwachsenen Blähungen. Thymol, ein Bestandteil des ätherischen Öls, ist wirksam gegen Bakterien wie *Streptococcus mutans*, *Escherichia coli*, *Staphalococcus aureus* und *Bacillus subtilis*. Thymiantee hilft bei Halsschmerzen und Zahnfleischerkrankungen.

TIPPS

ZU FLEISCH Thymian am besten frisch für Marinaden, Saucen, Brühe, Füllungen, Eintöpfe und Schmorgerichte verwenden. Mit seinem hohen Eisengehalt reichert er den Nährwert von Fleischgerichten an und macht sie bekömmlicher. Zerdrückte Blätter sind ideal für Kräuteröl und -essig. Für einen heilsamen Tee 1 TL getrockneten oder 2 TL frischen Thymian mit 175 ml kochendem Wasser übergießen und 5 Minuten ziehen lassen.

Thymian

Küchenkräuter (Fortsetzung)

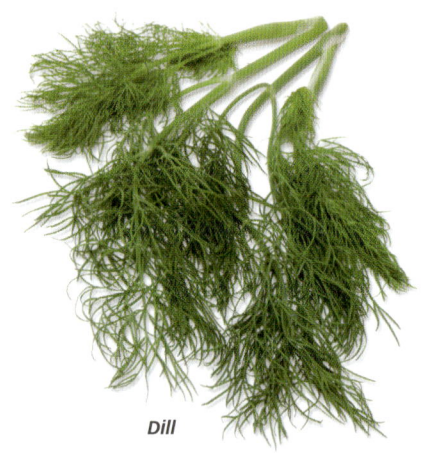

Dill

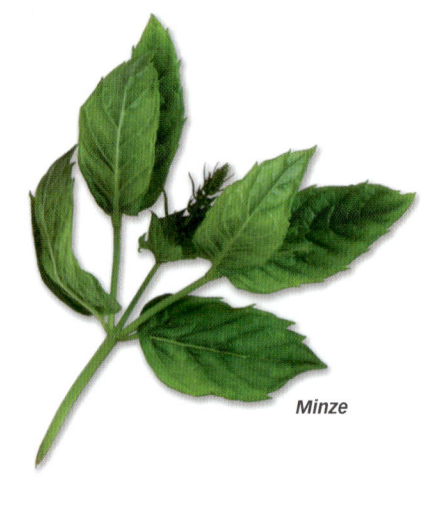

Minze

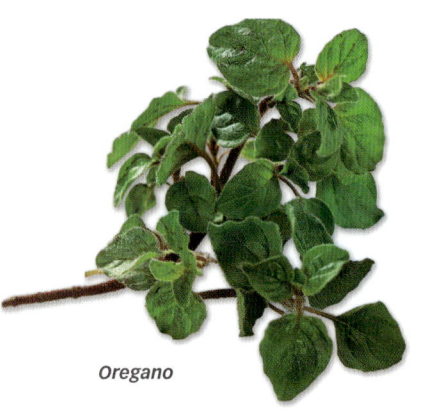

Oregano

Dill

 WIRKT STARK HARNTREIBEND

GESUNDHEITLICHE WIRKUNG

ANTIBAKTERIELL Dill ist ein natürliches Diuretikum mit antibakterieller Wirkung, das Blaseninfektionen lindern kann. Sein ätherisches Öl enthält Stoffe, die beruhigend und entzündungshemmend auf den Verdauungstrakt wirken. Darum wird er seit jeher gegen Magenbeschwerden und Koliken eingesetzt. Tierversuche deuten darauf hin, dass er auch zur Regulierung von Blutzucker- und Cholesterinspiegel beiträgt.

TIPPS

GROSSZÜGIG VERWENDEN Samen und frische Blätter sind gleichermaßen wertvoll. Das frische Aroma passt zu Lachs und anderem Fisch. Man kann aus Dill einen Tee bereiten oder frische Dillspitzen großzügig über Salate, neue Kartoffeln oder gedämpftes Gemüse streuen. Die Samen für Suppen, Eintöpfe, Gemüse oder Reisgerichte verwenden.

Minze

 BERUHIGT DEN MAGEN

GESUNDHEITLICHE WIRKUNG

LINDERT MAGENBESCHWERDEN Dem Menthol, dem aktiven Öl der Minze, verdankt sie ihre antiseptischen und antibakteriellen Eigenschaften. Sie wirkt lindernd bei Magenverstimmung, Magenschmerzen und Reizdarmsyndrom. Minze ist ein Adaptogen. Sie kann, je nachdem, was der Körper braucht, belebend oder leicht beruhigend wirken. Sie stärkt das Nervensystem und lindert Kopfschmerzen.

TIPPS

ALLESKÖNNER Traditionell wird Minze zu Lamm verwendet, weil sie das Fleisch bekömmlicher macht. In Dressings, Chutney oder Joghurt zu scharfen Gerichten servieren. Über neue Kartoffeln oder Erbsen streuen oder in einen pikanten Salat mit Bulgur geben. Für einen Tee 1 TL getrocknete oder 2 TL frische Minze mit 175 ml kochendem Wasser übergießen und 5 Minuten ziehen lassen.

Oregano

 SCHÜTZT VOR FREIEN RADIKALEN

GESUNDHEITLICHE WIRKUNG

ANTIBAKTERIELL Oregano enthält die ätherischen Öle Thymol und Carvacrol, die als Antioxidantien vor schädigenden freien Radikalen schützen. Diese wirksamen Öle hemmen auch das Wachstum von Bakterien (z. B. *Pseudomonas aeruginosa* und *Staphylococcus aureus*) und pathogenen Pilzen wie *Candida albicans*. Oregano wirkt schmerzlindernd und kann bei Bauchschmerzen und Menstruationsbeschwerden eingesetzt werden. Außerdem hilft er bei Erkältung, Grippe, Kopfschmerzen und Erkrankungen der Atemwege.

TIPPS

KLASSISCHES WÜRZKRAUT Schmeckt hervorragend in Nudelsaucen und Salatdressings, aber auch in Gerichten mit Gemüse, Fisch, Huhn, Eiern und/oder Käse. In Eintöpfe und Schmorgerichte sollte er gegen Ende der Garzeit gegeben werden, damit seine wertvollen Öle und Harze erhalten bleiben.

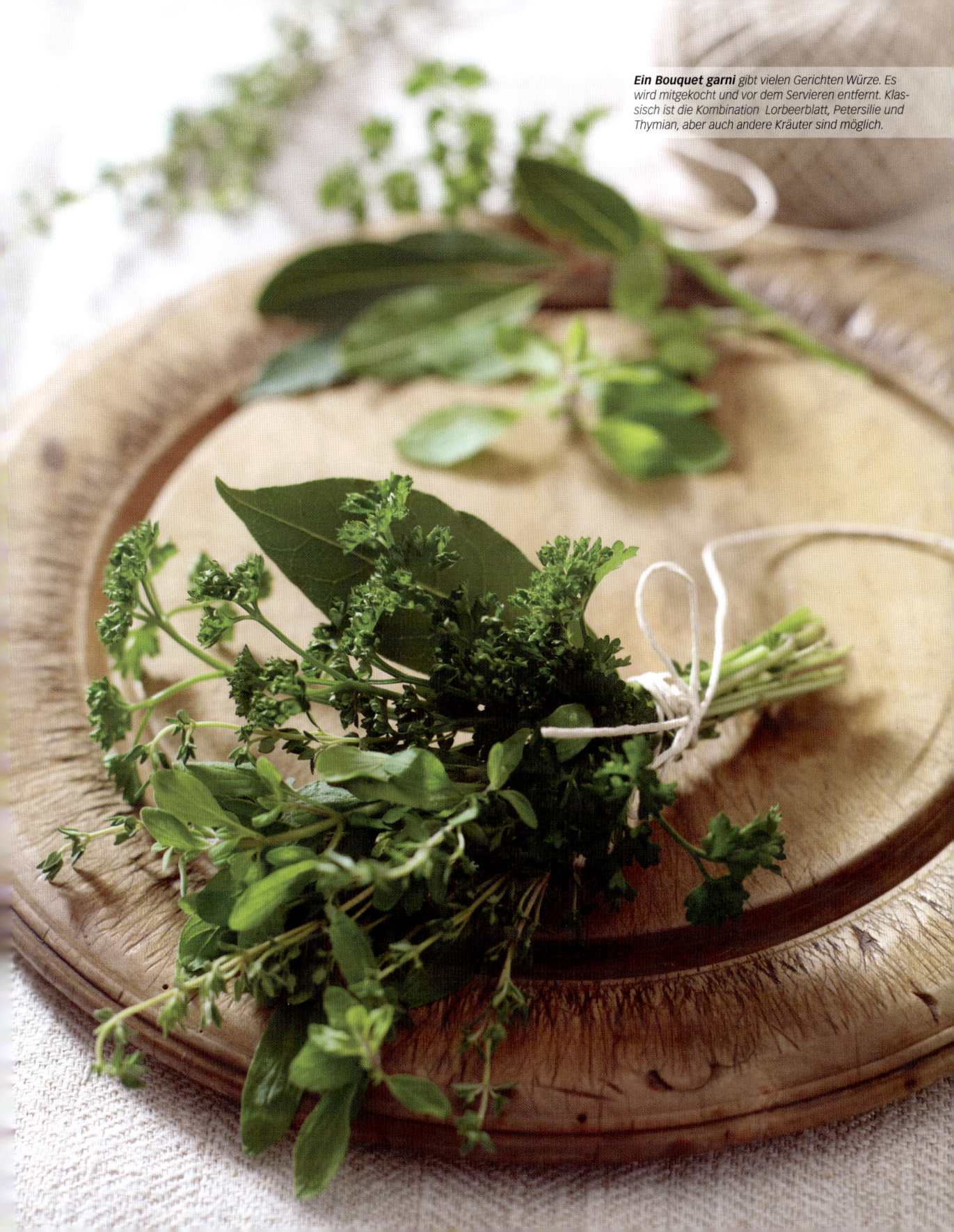

Ein Bouquet garni gibt vielen Gerichten Würze. Es wird mitgekocht und vor dem Servieren entfernt. Klassisch ist die Kombination Lorbeerblatt, Petersilie und Thymian, aber auch andere Kräuter sind möglich.

AMARANTH

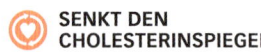 **SENKT DEN CHOLESTERINSPIEGEL**

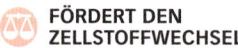 **FÖRDERT DEN ZELLSTOFFWECHSEL**

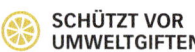 **SCHÜTZT VOR UMWELTGIFTEN**

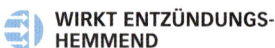 **WIRKT ENTZÜNDUNGS-HEMMEND**

Wie Buchweizen und Quinoa ist Amaranth botanisch kein Getreide, sondern der Samen einer Blattpflanze. Es wird seit über 8000 Jahren angebaut und war ein Grundnahrungsmittel der Azteken. Heute verwendet man die Körner und die Blätter. Sie sind reich an **Antioxidantien** und enthalten außerdem **hochwertige Proteine, cholesterinsenkende Phytosterole** und **entzündungshemmende Wirkstoffe.**

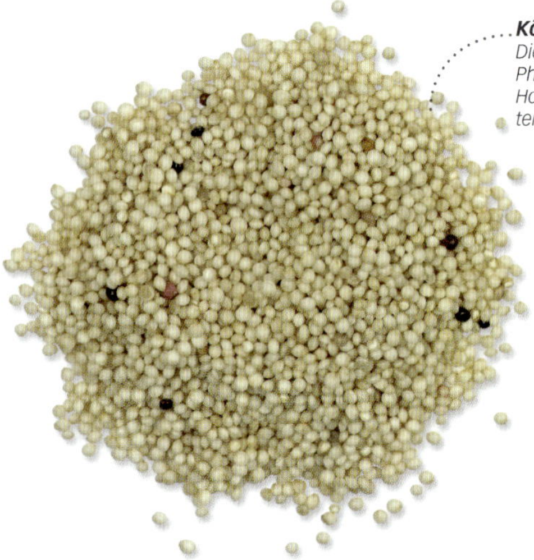

Körner
Die Körner enthalten Phytosterole, pflanzliche Hormone, die den Cholesterinspiegel senken.

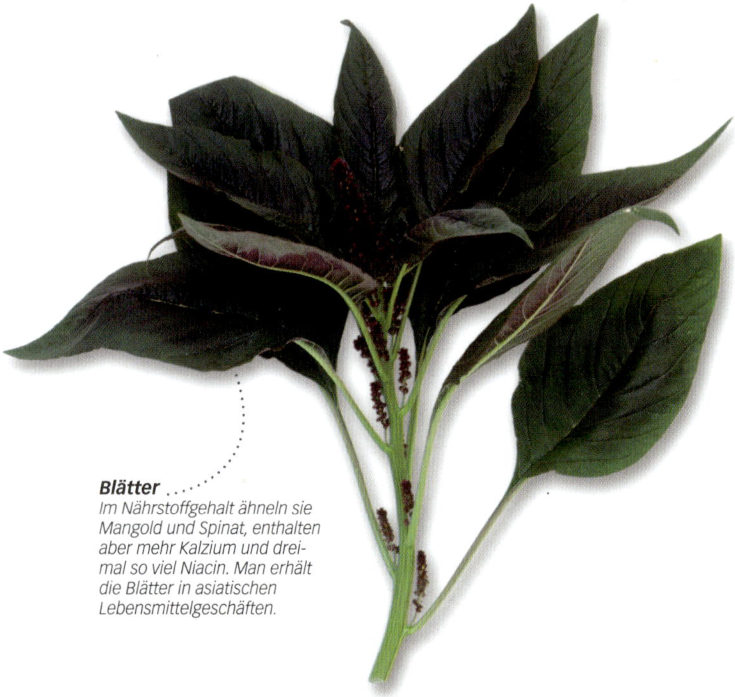

Blätter
Im Nährstoffgehalt ähneln sie Mangold und Spinat, enthalten aber mehr Kalzium und dreimal so viel Niacin. Man erhält die Blätter in asiatischen Lebensmittelgeschäften.

GESUNDHEITLICHE WIRKUNG

GESUND FÜR DAS HERZ Regelmäßiger Verzehr der Samen (oder des Öls) stärkt das Immunsystem und trägt zur Senkung des Blutdrucks und des ungesunden LDL-Cholesterinspiegels bei. Der Nutzen für das Herz beruht auf Phytosterolen und Squalen, nicht – wie bei Getreide – auf dem Ballaststoffgehalt.

GUT FÜR DAS GEWEBE Amaranth liefert verschiedene Aminosäuren, vor allem Lysin, eine essenzielle Aminosäure, die in anderen Pflanzen und Getreidearten nur begrenzt vorkommt. Aminosäuren werden zur Proteinsynthese benötigt. Sie unterstützen den Stoffwechsel sowie Wachstum und Regeneration der Körpergewebe.

ENTGIFTUNG Squalen ist ein starkes Antioxidans, das die Wirkung von Umweltgiften und Industriechemikalien auf den Körper mildern kann. Es hilft bei Symptomen chronischer Erschöpfung.

ENTZÜNDUNGSHEMMEND Amaranth enthält die entzündungshemmende Substanz Lunasin. Sie bekämpft Infektionen und hemmt nachweislich das Wachstum von Krebszellen.

NÄHRSTOFFE OPTIMAL VERWERTEN

SPROSSEN Weil es schwierig ist, die winzigen Körner – roh oder gegart – gut zu zerkauen, wird oft ein großer Teil unverdaut ausgeschieden und die Nährstoffe bleiben ungenutzt. Durch Keimen lässt sich das vermeiden.

GESUNDE BLÄTTER Die Blätter haben viel Vitamin K und C, Eisen, Kalzium und Folsäure.

TIPPS

IN SALATEN Amaranth-Keimsprossen schmecken in Salaten und auf Brot.

ZUM BACKEN Amaranthmehl ist glutenfrei. Pur schmeckt es etwas bitter, darum sollte es nur einen Anteil von 10–15 % der Gesamtmehlmenge ausmachen.

QUINOA

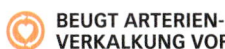 **BEUGT ARTERIEN-VERKALKUNG VOR**

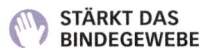 **STÄRKT DAS BINDEGEWEBE**

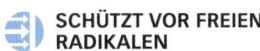 **SCHÜTZT VOR FREIEN RADIKALEN**

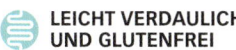 **LEICHT VERDAULICH UND GLUTENFREI**

Quinoa ist sehr bekömmlich. Die Körner mit dem milden, an Gras erinnernden Geschmack werden wie Reis gegart. Sie gelten als komplettes **Protein** und enthalten **entzündungshemmende, einfach ungesättigte** und **Omega-3-Fettsäuren.** Quinoa ist gut für das Herz: Sie senkt den ungesunden LDL-Cholesterinspiegel und ist reich an **Antioxidantien.**

GESUNDHEITLICHE WIRKUNG

GESUND FÜR DAS HERZ Quinoa enthält mehr Ölsäure (eine einfach ungesättigte Fettsäure) und Alpha-Linolensäure (ALA, eine Omega-3-Fettsäure) als andere Körner. Diese Kombination hilft, den ungesunden LDL-Cholesterinspiegel zu senken und Entzündungen zu verhüten, die zu Verhärtung der Arterien (Arteriosklerose) führen kann.

GUTER PROTEINLIEFERANT Quinoa gilt als komplettes Protein, denn sie enthält alle essenziellen Aminosäuren. Besonders hoch ist der Anteil an Lysin, das für Wachstum und Regeneration von Gewebe wichtig ist.

ANTIOXIDANTIEN Neben E-Vitaminen wie Alpha-, Beta-, Gamma- und Delta-Tocopherol enthält Quinoa die beiden Flavonoide Quercetin und Kaempferol. Sie bekämpfen freie Radikale und sind in ähnlicher oder höherer Konzentration wie in flavonoidreichen Beeren (z. B. Cranberrys) vorhanden.

VERDAUUNG Quinoa ist leicht verdaulich und enthält kein Gluten.

NÄHRSTOFFE OPTIMAL VERWERTEN

GANZE KÖRNER Die Garzeit der Körner beträgt etwa 15 Minuten. Sie sind gar, wenn sie glasig werden und der Keim sich wie ein Schwänzchen teilweise vom Korn gelöst hat.

SPROSSEN Die Keimung aktiviert nützliche Enzyme und verbessert den Nährstoffgehalt. Die Sprossen wie Luzernesprossen (Alfalfa) für Salate oder als Brotbelag verwenden.

TIPPS

STATT REIS Als gesunde Beilage Quinoa wie ein Pilaw in Brühe garen und mit Gemüse mischen. Auch zum Füllen von Paprika oder Zucchini gut geeignet.

ZUM BACKEN Gegarte Quinoakörner unter den Teig für Muffins, Brot und Pfannkuchen mischen.

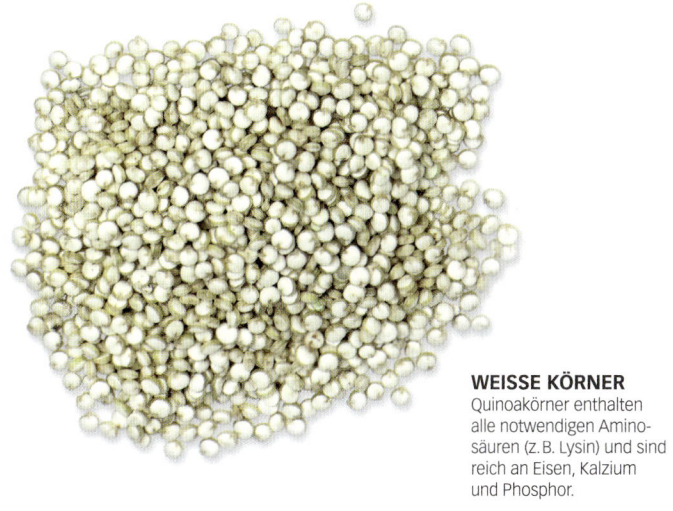

WEISSE KÖRNER
Quinoakörner enthalten alle notwendigen Aminosäuren (z. B. Lysin) und sind reich an Eisen, Kalzium und Phosphor.

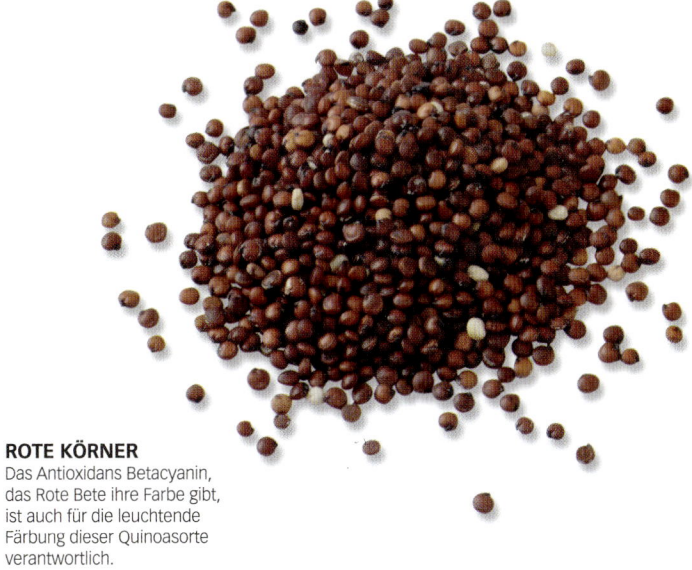

ROTE KÖRNER
Das Antioxidans Betacyanin, das Rote Bete ihre Farbe gibt, ist auch für die leuchtende Färbung dieser Quinoasorte verantwortlich.

DINKEL

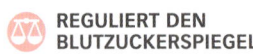 **REGULIERT DEN BLUTZUCKERSPIEGEL**

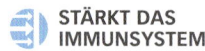 **STÄRKT DAS IMMUNSYSTEM**

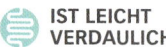 **IST LEICHT VERDAULICH**

Dinkel ist eine alte Weizensorte mit mild-süßem, nussigem Geschmack. Wegen der harten Schale der Körner ist er schwieriger zu verarbeiten, sie schützt aber die Nährstoffe der Körner. Dinkel ist reich an **Ballaststoffen, B-Vitaminen** und **wertvollen Mineralien.** Er enthält mehr **Proteine** als konventioneller Weizen und ist wegen seiner guten **Wasserlöslichkeit sehr bekömmlich.**

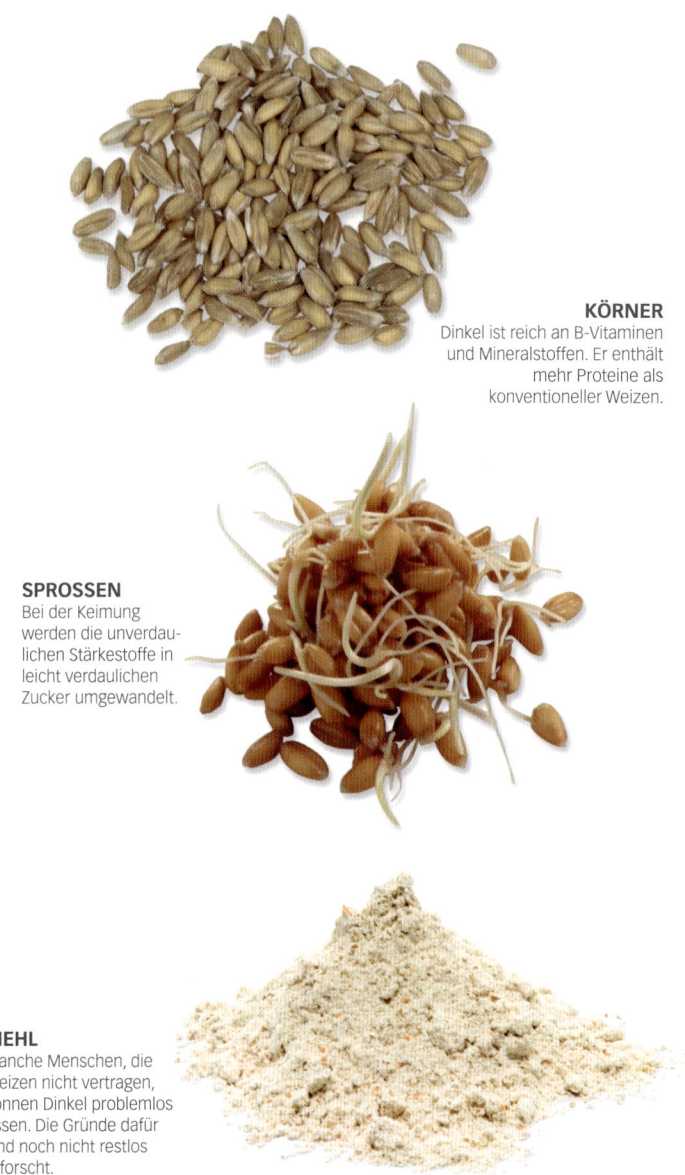

KÖRNER
Dinkel ist reich an B-Vitaminen und Mineralstoffen. Er enthält mehr Proteine als konventioneller Weizen.

SPROSSEN
Bei der Keimung werden die unverdaulichen Stärkestoffe in leicht verdaulichen Zucker umgewandelt.

MEHL
Manche Menschen, die Weizen nicht vertragen, können Dinkel problemlos essen. Die Gründe dafür sind noch nicht restlos erforscht.

GESUNDHEITLICHE WIRKUNG

METABOLISCHES SYNDROM Dinkel und Dinkelvollkornmehl enthalten mehr lösliche Ballaststoffe als Weizen- und Hartweizenmehl. Lösliche Ballaststoffe tragen zur Senkung des ungesunden LDL-Cholesterinspiegels bei und regulieren den Blutzuckerspiegel.

IMMUNABWEHR Dinkel enthält mehr Niacin (B3) als konventioneller Weizen. Wie andere B-Vitamine ist Niacin wichtig für den Energiestoffwechsel. Es hat antibakterielle Eigenschaften und stärkt die Abwehrkraft gegen Krankheiten. Es ist auch gut für die Nebennierendrüsen und den Kreislauf.

VERDAUUNG Dinkel ist in Wasser leicht löslich und enthält weniger Gluten als konventioneller Weizen, darum ist er leichter verdaulich. Da er nicht glutenfrei ist, eignet er sich nicht für Menschen mit Zöliakie.

NÄHRSTOFFE OPTIMAL VERWERTEN

GANZE KÖRNER Die ganzen Körner können wie Gerste an Suppen und Eintöpfe gegeben oder als Beilage wie Reis gekocht werden.

MEHL Dinkelmehl kann als Ersatz für Weizenmehl verwendet werden. Wegen seiner guten Löslichkeit wird jedoch weniger Flüssigkeit benötigt. Auch gekeimter Dinkel eignet sich zum Backen.

SPROSSEN Dinkelsprossen werden aus Keimsaat gezogen. Sie sind sind reich an Vitamin E, C, und B, Phosphor, Magnesium, Eisen, Kalzium, Aminosäuren und Proteinen.

TIPPS

DINKELRISOTTO Die Körner wie Reis gekocht oder mit Gemüse, frischen Kräutern und Parmesan wie ein Risotto zubereiten.

DINKELNUDELN Dinkelnudeln sind eine köstliche Alternative zu Nudeln aus Hartweizen. Sie sind sehr bekömmlich und verursachen kein Völlegefühl.

REIS

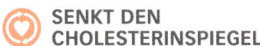 **SENKT DEN CHOLESTERINSPIEGEL** 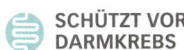 **SCHÜTZT VOR DARMKREBS** 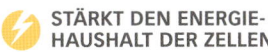 **STÄRKT DEN ENERGIE-HAUSHALT DER ZELLEN** 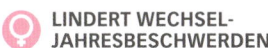 **LINDERT WECHSEL-JAHRESBESCHWERDEN**

Reis ist ein nahezu perfektes Lebensmittel und Grundnahrungsmittel für mehr als die Hälfte der Weltbevölkerung. Cholesterinsenkender Reis ist in verschiedenen Sorten und Farben erhältlich. Er versorgt den Körper mit Thiamin, Riboflavin, Niacin und **Ballaststoffen.** Einige Reissorten stabilisieren den **Blutzuckerspiegel,** und Reiskleie kann das **Darmkrebsrisiko** senken.

GESUNDHEITLICHE WIRKUNG

CHOLESTERINSENKEND Die cholesterinsenkende Wirkung von Naturreis beruht auf seinen Fettsäuren. Sein hoher Gehalt an Magnesium reduziert das Risiko für Diabetes.

GESUNDER DARM Naturreis enthält Ballaststoffe und Selen, die gut für den Darm sind. Ballaststoffe sind wichtig für die effiziente Ausscheidung von Giftstoffen. Das Spurenelement Selen verringert nachweislich das Darmkrebsrisiko.

ENERGIEGEWINNUNG Das Spurenelement Mangan unterstützt die Energiegewinnung aus Proteinen und Kohlenhydraten. Es ist außerdem an der Synthese von Fettsäuren beteiligt, die für die Gesundheit des Nervensystems wichtig sind.

HORMONHAUSHALT Die in Reiskleieöl enthaltenen Phytosterole lindern Hitzewallungen und andere Wechseljahresbeschwerden.

NÄHRSTOFFE OPTIMAL VERWERTEN

DIE RICHTIGE FARBE Weißer Reis ist nährstoffarm, brauner Naturreis hingegen sehr gesund. Er ist minimal verarbeitet und enthält viele Nährstoffe und gesunde Öle, die sich größtenteils in der Silberhaut der Körner befinden. Roter und schwarzer Reis hemmen nachweislich Arterienverhärtung.

REISKLEIEÖL Das vielseitige Öl ist reich an einfach ungesättigten Fettsäuren. Es enthält das Antioxidans A-Oryzanol, verschiedene Tocopherole (E-Vitamine) und Phytosterole. Erhitzen scheint seine Inhaltsstoffe nicht zu beeinträchtigen. Geeignet zum Kochen, für Marinaden und Dressings.

TIPPS

EXOTISCHER KOKOSREIS Naturreis mit frisch geriebenem Ingwer in ungesüßter Kokosmilch und Wasser kochen. Mit frisch gehackten Korianderblättern servieren.

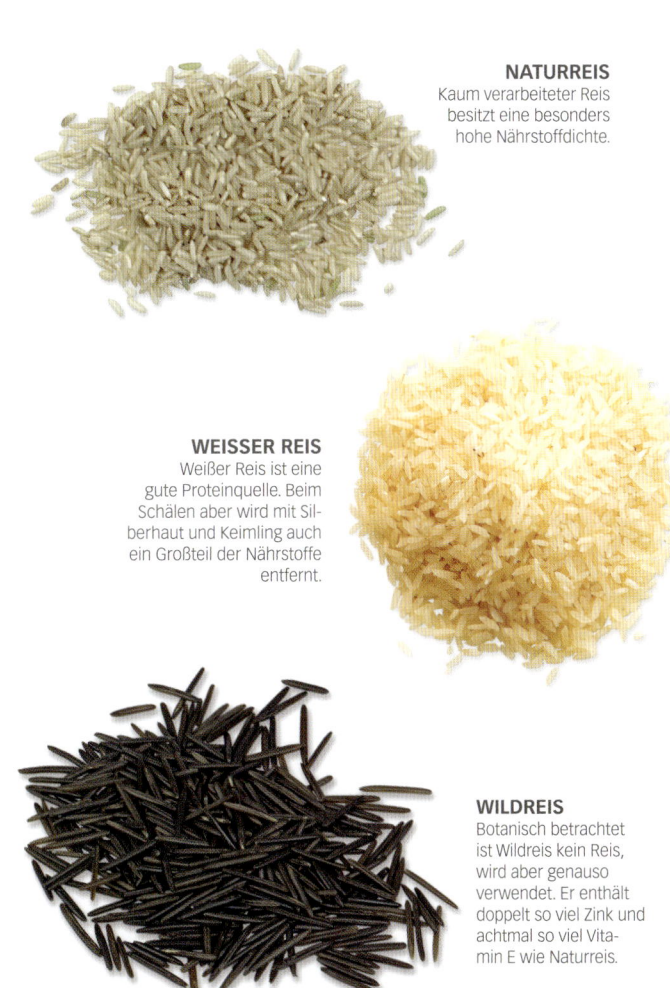

NATURREIS
Kaum verarbeiteter Reis besitzt eine besonders hohe Nährstoffdichte.

WEISSER REIS
Weißer Reis ist eine gute Proteinquelle. Beim Schälen aber wird mit Silberhaut und Keimling auch ein Großteil der Nährstoffe entfernt.

WILDREIS
Botanisch betrachtet ist Wildreis kein Reis, wird aber genauso verwendet. Er enthält doppelt so viel Zink und achtmal so viel Vitamin E wie Naturreis.

ROTER REIS
Dieser Reis hat von allen im Handel erhältlichen Sorten den höchsten Gehalt an Eisen und Zink. Er enthält verschiedene Anthocyane, daher seine rote oder violette Färbung.

BULGUR

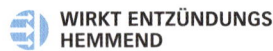 **WIRKT ENTZÜNDUNGS-HEMMEND**   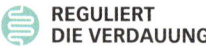 **REGULIERT DIE VERDAUUNG**   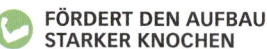 **FÖRDERT DEN AUFBAU STARKER KNOCHEN**   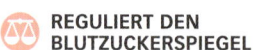 **REGULIERT DEN BLUTZUCKERSPIEGEL**

Bulgur ist ein fettarmer, **ballaststoffreicher Vollkornweizen.** Er regt die Verdauung an, wirkt **entzündungshemmend,** reguliert den **Cholesterinspiegel** und schützt vor **Gallensteinen.** Die Körner stammen oft von verschiedenen Weizensorten; sie werden vorgekocht, getrocknet und zerstoßen. Durch diese Behandlung wird Bulgur, eine der ersten verarbeiteten Getreidesorten der Welt, haltbarer.

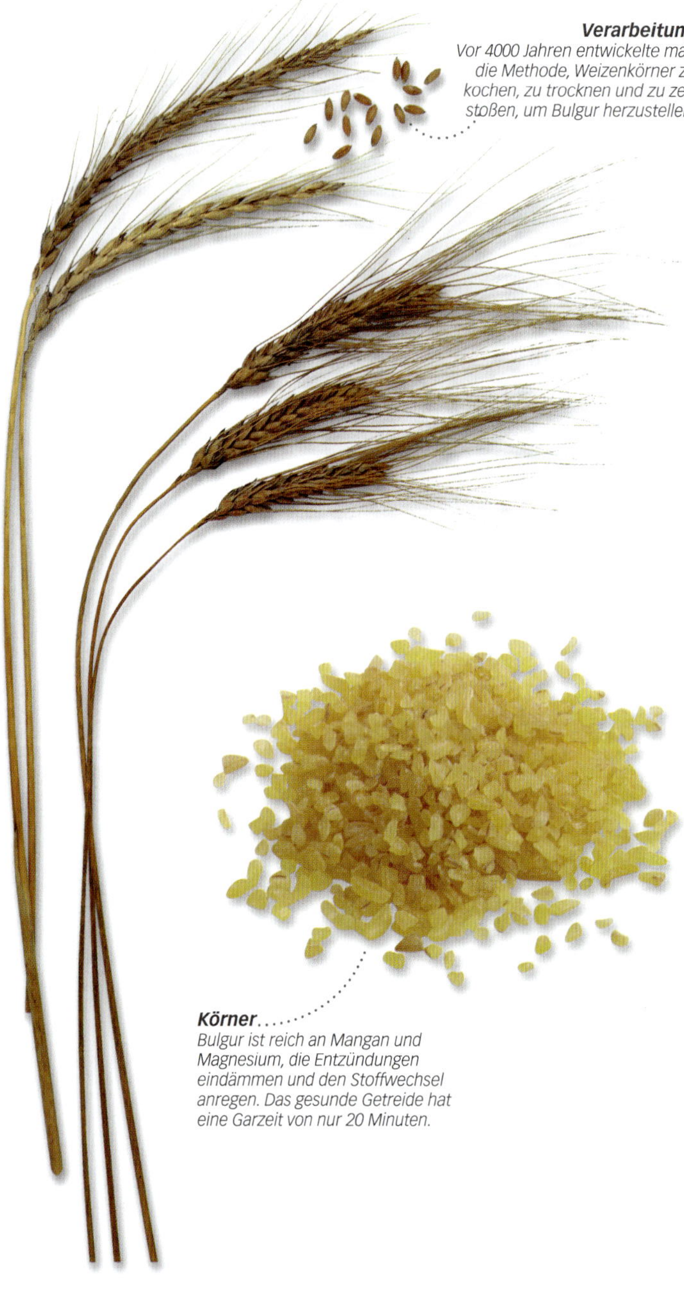

Verarbeitung
Vor 4000 Jahren entwickelte man die Methode, Weizenkörner zu kochen, zu trocknen und zu zerstoßen, um Bulgur herzustellen.

Körner
Bulgur ist reich an Mangan und Magnesium, die Entzündungen eindämmen und den Stoffwechsel anregen. Das gesunde Getreide hat eine Garzeit von nur 20 Minuten.

GESUNDHEITLICHE WIRKUNG

ENTZÜNDUNGSHEMMEND Das Antioxidans Betain wirkt stark entzündungshemmend. Bei regelmäßigem Verzehr können betainreiche Lebensmittel Entzündungen von Gelenken und Arterien um bis zu 20 Prozent senken.

VERDAUUNG Seine unlöslichen Ballaststoffe fördern die Verdauung und die Produktion von Buttersäure, die für eine gesunde Darmflora wichtig ist. Die Kohlenhydrate werden langsam resorbiert und tragen so zur Stabilisierung des Blutzuckerspiegels bei.

STARKE KNOCHEN Die Hälfte des mit der Nahrung aufgenommenen Magnesiums wird für den Knochenaufbau benötigt, darum ist eine konstante Versorgung mit diesem Mineralstoff wichtig. Es ist in Bulgur reichlich enthalten. Magnesium entspannt Nerven und Muskeln und stärkt das Herz-Kreislauf-System.

AUSGEWOGENER STOFFWECHSEL Bulgur enthält das Spurenelement Mangan, ein entzündungshemmendes Antioxidans, das für die meisten Körpersysteme benötigt wird. Es stärkt die Knochen, normalisiert den Blutzuckerspiegel, fördert die Gewebebildung und wirkt ausgleichend auf den Hormonhaushalt.

NÄHRSTOFFE OPTIMAL VERWERTEN

GESUNDES FAST FOOD Im Gegensatz zu anderem Getreide hat Bulgur eine kurze Garzeit. Er ist eine gute Alternative zu Reis und Kartoffeln und hält tagsüber den Energielevel besser stabil als ein belegtes Brot.

TIPPS

BROT BACKEN In Brotteigen bis zu 75 g Mehl durch die gleiche Menge Bulgur ersetzen.

IM SALAT Gekochten Bulgur, Puy-Linsen, Frühlingszwiebeln, Radieschen und Tomaten mischen, mit Kreuzkümmel, Minze und Korianderblättern würzen und ein Dressing aus Olivenöl und Limettensaft rühren.

HAFER

 NATÜRLICHES BERUHIGUNGSMITTEL 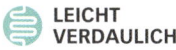 **LEICHT VERDAULICH** 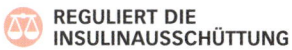 **REGULIERT DIE INSULINAUSSCHÜTTUNG** 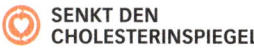 **SENKT DEN CHOLESTERINSPIEGEL**

Lange vor der Erfindung gezuckerter Frühstückscerealien aßen die Menschen schon Haferbrei zum Frühstück. Haferflocken eignen sich auch für viele Arten von Gebäck, lindern **Magenverstimmung** und wirken natürlich **beruhigend.** Hafer enthält wertvolle **Nährstoffe** und den gummiartigen, **wasserlöslichen Ballaststoff** Beta-Glucan, der den **ungesunden LDL-Cholesterinspiegel** senkt.

GESUNDHEITLICHE WIRKUNG

BERUHIGT DIE NERVEN Hafer enthält das Alkaloid Gramin, ein natürliches Sedativum, das Depressionen, Angstzustände und Schlafstörungen ohne Nebenwirkungen lindert.

VERDAUUNG Hafer ist gut bekömmlich und eignet sich zur Beruhigung von Magenverstimmungen und für Rekonvaleszente. Weil er mehr lösliche Ballaststoffe enthält als andere Getreidearten, wird er auch langsamer verdaut und sättigt anhaltend.

DIABETES Der Faserstoff Beta-Glucan verhindert starke Blutzuckerschwankungen. Auch das im Hafer reichlich enthaltene Magnesium reguliert die Insulinausschüttung.

CHOLESTERINSENKEND Das in Hafer, Haferkleie und Haferflocken enthaltene Beta-Glucan senkt den ungesunden LDL-Cholesterinspiegel. Schon 60–85 g Hafer pro Tag genügen im Rahmen einer fettarmen Ernährung, um den LDL-Spiegel um 8–23 Prozent zu senken. Hafer enthält außerdem Avenanthramid, ein hochpotentes Antioxidans, das nur in Hafer vorkommt und das Risiko für Herz-Kreislauf-Erkrankungen senkt.

NÄHRSTOFFE OPTIMAL VERWERTEN

ROH UND GEKOCHT Ob in roher und in gegarter Form – Hafer ist immer gesund.

HAFERMILCH Das Getränk aus eingeweichten, gequollenen Haferkörnern ist eine nährstoffreiche Alternative zu Milch.

TIPPS

ABENDTEE Haferstroh zur Zubereitung eines beruhigenden Tees für Kinder und Erwachsene ist in der Apotheke erhältlich.

ALS MÜSLI Gekeimte Haferkörner, gehackte Walnüsse, Trockenfrüchte wie Rosinen oder Datteln mit etwas Zimt mischen und mit Ahornsirup beträufeln.

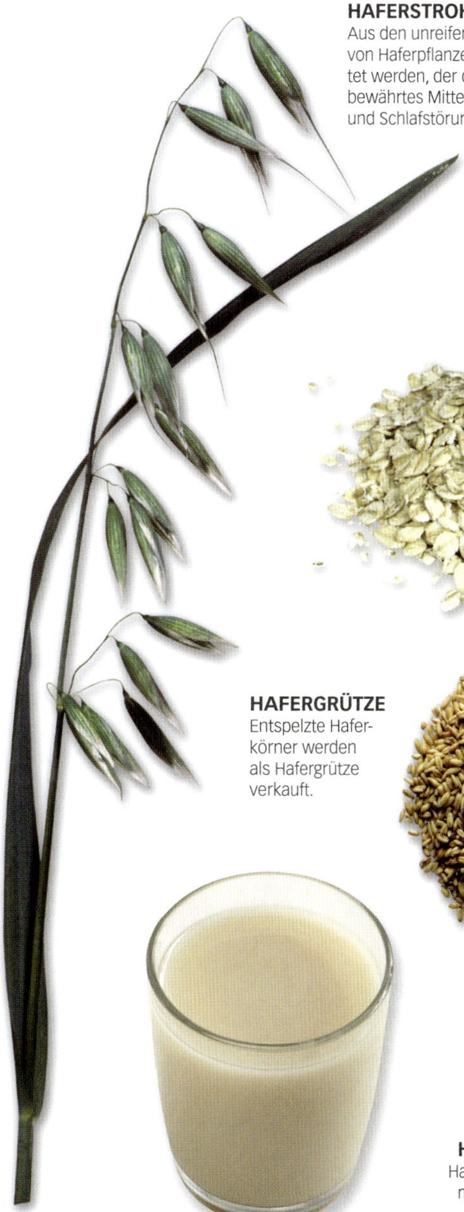

HAFERSTROH
Aus den unreifen getrockneten Spitzen von Haferpflanzen kann ein Tee zubereitet werden, der die Nerven beruhigt – ein bewährtes Mittel gegen Angstzustände und Schlafstörungen.

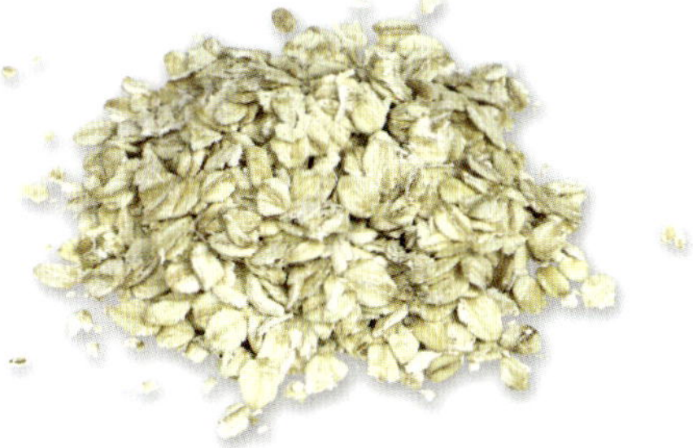

KERNIGE HAFERFLOCKEN
Hafer enthält mehr lösliche Ballaststoffe als alle anderen Getreidearten.

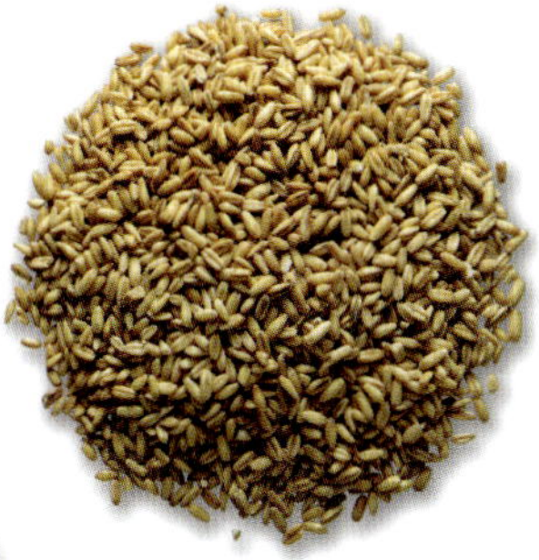

HAFERGRÜTZE
Entspelzte Haferkörner werden als Hafergrütze verkauft.

HAFERMILCH
Hafermilch enthält mehr Kalzium als Kuhmilch.

ROGGEN

 REGULIERT APPETIT UND BLUTZUCKERSPIEGEL

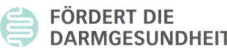 **FÖRDERT DIE DARMGESUNDHEIT**

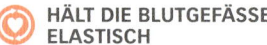 **HÄLT DIE BLUTGEFÄSSE ELASTISCH**

Roggen ist ein robustes Getreide, das kühles Klima verträgt. Roggenkorn hat eine **hohe Nährstoffdichte,** ist vielseitig verwendbar und **reich an Ballaststoffen,** vor allem an Arabinoxylan, das den **Blutzuckerspiegel** reguliert und den ungesunden **LDL-Cholesterinspiegel** senkt. Es enthält außerdem viel Eisen, Kalzium, Kalium, Zink, Vitamin E sowie verschiedene B-Vitamine und **Antioxidantien.**

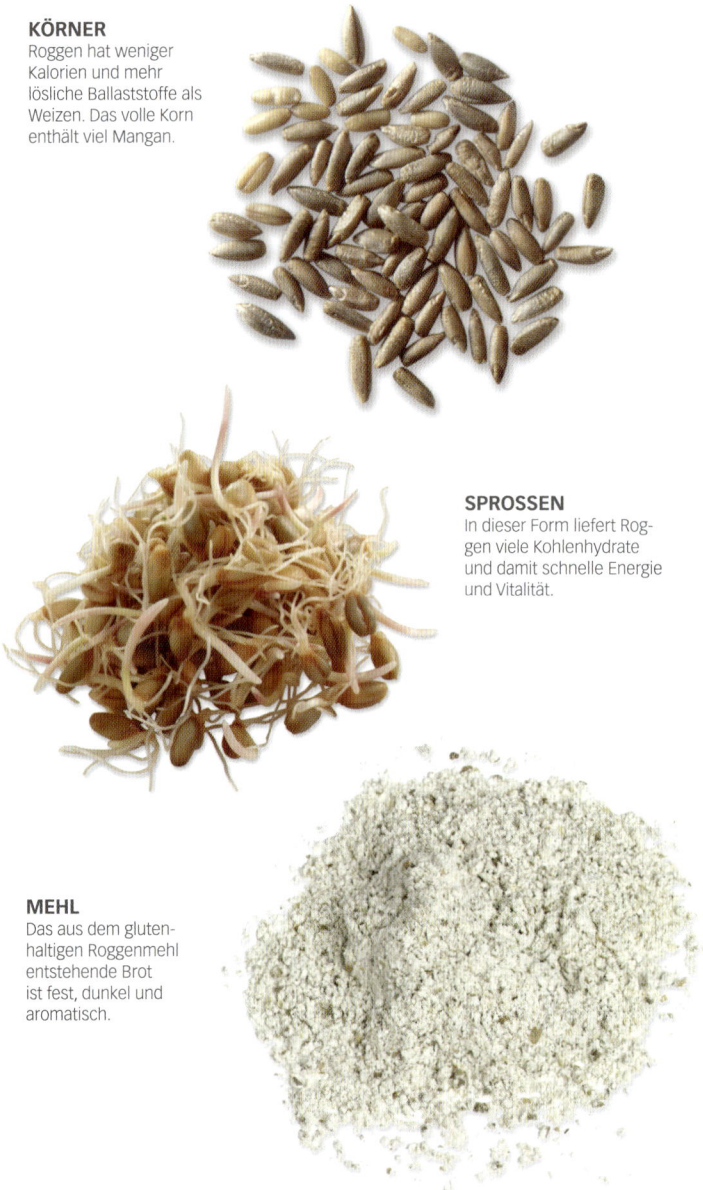

KÖRNER
Roggen hat weniger Kalorien und mehr lösliche Ballaststoffe als Weizen. Das volle Korn enthält viel Mangan.

SPROSSEN
In dieser Form liefert Roggen viele Kohlenhydrate und damit schnelle Energie und Vitalität.

MEHL
Das aus dem glutenhaltigen Roggenmehl entstehende Brot ist fest, dunkel und aromatisch.

GESUNDHEITLICHE WIRKUNG

AUSGEWOGENER BLUTZUCKERSPIEGEL Der in Roggen enthaltene Ballaststoff Arabinoxylan gleicht den Blutzuckerspiegel aus und senkt das Risiko für Typ-2-Diabetes und Herzkrankheiten. Optimal verfügbar ist der Ballaststoff in Roggenvollkornbrot. Roggen dämpft den Appetit wirkungsvoller als Weizenbrot und mildert bei Menschen mit dem metabolischen Syndrom (das zu Diabetes und Herzkrankheiten führen kann) Entzündungssymptome besser als Kartoffeln oder Weizenbrot.

VERDAUUNG Roggen enthält Ballaststoffe mit Schleimstoffen, die den Darminhalt gleitfähiger machen und Gastritis und Magenschmerzen lindern. Sie sind auch für die Gesundheit von Haut und Schleimhäuten wertvoll.

GESUND FÜR DAS HERZ Die löslichen Ballaststoffe halten die Blutgefäße elastisch und verringern so das Risiko für Arteriosklerose (Verhärtung der Arterien) und Bluthochdruck.

STOFFWECHSELSTEUERUNG Studien zufolge kann Roggen einige Gene abschalten, die mit dem metabolischen System zusammenhängen – darunter diejenigen, die für den Insulinhaushalt, die Stressreaktion und die Überaktivität des Immunsystems zuständig sind.

NÄHRSTOFFE OPTIMAL VERWERTEN

ALS TÄGLICH BROT Roggenbrot sättigt anhaltend und versorgt den Organismus gleichmäßig mit Energie.

ALS GETRÄNK Ein mildes Laxativ: 2 EL Roggenkörner 10 Minuten in 1 l Wasser kochen. Abkühlen lassen, durch ein Sieb gießen und mit Honig und Zitronensaft abschmecken.

TIPPS

ROGGENMEHL Geeignet für Pfannkuchen, Kuchen und Brot. Es wird wie Weizenmehl verwendet. Zu gleichen Teilen mit Weizenmehl gemischt wird der Teig lockerer.

HIRSE

 FÖRDERT EINEN RUHIGEN SCHLAF

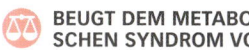 **BEUGT DEM METABOLISCHEN SYNDROM VOR**

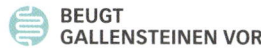 **BEUGT GALLENSTEINEN VOR**

Hirse war früher ein Grundnahrungsmittel in Afrika und Indien. Heute ernährt sich etwa ein Drittel der Weltbevölkerung von ihr. Die **nährstoffreiche, basenbildende** Hirse gilt als besonders bekömmlich und hat nur ein **sehr geringes Allergiepotenzial.** Sie ist **reich an Proteinen,** Ballaststoffen, B-Vitaminen, Eisen, Magnesium, Phosphor und Kalium.

GESUNDHEITLICHE WIRKUNG

GUTER SCHLAF Der hohe Gehalt der Aminosäure Tryptophan fördert einen guten Nachtschlaf.

HAT DAS METABOLISCHE SYNDROM IM GRIFF Ihre B-Vitamine, vor allem Niacin (B3), senken den ungesunden LDL-Cholesterinspiegel. Magnesium beugt Bluthochdruck vor und reduziert das Risiko von Herzinfarkten, besonders bei Menschen mit Arteriosklerose oder Diabetes. Es kann Asthma lindern und die Häufigkeit von Migräneanfällen verringern. Der hohe Faserstoffgehalt steigert die Insulinempfindlichkeit und reduziert Blutfette.

GUT GEGEN GALLENSTEINE Lebensmittel mit einem hohen Anteil an unlöslichen Ballaststoffen wie Hirse beugen Gallensteinen vor. Unlösliche Ballaststoffe reduzieren die Ausschüttung von Gallensekreten, die bei Überproduktion zur Steinbildung beitragen.

NÄHRSTOFFE OPTIMAL VERWERTEN

UNGESCHÄLT Hirse wird meist ohne die unverdauliche Schale verkauft. Ungeschälte Hirse kann wie jedes andere Getreide verwendet werden.

VORBEREITUNG Einweichen verkürzt die Garzeit von Hirse. Röstet man die Körner vor der Zubereitung etwa 3 Minuten unter ständigem Rühren in einer Pfanne ohne Fett, bekommen sie ein nussiges Aroma.

SPROSSEN Hirsesprossen schmecken in Salaten oder auf Brot. Rohe, ungeröstete Körner etwa 30 Minuten einweichen, dann abgießen und feucht halten, bis sie zu keimen beginnen.

TIPPS

HOCHWERTIGES FRÜHSTÜCK Hirsebrei mit Trockenfrüchten und Mandelblättchen ist ein gesundes Frühstück.

IM SALAT Für köstliche, nährstoffreiche Salate kann man statt Reis oder Nudeln auch Hirse verwenden.

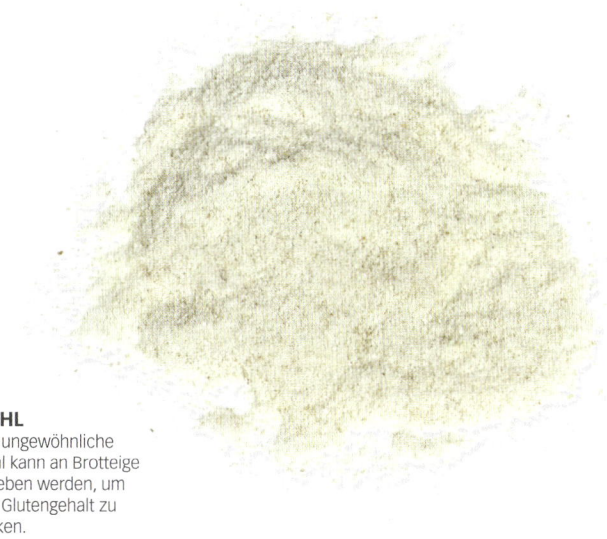

MEHL
Das ungewöhnliche Mehl kann an Brotteige gegeben werden, um den Glutengehalt zu senken.

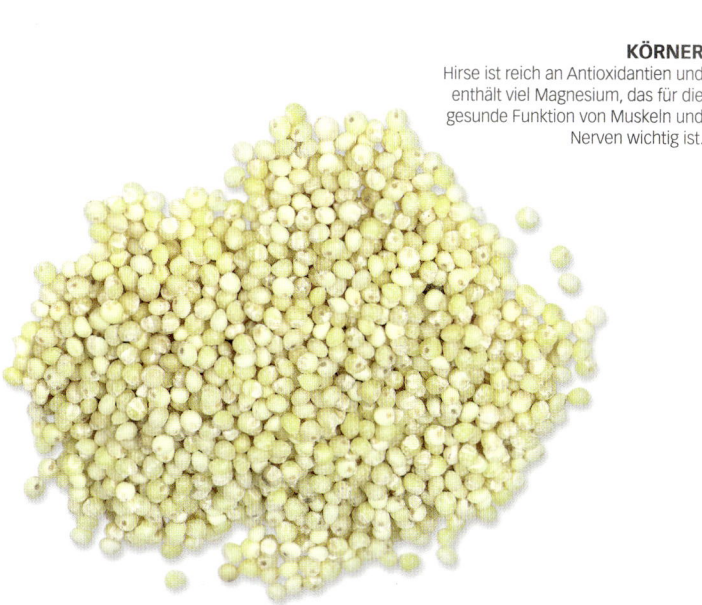

KÖRNER
Hirse ist reich an Antioxidantien und enthält viel Magnesium, das für die gesunde Funktion von Muskeln und Nerven wichtig ist.

GERSTE

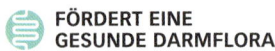 **FÖRDERT EINE
GESUNDE DARMFLORA**

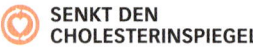 **SENKT DEN
CHOLESTERINSPIEGEL**

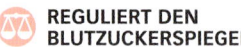 **REGULIERT DEN
BLUTZUCKERSPIEGEL**

Gerste ist ein überaus gesundes Getreide. Der **hohe Ballaststoffgehalt** fördert die **Verdauung** und reguliert den **Cholesterinspiegel.** Ihr niedriger **glykämischer Index** verbessert und stabilisiert den **Blutzuckerspiegel** und beugt damit **Diabetes** vor. Das vielseitige Getreide kann zum Backen, in Eintöpfen oder als Alternative zu Reis verwendet werden.

KÖRNER
Studien belegen, dass Vollkorngerste den Blutzuckerspiegel bis zu 10 Stunden nach dem Verzehr stabil halten kann – viel länger als Vollkornweizen.

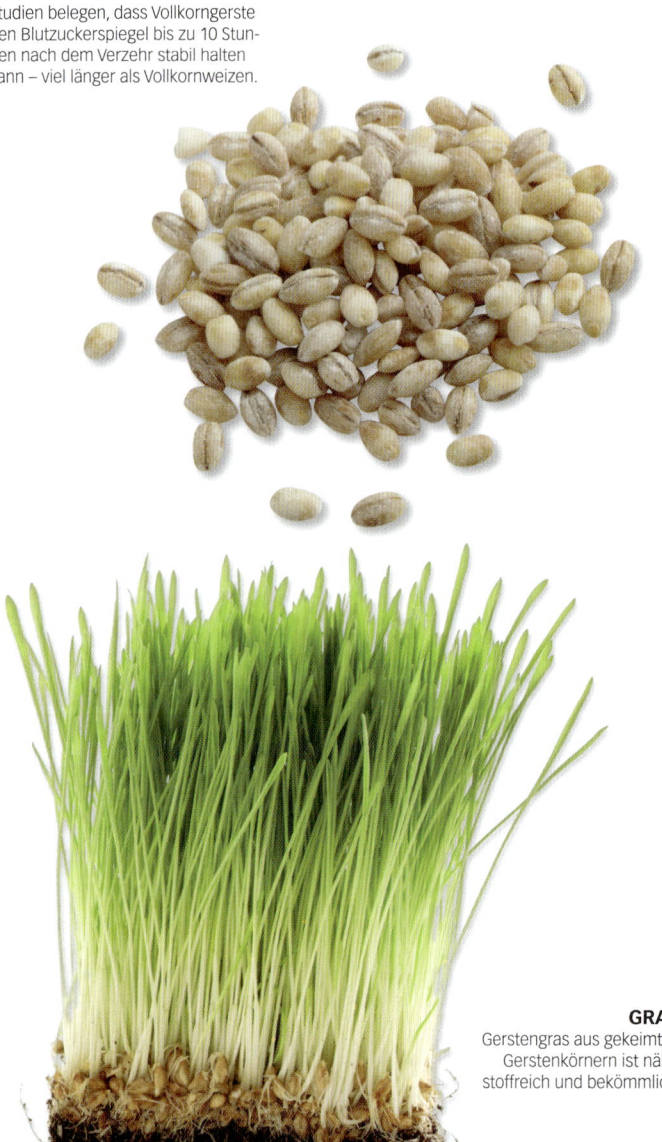

GRAS
Gerstengras aus gekeimten Gerstenkörnern ist nährstoffreich und bekömmlich.

GESUNDHEITLICHE WIRKUNG

VERDAUUNG Gerste hat einen sehr hohen Ballaststoffgehalt. Eine Portion deckt fast die Hälfte der empfohlenen Tagesmenge. Gerste fördert die Bildung einer gesunden Darmflora; die Bakterien produzieren Buttersäure – den Hauptbrennstoff der Darmzellen. Saft aus Gerstengras lindert nachweislich Beschwerden durch Colitis ulcerosa.

GESUND FÜR DAS HERZ Der hohe Anteil an löslichen Ballaststoffen fördert den Abbau von überschüssigem Fett und Cholesterin im Blut und verringert so das Risiko von Bluthochdruck und Arteriosklerose (Verhärtung der Arterien).

REGULIERT DEN BLUTZUCKER Gerste enthält komplexe Kohlenhydrate, die für einen stabilen Blutzuckerspiegel sorgen. Außerdem ist sie reich an Magnesium und Mangan, die für den Kohlenhydratstoffwechsel benötigt werden.

NÄHRSTOFFE OPTIMAL VERWERTEN

VOLLKORN Ungeschältes Vollkorn bevorzugen. Die Schale, die bei Perlgraupen fehlt, enthält einen Großteil der wertvollen Inhaltsstoffe der Gerste.

GERSTENGRAS Um die Antioxidantien voll auszuschöpfen, entsaften Sie junge Keimlinge, die etwa 3–7 Tage gewachsen sind.

TIPPS

GERSTENRISOTTO Gerste kann man an Eintöpfe geben, Vollkorngerste eignet sich aber auch für Risotto. Ihr mildes Aroma harmoniert besonders gut mit Pilzen.

ZUM BACKEN Gerste enthält wenig Gluten. Beim Backen können Sie Weizenmehl bis zur Hälfte durch Gerstenmehl ersetzen. Es senkt den Glutengehalt und sorgt in Geschmack und Konsistenz für Abwechslung.

BUCHWEIZEN

 SCHÜTZT HERZ UND BLUTGEFÄSSE

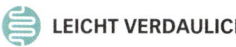 **LEICHT VERDAULICH**

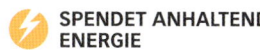 **SPENDET ANHALTEND ENERGIE**

Buchweizen ist kein Getreide im engeren Sinn. Er ist mit Rhabarber und Ampfer verwandt. Seine Samen enthalten lösliche und unlösliche **Ballaststoffe**, die den **ungesunden LDL-Cholesterinspiegel senken,** den **Blutzuckerspiegel** regulieren und gut für die **Darmgesundheit** sind. Mit seinen **Antioxidantien** schützt Buchweizen das Herz. Er eignet sich auch für die **glutenfreie Ernährung.**

GESUNDHEITLICHE WIRKUNG

DURCHBLUTUNG Buchweizen enthält wirksame Flavonoide. Das Antioxidans Quercetin besitzt entzündungshemmende und antiallergische Eigenschaften. Rutin stärkt die Kapillargefäße, regt die Durchblutung an und kann so vor schmerzhaften Krampfadern schützen.

VERDAUUNG Die in den Ballaststoffen des Buchweizens enthaltenen Schleimstoffe wirken wohltuend auf den Verdauungstrakt. Buchweizen weist auch einen unverdaulichen Ballaststoff mit probiotischer Wirkung auf, der die Bakterienflora im Darm verbessert.

ENERGIEHAUSHALT Buchweizenkörner liefern komplexe Kohlenhydrate, die den Blutzuckerspiegel stabilisieren. Sie sind reich an Magnesium und Mangan, die wichtig für den Kohlenhydratstoffwechsel sind.

KREBSHEMMEND Wie viele Vollkorngetreide enthält Buchweizen Lignane (pflanzliche Hormone), die bei Männern und Frauen den Hormonhaushalt regulieren. Das Lignan Enterolacton schützt vor Brustkrebs und anderen hormonell bedingten Krebsarten.

NÄHRSTOFFE OPTIMAL VERWERTEN

KEIMSPROSSEN Rohe, ungeröstete Körner 30 Minuten einweichen, abgießen und feucht halten, bis sie zu keimen beginnen. (Gerösteter Buchweizen ist goldbraun, frischer ist weiß oder hellgrün.)

BUCHWEIZENMEHL Das glutenfreie Mehl kann zum Backen verwendet werden. Dunkles Mehl enthält Kleie und hat einen höheren Proteingehalt als helles Mehl. Mehl aus Buchweizensprossen ist besonders nährstoffreich.

TIPPS

INS MÜSLI Die Körner einweichen und keimen lassen, um ihre Schleimstoffe freizusetzen, und mit Obst und Joghurt oder Nussmilch mischen.

KÖRNER
Buchweizen enthält acht essenzielle Aminosäuren und ist reich an Mangan, Magnesium und Ballaststoffen.

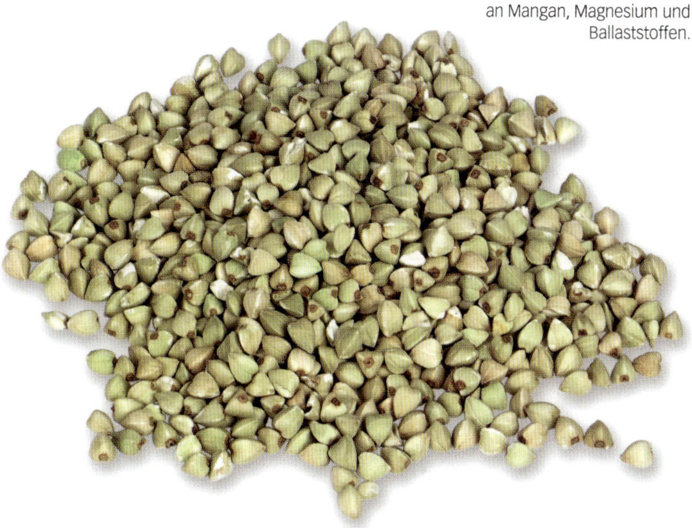

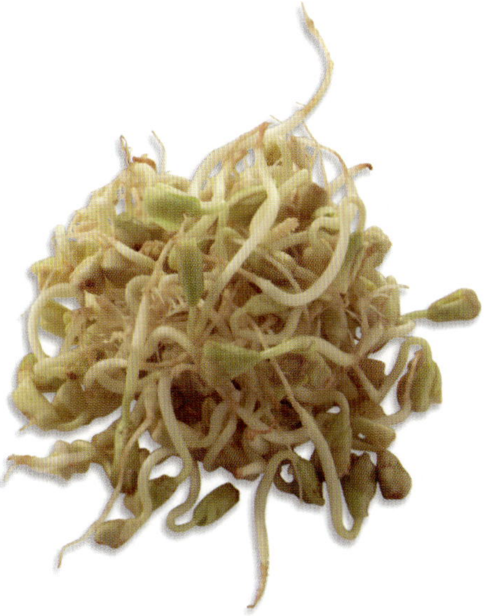

SPROSSEN
Durch das Keimen werden blutdrucksenkende Enzyme aktiviert, und die Nährstoffe sind für den Körper leichter verfügbar.

HÜLSENFRÜCHTE

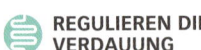 **REGULIEREN DIE VERDAUUNG**

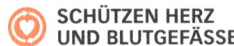 **SCHÜTZEN HERZ UND BLUTGEFÄSSE**

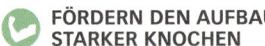 **FÖRDERN DEN AUFBAU STARKER KNOCHEN**

Der regelmäßige Genuss von Hülsenfrüchten trägt zu einem **gesunden Verdauungssystem** und einem ausgewogenen **Blutzuckerspiegel** bei, denn sie enthalten **Proteine** und **Ballaststoffe,** meist auch **Eisen.** Es ist wichtig für die Bildung roter Blutkörperchen und damit für den Sauerstofftransport im Körper. Wer seinen Fleischkonsum reduzieren will, sollte häufiger zu Hülsenfrüchten greifen.

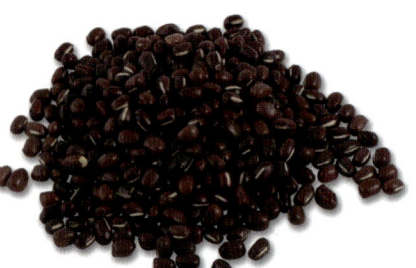

Adzukibohnen

Adzukibohnen

GESUNDHEITLICHE WIRKUNG

GESUND FÜR DAS HERZ Reich an löslichen Ballaststoffen, die während der Verdauung absorbiert werden und den gesunden HDL-Cholesterinspiegel stabilisieren. Kalium und Magnesium regulieren den Blutdruck und verbessern die Durchblutung. Außerdem enthalten die Bohnen wichtige B-Vitamine wie B6, B2, B1, B3 und Folsäure. Sie sind für die zelluläre Energieproduktion nötig und regen den Stoffwechsel an. Das Spurenelement Molybdän fördert die Entgiftung der Leber.

TIPPS

BRATLINGE Gegarte Adzukibohnen mit Reis, Ei, Knoblauch, Zwiebel und Kräutern mischen. Flache Bratlinge formen und in der Pfanne braten. Sprossen können an Salate gegeben werden. Ganze Bohnen reichern Eintöpfe und Suppen an.

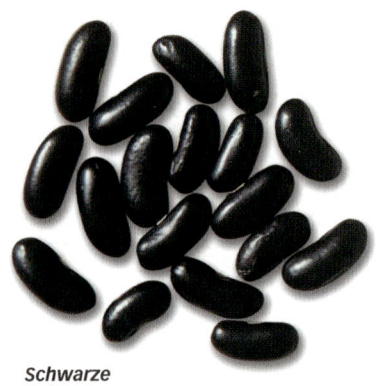

Schwarze Bohnen

Schwarze Bohnen

GESUNDHEITLICHE WIRKUNG

GESUNDES BLUT Schwarze Bohnen enthalten viel Eisen. Es ist wichtig für den Sauerstofftransport der roten Blutkörperchen und für die Bildung von Hämoglobin, dem Hauptbestandteil der roten Blutkörperchen. Molybdän fördert die Leberfunktion und ist an chemischen Reaktionen beteiligt, die Eisen für den Körper verfügbar machen. Die Ballaststoffe der schwarzen Bohnen reinigen und schützen den Darm.

TIPPS

PIKANTER SALAT Gegarte Bohnen mit Orangenfilets, Zwiebelringen, Kreuzkümmel und Essig-Öl-Dressing mischen. Hülsenfrüchte zusammen mit Vitamin-C-reichen Lebensmitteln essen, um die Eisenaufnahme zu verbessern. Pflanzliches Eisen wird vom Körper schwerer aufgenommen als tierisches Eisen.

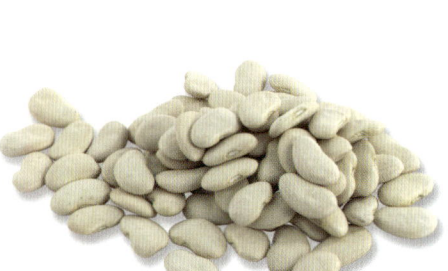

Weiße Bohnen

Weiße Bohnen

GESUNDHEITLICHE WIRKUNG

GESUND FÜR BLUT UND GEWEBE Weiße Bohnen sind milder und zarter als Dicke Bohnen. Sie sind reich an Stoffen, die für die Gesundheit des Herz-Kreislauf-Systems und der Verdauung wichtig sind: Kalium, Eisen, Kupfer, Mangan und lösliche Ballaststoffe. Sie enthalten auch Molybdän, das gesund für die Leber ist, sowie die Aminosäure Tryptophan und Proteine, die eine wichtige Rolle bei Aufbau und Regeneration von Muskeln und anderen Körpergeweben spielen.

TIPPS

DIP ODER AUFSTRICH Gegarte weiße Bohnen mit gedünsteter Zwiebel, Knoblauch und etwas Zitronensaft im Mixer pürieren. Allmählich Olivenöl zugeben, bis die Masse dick-cremig ist. Abschmecken und servieren.

Kichererbsen

GESUNDHEITLICHE WIRKUNG

GESUNDE KNOCHEN Kichererbsen enthalten wertvolle Ballaststoffe und fördern die Knochengesundheit. Sie sind reich an Mangan, das für Knochenbildung und Knochenstruktur wichtig ist, sowie Kalzium, Phosphor, und Magnesium, die ebenfalls die Knochen stärken. Ihre Ballaststoffe senken nachweislich den unge-sunden LDL-Cholesterinspiegel, zügeln den Appetit und dämpfen Heißhungerattacken.

TIPPS

GAZPACHO Gazpacho sättigt besser, wenn man Kichererbsen zugibt. Das in Tomaten enthaltene Antioxidans Lycopin vermindert zusammen mit den Inhaltsstoffen der Kichererbsen knochenschädigenden oxidativen Stress durch freie Radikale.

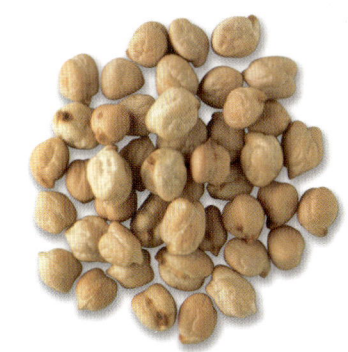

Kichererbsen

Kidneybohnen

GESUNDHEITLICHE WIRKUNG

GEREGELTE VERDAUUNG Kidneybohnen enthalten lösliche und unlösliche Ballaststoffe. Lösliche Ballaststoffe helfen, den ungesunden LDL-Cholesterinspiegel zu senken, unlösliche fördern eine geregelte Verdauung. Kidneybohnen sind außerdem reich an blutbildendem Eisen und an Phosphor, der gesunde Knochen und Zähne fördert. Vitamin K schützt das Nervensystem vor Schäden durch freie Radikale und kann krebsvorbeugend wirken.

TIPPS

REIS UND BOHNEN Gekochter Reis und Kidneybohnen ergeben eine vollwertige, proteinreiche Mahlzeit. Gehackte Zwiebel, Knoblauch, Paprika und Tomaten zugeben und mit Chili, frischem Koriander, Thymian, Salz und schwarzem Pfeffer würzen.

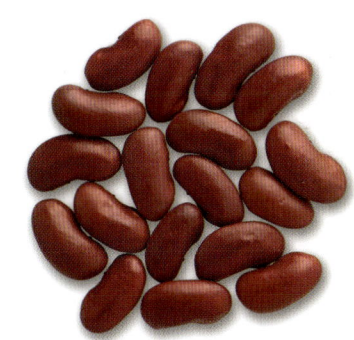

Kidneybohnen

Linsen

GESUNDHEITLICHE WIRKUNG

GESUND FÜR HERZ UND GEFÄSSE Alle Sorten von Linsen sind reich an Molybdän und Eisen. Diese Mineralstoffe verbessern die Sauerstoffversorgung des Blutes und die Freisetzung von Zellenergie. Die in Linsen enthaltenen unlöslichen Ballaststoffe tragen zur Regulierung des Cholesterinspiegels bei. Linsen sind außerdem reich an Vitamin B1 (Thiamin), das wichtig für das Nervensystem und einen gleichmäßigen Puls ist.

TIPPS

KEIMSPROSSEN Getrocknete Linsen enthalten nur wenig Methionin und Cystein. Lässt man sie keimen, nimmt ihr Gehalt an diesen und weiteren Aminosäuren zu, und es entsteht ein proteinreiches Lebensmittel.

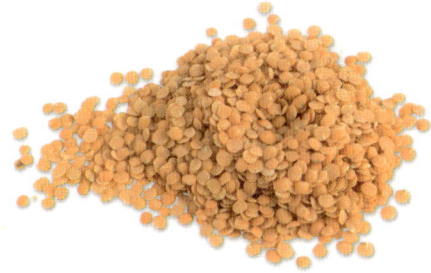

Rote Linsen

Mungbohnen

GESUNDHEITLICHE WIRKUNG

ENTGIFTUNG Grüne Mungbohnen werden in der Traditionellen Chinesischen und der ayurvedischen Medizin wegen ihrer entgiftenden und entzündungshemmenden Eigenschaften seit Langem geschätzt. Sie enthalten Ballaststoffe, Isoflavone und Phytosterole (pflanzliche Hormone), die den Cholesterinspiegel regulieren. Überdies sind sie reich an Kalium, das vorbeugend gegen Bluthochdruck wirkt.

TIPPS

ALS SPROSSEN Man kann die Bohnen für Eintöpfe verwenden. Mungbohnensprossen sind eine Basiszutat der chinesischen Küche. Geeignet für Wokgerichte, Salate und Sandwiches.

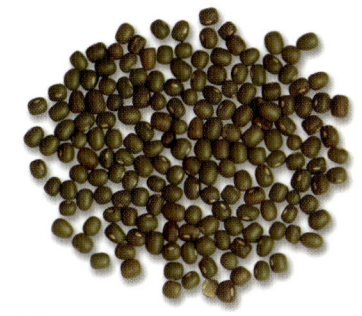

Mungbohnen

GEWÜRZE

Als Gewürze verwendet man Rinde, Wurzel, Knospen oder Früchte von Pflanzen meist in **getrockne-ter** Form. Darum ist ihr Gehalt an **ätherischen Ölen** höher und ihr Geschmack **intensiver.** Forschungen haben gezeigt, dass viele häufig verwendete Gewürze reich an **wertvollen Antioxidantien** sind, **antibiotisch** wirken und eine **gesunde Verdauung** fördern.

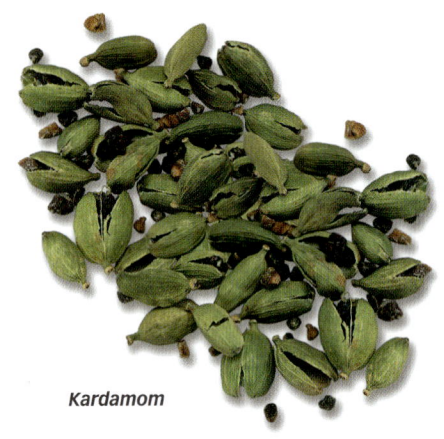

Kardamom

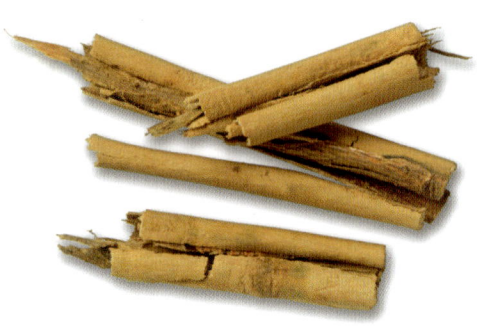

Zimt

Kardamom

 WIRKT SCHLEIMLÖSEND

GESUNDHEITLICHE WIRKUNG

KICK FÜR DEN STOFFWECHSEL Kardamom enthält das ätherische Öl Cineol, das schleimlösend wirkt, und lindert daher Bronchitis, Laryngitis und Erkältung. Er regt den Stoffwechsel, die Verdauung und die Nierentätigkeit an und verbessert die Fettverbrennung. Außerdem ist er wirksam gegen *Helicobacter pylori*, ein Bakterium, das Geschwüre verursacht. Wie Studien zeigen, ist Kardamom gut für die Durchblutung und beugt Schäden durch freie Radikale vor, die zu Schlaganfall und Arteriosklerose führen können.

TIPPS

GANZE KÖRNER Ganze grüne oder helle Körner frisch zerdrücken und an Reisgerichte, Currys und Schmorgerichte geben. Frisch gemahlener Kardamom verleiht auch einem gewöhnlichen Obstsalat Pep. Heiße Milch mit Kardamom beruhigt einen gereizten Magen und kann für Milchreis oder Pudding verwendet werden.

Zimt

 REGULIERT DEN BLUTZUCKERSPIEGEL

GESUNDHEITLICHE WIRKUNG

ANTISEPTIKUM Zimt regt die Verdauung an, reguliert den Blutzucker- und Blutfettspiegel (vor allem Trigylzeride) und verringert das Risiko für Diabetes und Herzkrankheiten. Als hochwirksames Antiseptikum bekämpft er Bakterien, Viren und infektiöse Pilze. Dem hohen Gehalt an Antioxidantien verdankt Zimt seine leicht schmerzlindernde und entzündungshemmende Wirkung – vielleicht ist er deshalb ein bewährtes Hausmittel bei Erkältung und Grippe, Halsschmerzen, Fieber und Kopfschmerzen. Allein der Geruch von Zimt soll Gehirnfunktion und Gedächtnis verbessern.

TIPPS

VIELSEITIGES GEWÜRZ Für einen schnellen Energieschub Tee, heiße Schokolade oder Milchkaffee mit einer Zimtstange umrühren. Gemahlener Zimt schmeckt in herzhaften Gerichten, Eintöpfen, Gemüseaufläufen, Saucen und Relishes ebenso gut wie in Obstkompott, süßem Auflauf, Pudding oder Milchreis.

Aromatherapie in der Küche

Gewürze enthalten eine Fülle von Vitaminen, Mineralien und Spurenelementen. Im Gegensatz zu Küchenkräutern werden sie meist in getrockneter Form verwendet. Und da Gewürze sehr sparsam eingesetzt werden, nehmen wir sehr viel kleinere Mengen ihrer wertvollen Nährstoffe auf als bei ihren hochkonzentrierten ätherischen Ölen. Bei sachgemäßer Lagerung – dunkel und in luftdicht schließenden Gefäßen – behalten Gewürze sehr lange ihre wohltuenden Eigenschaften. Möglichst im Ganzen kaufen und jeweils nach Bedarf mahlen oder zerstoßen.

Koriander

**REGT APPETIT
UND VERDAUUNG AN**

GESUNDHEITLICHE WIRKUNG

CHOLESTERINSENKEND Koriander wird in der traditionellen ayurvedischen Medizin wegen seiner entzündungshemmenden Wirkung geschätzt. Wie moderne Studien belegen, senkt er auch den Cholesterinspiegel. Er regt den Appetit, die Ausschüttung von Magensäften und die Verdauung an und ist leicht harntreibend. Außerdem wirkt er gegen Bakterien wie Salmonellen, *Esche-* *richia coli* und MRSA *(Staphylococcus aureus)*. Neuen Studien zufolge könnten die in Koriander enthaltenen Antioxidantien auch das Nervensystem vor Schäden durch freie Radikale schützen und dadurch das Risiko für neurodegenerative Krankheiten wie Alzheimer und Parkinson verringern.

TIPPS

UNIVERSALGEWÜRZ Samen für Currys, Chutneys, Eintöpfe, Marinaden und zum Einreiben verwenden, auch zu geräuchertem Fleisch, Wild und Fisch. Gemahlener Koriander gibt Brot, Desserts und süßem Gebäck eine interessante Note.

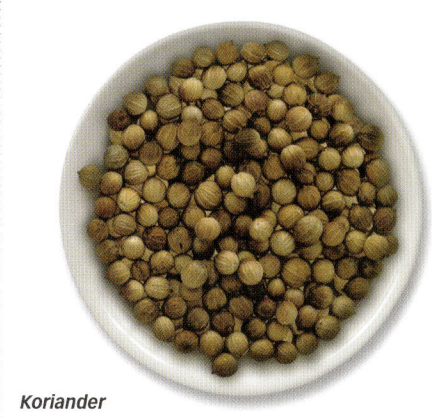

Koriander

Kreuzkümmel

**REICH AN ENTZÜNDUNGS-
HEMMENDEN ANTIOXIDANTIEN**

GESUNDHEITLICHE WIRKUNG

STARKES ANTIOXIDANS Kreuzkümmel wirkt allgemein tonisierend, antiseptisch und antibakteriell. Er kann die Durchblutung verbessern und lindert Beschwerden wie Übelkeit, Blähungen und Darmträgheit. Experimente deuten darauf hin, dass die in ihm enthaltenen Antioxidantien das Wachstum von Krebszellen hemmen. Gewöhnliche Kreuzkümmelsamen sind braun und besitzen viele wertvolle Eigenschaften. Die schwarzen Samen enthalten allerdings dieselben wirksamen Öle in viel höherer Konzentration.

TIPPS

GANZ ODER GEMAHLEN Ganze Samen an Eingemachtes geben. Zerstoßene oder gemahlene Samen zum Einreiben oder Marinieren verwenden oder einen pikanten Salat aus Tomaten, grüner Paprika, Zucchini, und/oder Auberginen zubereiten und mit etwas gemahlenem Kreuzkümmel bestreuen.

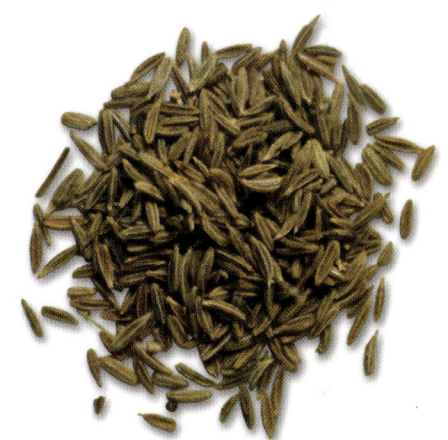

Kreuzkümmel

Bockshornkleesamen

**BERUHIGEN UND SCHÜTZEN
DEN DARM**

GESUNDHEITLICHE WIRKUNG

KICK FÜR DEN STOFFWECHSEL Die Samen enthalten Ballaststoffe mit Schleimstoffen, die den Darm beruhigen und vor Schäden durch freie Radikale schützen. Als tonisierendes Antioxidans regen Bockshornkleesamen den Stoffwechsel an und werden traditionell zur Förderung der Milchbildung bei stillenden Müttern eingesetzt. Die Samen sind reich an Diosgenin, einem pflanzlichen Östrogen, das bei Frauen Wechseljahresbeschwerden wie Hitzewallungen, Stimmungsschwankungen und Schlafstörungen lindern kann. Die krebsvorbeugende Wirkung von Diosgenin ist nachgewiesen.

TIPPS

ORIENTALISCH Die aromatischen Samen passen zu pikanten Pickles, indischen Gerichten, Gemüse und Reis. Man kann sie keimen lassen und die Sprossen wie Gemüse verwenden. Ein Tee aus Bockshornkleesamen mit Honig und Zitrone lindert Grippebeschwerden.

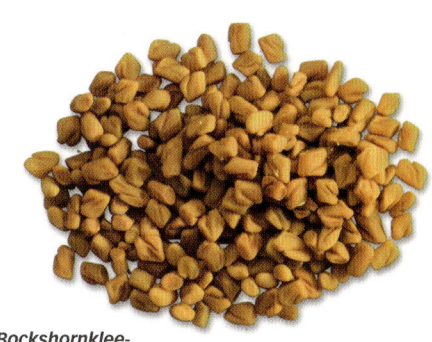

Bockshornkleesamen

Gewürze (Fortsetzung)

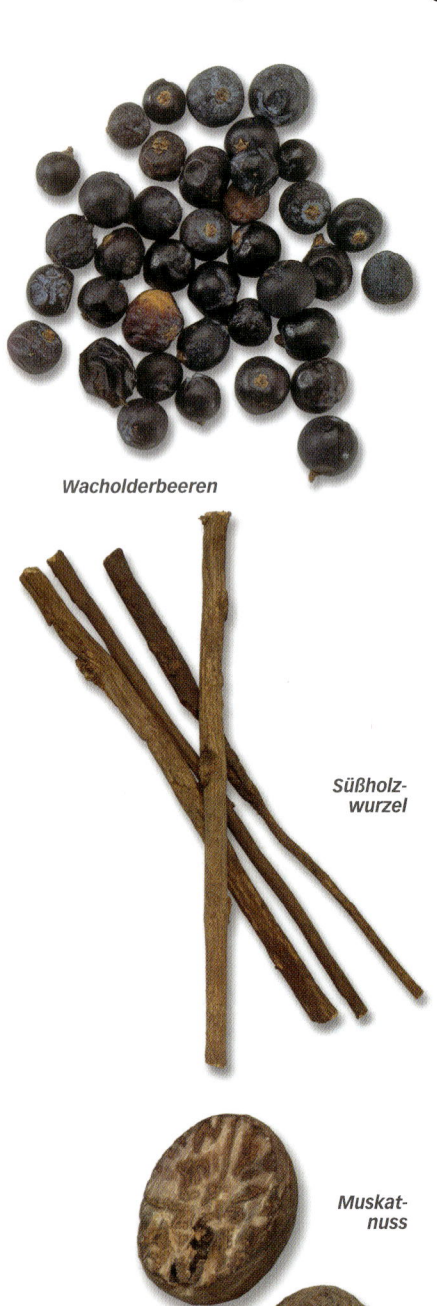

Wacholderbeeren

 FÖRDERN DIE INSULINAUSSCHÜTTUNG

GESUNDHEITLICHE WIRKUNG

GUT FÜR DIABETIKER Wacholderbeeren regen die Insulinausschüttung an, das macht sie wertvoll für Diabetiker. Sie können auch die Heilung der Bauchspeicheldrüse fördern, falls diese nicht dauerhaft geschädigt ist. Traditionell dient Wacholder zur Unterstützung der Verdauung und als Antiseptikum bei Harnwegsinfektionen. Ein altes Mittel bei gereiztem und entzündetem Zahnfleisch ist das Zerkauen der Beeren. Ihre ätherischen Öle enthalten aktive Inhaltsstoffe, die den Harnsäureabbau im Körper fördern – hilfreich bei rheumatischen Beschwerden und Gicht.

TIPPS

FRISCHE BEEREN Die Beeren etwas zerdrücken und zu Fleisch- und Wildgerichten geben. Mit Knoblauch und Meersalz schmecken sie gut zu Kohl und grünem Gemüse. Man kann sie auch für Füllungen, Saucen, Marinaden und Pasteten verwenden.

Wacholderbeeren

Süßholzwurzel

 BEKÄMPFT BAKTERIELLE UND VIRALE INFEKTIONEN

GESUNDHEITLICHE WIRKUNG

REGT DEN STOFFWECHSEL AN Die Antioxidantien der Süßholzwurzel unterstützen die Behandlung des metabolischen Syndroms (eine Gruppe von Risikofaktoren, die zu Diabetes und Herzkrankheiten führen können). Sie ist gesund für die Leber, wirkt antiseptisch und beruhigt den Magen. Wegen ihrer schleimlösenden Wirkung eignet sie sich zur Behandlung von Infektionen der Atemwege. Kleine Mengen scheinen Heißhunger auf Süßes zu mindern. Sie wird auch bei zu niedrigem Blutdruck eingesetzt.

TIPPS

WOHLTUENDER TEE Bei Übelkeit oder ersten Erkältungssymptomen hilft Tee aus Süßholzwurzel. Das Gurgeln mit abgekühltem Tee fördert die Zahngesundheit. Süßholz und Sojasauce harmonieren gut miteinander. Die Mischung wirkt Stress entgegen und gibt asiatischen Gerichten ein köstliches Aroma.

Süßholzwurzel

Muskatnuss

 HILFT GEGEN STRESSSYMPTOME

GESUNDHEITLICHE WIRKUNG

STRESSMANAGEMENT Muskatnuss ist ein Adaptogen, dessen Wirkung davon abhängt, was der Körper gerade braucht. Bei Stress wirkt sie beruhigend und blutdrucksenkend. Bei Erschöpfung oder Rekonvaleszenz hingegen hebt sie die Stimmung und wirkt anregend. Muskatnuss kann außerdem Verdauungsbeschwerden, Blähungen und Durchfall lindern. Ihre ätherischen Öle eignen sich wegen ihrer entzündungshemmenden Wirkung zur Behandlung von Gelenk- und Muskelschmerzen. In der traditionellen indischen Medizin wird Muskatnuss gegen Atembeschwerden wie Asthma eingesetzt.

TIPPS

WOHLFÜHLGEWÜRZ Passt zu Milchreis und anderen Milchspeisen, zu hellen Saucen mit und ohne Käse, zu Kartoffelbrei und Gemüse. Heiße Schokolade oder warme Milch mit etwas frisch geriebener Muskatnuss wirkt belebend.

Muskatnuss

Pfeffer

 **REGT APPETIT
UND VERDAUUNG AN**

GESUNDHEITLICHE WIRKUNG

VERDAUUNGSFÖRDERND Pfeffer regt die Verdauung und den Appetit an. Er enthält Antioxidantien und entzündungshemmende Stoffe und wird traditionell zur Förderung der Entgiftung, gegen Infektionen von Lunge und Bronchien sowie bei Schock und Stress empfohlen. In Labortests zeigte sich, dass sein Inhaltsstoff Piperin das Wachstum von Brustkrebszellen zu hemmen scheint. Echter Pfeffer ist grün, schwarz oder weiß. Rosa »Pfeffer« stammt von einer anderen Pflanze und besitzt nicht denselben Gesundheitswert.

TIPPS

GANZE KÖRNER NEHMEN Gemahlener Pfeffer verliert schnell seine wertvollen Eigenschaften. Ganze Körner an Brühe und Marinaden geben oder frisch über Gemüsegerichte und Salate mahlen. Zerstoßene Pfefferkörner eignen sich zum Einreiben von Grillfleisch oder für pikante Dressings mit Essig und Öl.

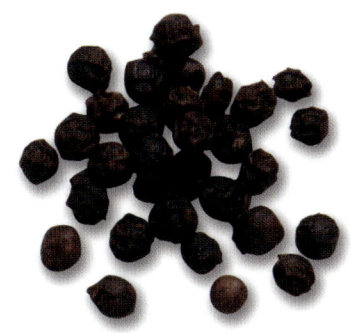

Pfeffer

Safran

 **BEUGT SEHSCHWÄCHE
IM ALTER VOR**

GESUNDHEITLICHE WIRKUNG

STARKES ANTIOXIDANS Die getrockneten Stempel aus den Blüten des Safrankrokus enthalten die Antioxidantien Crocin, Safranal und Picrocrocin, die altersbedingter Makuladegeneration und Arteriosklerose vorbeugen und das Wachstum von Krebszellen hemmen. In Tee oder Milch eingenommen kann Safran Schlafstörungen und Depressionen mildern. Seine entzündungshemmenden Eigenschaften helfen bei Asthma und Allergien. Außerdem regt er die Durchblutung an.

TIPPS

SPARSAM EINSETZEN Safran ist teuer, aber man braucht nur wenig, um Gerichten wie Paella, Risotto, Bouillabaisse, pikanten Gerichten mit Huhn und Lamm oder auch süßen Desserts Aroma und Farbe zu geben. Als Marinade für Fisch mit Knoblauch, Thymian und Öl mischen. Safran kann auch für süßes und salziges Gebäck verwendet werden.

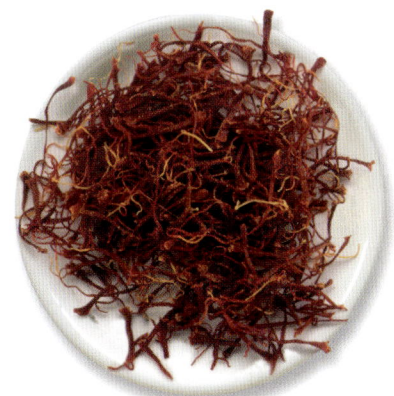

Safran

Sternanis

 **BEUGT ERKÄLTUNGEN UND
GRIPPE VOR**

GESUNDHEITLICHE WIRKUNG

WIRKT GEGEN VIREN Sternanis wird traditionell gegen Blähungen, Schluckauf und Wassereinlagerungen empfohlen, beschleunigt aber auch die Genesung nach Virusinfekten. Seine Inhaltsstoffe sind so wirksam gegen Herpes- und Grippeviren, dass sie von Pharmaunternehmen zur Herstellung von Medikamenten gegen Grippe verwendet werden. Pflanzliche Östrogene regen die Milchbildung an und wirken bei Frauen vitalitätsfördernd.

TIPPS

PEP FÜR DESSERTS Der süßlichpikante Geschmack von Sternanis gibt süßen Gerichten eine interessante Note. Besonders gut passt er zu Feigen. Etwas gemahlenen Sternanis vor dem Aufbrühen an gemahlenen Kaffee oder in Vanillejoghurt geben. Sternanise für Fisch- und Gemüsegerichte verwenden.

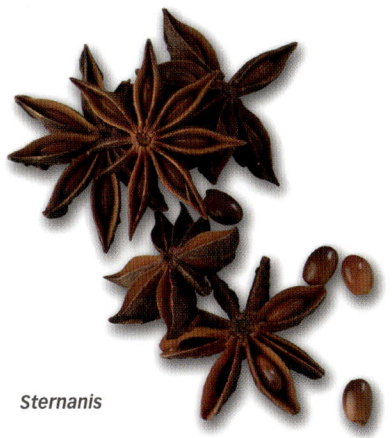

Sternanis

FETTE UND ÖLE

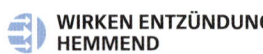 **WIRKEN ENTZÜNDUNGS-HEMMEND** 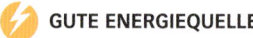 **GUTE ENERGIEQUELLE** 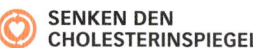 **SENKEN DEN CHOLESTERINSPIEGEL**

Öle und Fette in kleinen Mengen sind wichtig für Gesundheit, **Energie** und **Stoffwechsel.** Sie werden auch zur Aufnahme der fettlöslichen Vitamine D, E und K und zur Umwandlung von Carotinoiden in Vitamin A gebraucht. Eine ausgewogene Mischung aus mehrfach und einfach ungesättigten und gesättigten Fetten wirkt **entzündungshemmend** und ist **gesund für das Herz.**

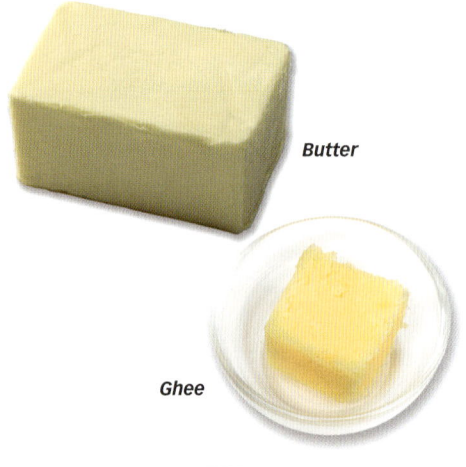

Butter

Ghee

Butter

GESUNDHEITLICHE WIRKUNG

ENERGIESPENDER Butter und Ghee (geklärte Butter) sind Energielieferanten und enthalten mittel- und kurzkettige Fettsäuren, von denen eine – Laurinsäure – Mikroben und Pilze bekämpft. Da diese Fette vom Körper direkt in Energie umgewandelt und nicht als Fettreserve gespeichert werden, stehen sie – anders als langkettige Fettsäuren – nicht im Verdacht, Herzkrankheiten auszulösen. Neben gesättigten Fetten enthält Butter auch einfach ungesättigte Fette, die zur Aufnahme fettlöslicher Vitamine wichtig sind. Bio-Butter enthält mehr dieser gesunden Fette.

TIPPS

VIELSEITIG Maßvoll als Aufstrich, zum Backen und für Saucen nutzen. Ghee kann ähnlich wie Butter zum Kochen verwendet werden.

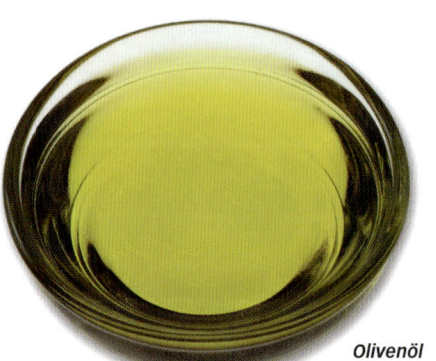

Olivenöl

Olivenöl

GESUNDHEITLICHE WIRKUNG

CHOLESTERINSENKEND Olivenöl schützt vor Herzkrankheiten, indem es den Spiegel des gesunden HDL-Cholesterins anhebt und den des ungesunden LDL-Cholesterins senkt. Es enthält mehr einfach ungesättigte Fettsäuren als alle anderen natürlichen Öle. Diese Fettsäuren normalisieren die Blutgerinnung und regulieren den Blutzuckerspiegel. So eignet sich Olivenöl zur Vorbeugung vor dem metabolischen Syndrom. Aufgrund seiner guten Bekömmlichkeit hilft es bei Magengeschwüren.

TIPPS

ALLESKÖNNER Gefiltertes Olivenöl eignet sich besser zum Kochen, weil sein Rauchpunkt höher liegt, es enthält aber weniger Nährstoffe. Kalt gepresstes Olivenöl extra vergine für ungekochte Speisen und Dressings verwenden.

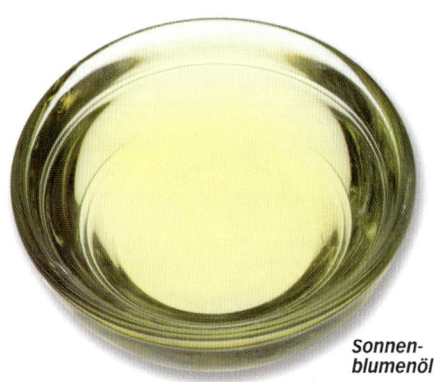

Sonnen-blumenöl

Sonnenblumenöl

GESUNDHEITLICHE WIRKUNG

SENKT DEN BLUTDRUCK Sonnenblumenöl enthält wenig gesättigte Fette aber viel Vitamin E, D und Beta-Carotin. Öl in Bioqualität enthält mehr einfach ungesättigte Fette und Omega-9-Fettsäuren, die den Blutdruck senken, das Gedächtnis stärken und Krebs vorbeugen. Möglichst Produkte mit einem hohen Gehalt an Ölsäure kaufen. Billiges Öl enthält weniger einfach ungesättigte Fette, aber mehr Omega-6-Fettsäuren und kann Entzündungsprozesse fördern.

TIPPS

STATT TIERISCHER FETTE Geeignet für süße und herzhafte Rezepte. Das nährstoffreiche unraffinierte Öl für kalte Gerichte verwenden. Raffiniertes Öl eignet sich wegen des höheren Rauchpunkts besser zum Kochen.

Leinöl

GESUNDHEITLICHE WIRKUNG

GESUND FÜR DAS HERZ Leinöl wird aus Leinsamen gepresst. Es enthält die essenzielle Fettsäure Alpha-Linolensäure (ALA), die Herzinfarkten und Schlaganfällen vorbeugt. Studien deuten darauf hin, dass ALA diese Risiken auf mehrfache Weise verringert: Es wirkt gegen Entzündungen und erhöhte Blutgerinnung, hält die Blutgefäße gesund und senkt das Risiko von Herzrhythmusstörungen. Das Öl enthält mehrfach ungesättigte Omega-3- und Omega-6-Fettsäuren. Täglich verwendet kann es beim Sjögren-Syndrom gegen trockene Augen helfen.

TIPPS

KÜHL LAGERN Leinöl verdirbt leicht. In lichtundurchlässigen Behältern kühl und dunkel aufbewahren. Das Öl kalt verwenden, weil es nicht hitzestabil ist. Auf Hüttenkäse träufeln oder Ofenkartoffeln aushöhlen, das Innere mit Quark und Leinöl mischen und wieder in die Schalen füllen. An Säfte und Smoothies geben oder unter Ketchup, Mayonnaise und Salatdressings rühren.

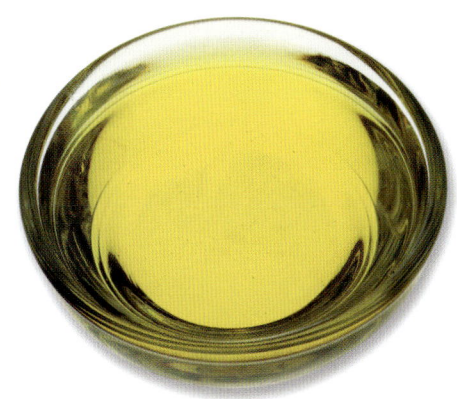

Leinöl

Hanföl

GESUNDHEITLICHE WIRKUNG

ENTZÜNDUNGSHEMMEND Hanföl hat von allen Ölen den höchsten Anteil an essenziellen Fettsäuren. Es enthält Omega-3-, Omega-6- und Omega-9-Fettsäuren in einem optimalen Verhältnis. Diese Fettsäuren sind wichtig für eine gesunde Durchblutung, das Zellwachstum und das Immunsystem. Wegen des hohen Omega-3-Gehalts wirkt Hanföl entzündungshemmend und antioxidativ, ist also eine gute vegetarische Alternative zu Fischölen. Es ist gut für Herz und Nervensystem, verbessert das Hautbild und hält die Gelenke gesund. Außerdem fördert es das Gedächtnis und die Gehirnfunktion und kann neurodegenerativen Erkrankungen wie Demenz vorbeugen.

TIPPS

NICHT ERHITZEN In einer dunklen Flasche kühl und dunkel aufbewahren. Gebleichtes oder geruchloses Hanföl sollten Sie meiden. Hanföl eignet sich nicht zum Braten und Kochen bei hoher Temperatur, sondern sollte kalt verzehrt werden: in Säften, Smoothies, Joghurt, Hüttenkäse, Salatdressings, über gedämpftem Gemüse oder statt Butter auf Brot.

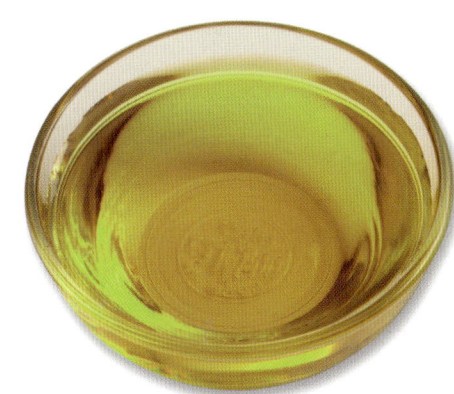

Hanföl

Schwarzkümmelöl

GESUNDHEITLICHE WIRKUNG

ENTZÜNDUNGSHEMMEND Studien belegen, dass seine entzündungshemmende und entgiftende Wirkung rheumatische und arthritische Beschwerden verringern kann. Es mildert auch Symptome von Heuschnupfen, Ekzemen und Asthma. Schwarzkümmelöl enthält Gammalinolensäure (GLA), die nachweislich Schmerzen durch diabetische Neuropathie (Nervenschädigung durch Bluthochdruck bei Diabetikern) lindern kann. Außerdem erhöht es den Anteil des gesunden HDL-Cholesterins im Blut.

TIPPS

GESUNDER ZUSATZ Pikante Zutat für Salatdressings und Wokgerichte. Bei Allergien und Husten mit Honig und Knoblauch mischen. Gegen Durchfall 1 Teelöffel Schwarzkümmelöl mit 225 ml probiotischem Naturjoghurt mischen und nach Bedarf essen. Als Energieschub morgens 1 Glas Orangensaft mit 1 Teelöffel Schwarzkümmelöl mischen.

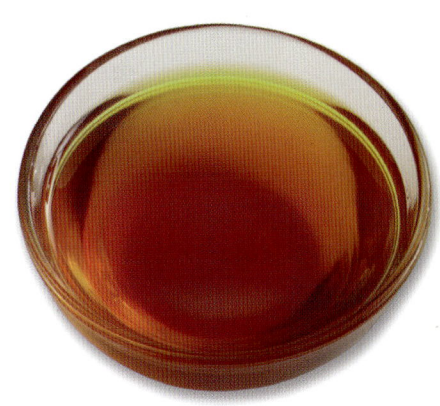

Schwarzkümmelöl

FERMENTIERTE LEBENSMITTEL

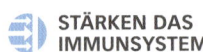 **STÄRKEN DAS IMMUNSYSTEM**

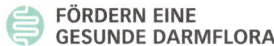 **FÖRDERN EINE GESUNDE DARMFLORA**

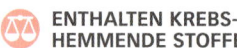 **ENTHALTEN KREBS-HEMMENDE STOFFE**

Die Fermentierung ist ein biochemischer Prozess, in dessen Verlauf sich nützliche Bakterien vermehren. Diese halten den Darm gesund. Ein **gesunder Darmtrakt,** der Nahrung effizient verdaut und Nährstoffe gut aufschließt, ist die Grundlage einer guten Gesundheit und **beugt einer Vielzahl von Krankheiten vor** – vom **Reizdarmsyndrom** bis **Krebs.**

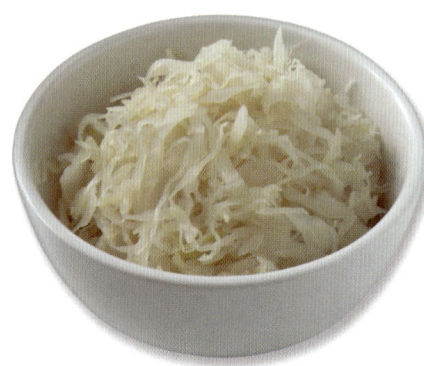

Sauerkraut

Sauerkraut

GESUNDHEITLICHE WIRKUNG

HEMMT KREBSZELLEN Laborstudien zeigen, dass Isothiocyanate – die Antioxidantien in fermentiertem Kohl – das Wachstum von Krebszellen hemmen können.

FÖRDERT DIE DARMFLORA Kohl enthält von Natur aus das nützliche Bakterium *Lactobacillus plantarum.* Durch die Fermentierung wird dessen Vermehrung gefördert. Es reguliert die Darmflora, hindert die Vermehrung von *Escherichia coli,* Salmonellen und Candida-Hefen und stärkt insgesamt die Gesundheit des Verdauungstrakts.

TIPPS

KNACKIGER BELAG Am besten roh statt Salatblätter auf belegten Broten oder zu Würstchen und üppigen Fleischgerichten. 1–2 Esslöffel unter Pfannengerichte mit Naturreis, verquirltem Ei, Shiitakepilzen, Möhren oder Zwiebeln mischen. Mit Sojasauce beträufeln und mit Sesamsamen bestreuen. Pasteurisiertes Sauerkraut enthält weniger Nährstoffe.

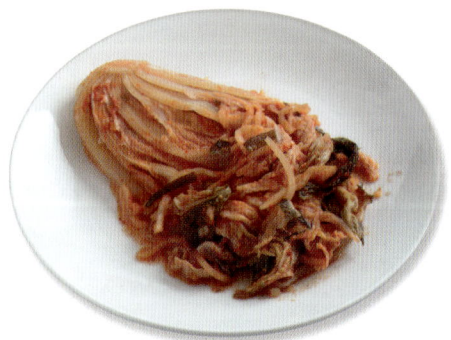

Kimchi

Kimchi

GESUNDHEITLICHE WIRKUNG

KREBSVORBEUGUNG Das Nationalgericht Koreas ist die asiatische Variante des Sauerkrauts: eine pikante Mischung aus fermentiertem Kohl, Rettich, roten Chilis, Knoblauch und Salz. Die vorbeugende Wirkung gegen Krebs und Herzkrankheiten beruht vor allem auf den zahlreichen Nährstoffen des Kohls. Durch die Mischung aus Gewürzen und nützlichen Bakterien ist Kimchi wirksam gegen schädliche Bakterien wie *Helicobacter pylori,* *Shigella sonnei* und *Listeria monocytogenes.*

TIPPS

PIKANTE BEILAGE Kimchi schmeckt als Beilage zu gedämpftem Reis, aber auch zu Tempeh, Nudeln, Fisch, Fleisch und Gemüse. Es kann wie ein Relish zu Frikadellen, Kurzgebratenem und Ofenkartoffeln serviert werden.

Wertvolle Lake

Bei der milchsauren Fermentierung wird Gemüse in einer Lake konserviert. Sie fördert die Vermehrung nützlicher Bakterien und Enzyme, zugleich hemmt sie das Wachstum schädlicher Organismen. Milchsauer eingelegtes Gemüse enthält viele wertvolle Stoffe für den Verdauungsapparat – insbesondere hausgemachtes Sauergemüse. Handelsübliche Sauerkonserven verwenden meist eine Lösung aus gewöhnlichem Essig und raffiniertem Salz. Das Salz macht den gesundheitlichen Nutzen weitgehend zunichte, und durch das Pasteurisieren (Erhitzen) werden wertvolle Enzyme zerstört.

Sojasauce

GESUNDHEITLICHE WIRKUNG

GUT FÜR DEN GESUNDEN DARM Bei der Fermentierung von Sojabohnen zur Herstellung von Sojasauce entstehen Oligosaccharide. Diese probiotischen Stoffe fördern nützliche Darmbakterien. Obwohl Sojasauce wegen des hohen Natriumgehalts bei manchen Menschen Bluthochdruck begünstigen kann, deuten neue Studien darauf hin, dass die durch die Fermentierung gebildeten Peptide den Blutdruck niedrig halten. Sojasauce ist reich an Antioxidantien, die die Blutgefäße schützen und den Cholesterinspiegel senken. Sie enthält auch Niacin (B3) und Mangan, die den Stoffwechsel ankurbeln.

TIPPS

GUTE QUALITÄT WÄHLEN Kaufen Sie nur hochwertige Produkte. Wer Weizen schlecht verträgt, sollte Tamari-Sojasauce probieren. Zum Würzen von Wokgemüse oder mit Knoblauch und Ingwer als Marinade für Tempeh, Fisch oder Huhn. Bei Tisch anstelle von Salz zum Nachwürzen verwenden. Meiden Sie Produkte mit Geschmacksverstärkern (z. B. Natriumglutamat), die Kopfschmerzen und Ausschlag verursachen können.

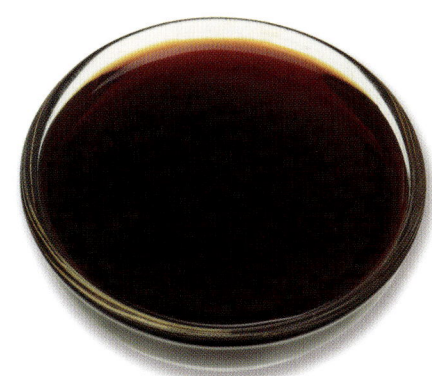

Sojasauce

Miso

GESUNDHEITLICHE WIRKUNG

KREBSVORBEUGEND Miso ist reich an Isoflavonen, die Krebs vorbeugen, das Herz schützen und den Hormonhaushalt regulieren. Es gibt Hinweise darauf, dass Frauen, die täglich drei oder mehr Schalen Misosuppe zu sich nehmen, ein geringeres Brustkrebsrisiko haben.

VERDAUUNGSFÖRDERND Miso enthält viele Antioxidantien. Es fördert die gesunde Darmflora, stärkt das Immunsystem und regt die Verdauung an. Miso wird aus Gerste, Reis oder Sojabohnen hergestellt. Es enthält alle essenziellen Aminosäuren, die der Körper braucht, und gilt darum als komplettes Protein.

TIPPS

VIELSEITIGES PROTEIN Kaufen Sie natürlich gereifte, unpasteurisierte Miso-Paste in Bioqualität. Je länger die Reifung, desto dunkler ist die Farbe. Dunkle Miso-Paste an Gemüseeintöpfe geben oder mit Wasser zu einer anregenden, entsäuernden Brühe mischen. Helle Miso-Paste als Ersatz für Milch, Butter und Salz an Cremesuppen geben oder als Marinade und Fleischzartmacher verwenden.

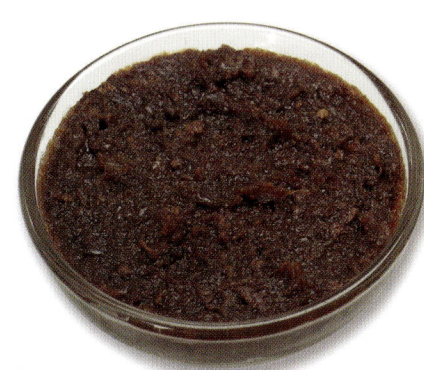

Miso

Tempeh

GESUNDHEITLICHE WIRKUNG

VIELE PHYTOÖSTROGENE Tempeh ist reich an pflanzlichen Östrogenen. Es schützt vor Herzkrankheiten und Krebs, reguliert das Immunsystem und kann Wechseljahresbeschwerden lindern. Während Tofu unfermentiert ist, wird Tempeh aus fermentierten, leicht gekochten Sojabohnen hergestellt. Die Fermentierung verstärkt seine antimikrobiellen Eigenschaften und hilft, Verdauungsbeschwerden zu vermeiden. Tempeh ist reich an Ballaststoffen, die den Verdauungsapparat gesund halten, Fettstoffe aus dem Blut beseitigen, den ungesunden LDL-Cholesterinspiegel senken und den gesunden HDL-Cholesterinspiegel anheben.

TIPPS

STATT FLEISCH Tempeh wird wegen seines herzhaft-nussigen Geschmacks gern als Ersatz für Fleisch verwendet. Man kann es backen, braten, dünsten und marinieren, für Sandwiches, Currys und Salate verwenden. Sein Eigengeschmack ist mild, aber es nimmt die Aromen anderer Zutaten gut an.

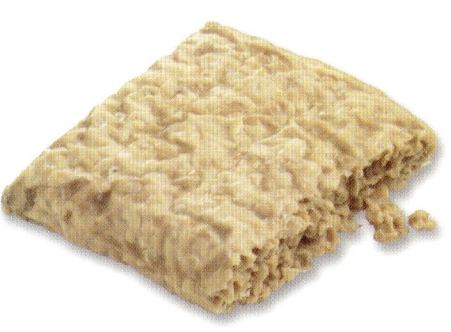

Tempeh

FLEISCH

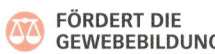 **FÖRDERT DIE GEWEBEBILDUNG**

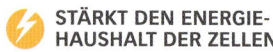 **STÄRKT DEN ENERGIE-HAUSHALT DER ZELLEN**

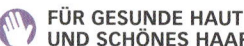 **FÜR GESUNDE HAUT UND SCHÖNES HAAR**

Fleisch ist ein wertvoller Lieferant für Nährstoffe und **gut verwertbares** Eiweiß, das zur **Gewebebildung**, zur **Energiegewinnung** und zur **Gesundheitserhaltung von Haut und Haaren** beiträgt. Aber zu viel hochverarbeitetes, industriell produziertes Fleisch zu essen, führt zu gesundheitlichen Problemen wie Herzkrankheiten und Krebs. Biofleisch ist – vor allem in Bezug auf Fett – deutlich gesünder.

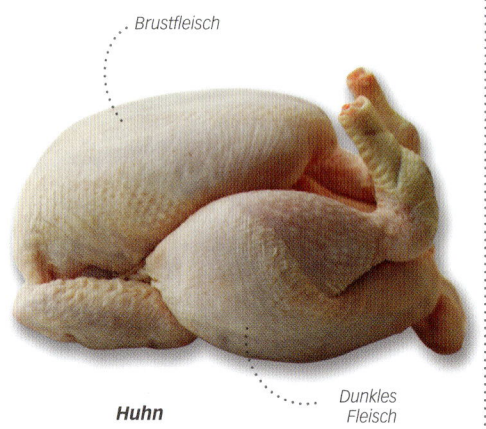

Brustfleisch

Dunkles Fleisch

Huhn

Huhn

GESUNDHEITLICHE WIRKUNG

STÄRKT DIE ABWEHR Hühnerfleisch enthält alle B-Vitamine. Sie unterstützen den Körper bei der Energieproduktion und stärken das Nervensystem. Besonders hoch ist der Gehalt an herzgesundem Vitamin B3 (Niacin). Das dunkle Fleisch enthält doppelt so viel Zink und Eisen wie das helle und stärkt das Immunsystem. Das helle Fleisch ist reicher an Kalium und Phosphor und fördert den Aufbau starker Knochen, Zähne und Gewebe.

TIPPS

HÜHNERSUPPE Laborstudien belegen, dass die in Hühnerfleisch enthaltene Nährstoffkombination die Ausbreitung von Infektionen hemmen kann. Bei Erkältung und Grippe ist Hühnersuppe tatsächlich ein gutes Mittel.

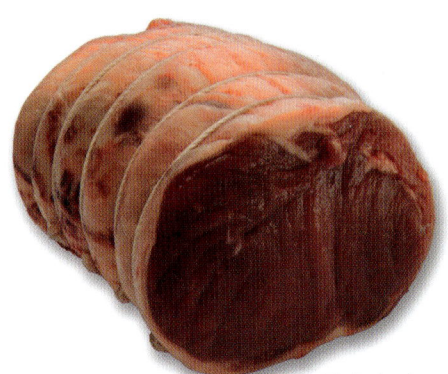

Rinderbraten

Rind

GESUNDHEITLICHE WIRKUNG

AUSGEWOGENER STOFFWECHSEL Neben hochwertigen Proteinen enthält Rindfleisch B-Vitamine, die die Energieproduktion der Zellen fördern. Es liefert Eisen zur Bildung roter Blutkörperchen sowie Zink, das die Zellteilung anregt und den Aufbau von Proteinen unterstützt. Rinderfett besteht zur Hälfte aus Stearinsäure, einer gesättigten Fettsäure. Sie wird im Körper in einfach ungesättigte Ölsäure umgewandelt, die den Hauptbestandteil des gesunden Olivenöls ausmacht.

TIPPS

MIT GRÜNEM GEMÜSE Rindfleisch ist schwerer verdaulich als weißes Fleisch. Einreiben oder Marinieren mit Gewürzen wie Rosmarin, Senf, schwarzem Pfeffer, Knoblauch, Zwiebeln oder Meerrettich macht es leichter verdaulich und hemmt die Bildung von krebserregenden heterozyklischen Aminen, die entstehen, wenn rotes Fleisch bei hoher Temperatur angebraten wird.

Gesundes Fleisch von gesunden Tieren

Freiland-Weidevieh aus ökologischer Tierhaltung liefert Fleisch mit einem insgesamt niedrigeren Fettgehalt und einem höheren Anteil gesunder Fette. Auch das Risiko bakterieller Verunreinigung ist geringer. Fleisch enthält Cholesterin, aber dieses Fett wird zur Synthese von Steroiden benötigt, die den Blutzuckerspiegel, Blutdruck und Hormonhaushalt regulieren. Fleisch sollte nicht mit stärkehaltigen Beilagen kombiniert werden, sondern mit grünem Gemüse. Es enthält Antioxidantien, die vor Schäden durch freie Radikale schützen und dem Risiko von Herzkrankheiten vorbeugen.

Lamm

GESUNDHEITLICHE WIRKUNG

GESUNDES NERVENSYSTEM Lammfleisch enthält reichlich B-Vitamine, vor allem Vitamin B12 und Folsäure. Diese Nährstoffe sind wichtig für ein gesundes Zentralnervensystem und beugen Herzkrankheiten, Stimmungsschwankungen und Demenzerkrankungen vor. Lammfleisch gehört zu den wenigen kommerziell produzierten Fleischarten, die noch weitgehend von Tieren stammen, die mit Grünfutter ernährt werden. Darum enthält es von Natur aus weniger Cholesterin als viele andere Fleischarten und dafür Omega-3- und Omega-6-Fettsäuren sowie konjugierte Linolensäure.

TIPPS

OHNE STÄRKEHALTIGE BEILAGE Tierische Proteine sind am besten verdaulich, wenn man sie ohne stärkehaltigen Beilagen (wie Reis oder Kartoffeln) serviert, sondern mit grünem Gemüse wie Bohnen, Grünkohl, Spitzkohl oder Spinat.

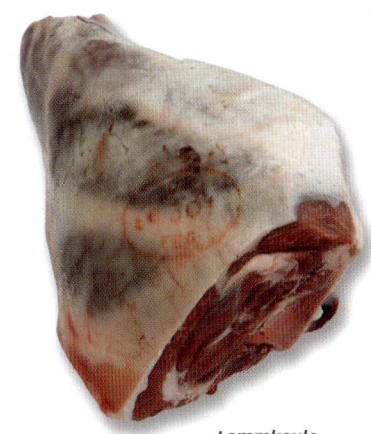

Lammkeule

Schwein

GESUNDHEITLICHE WIRKUNG

GESUNDE FETTE Schweinefleisch enthält mehr einfach und mehrfach ungesättigte Fette als gesättigte Fette. Im Rahmen einer ausgewogenen Ernährung kann es zur Senkung des Cholesterinspiegels beitragen und das Risiko von Schlaganfall und Bluthochdruck verringern. Im Gegensatz zu Rind und Lamm enthält es wenig Vitamin A, dafür aber reichlich Zink und Eisen, die zur Regulierung des Energiehaushalts beitragen. Außerdem liefert es B-Vitamine, vor allem B1, B2 und B3 (Thiamin, Riboflavin und Niacin), die für den Energiehaushalt sowie für das Wachstum und die Regeneration von Muskelgewebe benötigt werden.

TIPPS

FRISCHE ZUSCHNITTE Wir verzehren Schweinefleisch überwiegend in verarbeiteter Form. Da der Zusammenhang zwischen solchen Fleischprodukten und Darmkrebs inzwischen als gesichert gilt, lieber Frischfleisch nehmen und selbst zubereiten. Dazu fermentiertes Gemüse wie Sauerkraut servieren, um die Verdauung zu erleichtern und die Darmflora zu pflegen.

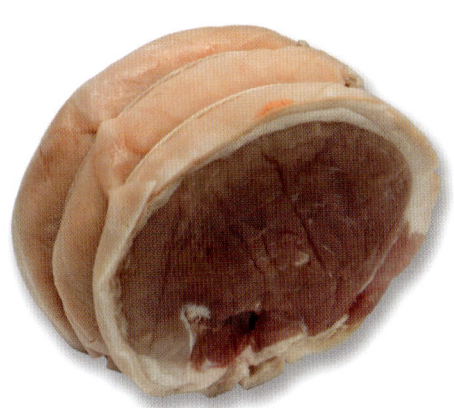

Schweinerollbraten

Pute

GESUNDHEITLICHE WIRKUNG

REGULIERT DIE INSULINSEKRETION Pute gehört – wie Eiweiß und Thunfisch – zu einer kleinen Gruppe proteinreicher Lebensmittel, die den Insulinspiegel nach Mahlzeiten länger im Gleichgewicht halten. Die Kombination aus B-Vitaminen und der Aminosäure Tryptophan wirkt ausgleichend auf den Blutzuckerspiegel, beruhigt die Nerven, beugt Unterzuckerung und Stimmungsschwankungen vor und stärkt das Immunsystem. Pute enthält außerdem Selen, das für die effiziente Funktion von Immunsystem und Schilddrüse nötig ist. Selen ist ein Antioxidans, das Schäden durch freie Radikale vorbeugt.

TIPPS

MUSKELFLEISCH Wie beim Huhn sollten Sie das dunkle Muskelfleisch der Keulen bevorzugen. Es enthält mehr Eisen, Zink und B-Vitamine als helles Fleisch. Probieren Sie es einmal als Füllung für ein pikantes Wrap mit Mangochutney und Brunnenkresse.

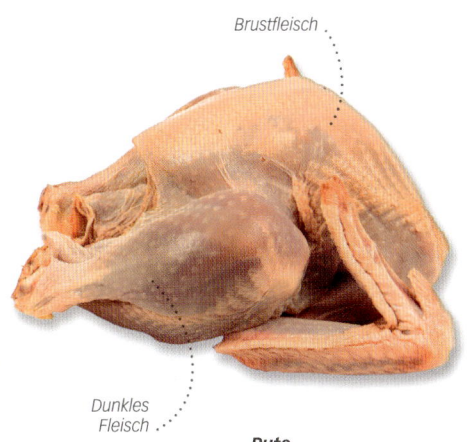

Brustfleisch

Dunkles Fleisch

Pute

Fleisch (Fortsetzung)

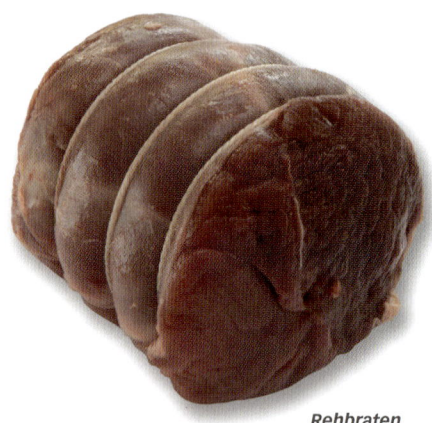

Rehbraten

Wild

GESUNDHEITLICHE WIRKUNG

KICK FÜR DEN STOFFWECHSEL
Fleisch von Rehwild ist sehr fettarm. Wie anderes rotes Fleisch enthält es hochwertige Proteine und Eisen – wichtig für einen effizienten Stoffwechsel –, aber wenig gesättigte Fette. Es ist reich an Kalium, Phosphor und Zink. Wild liefert außerdem die Vitamine B1 und B3, die den Stoffwechsel unterstützen und Wachstum, Regeneration und Entgiftung von Gewebe und Knochen

fördern. Die ebenfalls enthaltenen Vitamine B6 und B12 schützen das Herz und halten die Arterien gesund.

TIPPS

GESUNDE KOMBINATION Wild wird oft lange geschmort, manche Zuschnitte können aber auch medium gebraten werden. Für eine Mahlzeit mit vielen Antioxidantien das Fleisch vor der Zubereitung mit Pfeffer, Paprika, Knoblauch, Zwiebel, Thymian und zerdrückten Wacholderbeeren einreiben. Mit gebackener Rote Bete, Süßkartoffeln und Apfelmus servieren.

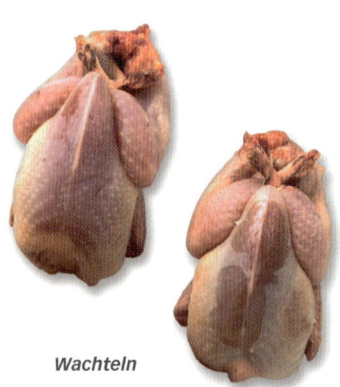

Wachteln

Wachtel

GESUNDHEITLICHE WIRKUNG

FETTARMER ENERGIELIEFERANT Das Fleisch der kleinen Vögel enthält weniger Fett und mehr Proteine als Huhn. Es hat einen milden Geschmack und ist reich an Kupfer und Eisen, die für die Energieerzeugung benötigt werden. Außerdem enthält Wachtelfleisch B-Vitamine sowie Vitamin C, E und K, die das Immunsystem stärken. Das Eisen ist wichtig für den Sauerstofftransport im Körper. Zusammen mit dem Kupfer beugt es Anämie vor und fördert

die Gesundheit von Gelenken, Haut, Haaren und Bindegewebe.

TIPPS

EINFACH AM BESTEN Kaufen Sie keine Vögel aus industrieller Geflügelproduktion. Eine Wachtel liefert etwa 85–140 g Fleisch, also eine Portion. Die Vögel im Backofen bei mittlerer Temperatur (180 °C/Gas Stufe 4) etwa 10 Minuten garen, um Austrocknung und Nährstoffverlust zu vermeiden. Marinaden nicht zu stark würzen, denn das Fleisch nimmt das Aroma schnell an.

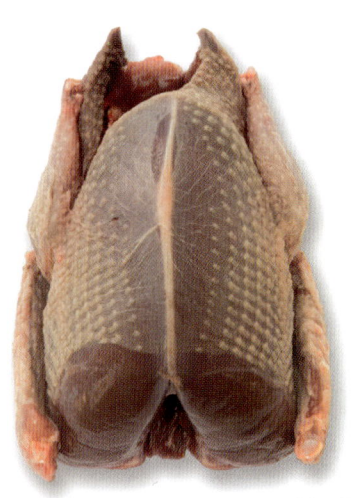

Wildtaube

Wildtaube

GESUNDHEITLICHE WIRKUNG

STÄRKT DIE IMMUNABWEHR Taubenfleisch hat einen interessanten Wildgeschmack. Es enthält wertvolle Spurenelemente wie Eisen, Zink und Selen, die das Immunsystem stärken. Zink ist auch für die Gesundheit der Prostata wichtig. Taube enthält mehr Phosphor als anderes Wildfleisch. Dieser Stoff wird für gesunde Knochen und gesundes Gewebe sowie für die Hormonproduktion benötigt. Das Fleisch enthält weniger Fett als

Lamm und Ente, aber mehr blutbildendes Eisen als Rind.

TIPPS

SCHNELL GAREN Taubenfleisch hat eine dunkelrote Färbung und ein intensives Aroma. Es schmeckt gut in Pasteten, aber auch solo mit Rotweinsauce. Wie bei Wachteln ist die Garzeit recht kurz. Taube heiß auf einem Bett aus Blattgemüse oder Linsen oder in einem Salat mit Brombeeressig servieren.

Gans

GESUNDHEITLICHE WIRKUNG

GUTE FETTE Das Fleisch von Enten und Gänsen ist wertvoll zur Ankurbelung von Stoffwechselprozessen. Beide sind reich an Eisen und B-Vitaminen. Vor allem Ente kann bis zu dreimal mehr Eisen enthalten als Huhn. Das Fleisch von Wassergeflügel gilt zwar als fett, doch Ente und Gans haben, wie Huhn, einen hohen Anteil an herzgesunden einfach und mehrfach ungesättigten Fettsäuren. Das in beiden Fleischarten enthaltene Antioxidans Selen stärkt das Immunsystem.

TIPPS

GESUNDE ABWECHSLUNG Servieren Sie zur Abwechslung einmal Entenbrust statt Hähnchenbrust oder statt Pute eine Gans als Festtagsbraten. Das Fett von Ente und Gans ruhig aufbewahren: Es ist sehr hitzestabil und eignet sich als Ersatz für Olivenöl oder Schmalz.

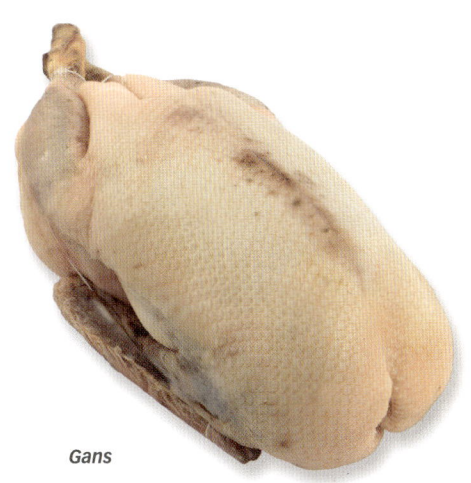

Gans

Leber

GESUNDHEITLICHE WIRKUNG

GUT FÜR DIE BLUTBILDUNG Die Leber ist ein wichtiger Nährstoffspeicher des Körpers. Alle Arten von Leber unterstützen mit ihrem hohen Gehalt an Eisen und Vitamin B12 die Blutbildung. Ob von Säugetieren, Geflügel oder Fisch: Leber enthält hochwertige Proteine und Vitamin A – wichtig für das Immunsystem, die Augen, die Haut und die Schleimhäute. Lamm- und Kalbsleber sind besonders reich an Vitamin A, während Hühnerleber viel Folsäure enthält. Alle Arten von Leber sind gut für Immunsystem, Haut, Augen und Lunge – vorausgesetzt, die Leber stammt von einem gesunden Tier aus biologischer Haltung.

TIPPS

KLASSISCHES GERICHT Kaufen Sie nur Bioleber. Um Verunreinigungen zu beseitigen und die Konsistenz zu verbessern, sollten Sie die Leber 1–2 Stunden in Zitronensaft marinieren. Dann kurz braten, sodass sie innen noch rosa ist, und auf einem Bett aus geschmorten Zwiebeln servieren.

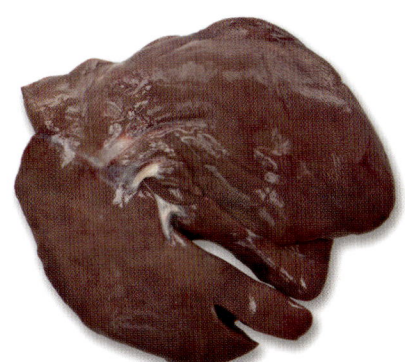

Schweineleber

Nieren

GESUNDHEITLICHE WIRKUNG

REICH AN ANTIOXIDANTIEN Nieren, meist von Rind oder Lamm, enthalten das Antioxidans Selen, das zum Schutz vor Herzkrankheiten und Krebs beiträgt. Nieren liefern auch etwas Vitamin A, das die Gesundheit der Haut fördert, und reichlich B-Vitamine, Eisen, und Zink. Für Männer sind Zink und Selen wichtig, weil sie der Fruchtbarkeit und der Gesundheit der Prostata nützen. Frauen im gebärfähigen Alter profitieren vom Eisen, das Verluste während der Menstruation ausgleicht.

TIPPS

ZU SCHMORGERICHTEN Nieren passen in Schmorgerichte mit Rind und Lamm. Vor dem Kochen 1–2 Stunden in Zitronensaft oder Lake marinieren, um die Konsistenz zu verbessern und Reste von Ammoniak zu beseitigen. Oder einfach mit Pilzen braten und auf Toast servieren.

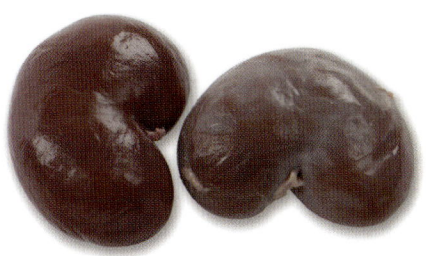

Nieren

FETTHALTIGER FISCH

 SCHÜTZT HERZ UND BLUTGEFÄSSE

 GUT FÜR DAS NERVENSYSTEM

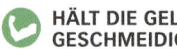 **HÄLT DIE GELENKE GESCHMEIDIG**

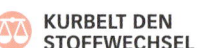 **KURBELT DEN STOFFWECHSEL AN**

Diese Gruppe von Fischen ist einzigartig: Ihr Fleisch liefert **herzgesunde** Öle – die bei weißfleischigen Fischen in der Leber konzentriert sind. Fetthaltiger Fisch ist reich an **Omega-3-Fettsäuren,** die das **Herz-Kreislauf-System** und das **Nervensystem** schützen. Der hohe Gehalt an den fettlöslichen Vitaminen A, D, E und K macht ihn wertvoll für Augen, Haut, Bewegungsapparat und Stoffwechsel.

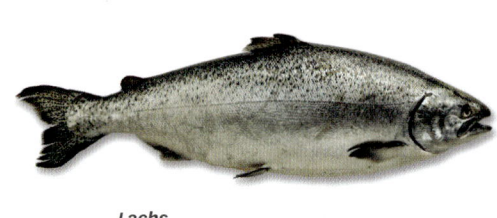

Lachs

Lachs

GESUNDHEITLICHE WIRKUNG

GESUND IM ALTER Lachs ist besonders reich an den Omega-3-Fettsäuren Eicosapentaensäure (EPA) und Docosahexaensäure (DHA), die in Verbindung mit Selen den Blutdruck und den ungesunden LDL-Cholesterinspiegel senken, Entzündungen lindern und das Risiko für Herzkrankheit, Schlaganfall und Krebs verringern. Sie sind auch gut für Augen und Gelenke und beugen Demenz und dem Abbau kognitiver Leistungen vor. Der Gehalt an entzündungsfördernden Omega-6-Fettsäuren – in der modernen Ernährung ohnehin zu hoch – ist recht niedrig.

TIPPS

WILD ODER BIO Unbelasteten Wild- oder Biolachs nehmen. Kurz bei hoher Temperatur grillen, um die Nährstoffe zu schonen, oder kalt an Salate geben.

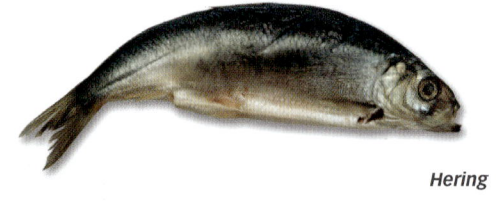

Hering

Hering

GESUNDHEITLICHE WIRKUNG

GESUND FÜR DAS HERZ Hering ist reich an den wertvollen Fettsäuren Eicosapentaensäure (EPA) und Docosahexaensäure (DHA), die den Blutdruck senken, Triglyzeride im Blut abbauen, Entzündungen hemmen und das Risiko von Herzkrankheiten und Schlaganfällen verringern. Er enthält mit Vitamin D, Kalzium und Phosphor Stoffe, die wichtig für die Knochengesundheit sind. Vitamin B12 trägt zur Energieproduktion in den Zellen bei.

TIPPS

ABWECHSLUNG Ob geräucherter Bückling oder Rollmops, frisch gebraten oder selbst in Essiglake eingelegt: Hering schmeckt ausgezeichnet zu frischem Brot oder zu Kartoffelsalat.

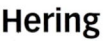

Makrele

Makrele

GESUNDHEITLICHE WIRKUNG

GESUND IM ALTER Makrele enthält eine Fülle von Nährstoffen wie B-Vitamine, Vitamin A, C, D, E und K, Kalzium, Kalium, Selen und Magnesium. Sie regulieren Stoffwechsel, Blutzucker- und Cholesterinspiegel und sind gesund für Herz, Knochen, Zähne, Nerven und Muskeln. Die reichlich enthaltenen Omega-3-Fettsäuren halten die Blutgefäße elastisch und wirken Gelenkschwellungen, Schmerzen und Steifheit entgegen.

TIPPS

GESUNDE MAHLZEIT Warm mit Spargel auf einem Bett aus Nudeln und einem Miso-Ingwer-Dressing servieren. Oder kalt mit Linsensprossen, Walnüssen und Schnittlauch. Für Fischfrikadellen mit Frühlingszwiebeln, weißen Bohnen, Senf, Petersilie und etwas Ei im Mixer pürieren.

Sardinen

GESUNDHEITLICHE WIRKUNG

CHOLESTERINSENKEND Sardinen gehören zu den besten Quellen für die Omega-3-Fettsäuren EPA und DHA, die Triglyzeride (Fettablagerungen) abbauen und den ungesunden LDL-Cholesterinspiegel senken. Sie sind reich an Vitamin B12 und enthalten viel Vitamin D, das die Kalziumaufnahme verbessert und damit wichtig für die Knochengesundheit ist.

TIPPS

SCHNELL UND PRAKTISCH Toast oder Nudeln und Sardinen aus der Dose: im Handumdrehen eine gesunde Mahlzeit. Frische Sardinen schmecken gut gegrillt. Bei dieser Garmethode bleiben die Nährstoffe weitgehend erhalten.

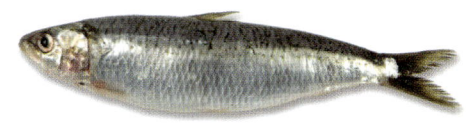

Sardine

Forelle

GESUNDHEITLICHE WIRKUNG

GUTER EIWEISSLIEFERANT Forelle ist weniger fett als andere Fischarten, aber reich an Omega-3-Fettsäuren. Sie liefert Proteine, Kalium, Phosphor, Vitamin B12 und Eisen. Diese Stoffe sind gut für das Herz und fördern die Knochengesundheit. Wie die meisten fetthaltigen Fische enthält auch Forelle Cholesterin, das für die Synthese von Vitamin D und die Produktion von Hormonen – wie die Sexualhormone Testosteron, Progesteron und Östrogen – benötigt wird.

TIPPS

MIT FRISCHEN AROMEN In Kombination mit Hülsenfrüchten fördert fetthaltiger Fisch die Aufnahme von Eisen. Sehr schmackhaft mit Zitrone und Mandelkruste. Man kann sie auch mit getrockneten Kräutern, Knoblauch und Öl einreiben und bei hoher Temperatur grillen.

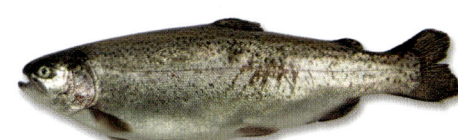

Forelle

Wolfsbarsch

GESUNDHEITLICHE WIRKUNG

STÄRKT DIE ABWEHR Wolfsbarsch ist ein hervorragender Eiweißlieferant. Er enthält viel Vitamin A, D und E, die zusammen mit Omega-3-Fettsäuren entzündungshemmend wirken, das Immunsystem stärken und vor degenerativen Erkrankungen und Krebs schützen. Weitere Inhaltsstoffe sind Phosphor, Kalium, Kalzium, Magnesium, Zink und Selen. Der Fettgehalt ist nicht hoch, aber ausgewogen. Wolfsbarsch eignet sich daher für fettreduzierte Ernährung.

TIPPS

VOM GRILL Gegrillt mit Zitrone und Knoblauch servieren oder mit Ingwer, Chili und Frühlingszwiebeln pikant würzen.

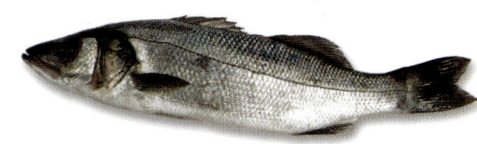

Wolfsbarsch

Thunfisch

GESUNDHEITLICHE WIRKUNG

GESUND FÜR DAS HERZ Wie Forelle und Wolfsbarsch hat auch Thunfisch einen moderaten Fettgehalt. Er liefert wertvolle Proteine, außerdem Selen, Magnesium, Kalium, und Omega-3-Fettsäuren. Thunfisch enthält die B-Vitamine Niacin, B1, B6 und Folsäure. Diese senken den Homocysteinspiegel und beugen Arteriosklerose (Arterienverhärtung durch Ablagerung von Plaque) vor.

TIPPS

KLASSIKER IM SALAT Frischen Thunfisch mit Sojasauce und Wasabi marinieren und bei hoher Temperatur grillen. Mit etwas Zitronensaft und Olivenöl einpinseln.

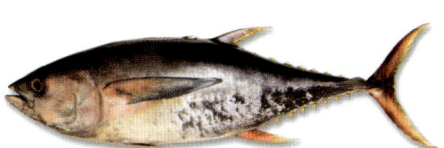

Thunfisch

ALGEN

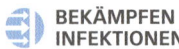 **BEKÄMPFEN INFEKTIONEN**

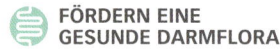 **FÖRDERN EINE GESUNDE DARMFLORA**

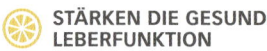 **STÄRKEN DIE GESUNDE LEBERFUNKTION**

In Asien werden Algen als Delikatesse geschätzt. Sie enthalten viele **Nährstoffe** und **Antioxidantien,** darunter Beta-Carotin und Zeaxanthin, **Selen,** Zink, **B-Vitamine** sowie **Vitamin C und E,** außerdem **Proteine** und **Aminosäuren,** die bei der Abwehr von Infektionen helfen, und einen wertvollen **Faserstoff,** der gesund für die **Darmflora** ist und die **Giftstoffausscheidung** des Körpers unterstützt.

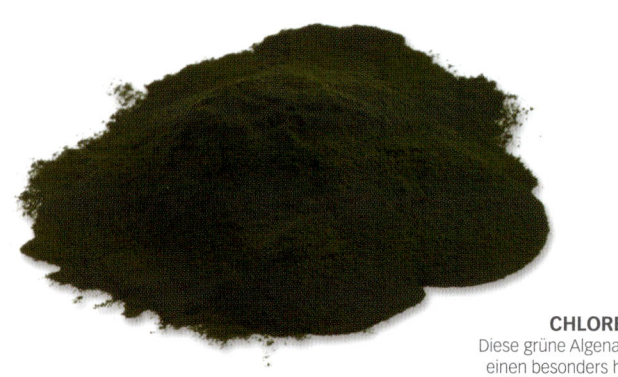

CHLORELLA
Diese grüne Algenart hat einen besonders hohen Gehalt des entgiftenden Pflanzenpigments Chlorophyll.

SPIRULINA
Die meistverwendete Algenart ist reich an Beta-Carotin und Aminosäuren.

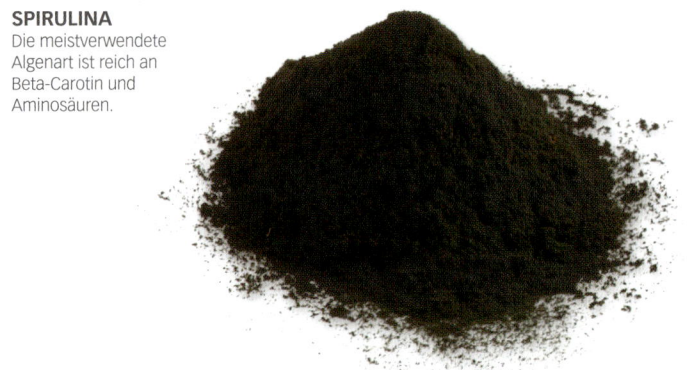

AFA-ALGE (APHANIZOMENON FLOS-AQUAE)
Diese Algenart kommt im oberen Klamathsee in Oregon (USA) vor. Sie enthält Phenylethylamin (PEA), das Stimmungsschwankungen ausgleicht und die geistige Klarheit fördert.

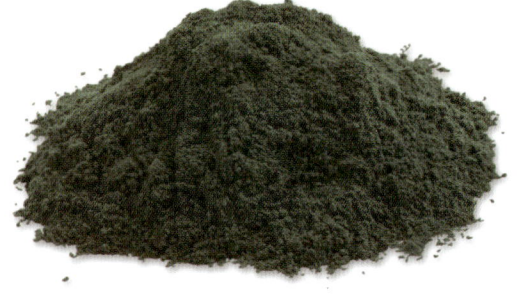

GESUNDHEITLICHE WIRKUNG

STÄRKT DIE ABWEHR Die Alge stärkt durch den »Chlorella-Wachstumsfaktor« das Immunsystem und verbessert die Regeneration des Gewebes. Obwohl der Nachweis beim Menschen noch aussteht, deuten Studien darauf hin, dass blaugrüne Algen wirksam gegen Herpes-, Grippe- und HIV-Viren sein könnten.

PROBIOTISCH Chlorella fördert die Darmflora. Empfehlenswert nach einer Behandlung mit Antibiotika, die neben schädlichen Erregern auch nützliche Darmbakterien abtötet.

ENTGIFTUNG Sie ist gut für die Leber und wirkt leicht abführend. Blaugrüne Algen können die Leber vor schädigenden Giftstoffen schützen. Chlorella fördert die Ausscheidung von Schwermetallen (z. B. Cadmium und Quecksilber), Pestiziden und Umweltgiften aus dem Körper.

ANTIOXIDANTIEN Algen beugen Entzündungen und Gewebe- und Organschäden durch freie Radikale vor.

NÄHRSTOFFE OPTIMAL VERWERTEN

TROCKENKONZENTRAT Algen verderben schnell und werden darum meist in Pulverform angeboten. Viele stammen aus Aquakulturen, was aber nicht nachteilig ist, da Algen leicht durch Umweltgifte im Meer kontaminiert werden können.

KLEINE MENGEN NEHMEN Getrocknete Algen enthalten Wirkstoffe in konzentrierter Form. Überdosierung kann zu unangenehmen Magenschmerzen führen.

TIPPS

SUPERGESUNDER SALAT 1–2 Teelöffel Algenpulver unter das Dressing rühren.

GESUNDES PLUS Getrocknete Algen sind vielseitig und schmecken mild. Man kann sie in Suppen, Wokgerichte, Salsas, Guacamole, Smoothies und Gemüsesäfte rühren.

SEETANG

 HILFT BEI DER GEWICHTSKONTROLLE 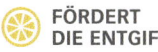 **FÖRDERT DIE ENTGIFTUNG** 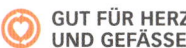 **GUT FÜR HERZ UND GEFÄSSE** 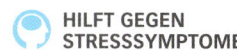 **HILFT GEGEN STRESSSYMPTOME**

In Geschmack und Konsistenz unterscheiden sich die Tangarten, ihr gesundheitlicher Nutzen aber ist gleich: Sie sind **reich an Proteinen** und an **Jod,** das für den **Stoffwechsel** wichtig ist. Seetang liefert viel **Ballaststoffe** und enthält Chlorophyll, das die **Ausscheidung von Giftstoffen** fördert. Die Mineralstoffe Magnesium und Kalium sind gut für **Herz und Blutgefäße** und mildern **Stresssymptome.**

GESUNDHEITLICHE WIRKUNG

STOFFWECHSEL Der hohe Jodgehalt ist gesund für die Schilddrüse, die den Zellstoffwechsel und das Gewicht reguliert. Braune Seetangarten wie Kelp und Wakame enthalten das antioxidative Fucoxanthin, das die Insulinresistenz und den Fettstoffwechsel steuert.

ENTGIFTUNG Er enthält entgiftendes Chlorophyll und einen gummiartigen Faserstoff, der die Darmtätigkeit anregt und die Ausscheidung von Fetten und Giftstoffen fördert.

GESUND FÜR DAS HERZ Seetang liefert Magnesium, das Bluthochdruck verhütet, sowie Folsäure, die Homocystein – ein Risikofaktor für Herzinfarkte und Schlaganfälle – abbaut.

STRESS Magnesium, Pantothensäure und Riboflavin halten die Nebennierendrüsen gesund, die für die Stressresistenz eine große Rolle spielen. Bei Mangelernährung können diese Drüsen überbeansprucht werden. Die Folgen sind chronische Erschöpfung, Immunschwäche und Stimmungsschwankungen.

NÄHRSTOFFE OPTIMAL VERWERTEN

FRISCH ODER GETROCKNET Die Trocknung beeinflusst den Nährstoffgehalt nicht. Frisch gesammelten Seetang gründlich spülen.

PFLANZLICHES EIWEISS Wer kein Fleisch isst oder den Verzehr von tierischem Eiweiß reduzieren will, kann auf Seetang ausweichen.

TIPPS

GESCHMACKSVERSTÄRKER Gemahlenen Seetang statt Salz zum Würzen, Andicken und Anreichern von Suppen und Brühen verwenden.

IM BROTTEIG Um den Blutzuckerspiegel zu regulieren und die Proteinaufnahme zu erhöhen, die Hälfte des Mehls durch gemahlenen Seetang ersetzen. Statt Milch Wasser verwenden, Salz weglassen und 1 Esslöffel Öl oder Butter zusätzlich unterarbeiten.

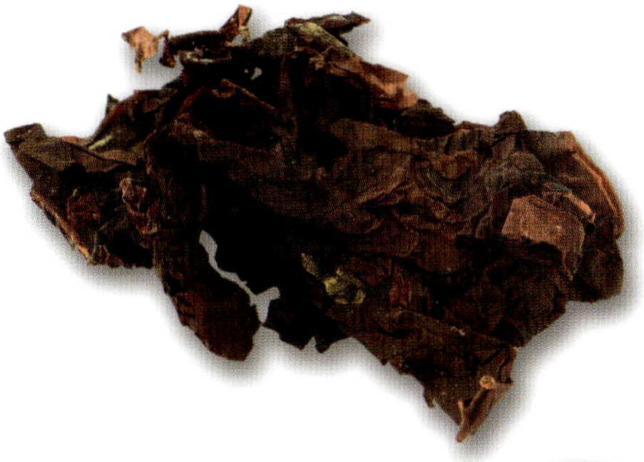

LAPPENTANG
Der proteinreiche Lappentang enthält alle wichtigen Spurenelemente sowie das Antioxidans Beta-Carotin, B-Vitamine sowie Vitamin C und E.

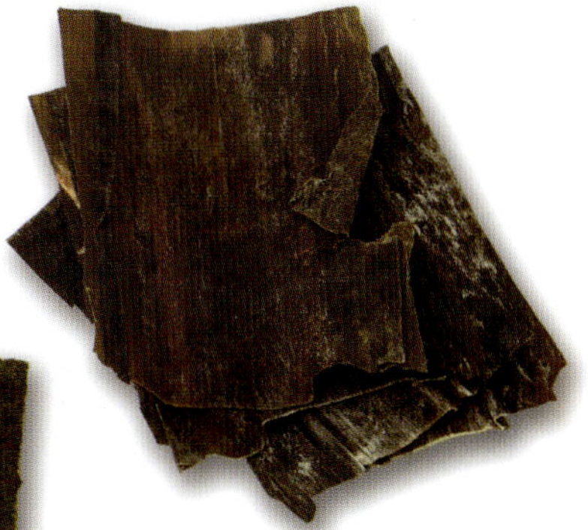

KELP
Enthält viel Jod und andere wichtige Spurenelemente.

NORI
Proteine machen etwa die Hälfte des Trockengewichts von Nori aus. Der Ballaststoffgehalt ist mit dem von Spinat vergleichbar.

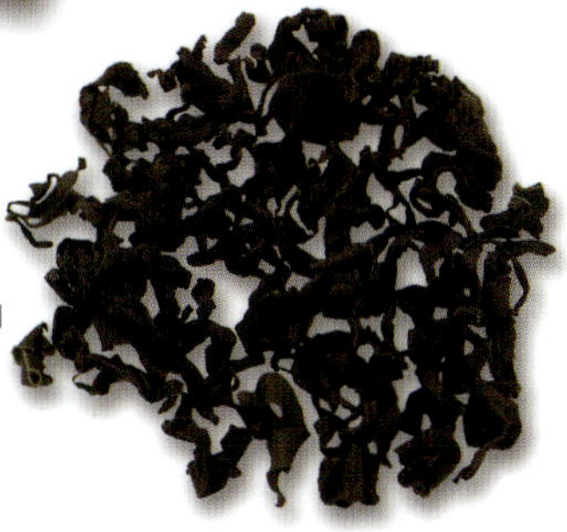

WAKAME
Reich an Magnesium, das die Herzfunktion stärkt und leicht harntreibend wirkt.

ALOE VERA

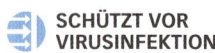 **SCHÜTZT VOR VIRUSINFEKTIONEN**

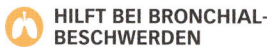 **HILFT BEI BRONCHIAL-BESCHWERDEN**

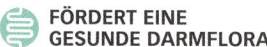 **FÖRDERT EINE GESUNDE DARMFLORA**

Die länglichen Blätter der Aloe vera enthalten ein transparentes gelartiges Fleisch mit **entgiftenden, antiseptischen** und **entzündungshemmenden** Eigenschaften, das innerlich und äußerlich zur Behandlung von Atem- und Verdauungsbeschwerden eingesetzt wird. In Asien kocht und isst man die ganzen Blätter, die das **Antioxidans** Beta-Carotin und andere **Vitamine** und **Mineralstoffe** enthalten.

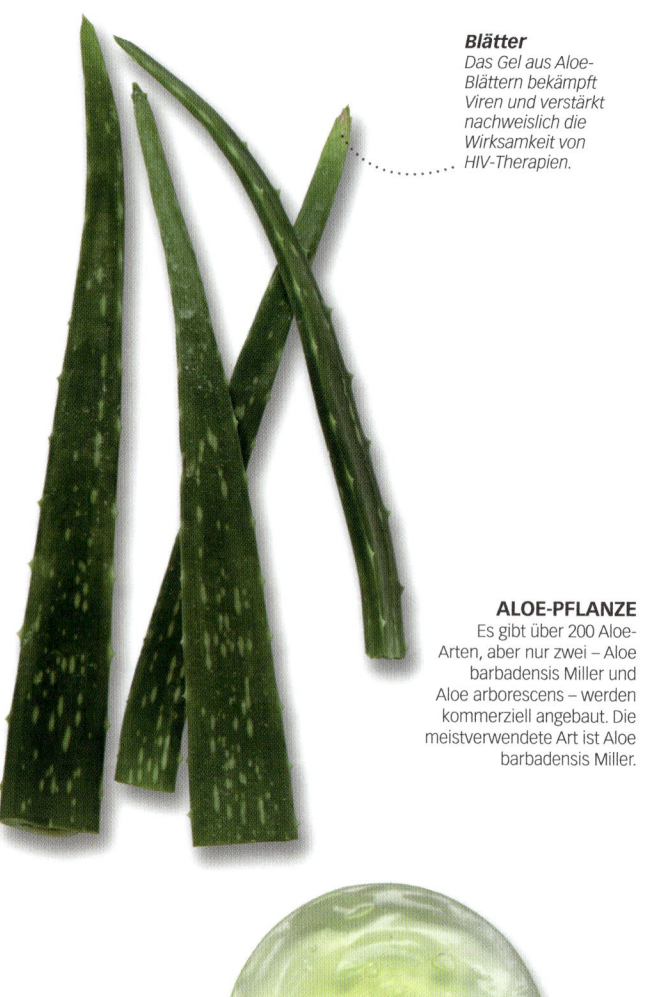

Blätter
Das Gel aus Aloe-Blättern bekämpft Viren und verstärkt nachweislich die Wirksamkeit von HIV-Therapien.

ALOE-PFLANZE
Es gibt über 200 Aloe-Arten, aber nur zwei – Aloe barbadensis Miller und Aloe arborescens – werden kommerziell angebaut. Die meistverwendete Art ist Aloe barbadensis Miller.

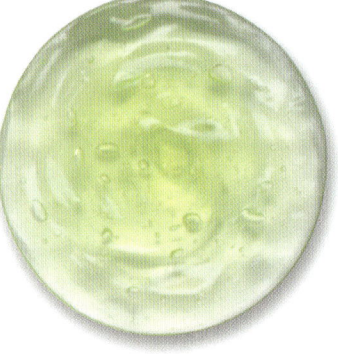

REINES ALOE-GEL
Naturreines Aloe-Gel enthält das starke Laxativ Aloin. In verarbeiteten Aloe-Säften ist weniger von diesem Stoff enthalten.

GESUNDHEITLICHE WIRKUNG

REGT DIE ABWEHR AN Aloe vera enthält die Substanz Acemannan, die das Immunsystem anregt und gegen Viren wirkt, z. B. gegen das Herpes-Virus. Bei HIV-Patienten kann Aloe vera konventionelle Therapien ergänzen.

GUT FÜR DIE ATEMWEGE Aloe vera besitzt antiseptische Eigenschaften. Sie lindert Erkältungen, Husten, Halsschmerzen und Bronchialasthma.

VERDAUUNG Sie wirkt ausgleichend auf die Darmflora. Aloe vera kann Symptome des Reizdarmsyndroms lindern und soll wegen der leicht abführenden Wirkung die Ausscheidung von Darmparasiten fördern.

ENTZÜNDUNGSHEMMEND Da sie die Histaminbildung hemmt, hilft sie bei Allergiebeschwerden. Aloe vera besitzt aufgrund ihres Gehalts an natürlicher Salicylsäure (Wirkstoff in Aspirin) schmerzlindernde Wirkung, auch bei Arthritis. Als Mundspülung gut zur Behandlung von Zahnfleischentzündungen.

NÄHRSTOFFE OPTIMAL VERWERTEN

EIGENANBAU Aloe-Pflanzen sind unkompliziert, vertragen aber keine Kälte. In Kübel pflanzen und im Winter frostfrei stellen.

DAS REINE GEL Je weniger Aloe verarbeitet ist, desto wirksamer ist sie. Wenn sie nicht frisch erhältlich ist, 100 Prozent reine Säfte oder Gels nehmen. Extrakte aus mazerierten Blättern meiden.

TIPPS

FRISCHER SAFT 1 Aloe-Blatt (25–30 cm lang) in Stücke schneiden, schälen und das Fleisch im Mixer mit 240 ml naturreinem Apfelsaft pürieren. Sofort trinken.

GESUNDER MIX Aloe-Saft kann recht bitter sein, darum mit Apfel- oder Gurkensaft, Ananassaft oder Kokosnusswasser mischen.

WEIZENGRAS

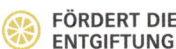 **FÖRDERT DIE ENTGIFTUNG**

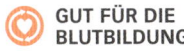 **GUT FÜR DIE BLUTBILDUNG**

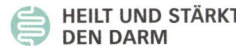 **HEILT UND STÄRKT DEN DARM**

Junge Weizenschösslinge vor der Samenbildung nennt man Weizengras. Sie enthalten etwa 70 Prozent **Chlorophyll.** Weizengras stärkt das **Immunsystem,** fördert den Abbau von **Giftstoffen** und die **Verdauung.** Es ist im Gegensatz zu anderen Weizenprodukten **glutenfrei** und reich an Vitamin C, E und B, **Beta-Carotin,** Kalzium, Magnesium, Kalium, Eisen, natürlichen Enzymen und Aminosäuren.

GESUNDHEITLICHE WIRKUNG

ENTGIFTEND Chlorophyll fördert den Abbau von Giftstoffen und ist wichtig für die Ausscheidung von Schwermetallen. Bei Brustkrebspatientinnen beseitigt Weizengras die toxischen Nebenprodukte der Chemotherapie aus dem Blut. Es gibt Anzeichen dafür, dass Chlorophyll die Leber vor Giftstoffen schützt.

GUT FÜR DIE BLUTBILDUNG Vitamin C und Folsäure wirken Anämie entgegen, die aus einem Mangel an diesen Stoffen resultiert. Chlorophyll fördert die Bildung roter Blutkörperchen. Studien zeigen, dass es bei Patienten mit Thalassämie (Produktion einer anormalen Form von Hämoglobin aufgrund eines Gendefekts) den Transfusionsbedarf verringert.

VERDAUUNG Weil Weizengras nur wenige Ballaststoffe enthält, ist es eine wertvolle Nährstoffquelle für Menschen mit Colitis ulcerosa. Schon ein Glas Weizengras pro Tag kann Symptome der Colitis ulcerosa lindern.

GESUND FÜR DAS HERZ Tierversuche haben gezeigt, dass der Saft den Wert des Gesamtcholesterins und den Anteil anderer Blutfette (z. B. Triglyzeride) und damit den ungesunden LDL-Cholesterinspiegel senken kann.

NÄHRSTOFFE OPTIMAL VERWERTEN

GRÜNDLICH WASCHEN Weizengras schimmelt leicht. Vor der Verarbeitung unbedingt gründlich waschen.

NÜCHTERN TRINKEN Weizengrassaft sollte eine Stunde vor der Mahlzeit auf nüchternen Magen eingenommen werden.

TIPPS

KLEINES GLAS Im Schnapsglas servieren. Eine Orangenscheibe fördert die Aufnahme der Mineralien.

KONZENTRAT Weizengraskonzentrate oder rekonstituiertes Pulver sind praktisch und haltbarer als frisches Weizengras.

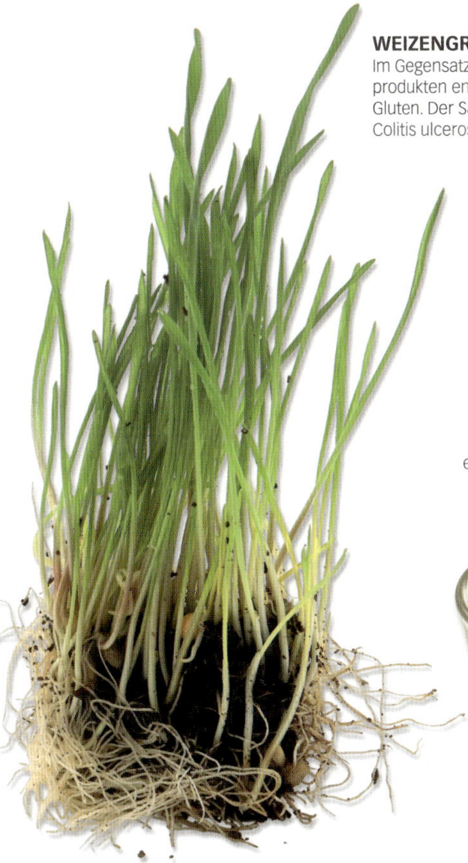

WEIZENGRASHALME
Im Gegensatz zu anderen Weizenprodukten enthält Weizengras kein Gluten. Der Saft kann Symptome der Colitis ulcerosa lindern.

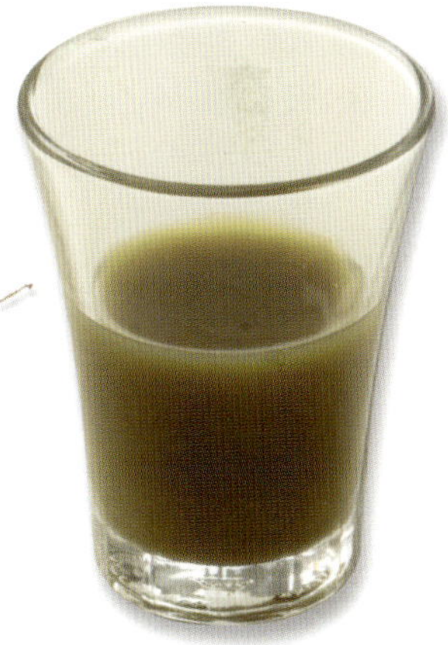

WEIZENGRASSAFT
Weizengras muss entsaftet werden, um die Nährstoffe optimal zu nutzen. Reich an entgiftendem und blutbildendem Chlorophyll.

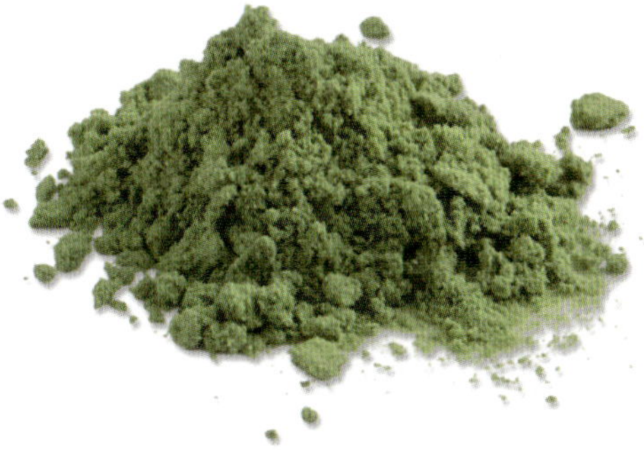

WEIZENGRASPULVER
Frisches Weizengras verdirbt schnell. Pulver ist haltbar und bei Bedarf jederzeit verfügbar.

HONIG

 FÖRDERT DIE HEILUNG VON GESCHWÜREN

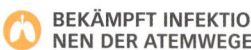 **BEKÄMPFT INFEKTIONEN DER ATEMWEGE**

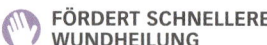 **FÖRDERT SCHNELLERE WUNDHEILUNG**

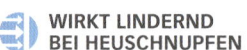 **WIRKT LINDERND BEI HEUSCHNUPFEN**

Obwohl Honig hauptsächlich aus einfachen Zuckern und Wasser besteht, besitzt er viele medizinisch wirksame Eigenschaften. Sie beruhen auf dem hohen Gehalt an **Vitamin C, D, E, K und B, Beta-Carotin,** Mineralien, Enzymen und ätherischen Ölen. Das natürliche **Antibiotikum** ist reich an **Antioxidantien,** fördert die **Heilung von Haut** und **Geschwüren** und hilft gut bei **Atemwegsinfekten.**

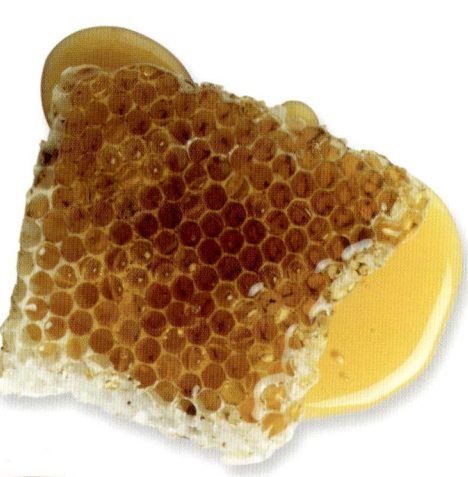

WABE
Aus der Wabe geschleuderter Honig, der weder sterilisiert noch pasteurisiert wurde, hat den höchsten Gehalt an Vitaminen und Enzymen.

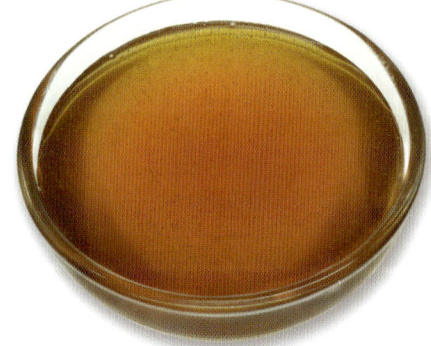

MANUKA-HONIG
Der Honig von den Blüten eines Wildstrauchs aus Neuseeland ist bekannt für seine antimikrobielle Wirkung. Ihre Stärke wird anhand des Unique Manuka Factor (UMF) eingestuft. Honig mit einem Faktor von zehn oder mehr gilt als besonders wertvoll.

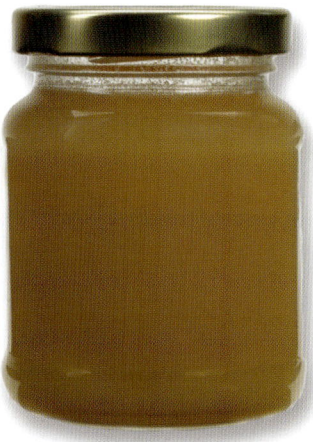

HONIG
Wie Studien zeigen, wirkt Honig gegen Husten und Halsschmerzen ebenso zuverlässig wie konventioneller Hustensaft.

GESUNDHEITLICHE WIRKUNG

HEILT GESCHWÜRE Antioxidantien wirken heilend bei Geschwüren durch Colitis ulcerosa. Manuka-Honig enthält besondere antibakterielle Substanzen, die das Bakterium *Helicobacter pylori* (Verursacher von Magengeschwüren) bekämpfen.

ATEMWEGSINFEKTE Unterdrückt den Hustenreiz ähnlich wirkungsvoll wie Medikamente und wirkt bei Kindern schlaffördernd. Besonders effektiv sind Buchweizen-, Eukalyptus- und Zitrushonig sowie Honig von Lippenblütlern wie Minze. Manuka-Honig ist wegen seiner antimikrobiellen Wirkung empfehlenswert gegen Erkältungen bei Kindern und Erwachsenen.

ANTISEPTIKUM Laborstudien deuten darauf hin, dass das Wasserstoffperoxid des Honigs Bakterienwachstum hemmt. Äußerlich angewandt kann es die Wundheilung fördern.

ALLERGIEN Naturreiner Honig mit Pollen lindert die Symptome von Heuschnupfen.

NÄHRSTOFFE OPTIMAL VERWERTEN

DIE FARBE ENTSCHEIDET Je dunkler der Honig ist, desto mehr Nährstoffe enthält er. Besonders empfehlenswert sind Buchweizen-, Avocado-, Salbei- und Tupelohonig.

UNVERFÄLSCHT Unpasteurisierter und ungefilterter Honig ist besonders hochwertig. Gereinigter Honig ohne Pollen hat einen geringeren gesundheitlichen Nutzen.

SORGSAM LAGERN Um die Inhaltsstoffe zu schonen, Honig dunkel bei Zimmertemperatur lagern.

TIPPS

HUSTENMITTEL 1 Teelöffel Honig pur einnehmen. Für eine Extradosis Vitamin C mit etwas Zitronensaft und/oder frisch geriebenem Ingwer verrühren.

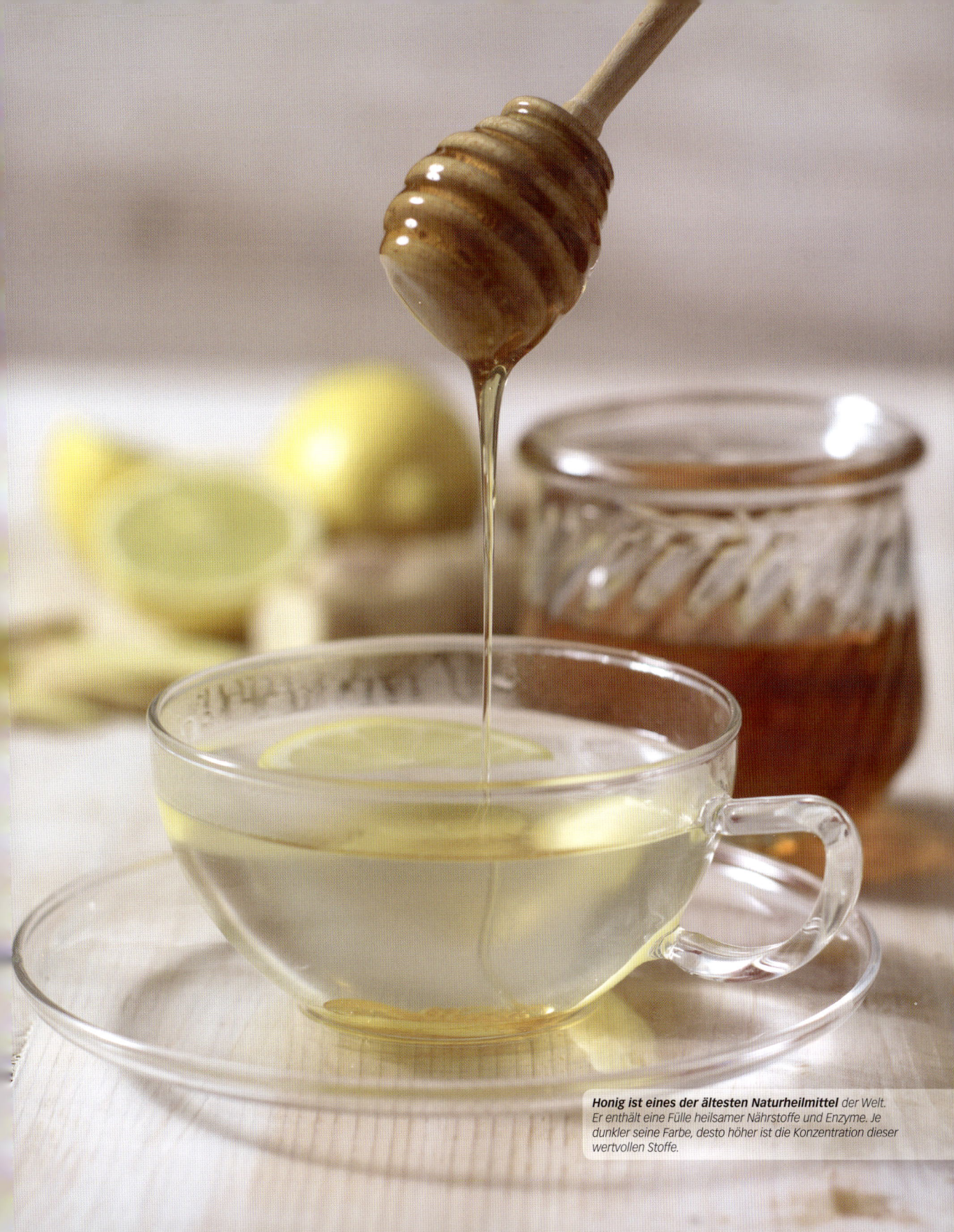

Honig ist eines der ältesten Naturheilmittel *der Welt. Er enthält eine Fülle heilsamer Nährstoffe und Enzyme. Je dunkler seine Farbe, desto höher ist die Konzentration dieser wertvollen Stoffe.*

STEVIA

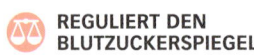 **REGULIERT DEN BLUTZUCKERSPIEGEL**

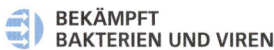 **BEKÄMPFT BAKTERIEN UND VIREN**

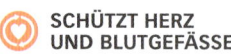 **SCHÜTZT HERZ UND BLUTGEFÄSSE**

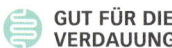 **GUT FÜR DIE VERDAUUNG**

Stevia stammt aus Südamerika und wird wegen ihrer natürlichen Süße und ihrer Heilwirkung geschätzt. Ihre Blätter enthalten die Glycoside Steviosid und Rebaudiosid, die 300-mal süßer sind als raffinierter Zucker, aber weder **Kalorien** enthalten noch **Karies** verursachen oder den **Blutzuckerspiegel** hochschnellen lassen. Diese Glycoside sind auch als Pulver oder Flüssigkonzentrat erhältlich.

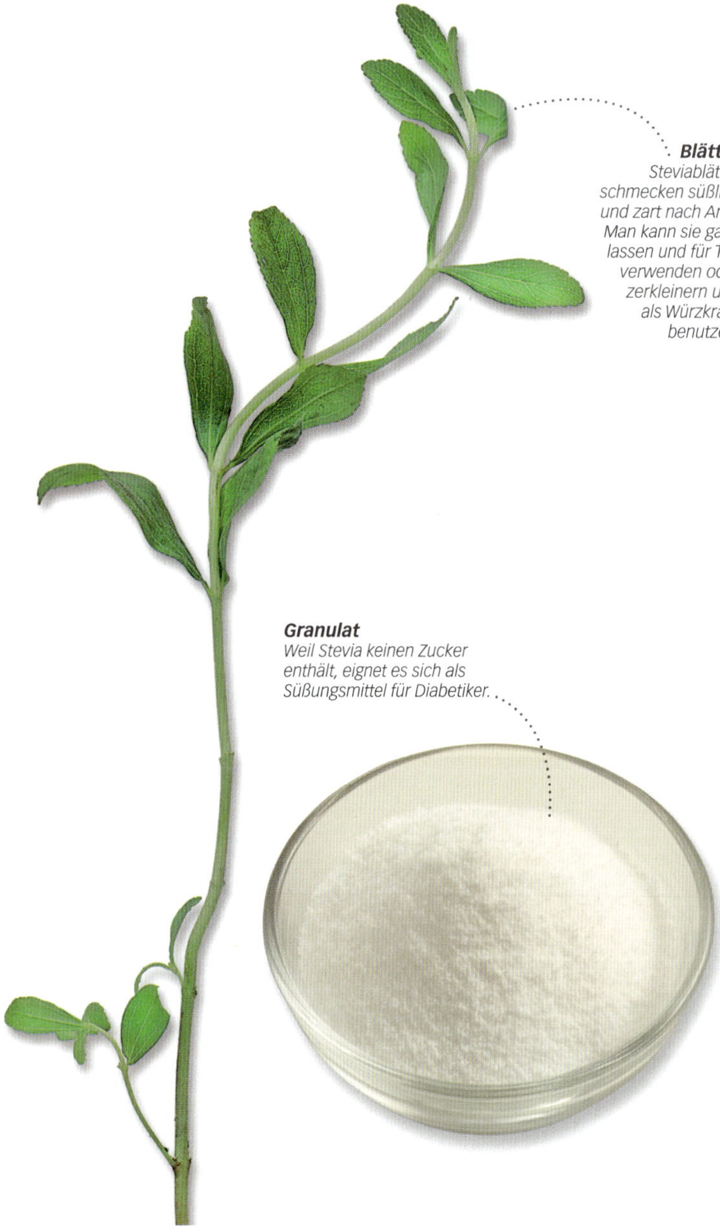

Blätter
Steviablätter schmecken süßlich und zart nach Anis. Man kann sie ganz lassen und für Tee verwenden oder zerkleinern und als Würzkraut benutzen.

Granulat
Weil Stevia keinen Zucker enthält, eignet es sich als Süßungsmittel für Diabetiker.

GESUNDHEITLICHE WIRKUNG

ANTIDIABETIKUM Stevia kann die Insulinempfindlichkeit verbessern und bei Menschen mit Typ-2-Diabetes Blutzuckerspitzen nach dem Essen verhindern helfen.

STÄRKT DIE ABWEHR Sie hemmt das Wachstum und die Vermehrung von schädlichen Mikroorganismen. Ihre Wirksamkeit gegen *Streptococcus mutans*, *Pseudomonas aeruginosa* und *Proteus vulgaris* ist nachgewiesen. Studien belegen, dass regelmäßige Mundspülungen Karies vorbeugen können.

GESUND FÜR DAS HERZ Das Herz-Kreislauf-System wird durch Stevia gestärkt. Man nimmt an, dass das in ihr enthaltene Steviosid dafür verantwortlich ist.

VERDAUUNGSFÖRDERND Stevia verbessert die Verdauung und fördert die Gesundheit des Magen-Darm-Trakts.

NÄHRSTOFFE OPTIMAL VERWERTEN

OHNE ZUSATZSTOFFE Steviaprodukte mit möglichst wenig Zusatzstoffen wählen: Viele enthalten das Süßungsmittel Maltodextrin, den Zuckerstoff Erythritol oder Stoffe, die das Verklumpen verhindern. Stevia kann Zucker nicht in allen Fällen ersetzen: Sie karamellisiert nicht und eignet sich nicht für Baisers.

FRISCHE BLÄTTER Ein frisches Blatt pro Tasse genügt, um Tee leicht zu süßen.

TIPPS

EXTRAKT 60 g frische, gehackte Steviablätter mit 240 ml warmem Wasser übergießen. 24 Stunden ziehen lassen. Filtrieren, im Kühlschrank aufbewahren und zum Süßen von Getränken verwenden. Hält sich ca. 1 Monat.

GRÜNES PULVER HERSTELLEN Getrocknete Blätter im Mörser oder Blitzhacker fein zerkleinern. In einem sauberen Gefäß aufbewahren und z. B. für Gebäck verwenden.

AHORNSIRUP

 GUT FÜR DIE PROSTATA

 STÄRKT DEN ENERGIE-HAUSHALT DER ZELLEN

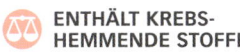 **ENTHÄLT KREBS-HEMMENDE STOFFE**

 HÄLT DIE BLUTGEFÄSSE ELASTISCH

Dieses natürliche Süßungsmittel setzt sich als Alternative zu raffiniertem Zucker zunehmend durch. Es ist reich an **Phenolverbindungen,** die **antibakteriell** wirken und **Krebs** und **Diabetes** vorbeugen können. Ahornsirup ist reich an Mangan und Zink, die wichtig für die **Herzgesundheit** und die **männliche Fruchtbarkeit** sind. Er enthält 15-mal mehr Kalzium als Honig, aber weniger Natrium.

GESUNDHEITLICHE WIRKUNG

MÄNNERGESUNDHEIT Zink fördert die männliche Fruchtbarkeit und beugt Prostatavergrößerung vor. Der hohe Mangangehalt regt bei Männern und Frauen die Ausschüttung von Sexualhormonen an.

ENERGIEHAUSHALT Mangan ist wichtig für die Energieproduktion in den Zellen und die Synthese von Fettsäuren und Cholesterin. Zink fördert den Zellstoffwechsel und die Proteinsynthese.

KREBSHEMMEND Die Polyphenole verlangsamen das Wachstum von Prostata- und Lungenkrebszellen wirkungsvoller als die Inhaltsstoffe von Brokkoli, Heidelbeeren, Möhren und Tomaten.

HERZ Zink ist ein Antioxidans, das die Arterienwände vor Schäden durch freie Radikale schützt und Arteriosklerose vorbeugt.

BESSERE BLUTZUCKERREGULATION Polyphenole und Abscisinsäure verbessern die Reaktionsfähigkeit des Organismus auf das blutzuckerregulierende Hormon Insulin.

NÄHRSTOFFE OPTIMAL VERWERTEN

QUALITÄT Ahornsirup in Bioqualität kaufen – bei Billigware kann es sich um Maissirup mit Ahornaroma handeln.

HELL UND DUNKEL Heller Sirup ist mild und passt zu Müsli und Kaffee. Dunkler eignet sich zum Backen, für Marinaden und Saucen.

TIPPS

EIN SÜSSER TROPFEN Einfach über Müsli oder Brokkoli träufeln, unter Süßkartoffelpüree rühren oder zu Marinaden (z. B. mit Ingwer und Sojasauce) geben.

ENTGIFTUNG Für einen Detox-Tag 200 ml Ahornsirup mit dem Saft von 3 kleinen Zitronen, 2 TL Cayennepfeffer und 2 l Mineralwasser mischen. Über den Tag verteilt trinken.

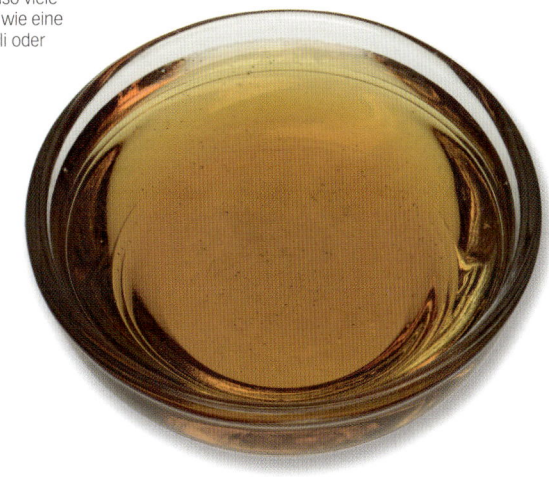

AHORNSIRUP
Vier Esslöffel Ahornsirup enthalten ebenso viele Antioxidantien wie eine Portion Brokkoli oder Bananen.

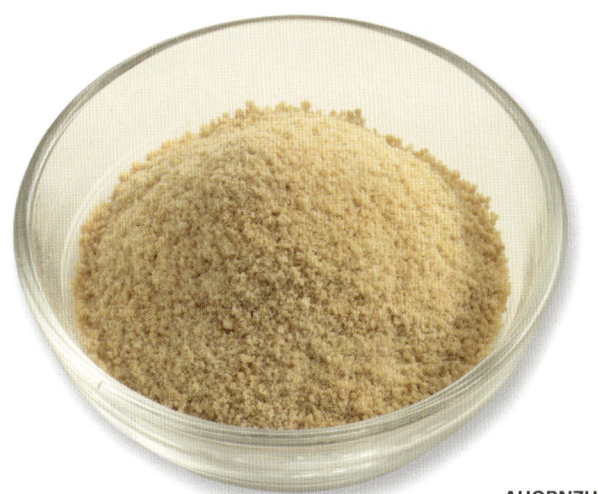

AHORNZUCKER
Zur Herstellung von Ahornzucker wird der Saft länger gekocht als für die Sirupproduktion. Er ist etwa doppelt so süß wie raffinierter Zucker und enthält fast so viele Mineralien wie der Sirup.

MELASSE

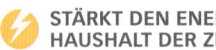 **STÄRKT DEN ENERGIE-HAUSHALT DER ZELLEN**

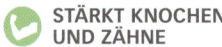 **STÄRKT KNOCHEN UND ZÄHNE**

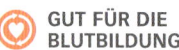 **GUT FÜR DIE BLUTBILDUNG**

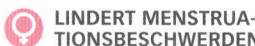 **LINDERT MENSTRUA-TIONSBESCHWERDEN**

Raffinierter Zucker, Maissirup und künstliche Süßstoffe enthalten keine Nährstoffe und gelten als relativ ungesund. Schwärzliche Melasse, die bei der Verarbeitung von Zuckerrohr anfällt, liefert Kalzium für den **Knochenaufbau,** Eisen für das **Blut,** Kalium **gegen Muskelkrämpfe** und B-Vitamine für den **Stoffwechsel** und das **Nervensystem.**

MELASSE

Ein Teelöffel deckt etwa 26 Prozent des täglichen Eisenbedarfs, 20 Prozent des Kalziumbedarfs und 61 Prozent des Magnesiumbedarfs.

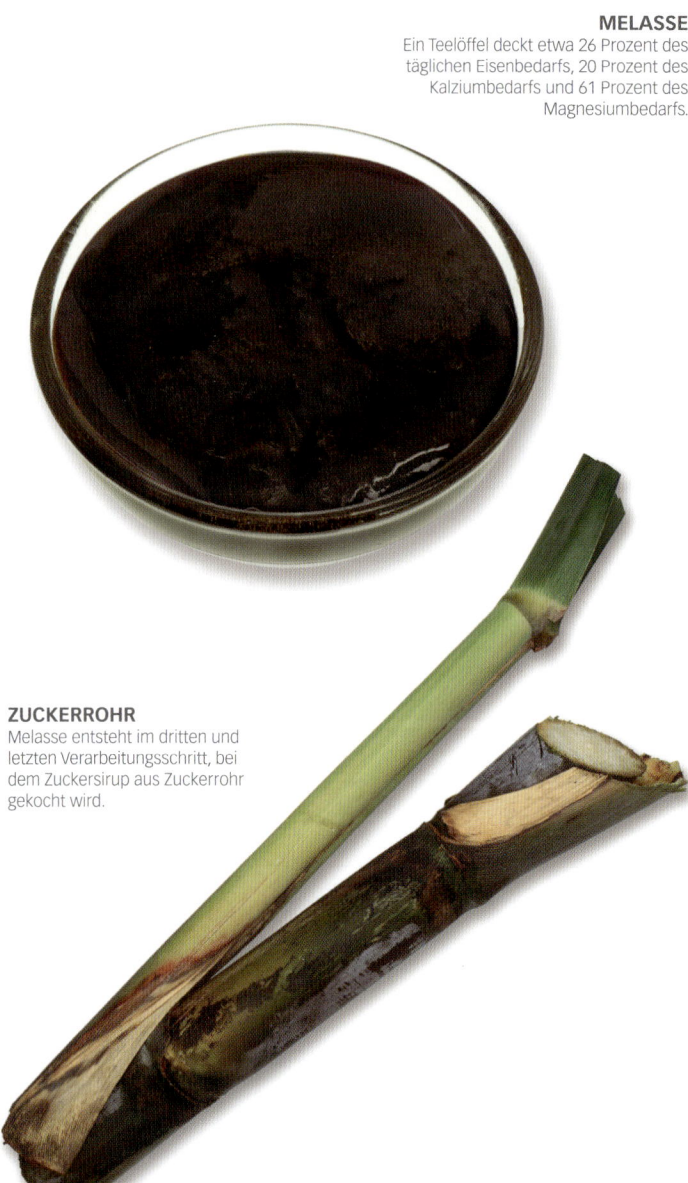

ZUCKERROHR

Melasse entsteht im dritten und letzten Verarbeitungsschritt, bei dem Zuckersirup aus Zuckerrohr gekocht wird.

GESUNDHEITLICHE WIRKUNG

ENERGIEGEWINNUNG Melasse spendet so schnell Energie wie raffinierter Zucker, versorgt den Körper aber außerdem mit wichtigen Nährstoffen wie Selen, Mangan und den B-Vitaminen Pyridoxin (B6) und Cholin.

STARKE KNOCHEN Sie ist reich an Kalzium. Kalzium ist wichtig für den Aufbau gesunder Knochen und Zähne, aber auch für die Darmgesundheit, einen regelmäßigen Puls und die Funktion des Nervensystems.

GESUND FÜR DAS HERZ Cholin fördert die gesunde Nervenfunktion, stärkt die Zellmembranen und reduziert Homocystein, das mit Herzkrankheiten und Osteoporose in Verbindung gebracht wird. Eisen wird für die Bildung roter Blutkörperchen und den Zellstoffwechsel gebraucht.

FRAUENGESUNDHEIT 2–3 Teelöffel täglich können menstruationsbedingten Eisenmangel ausgleichen.

NÄHRSTOFFE OPTIMAL VERWERTEN

GUTER EISENLIEFERANT Anders als Eisenpräparate verursacht Melasse keine Verstopfung.

ENERGIE AM MORGEN Weil Melasse Energie spendet und die Verdauung anregt, am besten morgens vor dem Frühstück einnehmen.

BESSER UNGESCHWEFELT Echte Melasse kommt ohne Konservierung aus. Produkte, die Schwefel enthalten, sind minderwertig und enthalten keine oder weniger Nährstoffe.

TIPPS

IN DER KÜCHE Melasse gibt Gebäck (z. B. Lebkuchen) seinen typischen Geschmack. Schmeckt auch in Grillsaucen und zu weißen Bohnen gut.

IM TEE Bei Bauchschmerzen oder Menstruationsbeschwerden Ingwertee mit 1 Teelöffel Melasse trinken.

SCHOKOLADE

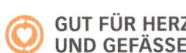 **GUT FÜR HERZ UND GEFÄSSE**

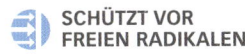 **SCHÜTZT VOR FREIEN RADIKALEN**

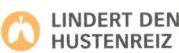 **LINDERT DEN HUSTENREIZ**

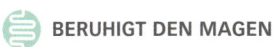 **BERUHIGT DEN MAGEN**

Neuere Forschungen beweisen, dass Schokolade eine Reihe gesunder Inhaltsstoffe enthält. Sie stärken das **Immunsystem,** erhöhen die **Lebenserwartung** und fördern die **Erholung** nach starker Anstrengung. Dunkle Schokolade ohne Zucker und ungesunde Zusatzstoffe verringert das Risiko für **Krebs** und **Schlaganfall** und senkt den **Blutdruck** ebenso wirkungsvoll wie Obst und Gemüse.

GESUNDHEITLICHE WIRKUNG

GESUND FÜR DAS HERZ Bei maßvollem Verzehr wirkt Schokolade leicht blutverdünnend. Ihre Flavonole senken Blutdruck und Cholesterinspiegel und schützen die Arterienwände.

IMMUNSTÄRKEND Dunkle Schokolade enthält ebenso viele Antioxidantien wie Rotwein. Sie stärken das Immunsystem, indem sie die Reaktionsfähigkeit der Antikörper und T-Helferzellen (an der zellulären Immunantwort beteiligt) verbessern. Außerdem schützen sie die Darmschleimhaut vor schädlichen Mikroorganismen.

GEGEN HUSTEN Kakao enthält den anregenden Stoff Theobromin, der besser gegen Husten wirkt als Medikamente mit Codein.

VERDAUUNG Studien belegen, dass Inhaltsstoffe dunkler Schokolade Beschwerden des Magen-Darm-Trakts lindern.

NÄHRSTOFFE OPTIMAL VERWERTEN

BIO IST BESSER Denn konventioneller Kakao wird mit rund 30 Pestiziden behandelt.

DUNKEL UND GESUND Den höchsten Nährstoffgehalt hat dunkle Schokolade mit einem Kakaoanteil von mindestens 70 Prozent. Vollmilchschokolade enthält erheblich weniger Antioxidantien.

KLEIN, ABER FEIN Ein Stückchen richtig gute Schokolade zu genießen, ist befriedigender als ein süßer Schokoriegel mit gehärteten Fetten.

TIPPS

KAKAOBRUCH Enthält alle Inhaltsstoffe der Kakaobohne. Man kann ihn knabbern, über Obstsalate streuen oder zum Backen verwenden.

HEISSER KAKAO Milch hemmt die Aufnahme der Polyphenole aus Kakao. Lieber 2 TL gutes Kakaopulver mit etwas heißem Wasser verrühren und wie einen Espresso genießen.

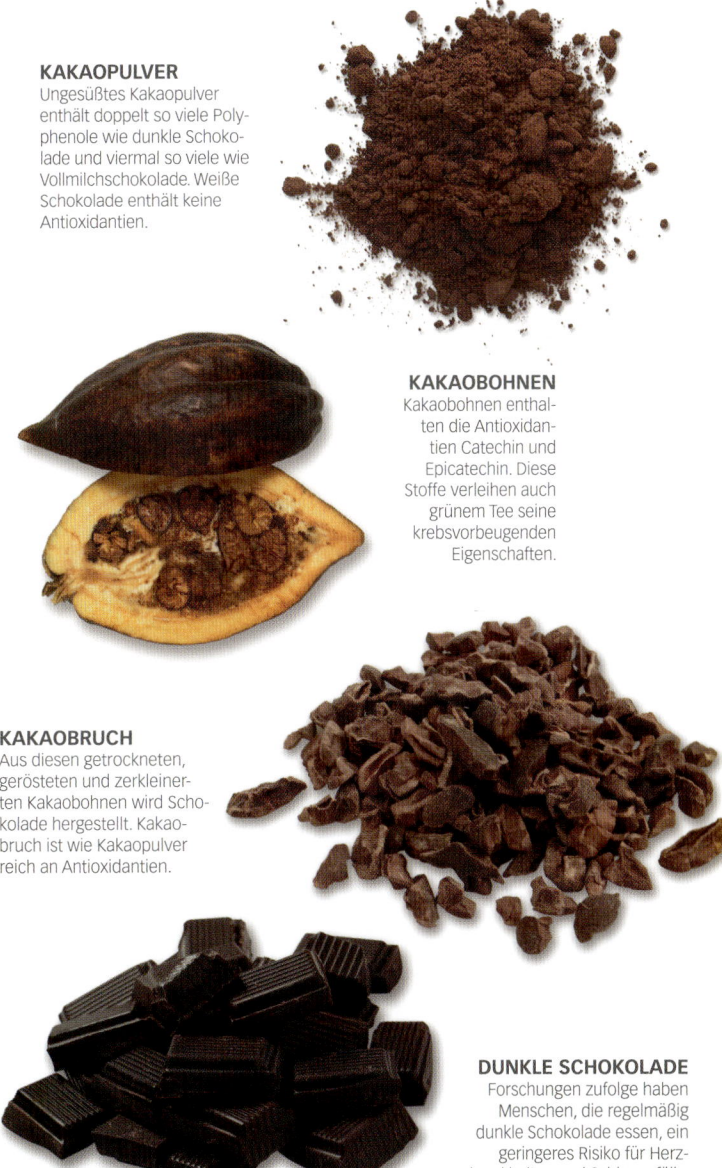

KAKAOPULVER
Ungesüßtes Kakaopulver enthält doppelt so viele Polyphenole wie dunkle Schokolade und viermal so viele wie Vollmilchschokolade. Weiße Schokolade enthält keine Antioxidantien.

KAKAOBOHNEN
Kakaobohnen enthalten die Antioxidantien Catechin und Epicatechin. Diese Stoffe verleihen auch grünem Tee seine krebsvorbeugenden Eigenschaften.

KAKAOBRUCH
Aus diesen getrockneten, gerösteten und zerkleinerten Kakaobohnen wird Schokolade hergestellt. Kakaobruch ist wie Kakaopulver reich an Antioxidantien.

DUNKLE SCHOKOLADE
Forschungen zufolge haben Menschen, die regelmäßig dunkle Schokolade essen, ein geringeres Risiko für Herzkrankheiten und Schlaganfälle.

MILCH

 **HÄLT DIE BLUT-
GEFÄSSE ELASTISCH**

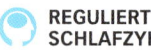 **REGULIERT DEN
SCHLAFZYKLUS**

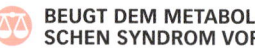 **BEUGT DEM METABOLI-
SCHEN SYNDROM VOR**

Auch wenn manche Skeptiker es anders sehen: Milch ist ein gesundes Lebensmittel. Ihr Gehalt an **Kalzium** und **Vitamin D** hilft dem Körper, **Kalorien** effizient zu verbrennen und ein **stabiles Gewicht** zu halten. Ihre gesunden Fette schützen vor **Bluthochdruck.** Biomilch und Rohmilch enthalten mehr **gesunde Fette** und weitere **essenzielle Kofaktoren,** darum sind sie sehr viel gesünder als Billigmilch.

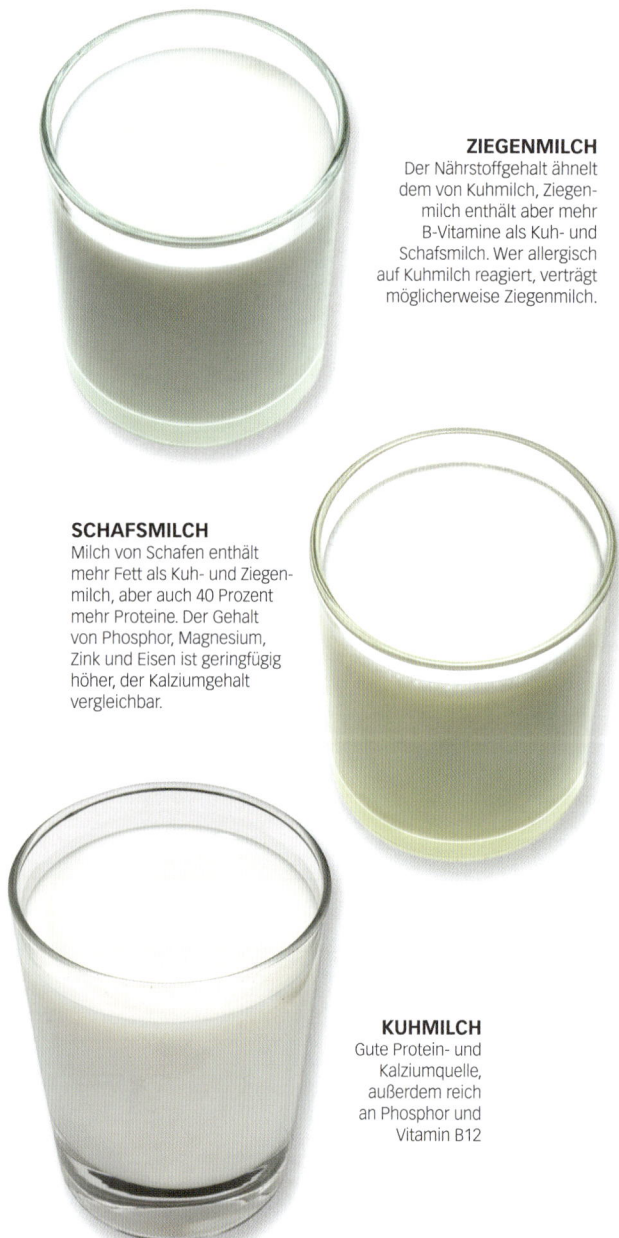

ZIEGENMILCH
Der Nährstoffgehalt ähnelt dem von Kuhmilch, Ziegenmilch enthält aber mehr B-Vitamine als Kuh- und Schafsmilch. Wer allergisch auf Kuhmilch reagiert, verträgt möglicherweise Ziegenmilch.

SCHAFSMILCH
Milch von Schafen enthält mehr Fett als Kuh- und Ziegenmilch, aber auch 40 Prozent mehr Proteine. Der Gehalt von Phosphor, Magnesium, Zink und Eisen ist geringfügig höher, der Kalziumgehalt vergleichbar.

KUHMILCH
Gute Protein- und Kalziumquelle, außerdem reich an Phosphor und Vitamin B12

GESUNDHEITLICHE WIRKUNG

GESUND FÜR DAS HERZ Kalzium hält die Blutgefäße elastisch und reduziert das Risiko für Bluthochdruck. Ziegen- und Schafsmilch enthalten Caprinsäure, ein Fett, das den Spiegel des gesunden HDL-Cholesterins erhöht. Palmitoleinsäure, ein weiteres gesundes Fett, schützt vor Insulinresistenz und Diabetes.

GEHIRN UND NERVENSYSTEM Milch enthält reichlich B-Vitamine, vor allem B12 – wichtig für die gesunde Funktionstätigkeit von Gehirn und Nervensystem, den Zellstoffwechsel und die Regulierung des Schlaf-Wach-Zyklus.

AUSGEWOGENER STOFFWECHSEL Sie senkt deutlich das Risiko für das metabolische Syndrom und einige Krebsarten.

GEWICHTSKONTROLLE Milch enthält Niacin, eine Form von Vitamin B3, das die Energieausnutzung verbessert und das Gewicht stabilisiert. Das in Milchprodukten enthaltene Kalzium regt den Fettstoffwechsel an.

NÄHRSTOFFE OPTIMAL VERWERTEN

GESUNDE FETTE Milch enthält etwa 50 Prozent gesättigte Fette und ebenso viel gesunde Fette wie Ölsäure, Palmitoleinsäure und konjugierte Linolsäure (CLA). Schafs- und Kuhmilch sind besonders reich an CLA.

BIO EIN MUSS Biomilch von Kühen, die Grünfutter erhalten, enthält CLA. Laborstudien deuten darauf hin, dass CLA Haut-, Darm- und Brustkrebszellen abtöten kann. Außerdem kann es den ungesunden LDL-Cholesterinspiegel senken und Arteriosklerose vorbeugen.

TIPPS

GUTES FETT Vollmilch hat nur gut 4 Prozent Fett. Noch weniger Fett reduziert auch die fettlöslichen Vitamine A, D, E und K.

ROHMILCH PROBIEREN Man vermutet, dass sie nahrhafter ist als pasteurisierte Milch.

JOGHURT

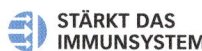 **STÄRKT DAS IMMUNSYSTEM**

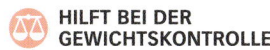 **HILFT BEI DER GEWICHTSKONTROLLE**

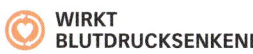 **WIRKT BLUTDRUCKSENKEND**

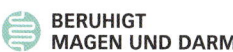 **BERUHIGT MAGEN UND DARM**

Im menschlichen Darm leben etwa 400 Bakterienarten, nützliche wie schädliche. Joghurt mit lebenden Kulturen enthält einige Arten »guter« Bakterien und wirkt ausgleichend auf die Darmflora. Diese Bakterien wandeln organische Säuren in Glukose um, senken den **Cholesterinspiegel,** fördern Verdauung und **Nährstoffaufnahme** und stärken das **Immunsystem.**

GESUNDHEITLICHE WIRKUNG

IMMUNABWEHR Probiotische Stoffe im Joghurt stärken das Immunsystem und hemmen schädliche Bakterien und Hefen im Darmtrakt. Außerdem beugen sie – vor allem bei Kindern – Allergien und Ekzemen vor. Bei älteren oder anfälligen Menschen kann Joghurt die Widerstandskraft gegen Bakterien- und Viruserkrankungen stärken.

GEWICHTSKONTROLLE Der regelmäßige Verzehr kalziumreicher Nahrungsmittel und ein niedrigeres Körpergewicht hängen zusammen. Wer Joghurt isst, hat meist weniger Bauchfett und geschmeidigere Muskeln als Personen, die auf Joghurt verzichten.

BLUTDRUCKSENKEND Kalzium hält die Blutgefäße elastisch, sodass sie sich zur Blutdruckregulierung leicht ausdehnen können.

DARMGESUNDHEIT Lebende Joghurtkulturen sorgen für eine gesunde Darmflora, was wiederum die Symptome chronisch-entzündlicher Darmerkrankungen lindert und Geschwüren vorbeugt.

NÄHRSTOFFE OPTIMAL VERWERTEN

LIEBER LEBENDIG Joghurtprodukte mit der Aufschrift »lebende Kulturen« oder »probiotisch« bevorzugen.

BESSER NATÜRLICH Joghurt mit künstlichen Farb- und Aromastoffen sowie Verdickungs- und Süßungsmitteln meiden. Bio-Naturjogurt mit frischem Obst nach Wahl mischen.

ALTERNATIVEN Manche Menschen verdauen Joghurt aus Schafs- oder Ziegenmilch leichter als Joghurt aus Kuhmilch. Schafsjoghurt enthält mehr Fett und ist sehr sahnig.

TIPPS

OMEGA-3-SCHUB 1 Esslöffel Leinsamenschrot im Naturjoghurt versorgt den Körper mit Ballaststoffen und Omega-3-Fettsäuren.

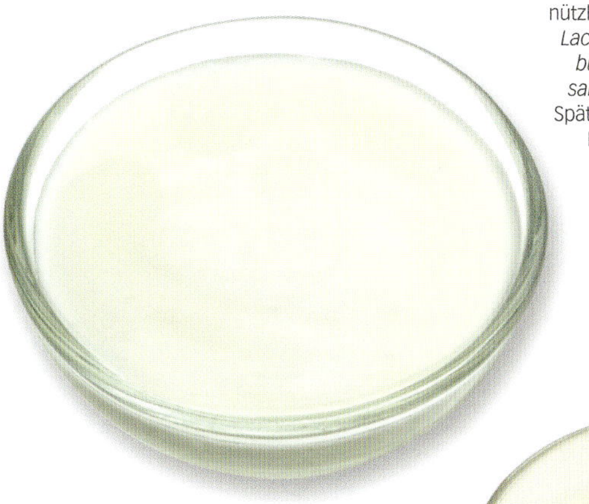

NATURJOGHURT
Zur Herstellung von Joghurt wird Milch mit einer Starterkultur nützlicher Bakterien geimpft, z. B. *Lactobacillus delbrueckii* subsp. *bulgaricus* und *Streptococcus salivarius* subsp. *thermophilus*. Später können weitere nützliche Bakterien zugesetzt werden.

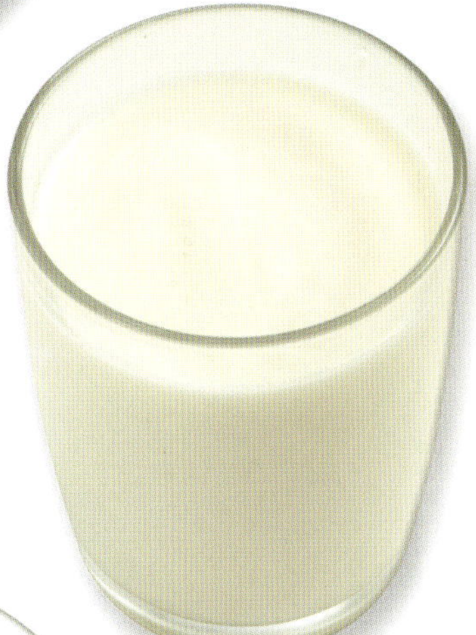

TRINKJOGHURT
Aromatisierte Joghurtdrinks sind beliebt und enthalten ebenfalls wertvolle probiotische Kulturen. Produkte mit Zusatzstoffen wie Zucker meiden.

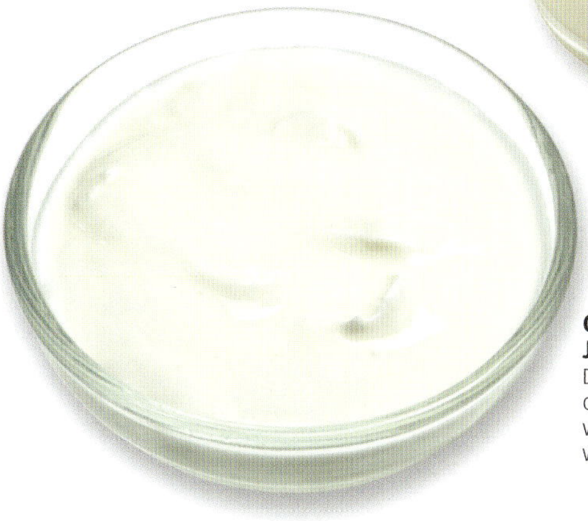

GRIECHISCHER JOGHURT
Dieser Joghurt ist dick und cremig, weil ihm ein Teil der wässrigen Molke entzogen wurde.

KEFIR

 STÄRKT DAS IMMUNSYSTEM

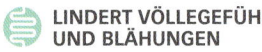 **LINDERT VÖLLEGEFÜHL UND BLÄHUNGEN**

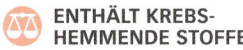 **ENTHÄLT KREBS-HEMMENDE STOFFE**

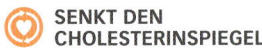 **SENKT DEN CHOLESTERINSPIEGEL**

Für dieses probiotische Lebensmittel wird frische Milch mit »Kefirkörnern« (lebende Kulturen von Bakterien und Hefen) fermentiert. Kefir ist reich an **Kalzium, Proteinen** und **Kalium.** Er kann **Krebs vorbeugen,** hält den **Verdauungstrakt** gesund und stärkt das **Immunsystem.** Kefirkörner haben mehr lebende Bakterien als Joghurt, bleiben unbegrenzt lebendig und können oft benutzt werden.

KEFIRKÖRNER
Die kleinen gummiartigen Knötchen enthalten Kolonien von über 30 Bakterien- und Hefearten, die in einer stabilen Symbiose leben. Sie werden in Milch gelegt und können, nachdem sie diese fermentiert haben, herausgesiebt und wiederverwendet werden.

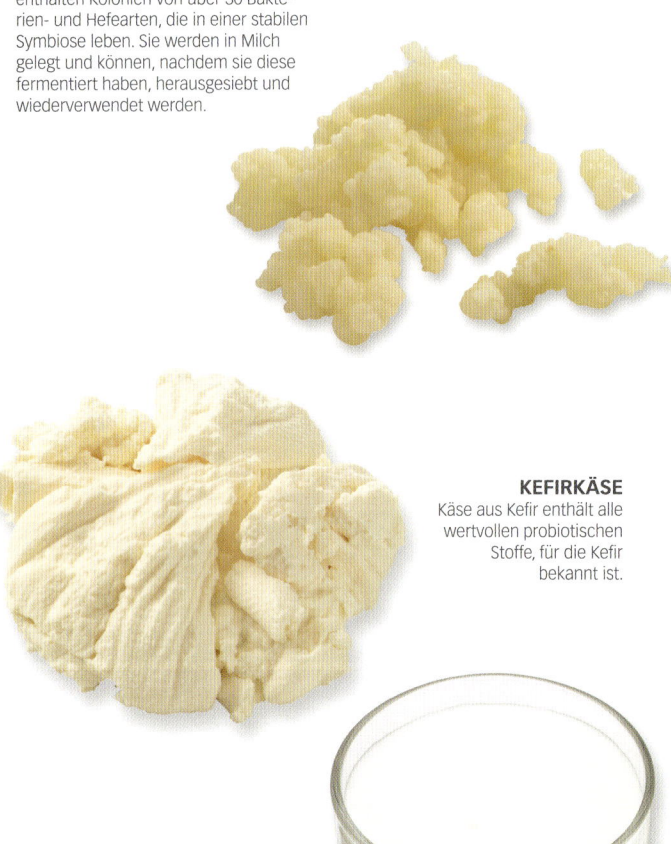

KEFIRKÄSE
Käse aus Kefir enthält alle wertvollen probiotischen Stoffe, für die Kefir bekannt ist.

KEFIR ZUM TRINKEN
Probiotische Inhaltsstoffe hemmen das Wachstum schädlicher Darmbakterien, fördern die Verdauung und können sogar Vitamine produzieren.

GESUNDHEITLICHE WIRKUNG

IMMUNUNTERSTÜTZUNG Kefir enthält den unverdaulichen Ballaststoff Kefiran, der entzündungshemmend wirkt und das Immunsystem stärkt. Regelmäßiger Genuss fördert die Aktivität von natürlichen Abwehrzellen und T-Helferzellen, die an der Immunreaktion beteiligt sind. Kefir sorgt für eine gesunde Darmflora, die nötig ist für die Bekämpfung schädlicher Pilze, Bakterien und Viren.

VERDAUUNG Kefir baut die Laktose aus Milch ab und lindert Beschwerden durch Laktoseintoleranz (z. B. Völlegefühl und Bauchschmerzen). Bei Kindern fördert er die Erholung nach Durchfallerkrankungen. Auch bei Lebensmittelallergien (z. B. gegen Eier) kann er hilfreich sein.

KREBSHEMMENDES POTENZIAL Labor- und Tierversuche zeigen, dass Kefir das Wachstum von Brustkrebszellen verlangsamen kann.

HERZ Kefir scheint den ungesunden LDL-Cholesterinspiegel senken zu können, endgültige Belege dazu stehen aber noch aus.

NÄHRSTOFFE OPTIMAL VERWERTEN

SELBST HERSTELLEN Gekaufte Kefirprodukte mit Zucker und Zusatzstoffen haben einen geringeren gesundheitlichen Nutzen. Am besten selbst herstellen (S. 332).

TIPPS

FÜR VEGETARIER Kefir kann auch zum Fermentieren pflanzlicher »Milch« aus Mandeln, Soja, Kokosnuss oder Hafer verwendet werden.

VIELSEITIGE ZUTAT Kefir wird zu Käse, Aufstrichen und Joghurt verarbeitet. Er eignet sich auch zum Backen, vor allem als Starter für Sauerteig.

ZARTMACHER Durch den schwachen Säuregehalt macht Kefir Fleisch zart. In Saucen wirkt er verdickend.

EIER

 GUT FÜR DIE AUGEN 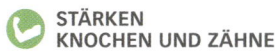 **STÄRKEN KNOCHEN UND ZÄHNE** 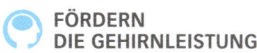 **FÖRDERN DIE GEHIRNLEISTUNG** 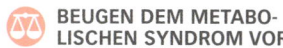 **BEUGEN DEM METABO-LISCHEN SYNDROM VOR**

Eier liefern hochwertiges **Eiweiß**. Sie enthalten **Vitamin D** – wichtig für gesunde Knochen und Zähne – und Nährstoffe, die den **Blutzuckerspiegel** regulieren, vor **Herzkrankheiten** schützen und die Funktion von **Nerven** und **Gehirn** fördern. Eigelb enthält zwar Cholesterin, aber Studien zeigen, dass der Wert des ungesunden LDL-Cholesterins durch gesättigte Fette stärker ansteigt als durch Eier.

GESUNDHEITLICHE WIRKUNG

LIEFERT ANTIOXIDANTIEN Eigelb enthält verschiedene Antioxidantien. Lutein und Zeaxanthine schützen die Augen vor altersbedingter Makuladegeneration. Tryptophan und Tyrosin beugen Krebs und Herzkrankheiten vor.

KNOCHEN Eier sind reich an Phosphor und zählen zu den wenigen Lebensmitteln, die Vitamin D enthalten. Diese Kombination hält Knochen und Zähne gesund.

GEHIRNNAHRUNG Cholin, andere B-Vitamine sowie die einfach und mehrfach ungesättigten Fettsäuren sind wichtig für die Gesundheit von Nerven und Gehirn. Cholin verbessert das Gedächtnis. Ein proteinreiches Frühstück (z. B. mit Eiern) verbessert nachweislich die Gehirnleistung an diesem Tag.

AUSGEWOGENER STOFFWECHSEL Wahrscheinlich werden bei der Verdauung in Eiern enthaltene Proteine in Peptide umgewandelt. Diese senken den Blutdruck ebenso wirksam wie konventionelle Medikamente. Zudem enthalten Eier reichlich einfach und mehrfach ungesättigte Fettsäuren und Phospholipide, die die Aufnahme von Cholesterin reduzieren.

NÄHRSTOFFE OPTIMAL VERWERTEN

BIO UND FREILAND Bio-Freilandeier enthalten mehr Vitamin A, Omega-3-Fettsäuren und Vitamin E, haben aber einen geringeren Gehalt an gesättigten Fettsäuren als Eier aus Intensivproduktion.

SANFT GAREN Durch Hitze verlieren Eier an Nährwert. Weich kochen oder pochieren.

TIPPS

PROTEINREICH UND EINFACH Pochierte oder weich gekochte Eier sind eine gesunde proteinreiche Zutat für Salate.

EINMAL WACHTELEIER NEHMEN Anstelle eines großen Hühnereis 3–4 Wachteleier für Salat oder Toast verwenden.

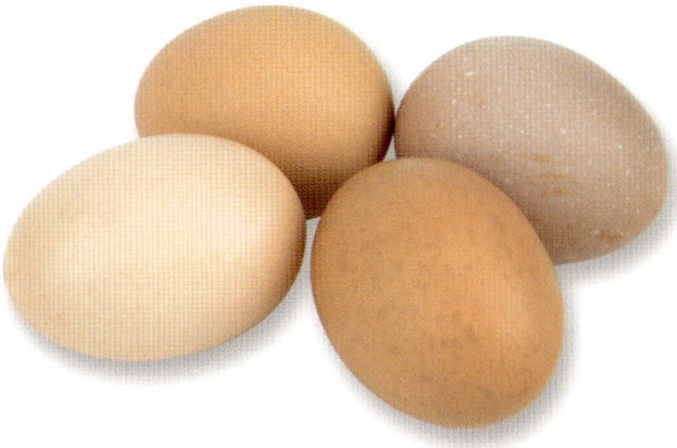

HÜHNEREIER
Reich an Vitamin D, B-Vitaminen und Spurenelementen, die gut für die Zellentwicklung und ein gesundes Nervensystem sind. Sie enthalten weniger Cholesterin als andere Eier.

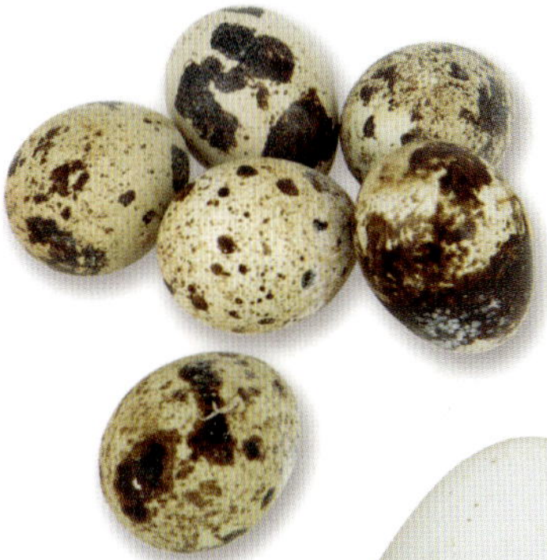

WACHTELEIER
Diese kleinen Eier enthalten mehr Phosphor – wichtig für Zellmembranen und starke Knochen und Zähne – als andere beliebte Eierarten. Außerdem sind sie reich an Folsäure.

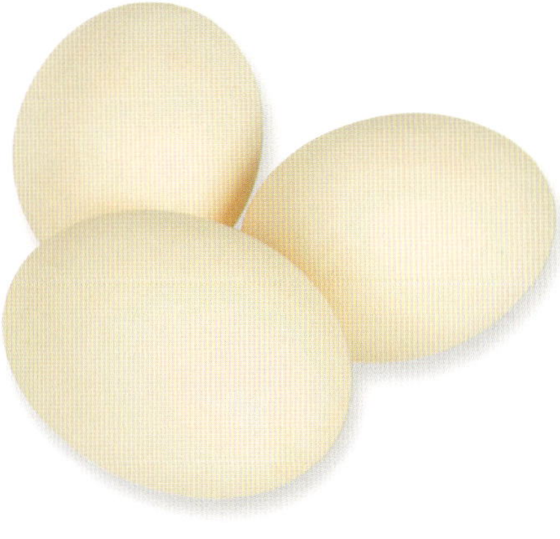

ENTENEIER
Enteneier enthalten mehr Omega-3-Fettsäuren, Eisen, Folsäure und Cholin als andere Eier.

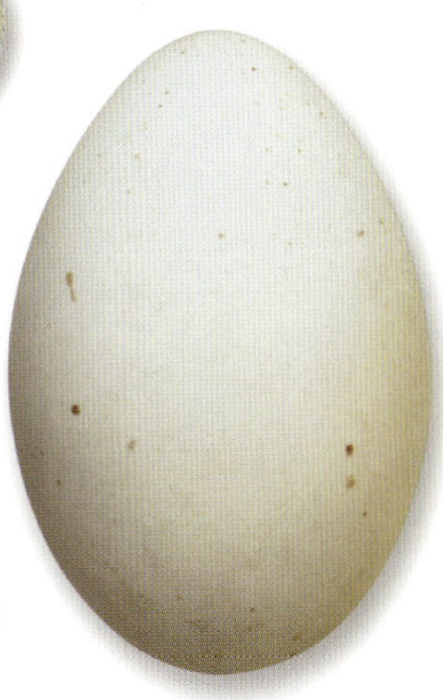

GÄNSEEIER
Sie weisen eine ähnliche Nährstoffkombination auf wie andere beliebte Eier, aber wesentlich mehr Omega-3-Fettsäuren.

TEE

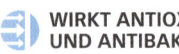 **WIRKT ANTIOXIDATIV UND ANTIBAKTERIELL**   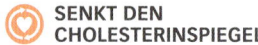 **SENKT DEN CHOLESTERINSPIEGEL**   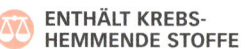 **ENTHÄLT KREBS-HEMMENDE STOFFE**   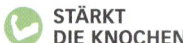 **STÄRKT DIE KNOCHEN**

Ein durchschnittliches Teeblatt enthält etwa 30 Prozent **Antioxidantien,** die vor **Herzkrankheiten** und **Krebs** schützen, **entzündungshemmend** wirken und den Gelenken guttun. Tee enthält außerdem **Beta-Carotin,** Vitamin B2, C, D und K sowie Kalium. Selbst das Koffein im Tee ist – in Maßen – gesund: Es regt **Stoffwechsel** und **Fettverbrennung** an und wirkt leicht **harntreibend.**

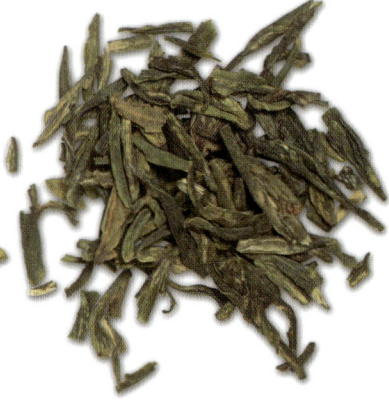

GRÜNER TEE
Für diesen milden Tee werden die frisch geernteten Blätter leicht gedämpft und dann getrocknet. Er ist reich an bestimmten Polyphenolen, die man Catechine nennt.

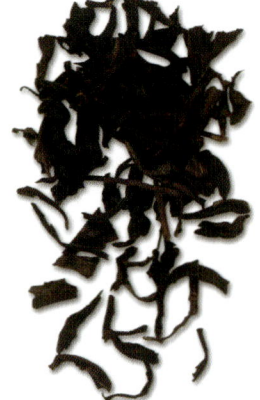

SCHWARZER TEE
Die wichtigsten Polyphenole in schwarzem Tee, Theaflavin und Thearubigin, sind ebenso wertvoll wie die Antioxidantien in grünem Tee.

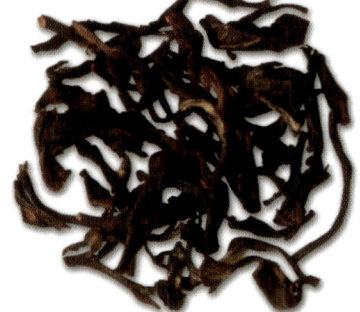

OOLONG
Dieser halb fermentierte, sonnengetrocknete Schwarztee ist reich an Polyphenolen, die als Theaflavine bezeichnet werden.

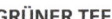

WEISSER TEE
Weißer Tee ist weniger bitter als grüner Tee, leicht oxidiert und hat einen ähnlichen Catechingehalt wie grüner Tee.

GESUNDHEITLICHE WIRKUNG

IMMUNUNTERSTÜTZUNG Die Antioxidantien Catechin und Theaflavin bekämpfen Bakterien und Viren, Studien zufolge auch Grippeviren und Durchfallerreger. Das in grünem Tee und Oolong enthaltene Catechin kann Allergien lindern. Auch scheint es Beschwerden durch Ekzeme reduzieren zu können.

HERZ Maßvoller Genuss von Tee senkt das ungesunde LDL-Cholesterin und beugt so Herzkrankheiten und Schlaganfällen vor.

KREBSHEMMEND Regelmäßiger Genuss von grünem Tee kann vor Brustkrebs schützen. Versuche weisen darauf hin, dass grüner und schwarzer Tee die Bildung von Krebszellen hemmen und Knochen-, Lungen-, Magen- und Prostatakrebszellen abtöten können. Das Catechin Epigallocatechin-3-Gallat (EGCG) in grünem Tee lagert sich an einige Karzinogene an und fördert ihre Ausscheidung.

GESUNDE KNOCHEN Durch Genuss von grünem und schwarzem Tee verbessert sich bei älteren Erwachsenen die Knochenmineraldichte, vor allem in der Lendenwirbelsäule.

ARTHRITIS Polyphenole des Grüntees bremsen den Abbau von Collagen und Knorpel und beugen arthritischen Beschwerden vor.

NÄHRSTOFFE OPTIMAL VERWERTEN

DER PERFEKTE AUFGUSS Das Wasser für den Tee höchstens 10 Sekunden kochen lassen.

BIO IST BESSER Tee wird mit verschiedenen Pestiziden behandelt. Wer sie nicht in der Tasse haben mag, sollte Bioware kaufen.

TIPPS

KOFFEIN SELBST ENTFERNEN Teeblätter mit kochendem Wasser übergießen, 30 Sekunden ziehen lassen (nicht länger, sonst werden Vitamine, Polyphenole und Geschmack zerstört), Flüssigkeit weggießen und erneut aufgießen. So werden 60 Prozent des Koffeins entfernt.

ROSEN

 SCHÜTZEN VOR BAKTE-RIELLEN INFEKTIONEN

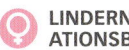 **LINDERN MENSTRU-ATIONSBESCHWERDEN**

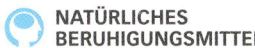 **NATÜRLICHES BERUHIGUNGSMITTEL**

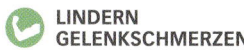 **LINDERN GELENKSCHMERZEN**

Die Blütenblätter von Rosen enthalten ätherische Öle, die **nervöse Anspannung lindern** und **antibakteriell** wirken – nützlich zur Behandlung von **Harnwegsinfektionen** und **Magenverstimmung.** Sie sind reich an Vitamin C, D, E und B3. Außerdem enthalten sie **Beta-Carotin** und **Antioxidantien** wie Lycopin, Lutein sowie das **entzündungshemmende** Quercetin.

GESUNDHEITLICHE WIRKUNG

ANTIBAKTERIELL Die ätherischen Öle sind wirksam gegen schädliche Mikroorganismen.

FRAUENGESUNDHEIT Tee aus getrockneten Blättern und Hagebutten gleicht menstruationsbedingten Eisenmangel aus und lindert Unterleibskrämpfe.

STRESS Rosenduft beruhigt die Atmung und senkt den Blutdruck. Die ätherischen Öle wirken beruhigend auf angespannte Nerven.

ARTHRITIS Hagebutten enthalten Flavonoide wie Anthocyan und Quercetin, die Schäden durch freie Radikale entgegenwirken. Wegen des hohen Vitamin-C-Gehalts wirken sie lindernd bei Arthritis und Gelenkschmerzen.

HERZ Öl aus Hagebuttensamen ist reich an Vitamin C sowie Linolsäure (Omega-6) und Linolensäure (Omega-3). Es genügt, sechs Wochen lang Hagebutten der Hundsrose zu essen, um den Blutdruck und den Wert des ungesunden LDL-Cholesterins zu senken.

NÄHRSTOFFE OPTIMAL VERWERTEN

BIO ODER NATUR Bevorzugen Sie Rosen aus ökologischem Anbau oder Wildrosen, um eine Belastung mit Pestiziden und Fungiziden zu vermeiden. Naturreines Rosenwasser wird mit Dampf aus Rosenblütenblättern destilliert und enthält keine Konservierungsstoffe.

HAGEBUTTENÖL Hagebuttenöl ist gut für das Herz, darf aber nicht erwärmt werden. Es sollte höchstens 20 Prozent des gesamten Ölgehalts eines Salatdressings ausmachen.

TIPPS

TEE Für einen beruhigenden Tee gleiche Mengen Hagebutten und Hibiskusblüten überbrühen und 10 Minuten ziehen lassen.

HAGEBUTTEN Man kann sie roh essen. Wem sie zu herb sind, der gibt sie an Konfitüre, Gelee, Sirup oder Obstdesserts.

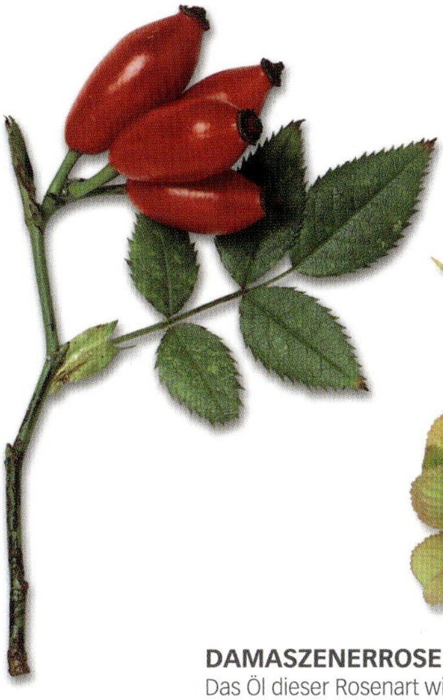

HAGEBUTTEN
Die Früchte sind reich an Vitamin C, und ihre Samen enthalten ein wertvolles Öl, das Entzündungen mildert.

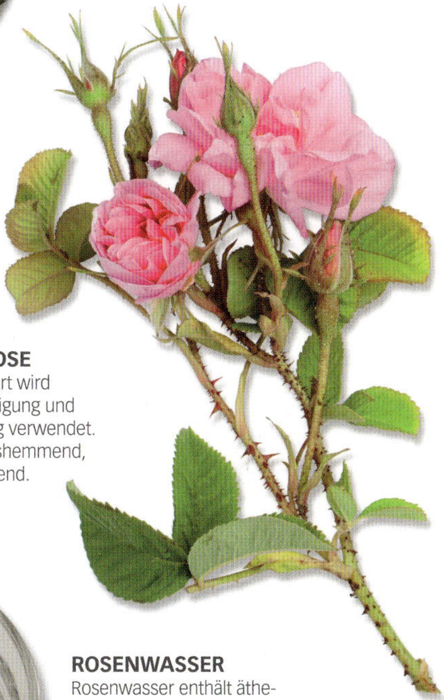

DAMASZENERROSE
Das Öl dieser Rosenart wird traditionell zur Beruhigung und Stimmungsaufhellung verwendet. Es wirkt entzündungshemmend, kühlend und beruhigend.

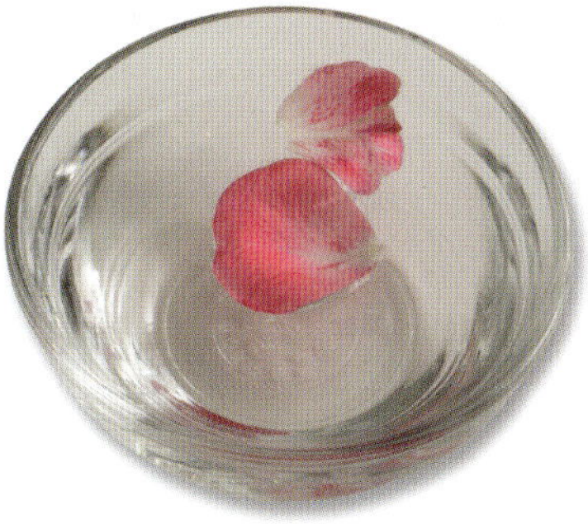

ROSENWASSER
Rosenwasser enthält ätherische Öle aus Rosenblüten. Ebenso wie andere Rosenprodukte wirkt es adstringierend, tonisierend, beruhigend und antiseptisch.

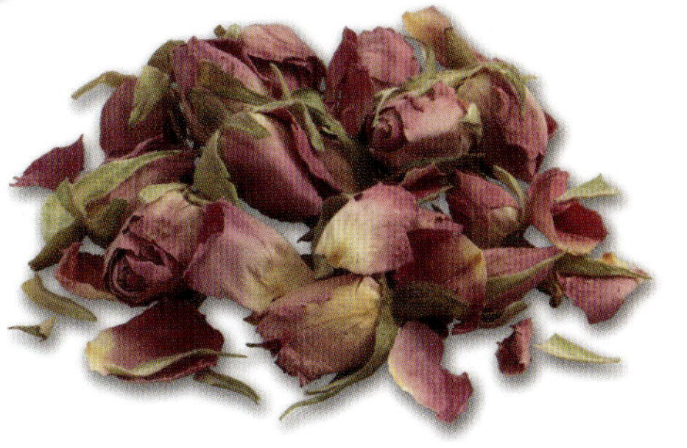

GETROCKNETE ROSEN
Rosentee ist ein traditionelles Mittel gegen Menstruationsbeschwerden.

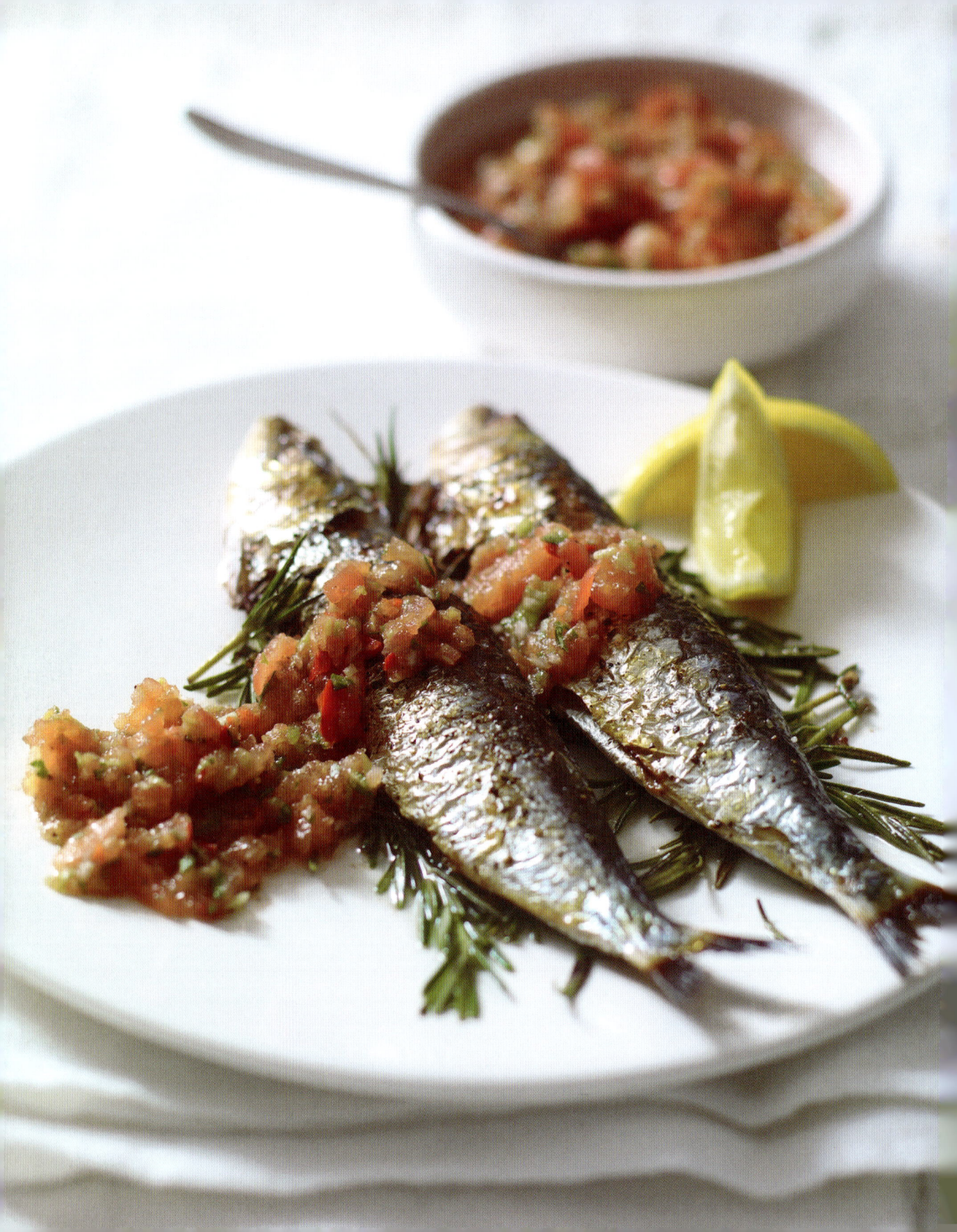

Gesunde Küche

Viele Lebensmittel können **Gesundheit** und **Vitalität** fördern. Bei den folgenden Rezepten haben wir sie nach den Prinzipien der **traditionellen Heilkunde** miteinander kombiniert. Wenn Sie sich gezielt einem einzelnen Gesundheitsfeld widmen möchten, lassen Sie sich ganz einfach von unseren **Tagesplänen** inspirieren.

Ein Tag für das Herz

Zahlreiche Studien belegen, dass man seine Gesundheit mit ausgewogener Ernährung und mehr Bewegung radikal verbessern kann. Diese cholesterinsenkenden Rezepte stecken voller Zutaten, die den Kreislauf unterstützen und die Blutdruckwerte verbessern.

Cholesterinarmes Frühstück

Starten Sie mit einem Porridge voller das Herz stärkender Folsäure und Kalium in den Tag. Dieses ballaststoffreiche Superfood kann dabei helfen, das ungesunde LDL-Cholesterin zu senken und die Arterien frei zu halten. Weichen Sie die Haferflocken zuerst ein und rühren Sie während des Kochens etwas frisch geriebenen Apfel unter.

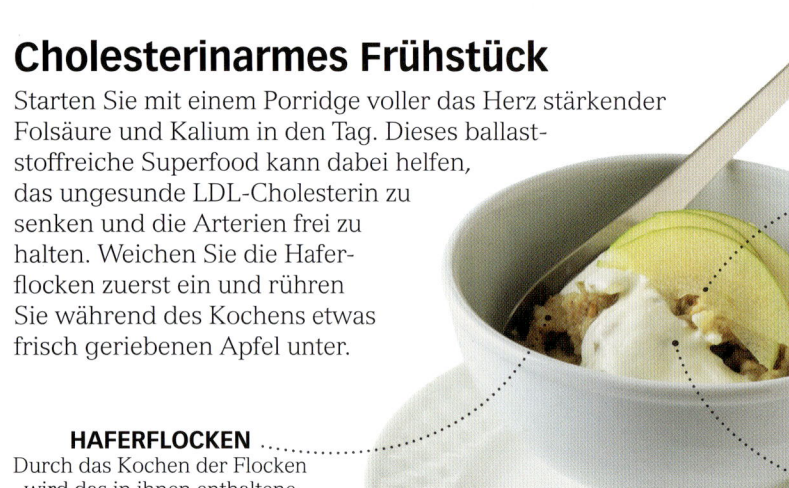

APFEL
Senkt das ungesunde LDL-Cholesterin und liefert Vitamin C und wichtige Antioxidantien.

NATURJOGHURT
Joghurt ist reich an Kalzium und kann bei regelmäßigem Genuss gegen hohen Blutdruck helfen und so das Herzinfarkt- und Schlaganfallrisiko senken.

HAFERFLOCKEN
Durch das Kochen der Flocken wird das in ihnen enthaltene Phytat abgebaut, sodass ihre Nährstoffe voll genutzt werden können.

Omega-3-Mittagessen

Öliger Fisch, wie die Sardine, zählt zu den besten Lieferanten für die Omega-3-Fettsäuren EPA und DHA, die dabei helfen, Triglyzeride und ungesundes LDL-Cholesterin zu senken.

DIE SARDINEN ZUBEREITEN

Je 1 EL gekochten und abgekühlten Rundkornreis, geröstete Pinienkerne und Korinthen, 1 Spritzer Zitronensaft und je 1 TL gehackte Petersilie, Minze und Dill miteinander vermengen. Sechs ausgenommene ganze Sardinen mit der Mischung füllen. Jeden Fisch in ein Weinblatt einschlagen. Mit Olivenöl bestreichen und unter einmaligem Wenden 4–5 Minuten grillen. Mit Zitronenspalten servieren.

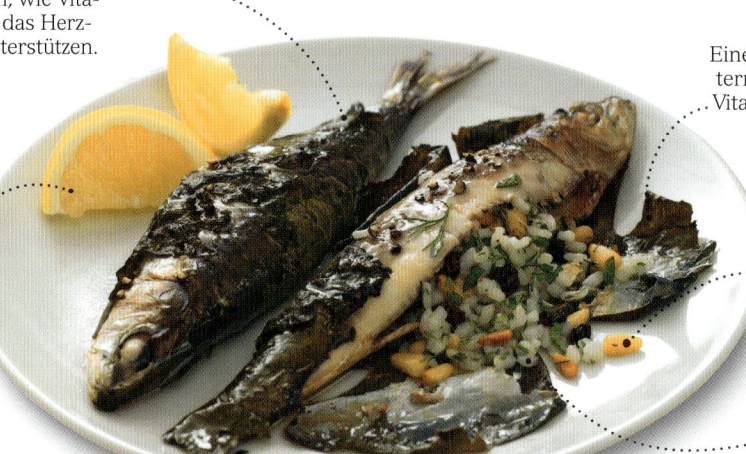

SARDINEN
Reich an Nährstoffen, wie Vitamin B12 und D, die das Herz-Kreislauf-System unterstützen.

WEINBLÄTTER
Eine Grundzutat der mediterranen Küche. Reich an Vitaminen und Mineralien

PINIENKERNE
Enthalten eine Fülle von Vitaminen und Mineralstoffen, die den Stoffwechsel aktivieren.

ZITRONENSAFT
Besonders reich an Magnesium, unersetzlich für das Herz. Pektin und Limonoide senken den Cholesterinspiegel.

PETERSILIE
Von Vitamin K profitieren Herz und Kreislauf.

Herzgesundes Abendessen

Hülsenfrüchte können das Herzinfarkt- und Schlaganfallrisiko senken, da sie den Gehalt an ungesundem LDL-Cholesterin im Blut senken und den Blutzuckerspiegel regulieren. Neuere Studien zeigen zudem, dass Shiitakepilze gegen Herz-Kreislauf-Erkrankungen schützen können.

SIEHE BOHNENEINTOPF IM KÜRBIS *S. 253*

ROTE UND GELBE PAPRIKA
Enthalten Vitamin C, E und K für Herz und Kreislauf.

SHIITAKEPILZE
Verbessern die Fließfähigkeit des Blutes und wirken antioxidativ.

WEISSE BOHNEN
Eine gute Quelle für cholesterinsenkende Ballaststoffe

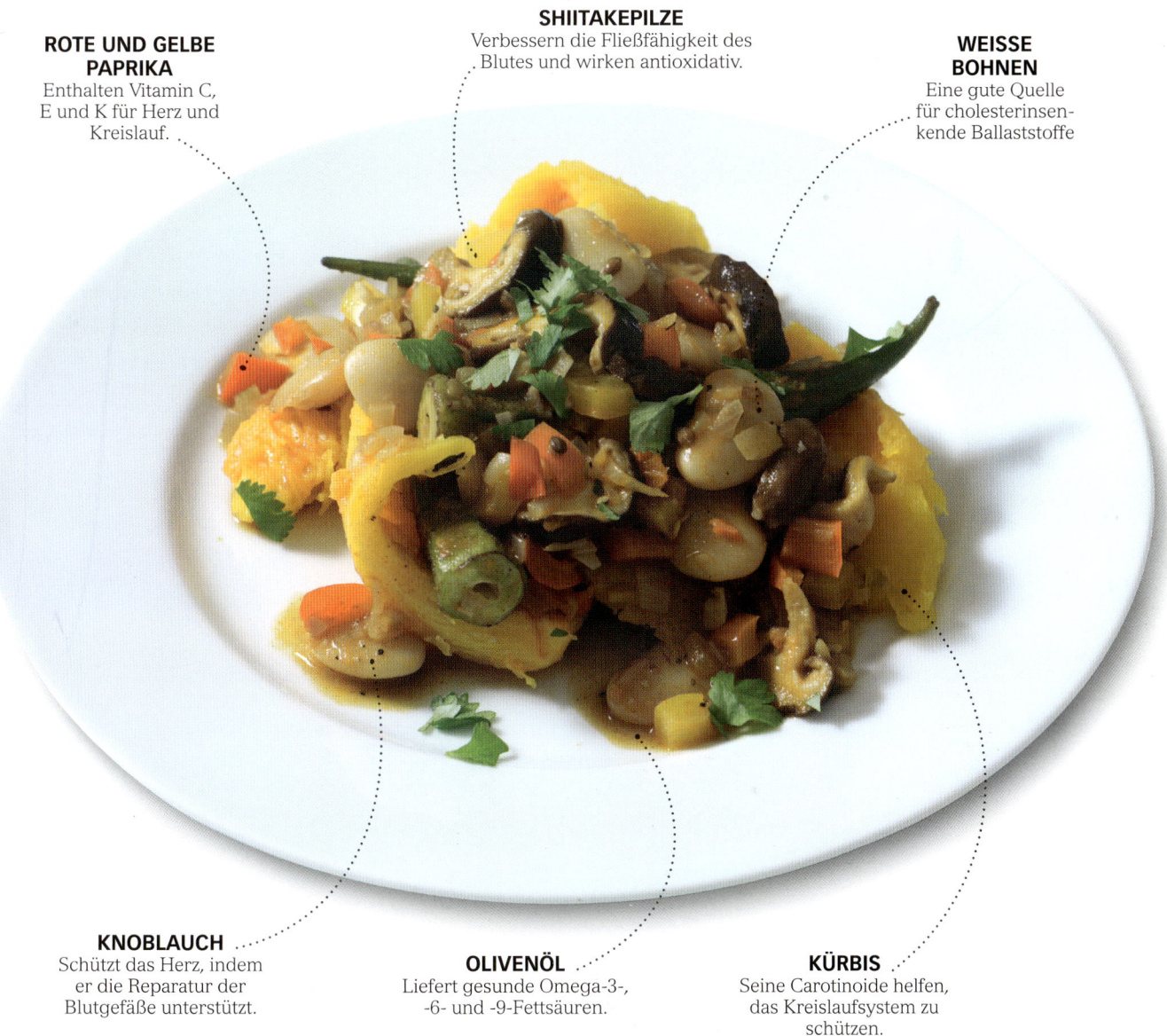

KNOBLAUCH
Schützt das Herz, indem er die Reparatur der Blutgefäße unterstützt.

OLIVENÖL
Liefert gesunde Omega-3-, -6- und -9-Fettsäuren.

KÜRBIS
Seine Carotinoide helfen, das Kreislaufsystem zu schützen.

Ein Tag für die Verdauung

In den meisten Kulturen gilt eine geregelte Verdauung als Voraussetzung für einen gesunden Körper. Hier setzt dieser Tagesplan an, der viele Zutaten kombiniert, die verdauungsfördernd wirken. Lassen Sie sich Zeit und kauen Sie gründlich, damit Sie auch wirklich von allen Nährstoffen profitieren.

Ausgewogenes Frühstück

Beginnen Sie den Tag ausgewogen mit Ballaststoffen für eine regelmäßige Darmtätigkeit, Eiweiß für die Zellen und energiespendenden Kohlenhydraten, gekrönt von Obst, das voller Antioxidantien steckt.

BEEREN
Köstliche Lieferanten von Vitaminen und Antioxidantien

GERÖSTETE FLOCKEN
Vollkorn-Weizenflocken stecken voller B-Vitamine und Ballaststoffe. Rösten Sie die Flocken 20 Minuten bei 180°C im Backofen und wenden Sie sie gelegentlich.

SONNENBLUMENKERNE
Liefern reichlich Pantothensäure, Phosphor, Kupfer und Mangan.

KÜRBISKERNE
Sind reich an essenziellen Fettsäuren und Zink.

NATURJOGHURT
Das natürliche Probiotikum hält die Darmflora gesund.

LEINSAMEN
Sanftes Abführmittel, das Omega-3- und Omega-6-Fettsäuren enthält.

Kraftspendendes Mittagessen

Hühnchen zur Hauptmahlzeit des Tages ist fettarm, liefert Eiweiß und unterstützt die gesunde Verdauung. Hier wird es in Limettensaft mariniert, gegrillt und mit einer pikanten Sauce serviert.

SAUCE

Knoblauchzehen, ein kleines Stück Ingwer, gehackte Frühlingszwiebeln und Süßkartoffel mit einer Mischung aus Kurkuma, Kreuzkümmel und Koriander 10 Minuten in Olivenöl anbraten, garen, bis das Gemüse weich ist. 300 ml Brühe und etwas Limettensaft hinzugießen. Im Mixer pürieren.

HÜHNCHEN
Reich an wichtigen Nährstoffen, wie Selen und Zink

LIMETTENSAFT
Hervorragende Quelle für Vitamin C; hilft bei Verdauungsstörungen.

SÜSSKARTOFFEL
Leicht verdauliche Quelle für Carotinoide

KURKUMA
Entzündungshemmer, der Blähungen entgegenwirkt.

KREUZKÜMMEL
Stimuliert die Verdauungsenzyme.

Leicht verdauliches Abendessen

Suppen eignen sich perfekt als leichtes Abendessen. Diese Möhrensuppe steckt voller Nährstoffe und lässt sich zudem problemlos vorbereiten. In der Traditionellen Chinesischen Medizin gelten Möhren als gut für die Verdauung, weil sie Ballaststoffe enthalten und den Darm anregen. Außerdem sättigen Ballaststoffe nachhaltig – das macht es leichter, nicht zu viel zu essen.

SIEHE MÖHREN-KOKOS-SUPPE *S. 213*

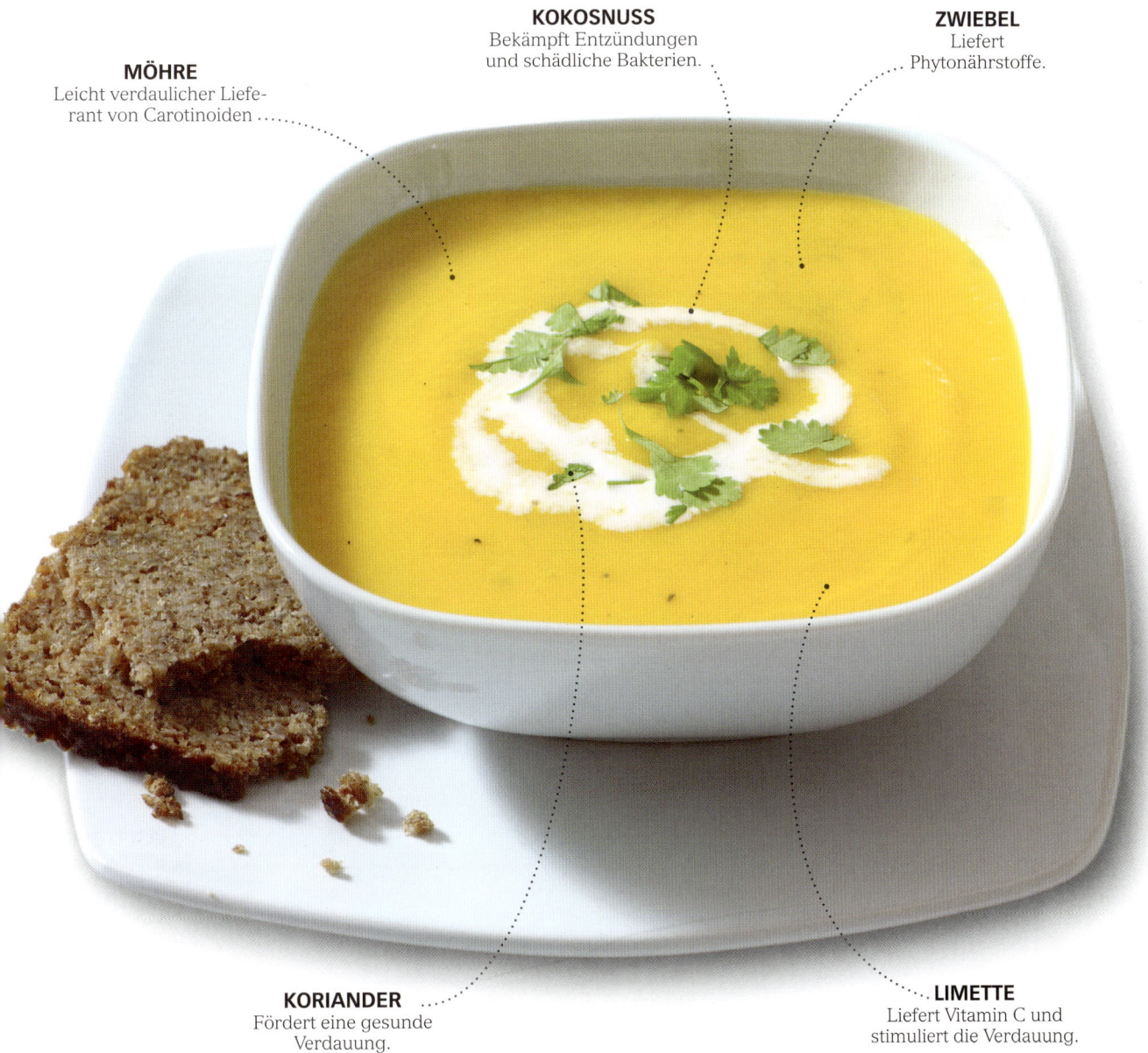

KOKOSNUSS
Bekämpft Entzündungen
und schädliche Bakterien.

ZWIEBEL
Liefert
Phytonährstoffe.

MÖHRE
Leicht verdaulicher Lieferant von Carotinoiden

KORIANDER
Fördert eine gesunde
Verdauung.

LIMETTE
Liefert Vitamin C und
stimuliert die Verdauung.

Ein Tag für die Leber

Die Leber kann jede Hilfe gebrauchen, schließlich muss sie alle Ernährungs- und Umweltgifte aus unserem Körper ausfiltern und ausscheiden. Unser Tagesplan zeigt Ihnen, welche Lebensmittel die natürliche Entgiftung stimulieren und die Regeneration der Leber unterstützen können.

Reinigendes Frühstück

Grapefruit reinigt effizient die Leber und liefert außerdem viele Antioxidantien. Kombinieren Sie sie mit einem frisch gepressten Apfel-Möhren-Saft, um voller Energie in den neuen Tag zu starten.

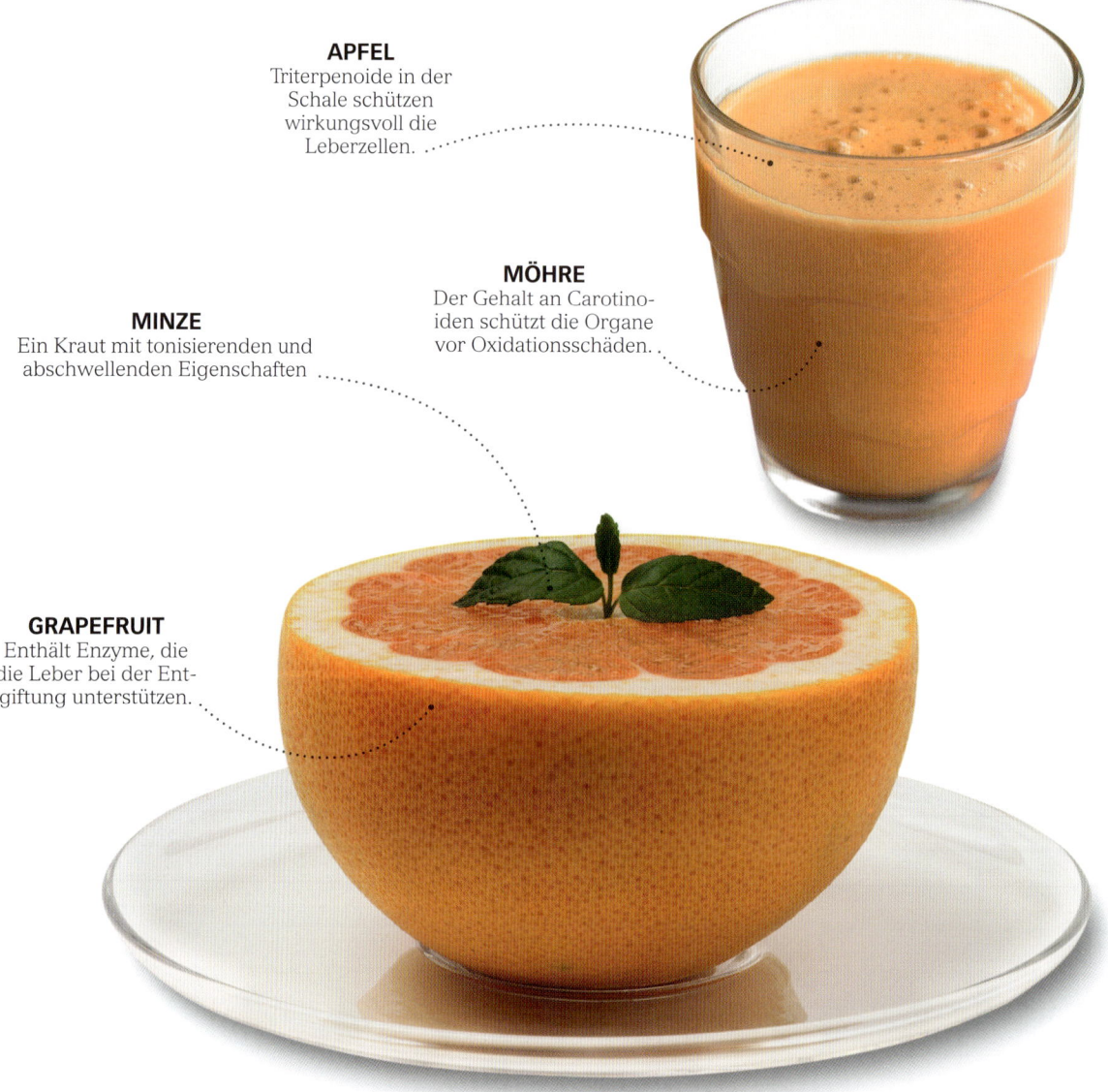

APFEL
Triterpenoide in der Schale schützen wirkungsvoll die Leberzellen.

MÖHRE
Der Gehalt an Carotinoiden schützt die Organe vor Oxidationsschäden.

MINZE
Ein Kraut mit tonisierenden und abschwellenden Eigenschaften

GRAPEFRUIT
Enthält Enzyme, die die Leber bei der Entgiftung unterstützen.

Stärkendes Mittagessen

Cynarin, ein aktiver Bestandteil der Artischocke, unterstützt die Funktion von Leber und Gallenblase, indem es den Fluss der Galle fördert und die Verdauung anregt. Das macht die Artischocke zum perfekten Helfer, wenn es um die Gesundheit der Leber geht.

ARTISCHOCKE
Enthält bioaktive Phytonährstoffe, die Leber und Darm unterstützen.

OLIVENÖL
Stimuliert Leberaktivität, Gallenblase und Gallengänge.

KNOBLAUCH
Aktiviert Leberenzyme, die die Entgiftung unterstützen.

ZITRONEN
Die ultimativen Helfer der Leber sind reich an Vitamin C und Bioflavonoiden.

PETERSILIE
Ein sanft stimulierendes Kraut, dass die Ausscheidung von Giften fördert. Enthält Vitamine und Mineralien.

KRÄUTER-
ARTISCHOCKEN

Die Stiele der Artischocken bis auf 2 cm einkürzen, den Rest schälen. Die Spitze der Artischocken abschneiden, die Fasern herausschaben. Zitronensaft in den Hohlraum träufeln. 2 gehackte Knoblauchzehen, 1 EL fein gehackte Minze und 1 Bund fein gehackte Petersilie miteinander verrühren und in den Hohlraum füllen. Die Artischocken aufrecht in einen Topf stellen, etwas Wasser angießen, salzen und 30 Minuten bei mittlerer Hitze köcheln lassen.

Regeneratives Abendessen

Die Traditionelle Chinesische Medizin kräftigt die Leber mit sauren Lebensmitteln und reinigt sie mit grünem Blattgemüse. Dieses Gericht ist voller Zutaten, die dem Körper dabei helfen, Giftstoffe auszuscheiden, die Blutgefäße zu reinigen und Darmtätigkeit und Urinausscheidung zu verbessern.

SIEHE BOHNENSPROSSEN UND BROKKOLI AUS DEM WOK *S. 248*

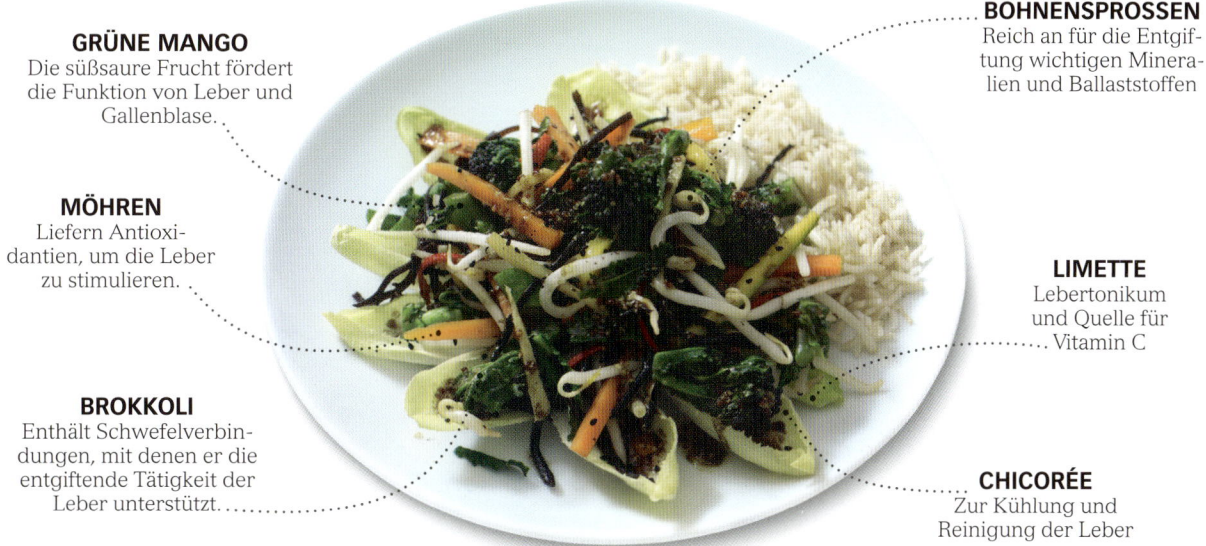

GRÜNE MANGO
Die süßsaure Frucht fördert die Funktion von Leber und Gallenblase.

MÖHREN
Liefern Antioxidantien, um die Leber zu stimulieren.

BROKKOLI
Enthält Schwefelverbindungen, mit denen er die entgiftende Tätigkeit der Leber unterstützt.

BOHNENSPROSSEN
Reich an für die Entgiftung wichtigen Mineralien und Ballaststoffen

LIMETTE
Lebertonikum und Quelle für Vitamin C

CHICORÉE
Zur Kühlung und Reinigung der Leber

Ein Tag für die Haut

Die Aufnahme bestimmer Vitamine und Mineralstoffe kann nach und nach das Hautbild erheblich verbessern. Beginnen Sie mit den Vorschlägen aus unserem Tagesplan und bauen Sie dann Ihr Repertoire an besonders hautfreundlichen Lebensmitteln kontinuierlich aus.

Collagenförderndes Frühstück

Eier stecken voller Nährstoffe, die der Haut guttun, wie etwa Collagen aufbauendes Eiweiß, Vitamin A, Omega-Fettsäuren und Carotinoide, die gegen UV-Schäden schützen. Bereiten Sie Rühreier immer mit frischen Kräutern zu, die wertvolle Antioxidantien beitragen.

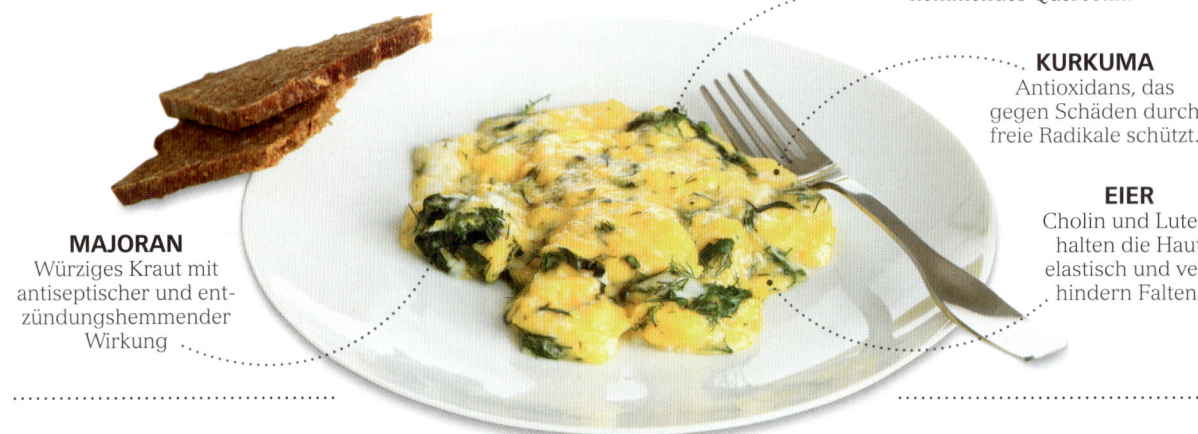

SCHNITTLAUCH
Enthält entgiftenden Schwefel und entzündungshemmendes Quercetin.

KURKUMA
Antioxidans, das gegen Schäden durch freie Radikale schützt.

EIER
Cholin und Lutein halten die Haut elastisch und verhindern Falten.

MAJORAN
Würziges Kraut mit antiseptischer und entzündungshemmender Wirkung

Omega-Mittagessen

Ölreiche Kaltwasserfische, wie Lachs, sind ein wahres Superfood für die Haut: Ihre entzündungshemmenden Eigenschaften helfen bei trockener Haut und lindern Ekzeme und Schuppenflechte. Gebackener Lachs auf einem Salat mit Joghurtdressing liefert viele der Nährstoffe, die die Haut täglich braucht.

SALAT-DRESSING

Den Saft von 1 Orange und je ½ EL gehackte Haselnüsse, Sherryessig, Naturjoghurt und Haselnussöl miteinander verrühren.

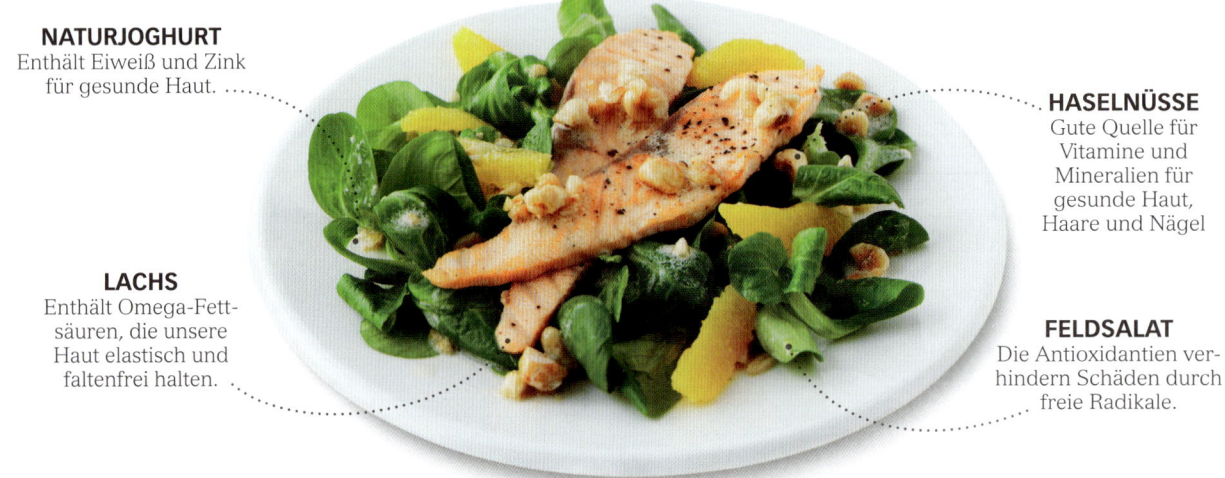

NATURJOGHURT
Enthält Eiweiß und Zink für gesunde Haut.

HASELNÜSSE
Gute Quelle für Vitamine und Mineralien für gesunde Haut, Haare und Nägel

LACHS
Enthält Omega-Fettsäuren, die unsere Haut elastisch und faltenfrei halten.

FELDSALAT
Die Antioxidantien verhindern Schäden durch freie Radikale.

Abendessen für den Teint

Der regelmäßige Verzehr von jungem, grünem Gemüse entschlackt den Körper und fördert einen klaren Teint. Spargel unterstützt die Verdauung. Er wirkt präbiotisch und enthält Verbindungen, die entzündungshemmend wirken und den sichtbaren Spuren der Alterung vorbeugen.

SIEHE FRÜHLINGSGEMÜSE AUS DEM WOK *S. 259*

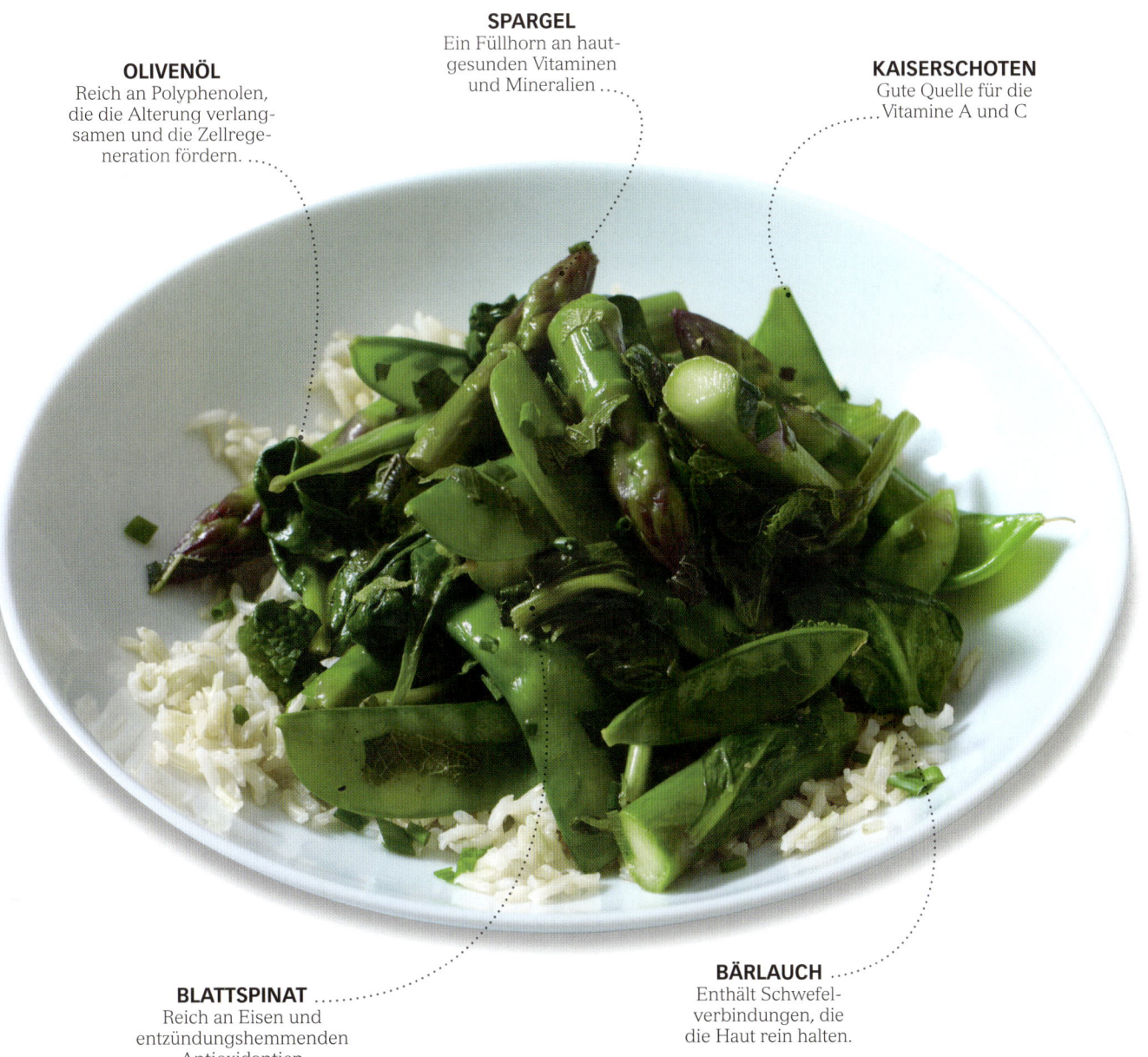

OLIVENÖL
Reich an Polyphenolen, die die Alterung verlangsamen und die Zellregeneration fördern.

SPARGEL
Ein Füllhorn an hautgesunden Vitaminen und Mineralien

KAISERSCHOTEN
Gute Quelle für die Vitamine A und C

BLATTSPINAT
Reich an Eisen und entzündungshemmenden Antioxidantien

BÄRLAUCH
Enthält Schwefelverbindungen, die die Haut rein halten.

Ein Tag für die Gelenke

Wenn Sie unter schmerzhaften Entzündungen durch Arthritis und Gelenkerkrankungen leiden, sollten Sie zu entzündungshemmenden Lebensmitteln und Speisen greifen, die den Körper entgiften. Dieser Tagesplan zeigt Ihnen, welche Lebensmittel bei Gelenkproblemen helfen können.

Frühstück für Bewegungsfreiheit

Obst liefert dem Körper Antioxidantien, die ihm helfen, zellschädigende freie Radikale auszuschwemmen und Entzündungen zu lindern (Orangen können allerdings Arthritisschmerzen verschlimmern). Besonders gut sind frische oder getrocknete Äpfel mit ihrer Schale, die die besten Nährstoffe enthält. Reichen Sie dazu im Backofen goldgelb gerösteten Buchweizen und Naturjoghurt.

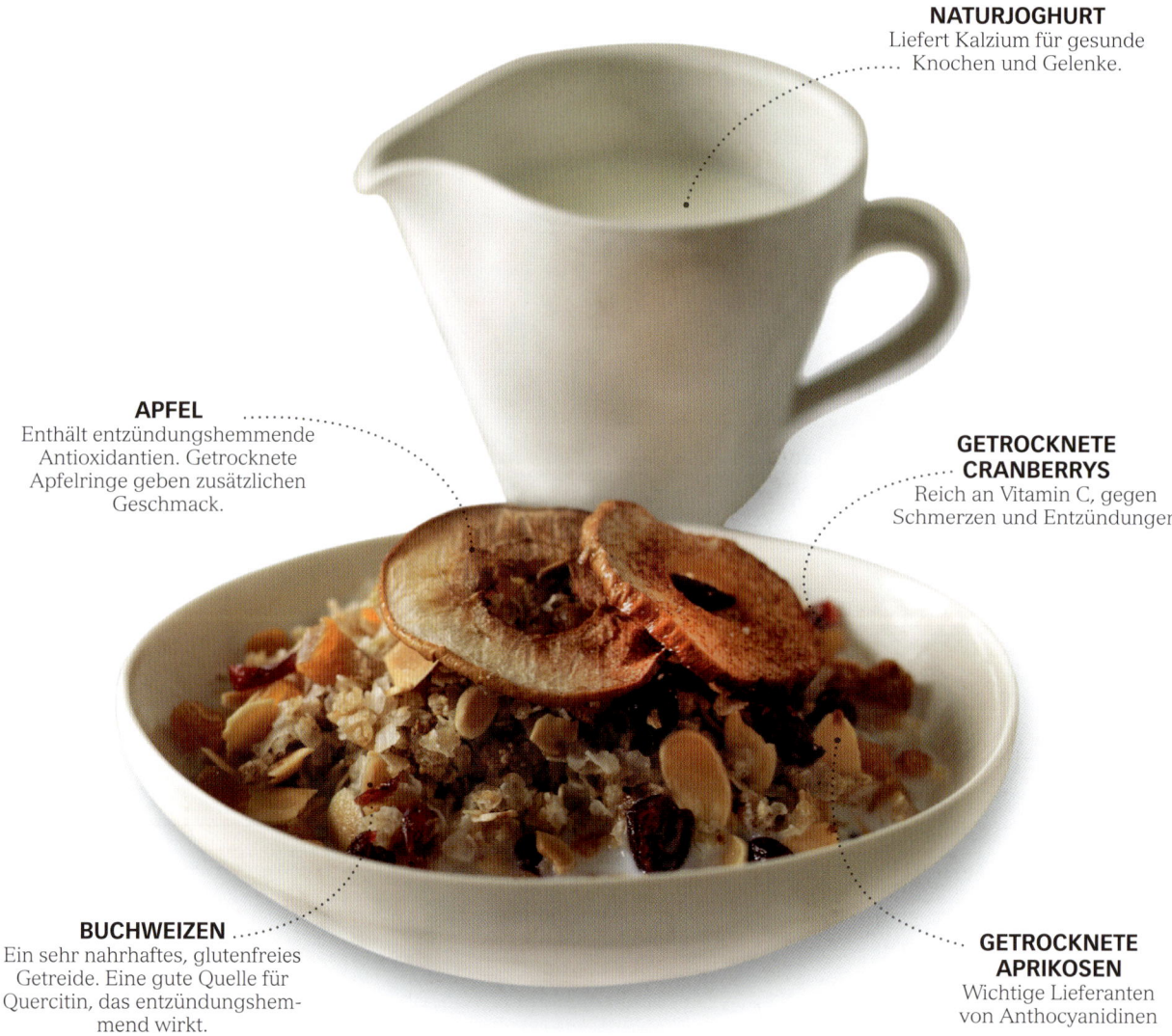

NATURJOGHURT
Liefert Kalzium für gesunde Knochen und Gelenke.

APFEL
Enthält entzündungshemmende Antioxidantien. Getrocknete Apfelringe geben zusätzlichen Geschmack.

GETROCKNETE CRANBERRYS
Reich an Vitamin C, gegen Schmerzen und Entzündungen

BUCHWEIZEN
Ein sehr nahrhaftes, glutenfreies Getreide. Eine gute Quelle für Quercitin, das entzündungshemmend wirkt.

GETROCKNETE APRIKOSEN
Wichtige Lieferanten von Anthocyanidinen

Gelenkfreundliches Mittagessen

Lachs, Thunfisch, Hering, Makrele und Heilbutt enthalten Omega-3-Fett-säuren, die stark entzündungshemmend wirken. Garen Sie den Fisch im Backofen und servieren Sie ihn kalt mit einem Apfelessig-Dressing.

ZITRONE
Liefert Vitamin C und Bioflavonoide und kann helfen, Entzündungen zu lindern.

DILL
Gute Quelle für Antioxidantien und Kalzium gegen Knochenabbau

LACHS
Reich an Eiweiß für gesundes Bindege-webe und an entzün-dungshemmenden Omega-3-Fettsäuren

APFELESSIG-DRESSING

Ein Joghurt-Apfelessig-Dressing rundet den gebackenen Lachs perfekt ab. Je 2 EL Apfelessig und fein gehackte Minze sowie 4 EL griechischen Joghurt miteinander verrühren und über den abgekühl-ten Lachs träufeln.

GURKE
Kann Gelenkentzün-dungen lindern, da sie Harnsäure eliminiert und Vitamin C zuführt.

APFELESSIG
Dient traditionell zur Alkalisierung des Körpers und zur Linderung von Arthritisschmerzen.

Entzündungshemmendes Abendessen

Diese Suppe brummt nur so vor entzündungshemmendem Kurkuma und kann helfen, rheuma- und arthritisbedingte Schwellungen und Schmerzen zu lindern. Verwenden Sie Kurkumapulver oder frische Gelbwurz.

SIEHE LINSENSUPPE MIT KURKUMA *S. 212*

LINSEN
Vegetarische Quelle für Collagen aufbauendes Eiweiß

KURKUMA
Enthält Curcu-min, einen starken Entzündungshemmer.

DRINK

Apfelessig mit Honig ist ein traditionelles Heilmittel gegen Arthritis, da beide Zutaten den Körper alkali-sieren. Je 2 EL Honig und unpasteurisierten Apfelessig in ein Glas mit lauwarmem Wasser geben und gut ver-rühren. 2–3-mal täglich vor den Mahlzeiten trinken.

INGWER
Zingibain unter-drückt Substanzen, die Schmerzen und Schwellungen auslösen.

ZWIEBELN
Quelle für Quercetin, das Entzündungen lindert.

KORIANDER
Liefert die Vitamine A, C und K für gesunde Knochen und Gelenke.

Ein Tag für den Energiehaushalt

Positive Energie entsteht durch eine gesunde Mischung aus Ruhe und Bewegung sowie Speisen, deren Nährstoffe die Energiespeicher auffüllen und Vitalität spenden. Dieser Tagesplan stellt Ihnen einige Lebensmittel vor, die als Tonikum für den Körper wirken.

Power-Frühstück

Wachteleier gelten in China als den Körper belebend und kräftigend. Sie sind reich an Eiweiß, Eisen, Kalium und B-Vitaminen und schmecken als Rühreier mit leicht angebratenen gehackten Tomaten einfach köstlich.

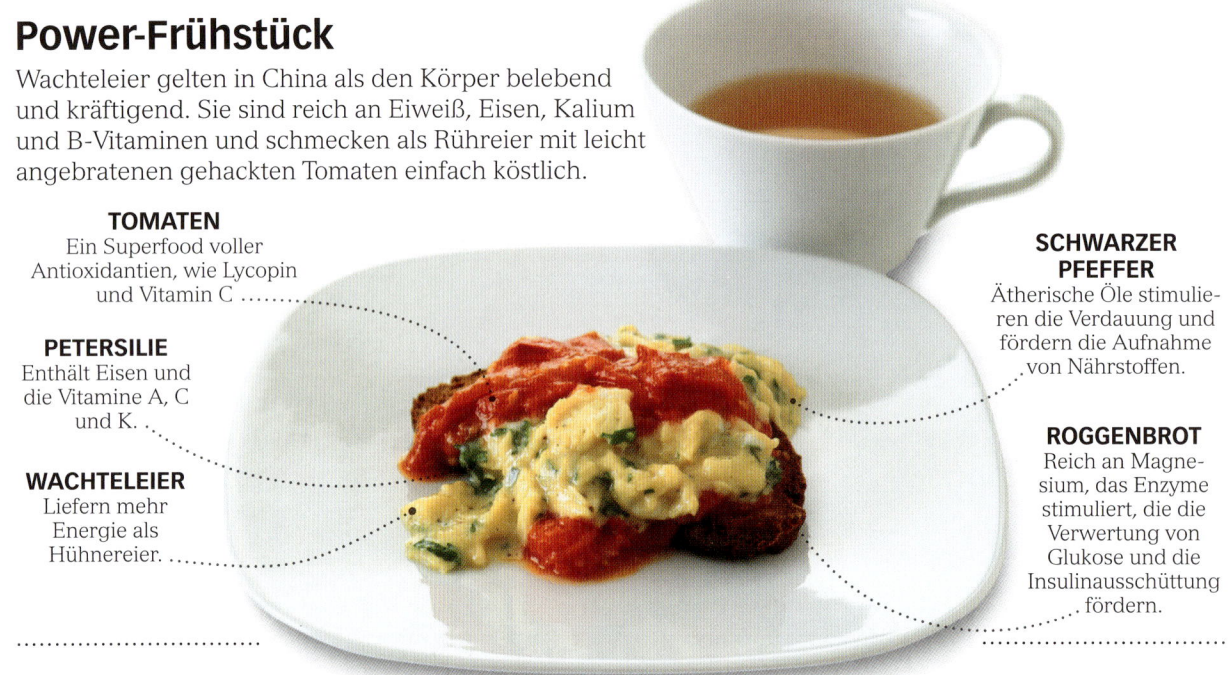

TOMATEN
Ein Superfood voller Antioxidantien, wie Lycopin und Vitamin C

PETERSILIE
Enthält Eisen und die Vitamine A, C und K.

WACHTELEIER
Liefern mehr Energie als Hühnereier.

SCHWARZER PFEFFER
Ätherische Öle stimulieren die Verdauung und fördern die Aufnahme von Nährstoffen.

ROGGENBROT
Reich an Magnesium, das Enzyme stimuliert, die die Verwertung von Glukose und die Insulinausschüttung fördern.

Vitalisierendes Mittagessen

Grüner Spargel steckt voller energetisch wertvoller Nährstoffe. Braten Sie ihn mit anderen Gemüsen, wie Brokkoli und Möhren, im Wok, indem Sie die Gemüse mit der längsten Garzeit zuerst hineingeben. Fügen Sie eiweißreiche Garnelen und entzündungshemmenden frischen Ingwer hinzu und Sie haben ein vitalisierendes Festmahl.

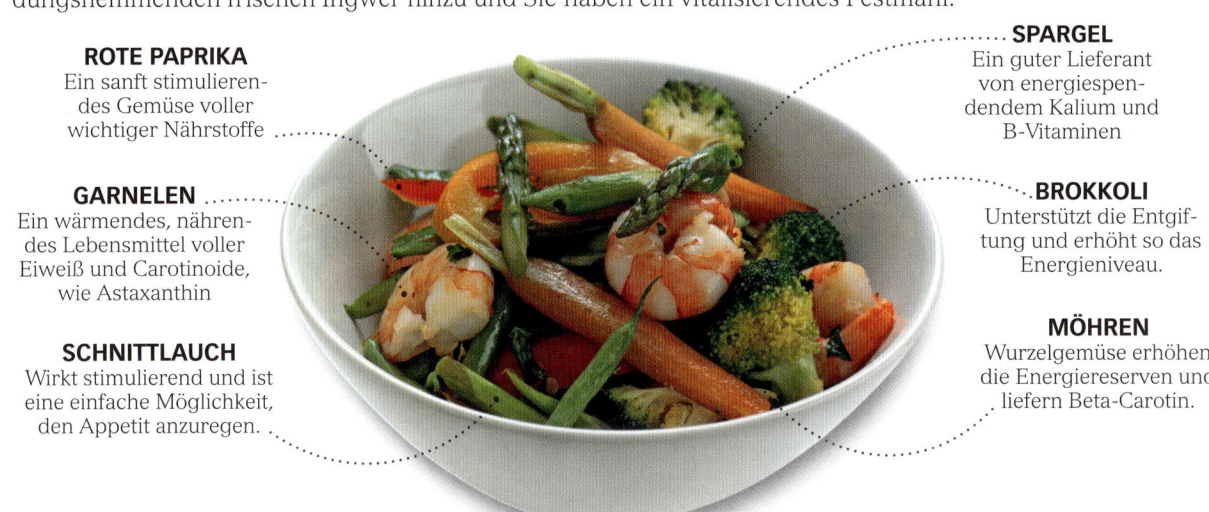

ROTE PAPRIKA
Ein sanft stimulierendes Gemüse voller wichtiger Nährstoffe

GARNELEN
Ein wärmendes, nährendes Lebensmittel voller Eiweiß und Carotinoide, wie Astaxanthin

SCHNITTLAUCH
Wirkt stimulierend und ist eine einfache Möglichkeit, den Appetit anzuregen.

SPARGEL
Ein guter Lieferant von energiespendendem Kalium und B-Vitaminen

BROKKOLI
Unterstützt die Entgiftung und erhöht so das Energieniveau.

MÖHREN
Wurzelgemüse erhöhen die Energiereserven und liefern Beta-Carotin.

Energiespendendes Abendessen

Essen Sie abends eine leichte warme Mahlzeit, um nachhaltig Energie zu tanken. Taubenfleisch ist lecker, zart und nahrhaft und gilt zudem als hervorragendes Nierentonikum. Gojibeeren bringen den Stoffwechsel auf Trab.

SIEHE GEBRATENE TAUBENBRUST MIT GOJIBEEREN *S. 260*

TAUBE
Hervorragender Lieferant von energiespendendem Eisen und B-Vitaminen

ZWIEBEL
Eine Quelle für Phytonährstoffe, die die Gesundheit stärken.

CHILI
Stimuliert die Geschmacksnerven und erhöht das Energieniveau.

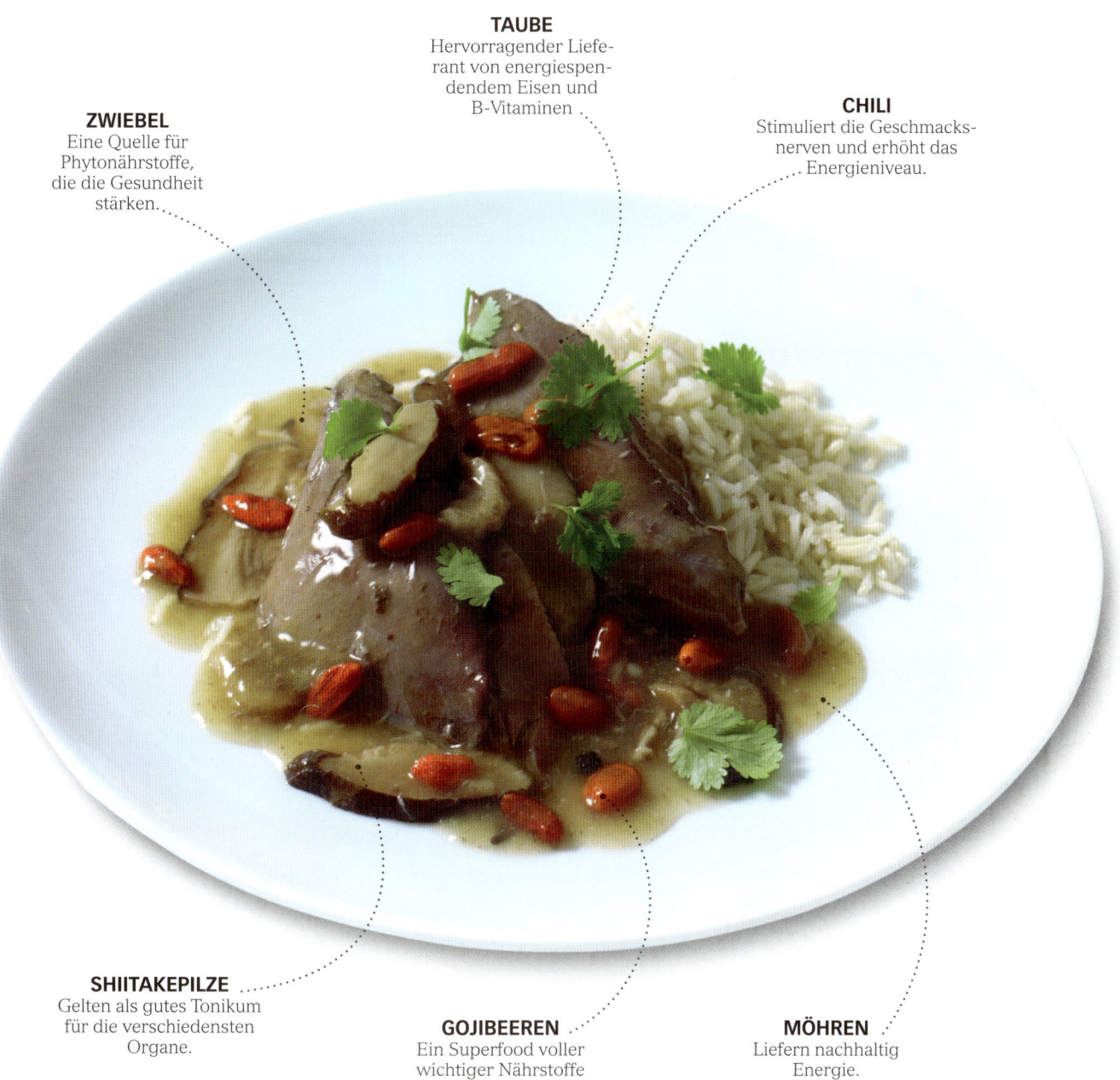

SHIITAKEPILZE
Gelten als gutes Tonikum für die verschiedensten Organe.

GOJIBEEREN
Ein Superfood voller wichtiger Nährstoffe

MÖHREN
Liefern nachhaltig Energie.

Ein Tag für starke Nerven

Viele Lebensmittel gelten traditionell als gut für das unter Stress stehende Nervensystem. Heute wissen wir, dass sie Substanzen enthalten, die auf die Neurotransmitter wirken und uns deshalb als Wohlfühlessen erscheinen.

Positives Frühstück

Mit einem gesunden Frühstück können wir uns für den ganzen Tag positiv stimmen und mit Energie aufladen. Diese Kombination aus Müsli, frischem Obst und Honig liefert reichlich Nährstoffe, die das Wohlbefinden stärken.

> **MÜSLI**
>
> Haferflocken auf einem eingeölten Backblech mit Honig beträufeln und im Ofen goldgelb rösten. Abkühlen lassen. Mit weiteren Zutaten wie Pinienkernen, Kürbiskernen, Trockenobst, Cornflakes und Kleieflocken mischen.

HAFERFLOCKEN
Ein traditionelles Heilmittel für das gestresste Nervensystem

BANANE
Enthält Kalium, das die Nervenfunktion reguliert.

KÜRBISKERNE
Voll stresslinderndem Magnesium, B-Vitaminen und Serotonin

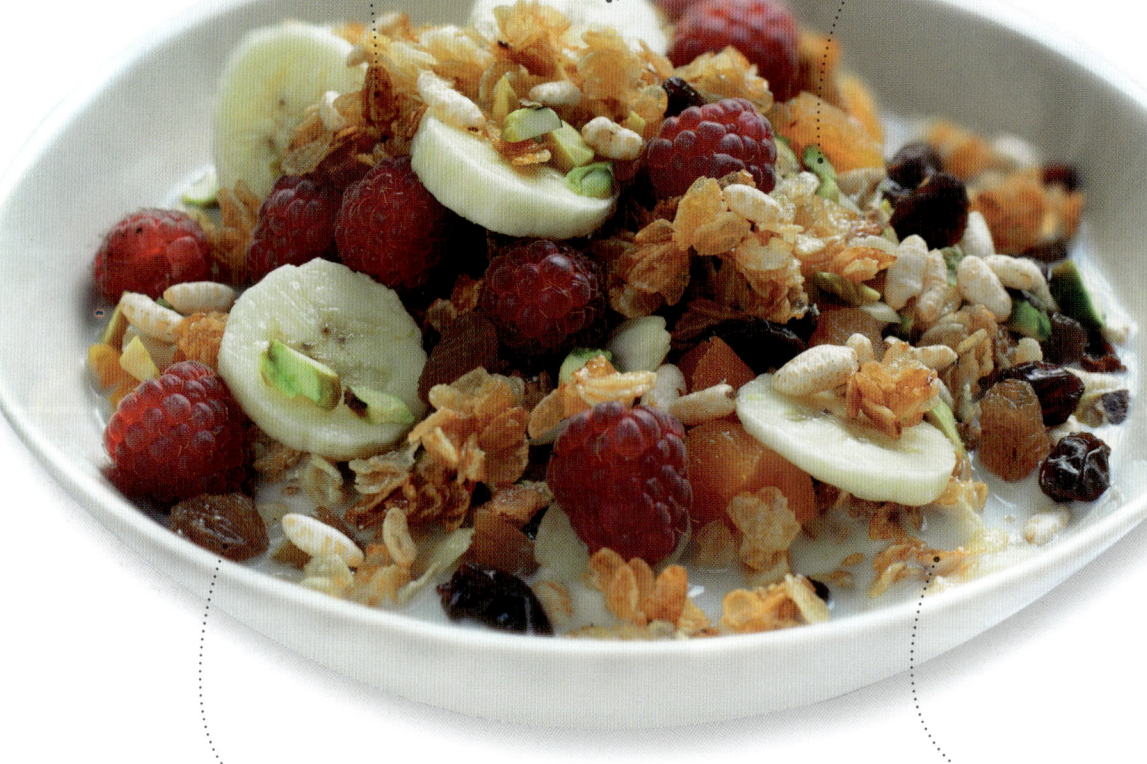

SULTANINEN
Eine gute Quelle für Energie, Vitamine, Mineralien und Antioxidantien

HONIG
Ein süßer Lieferant von Antioxidantien, die die Zellen vor Schäden bewahren.

Antistress-Mittagessen

Unterstützen Sie Körper und Geist mit Speisen, die Ihnen helfen, mit Stress fertig zu werden, wie diese Fischsuppe voller B-Vitamine, Magnesium und Phytonährstoffen.

SEETEUFELSUPPE

1 gehackte Zwiebel in Olivenöl anschwitzen. 1 zerdrückte Knoblauchzehe und 1 fein gehackte Fenchelknolle hinzugeben, dann 1 fein gehackte rote Chilischote, 1 Schuss Weißwein, 400 g Dosentomaten, 900 ml heiße Fischbrühe und 1 Prise Safran unterrühren. Aufkochen, bei reduzierter Temperatur 45 Minuten köcheln lassen. Glatt pürieren. Die Suppe mit 300 ml heißem Wasser in einen sauberen Topf geben und zum Köcheln bringen. 200 g gewürfelten Seeteufel und Schellfischfilet hineingeben und 6–10 Minuten bei schwacher Hitze garen.

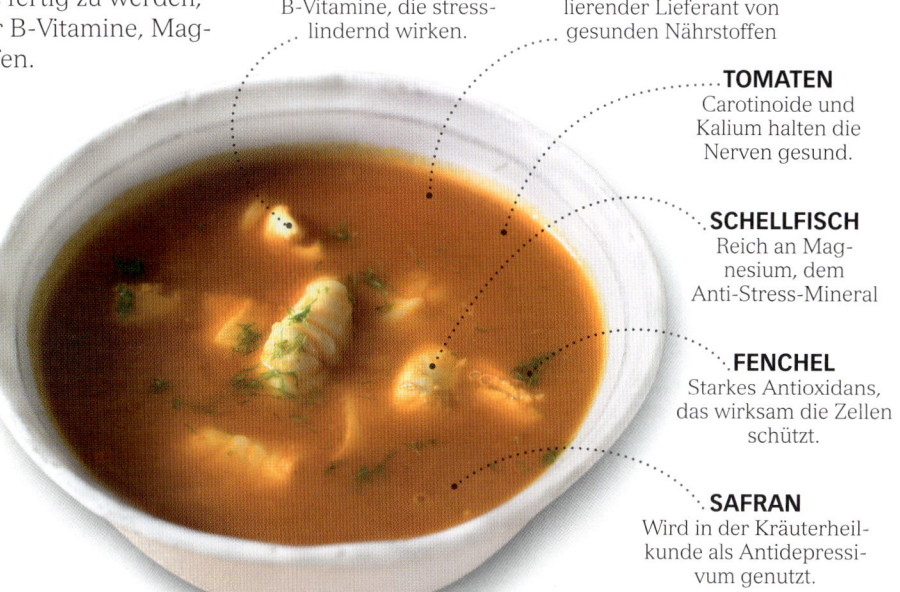

SEETEUFEL
Eine gute Quelle für B-Vitamine, die stresslindernd wirken.

CHILI
Ein wärmender, stimulierender Lieferant von gesunden Nährstoffen

TOMATEN
Carotinoide und Kalium halten die Nerven gesund.

SCHELLFISCH
Reich an Magnesium, dem Anti-Stress-Mineral

FENCHEL
Starkes Antioxidans, das wirksam die Zellen schützt.

SAFRAN
Wird in der Kräuterheilkunde als Antidepressivum genutzt.

Erholsames Abendessen

Shiitakepilze gelten als adaptogen, das heißt, sie helfen dem Körper dabei, sich schnell von allen möglichen Arten von Stress zu erholen. Marinierter Tofu aus Sojabohnen ist leicht verdaulich.

SIEHE MARINIERTER TOFU MIT SHIITAKEPILZEN UND NUDELN *S.258*

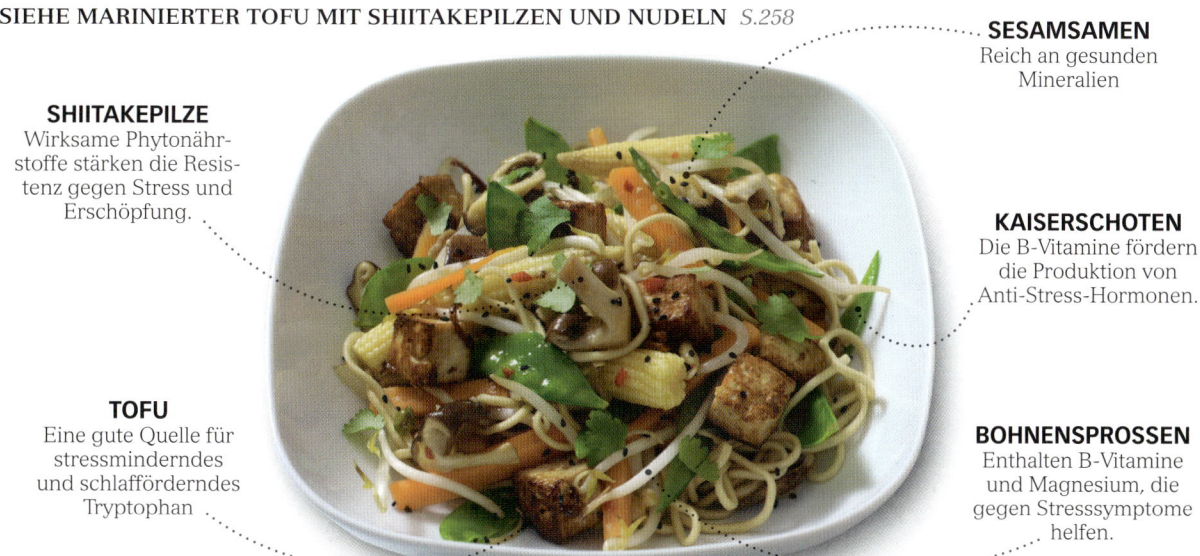

SESAMSAMEN
Reich an gesunden Mineralien

SHIITAKEPILZE
Wirksame Phytonährstoffe stärken die Resistenz gegen Stress und Erschöpfung.

KAISERSCHOTEN
Die B-Vitamine fördern die Produktion von Anti-Stress-Hormonen.

TOFU
Eine gute Quelle für stressminderndes und schlafförderndes Tryptophan

BOHNENSPROSSEN
Enthalten B-Vitamine und Magnesium, die gegen Stresssymptome helfen.

Ein Tag für die Männergesundheit

Um als Mann gesund zu bleiben, braucht man Lebensmittel, die Vitalität spenden, den Energiehaushalt stärken und gut für Herz und Kreislauf sind. Dazu sollten reichlich Antioxidantien, essenzielle Fettsäuren, stärkende Mineralien und Eiweiß kommen. All das kann dieses Tagesmenü leisten.

Energie-Frühstück

Beginnen Sie den Tag mit einer Kombination aus frischem Obst, Getreide und Joghurt, die Vitamine und Mineralien liefern, Buchweizen-Pfannkuchen oder Porridge mit frischem Obst. Auch Eier oder Fisch sind gute Optionen.

HEIDELBEEREN
Die Immunabwehr stärkendes Superfood mit Antioxidantien für die Krebsprävention

KÜRBISKERNE
Eine gute Quelle für Zink – wichtig für die Fortpflanzungsorgane und die Prostata

SONNENBLUMENKERNE
Eine gute Quelle für Omega-Fettsäuren und B-Vitaminen für Herz und Hirn

NATURJOGHURT
Liefert viel Kalzium und stärkt die Darmgesundheit.

Aktiv-Mittagessen

Öliger Fisch, wie Lachs, Makrele und Hering, ist reich an Omega-3- und anderen essenziellen Fettsäuren, die gut für Herz und Gehirn sind und die Gelenke geschmeidig halten. Kombinieren Sie gepökelten oder eingelegten Hering mit gekochtem Wurzelgemüse, wie Kartoffeln (bauen Energiereserven auf) und Rote Bete (hilft Herz und Kreislauf).

DRESSING

150ml Mayonnaise, 1 EL Sahne-Meerrettich und 1–2 TL Dijonsenf mit Zitronensaft verrühren.

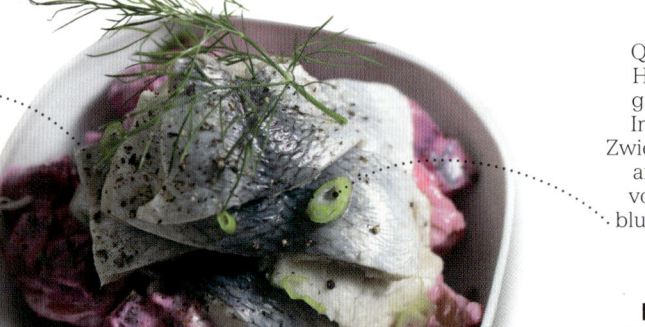

HERING
Ein exzellenter Lieferant von Eiweiß, Vitamin B12 und Selen für Langlebigkeit

ROTE BETE
Empfehlenswerte Quelle für Magnesium, Eisen und Betain für Herz und Kreislauf

KARTOFFELN
Reich an Ballaststoffen, den Vitaminen C und B6 sowie Kalium

ZWIEBELN
Quercetin beugt Herzerkrankungen vor, weitere Inhaltsstoffe der Zwiebel wirken unter anderem krebsvorbeugend und blutzuckersenkend.

MEERRETTICH
Ein natürliches Antibiotikum mit schleimlösender Wirkung

Protein-Abendessen

Quinoa liefert wichtiges Eiweiß mit essenziellen Aminosäuren und baut Muskeln auf, während Tomaten Lycopin enthalten, das den Kreislauf unterstützt. Zusammen mit den kraftspendenden Walnüssen die perfekte Mahlzeit für aktive Männer.

SIEHE WIRSINGROULADEN *S. 265*

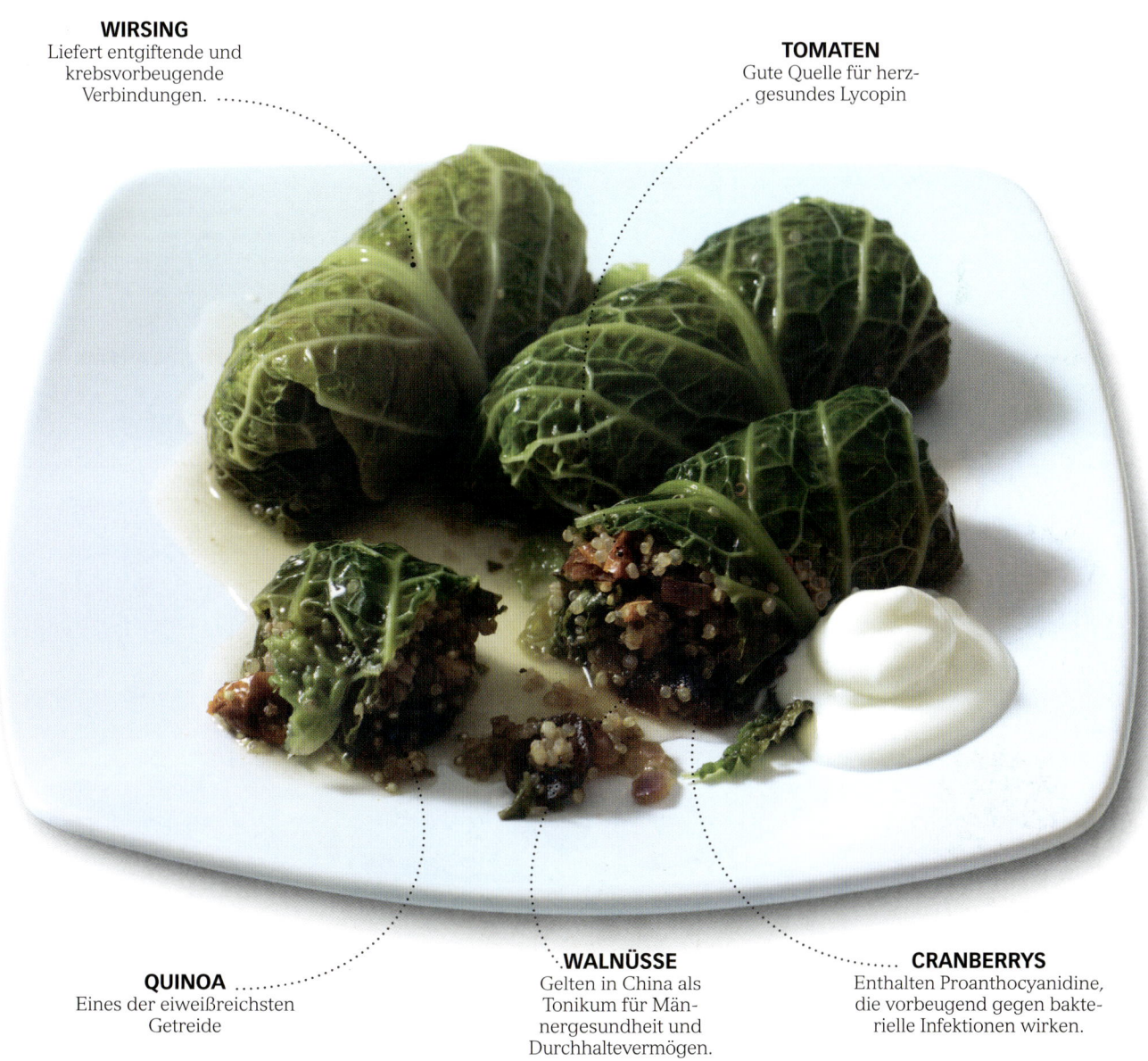

WIRSING
Liefert entgiftende und krebsvorbeugende Verbindungen.

TOMATEN
Gute Quelle für herzgesundes Lycopin

QUINOA
Eines der eiweißreichsten Getreide

WALNÜSSE
Gelten in China als Tonikum für Männergesundheit und Durchhaltevermögen.

CRANBERRYS
Enthalten Proanthocyanidine, die vorbeugend gegen bakterielle Infektionen wirken.

Ein Tag für die Frauengesundheit

Es ist viel einfacher, mit den Anforderungen des modernen Lebens zurechtzukommen, wenn man sich energiegeladen und wohlfühlt. Hier stellen wir Lebensmittel vor, von denen insbesondere Frauen profitieren – wir haben sie für ihre nährenden, ausgleichenden und vorbeugenden Qualitäten gewählt.

Balance-Frühstück

Stellen Sie Ihr Frühstück aus Zutaten zusammen, die essenzielle Nährstoffe wie Eisen, Kalzium und das Antioxidans Vitamin C enthalten. Reichlich Obst mit löslichen Ballaststoffen, wie Pflaumen und Aprikosen, hilft den Blutzuckerspiegel zu regulieren und Verstopfung vorzubeugen.

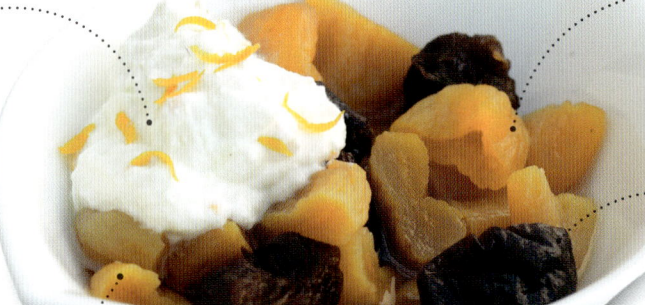

NATURJOGHURT
Enthält Probiotika für eine stabile Gesundheit und Kalzium für die Knochen.

ORANGE
Hervorragende Quelle für Vitamin C und Bioflavonoide, die den Kreislauf stärken.

APRIKOSEN
Reich an Ballaststoffen, Vitamin A, Carotinoiden und Eisen für die Verdauung, die Sehkraft und den Aufbau roter Blutkörperchen

PFLAUMEN
Liefern Ballaststoffe und antioxidative Phytonährstoffe

Hormonaktives Mittagessen

In Studien hat sich die Brunnenkresse als Superfood herausgestellt. Sie enthält reichlich Phytonährstoffe, die unter anderem Krebs vorbeugen, sowie Eisen und Vitamin K, die gegen Osteoporose wirken. Dies alles finden Sie in dieser leichten, aber sättigenden Brunnenkressesuppe.

ZWIEBEL
Die pflanzlichen Wirkstoffe verhelfen zu einer gesunden Haut und beugen Infektionen vor.

BRUNNENKRESSE
Enthält Gluconasturtiin, das wirkungsvoll Krebs vorbeugt.

BIRNEN
Kalorienarm und reich an Ballaststoffen und Antioxidantien

CRÈME FRAÎCHE
Gute Quelle für Kalzium für gesunde Knochen

OLIVENÖL
Mediterranes Grundnahrungsmittel voller Omega-3-, -6- und -9-Fettsäuren

BRUNNENKRESSESUPPE

1 Zwiebel in Butter anschwitzen. Die Stängel eines großen Bunds Brunnenkresse, 3 gehackte Birnen und 1 l Gemüsebrühe hinzugeben. Abschmecken und 15 Minuten köcheln lassen. Vom Herd nehmen, die Brunnenkresseblätter hinzugeben und die Suppe im Mixer pürieren. 200 g Crème fraîche und den Saft von ½ Zitrone einrühren. Mit Parmesan bestreut servieren.

Ein Abendessen für die Abwehrkräfte

Wenn es darum geht, den Körper gut zu versorgen, sollten Frauen bevorzugt zu Hähnchenfleisch greifen. Es stärkt die Immunabwehr und liefert viele wichtige B-Vitamine. Essen Sie dazu Kartoffeln, die stresslindernd wirken, und Salat.

SIEHE INGWER-HÄHNCHEN *S. 261*

HÄHNCHENFLEISCH
Fettarmes Eiweiß und Selen für den Stoffwechsel und die Schilddrüse

KNOBLAUCH
Enthält Wirkstoffe, die das Herz schützen und Infektionen vorbeugen.

LIMETTE
Exzellente Quelle für Vitamin C

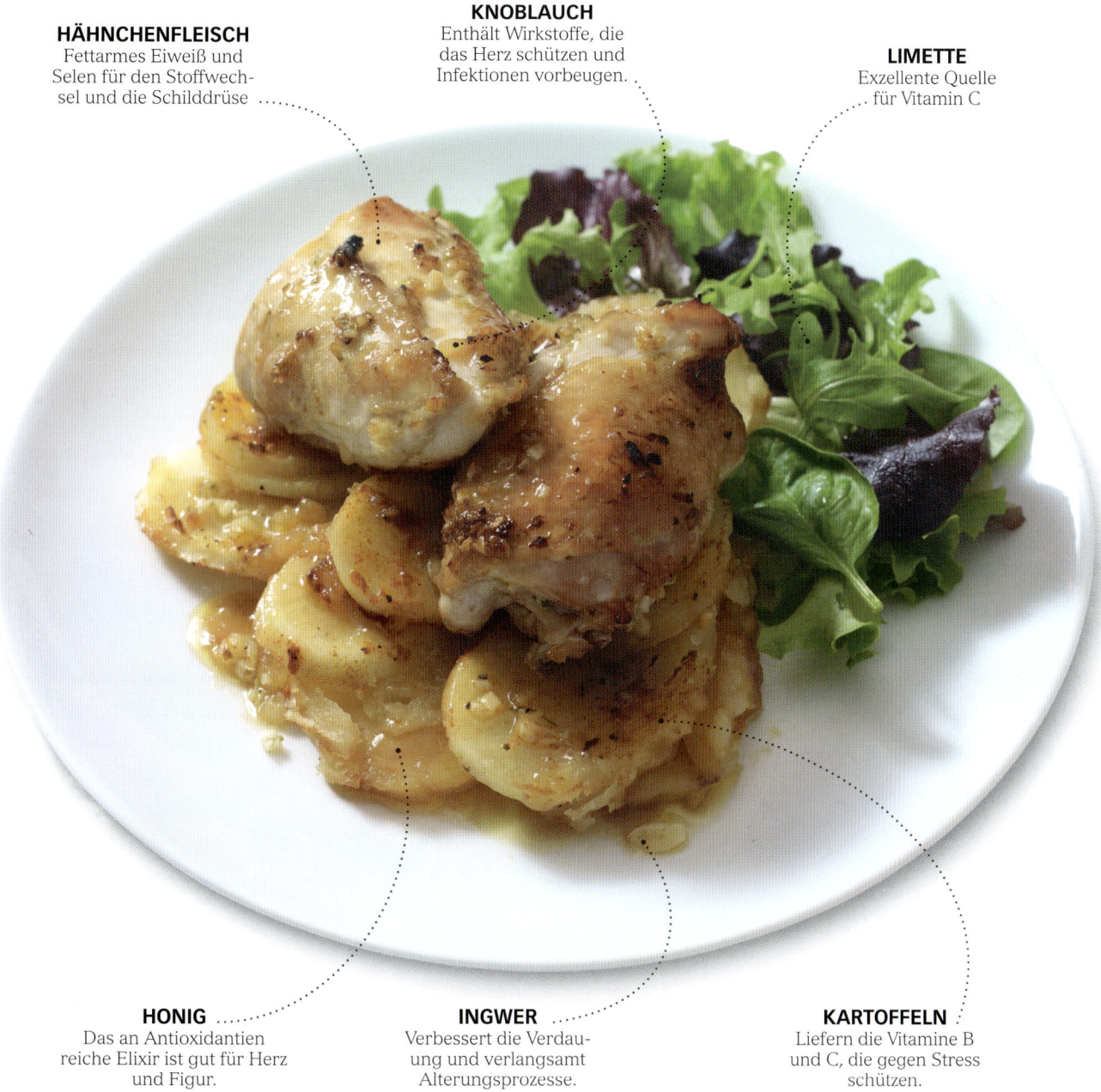

HONIG
Das an Antioxidantien reiche Elixir ist gut für Herz und Figur.

INGWER
Verbessert die Verdauung und verlangsamt Alterungsprozesse.

KARTOFFELN
Liefern die Vitamine B und C, die gegen Stress schützen.

Ein Tag für die Schwangerschaft

Essen Sie in der Schwangerschaft Lebensmittel, die Ihnen und dem Baby möglichst viele Nährstoffe liefern. Sie sollten sich auf Zutaten konzentrieren, die reichlich Mineralien, wie Kalzium und Eisen, enthalten. Verzichten Sie möglichst auf Zusatzstoffe und greifen Sie lieber zu Bio-Lebensmitteln.

Gut verdauliches Frühstück

Beginnen Sie Ihren Tag mit Lebensmitteln, die sättigen und leicht verdaulich sind. Dieser Smoothie aus frischem Obst, Leinsamen und Orangensaft ist ein perfektes Beispiel. Auch Eier sind immer eine gute Wahl.

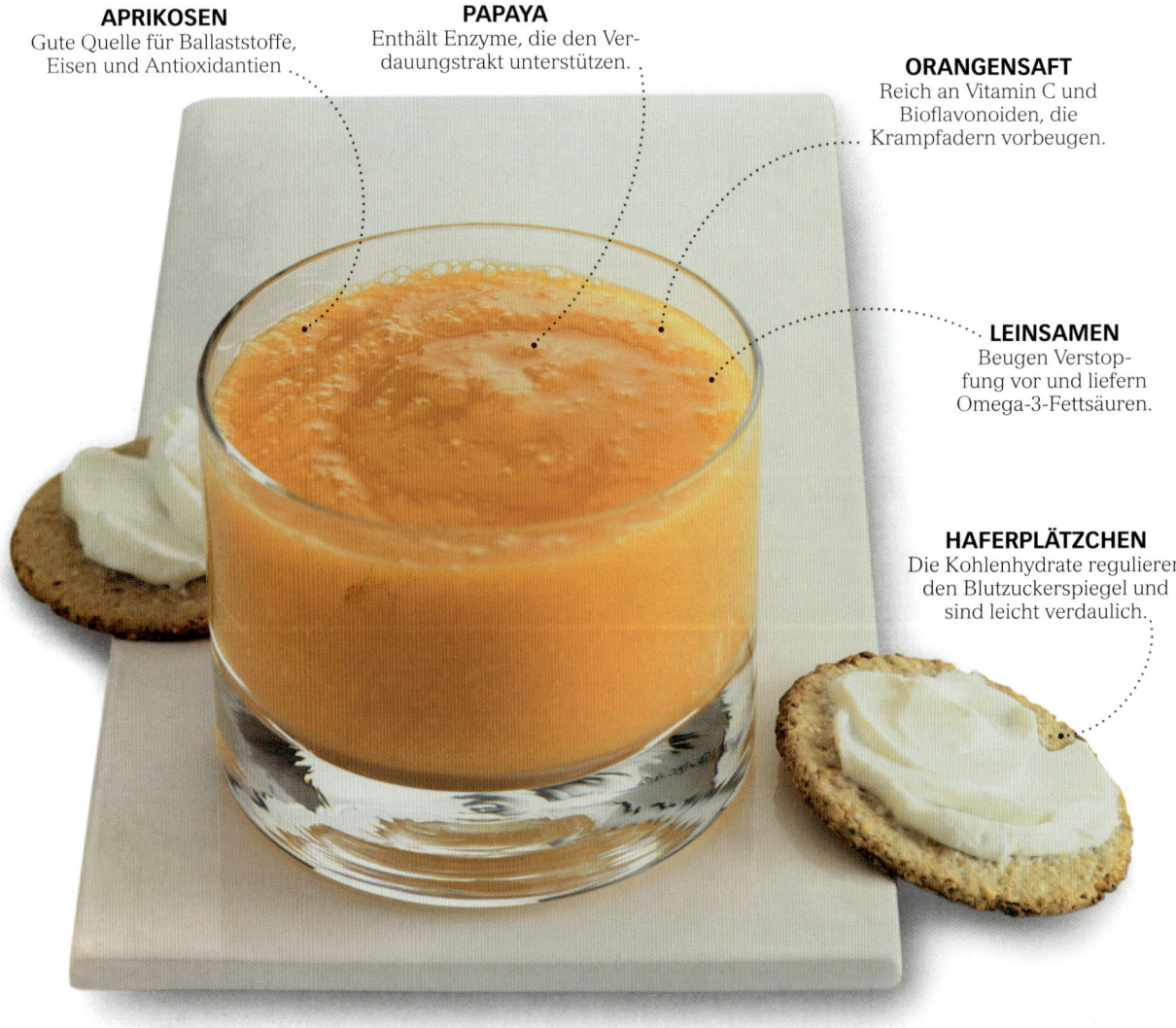

APRIKOSEN
Gute Quelle für Ballaststoffe, Eisen und Antioxidantien.

PAPAYA
Enthält Enzyme, die den Verdauungstrakt unterstützen.

ORANGENSAFT
Reich an Vitamin C und Bioflavonoiden, die Krampfadern vorbeugen.

LEINSAMEN
Beugen Verstopfung vor und liefern Omega-3-Fettsäuren.

HAFERPLÄTZCHEN
Die Kohlenhydrate regulieren den Blutzuckerspiegel und sind leicht verdaulich.

Nahrhaftes Mittagessen

Das Mittagessen ist die richtige Zeit für ein eiweißreiches Mahl. Hähnchenfleisch enthält B-Vitamine, die gegen Stress helfen, Energie freisetzen und DNS bilden. Für diese Mahlzeit wird das Fleisch in einer pikanten Gewürzmischung gewendet, gebraten und mit einem tropischen Salat serviert.

TROPISCHER SALAT

2 EL geröstete Kokosflocken, je 1 TL Ingwer- und Zimtpulver, 1 Prise Muskat und die Schale von ½ Zitrone in einen großen Gefrierbeutel geben. 1 Hähnchenbrust in Streifen schneiden. In den Beutel geben und gut durchschütteln. Die Hähnchenstreifen 3–4 Minuten in Olivenöl pfannenrühren. Mit den Salatzutaten mischen und mit Zitronensaft beträufeln.

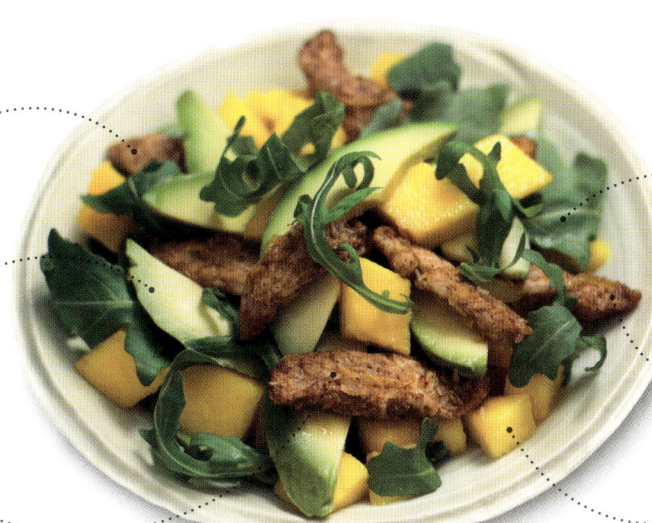

INGWER
Eines der besten natürlichen Mittel gegen Übelkeit, stimuliert auch die Verdauung.

AVOCADO
Reich an Omega-Fettsäuren, Vitamin K und Ballaststoffen

KOKOSNUSS
Enthält Mangan und gesunde essenzielle Fettsäuren.

RAUKE
Liefert Folsäure und antioxidative Phytonährstoffe.

HÄHNCHENFLEISCH
Quelle für Eiweiß und Tryptophan, das bei der Stressbewältigung hilft.

MANGO
Präbiotikum, liefert Ballaststoffe sowie die Vitamine B6 und C.

Stärkendes Abendessen

Süßkartoffeln sind sowohl nahrhaft als auch gut verdaulich, was sie zu einem großartigen Abendessen macht. Hier treffen sie auf Aubergine und Paprika, beide gute Lieferanten für Phytonährstoffe, die wichtig für einen gesunden Zellaufbau sind.

SIEHE GEMÜSE-MOUSSAKA *S. 278*

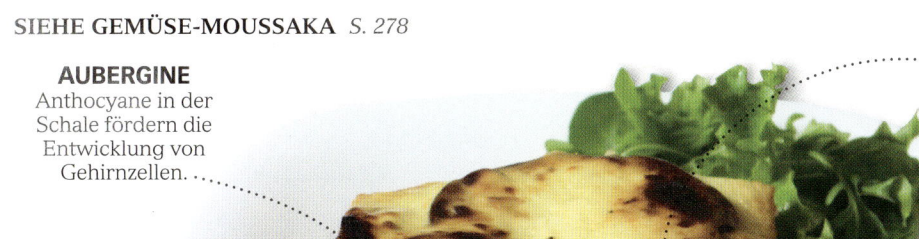

AUBERGINE
Anthocyane in der Schale fördern die Entwicklung von Gehirnzellen.

KÄSE
Quelle für Kalzium zum Aufbau starker Knochen und Zähne sowie von Muskeln und Nerven

ROTE PAPRIKA
Ihre Carotinoide sind gut für Herz und Augen.

ZUCCHINI
Liefert B-Vitamine, wie Folsäure.

SÜSSKARTOFFEL
Enthält Nährstoffe, die antioxidativ wirken, Entzündungen hemmen und den Blutzuckerspiegel regulieren.

Rezeptführer

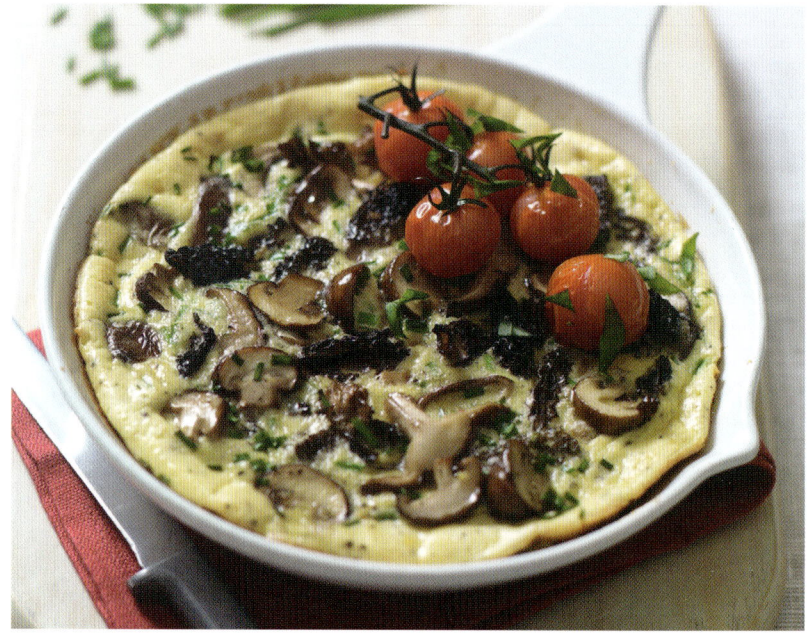

Pilzomelett mit Tomaten und Basilikum S. 236

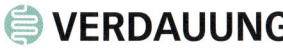
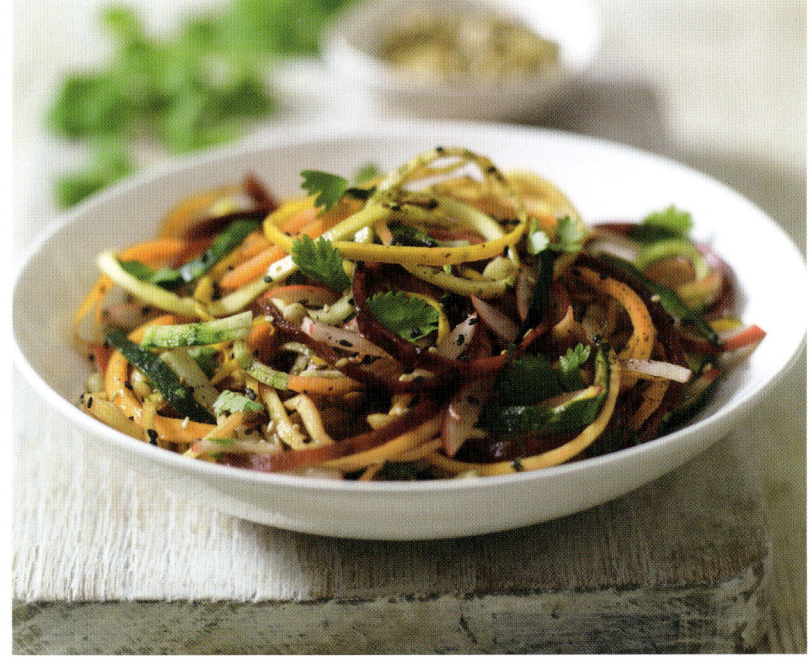

Pikante Rohkost-Spaghetti S. 246

HARNWEGE

FRÜHSTÜCK

SNACKS

SUPPEN

LEICHTE MAHLZEITEN UND SALATE

HAUPTMAHLZEITEN

SÜSSE LECKEREIEN

GETRÄNKE

AROMATISIERTE ÖLE, ESSIG & MEHR

ATEMWEGE

SUPPEN

SÜSSE LECKEREIEN

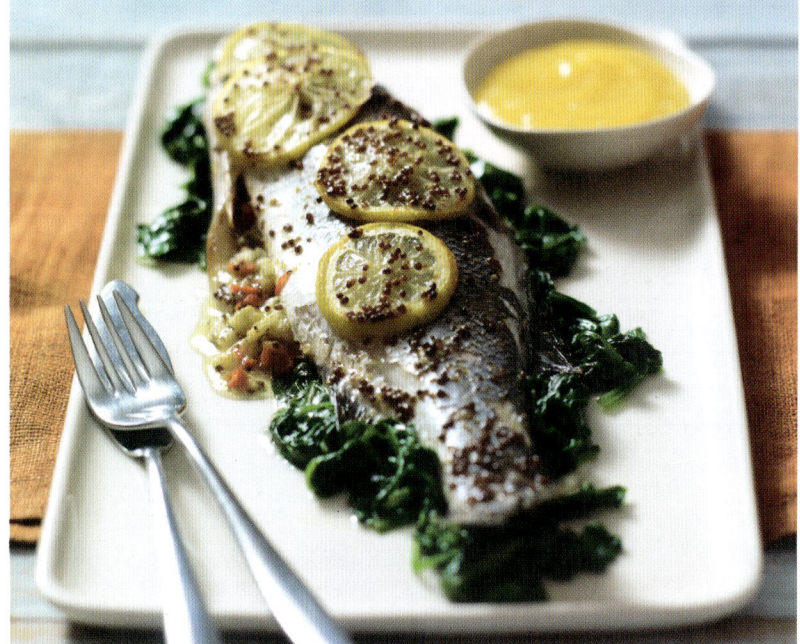

Wolfsbarsch mit Spinat und Mangosauce S. 250

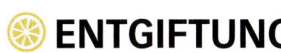

ENTGIFTUNG

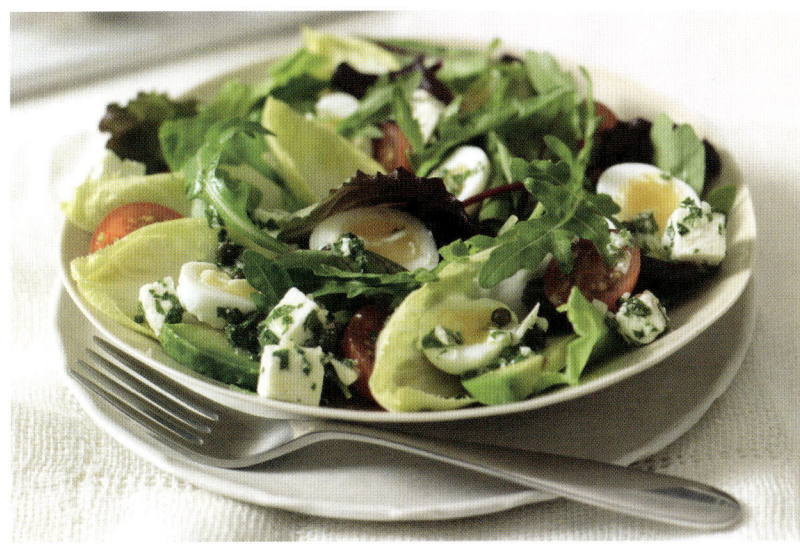

Chicoréesalat mit Wachteleiern S. 224

STOFFWECHSEL

⊞ IMMUNABWEHR

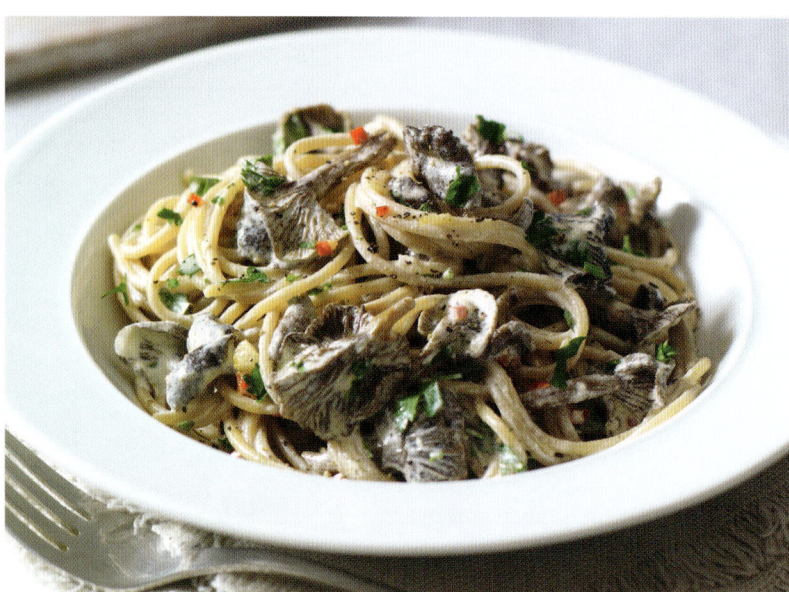

Pasta mit Pfifferlingen und Chili S. 267

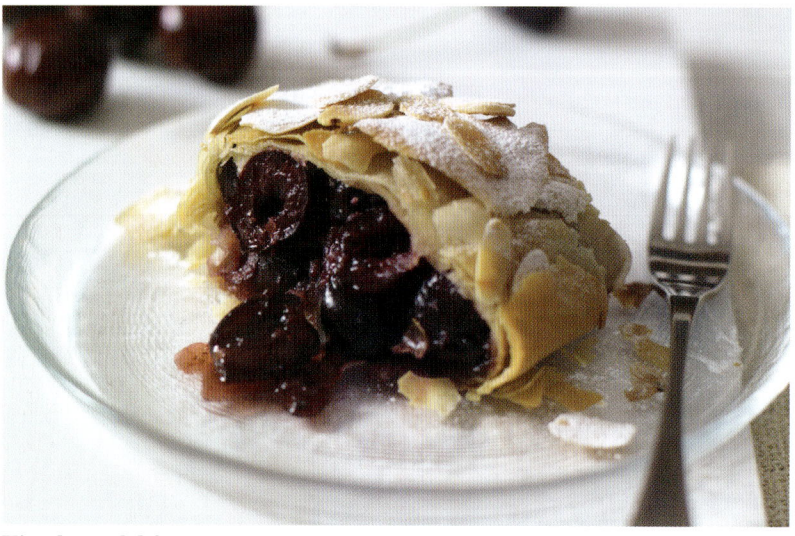

Kirschstrudel S. 293

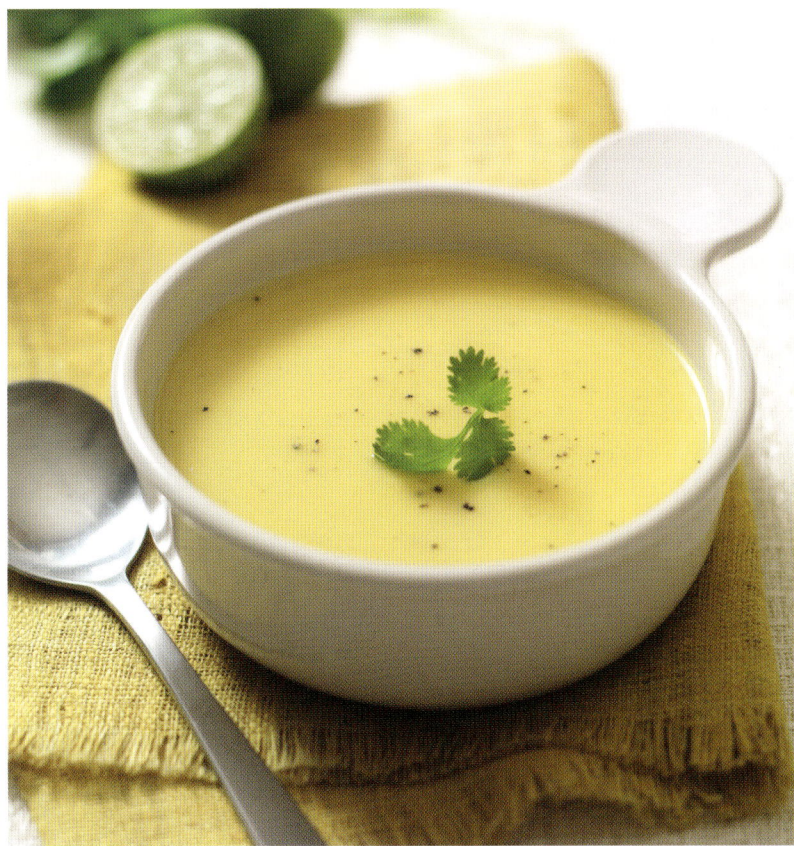

Kürbissuppe S. 219

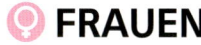
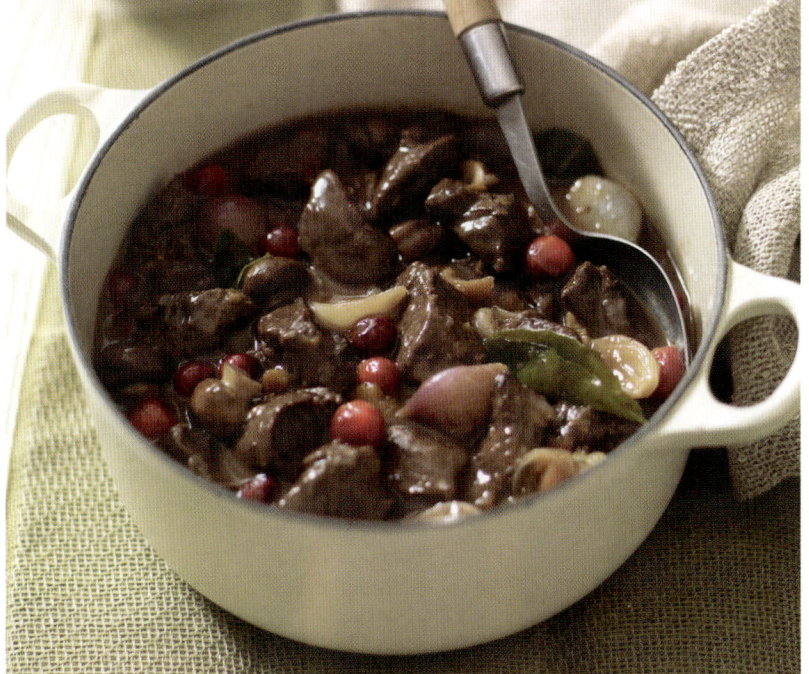

Geschmortes Reh mit Cranberrys S. 270

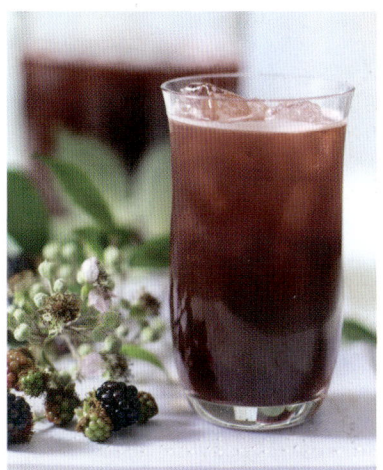

Brombeerlimonade S. 306

Frühstück

Verzichten Sie nicht auf die **wichtigste Mahlzeit** des Tages. Unsere **ausgewogenen** und **leckeren** Rezepte mit frischem Obst, Vollkorngetreide und hochwertigen Proteinen liefern Nahrung für **Körper und Geist** und entlassen Sie gestärkt in den neuen Tag.

BUCHWEIZEN-PORRIDGE MIT BROMBEEREN

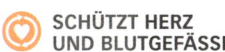 **SCHÜTZT HERZ UND BLUTGEFÄSSE**

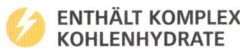 **ENTHÄLT KOMPLEXE KOHLENHYDRATE**

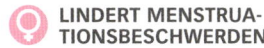 **LINDERT MENSTRUA-TIONSBESCHWERDEN**

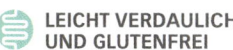 **LEICHT VERDAULICH UND GLUTENFREI**

Ein Frühstück, vollgepackt mit Antioxidantien. Brombeeren und Buchweizen stärken das Herz, senken den Cholesterinspiegel und besitzen hämostatische Eigenschaften, wirken also blutstillend. Das macht diesen Porridge zu einer Empfehlung für Frauen, die unter starken Monatsblutungen leiden, aber auch Männern mit Prostatabeschwerden kann er guttun.

FÜR 4 PERSONEN

8 EL Buchweizen
1 l Mandelmilch, nach Bedarf etwas mehr
1 große Prise Salz
4 TL Vanilleextrakt
400 g Brombeeren

1 Den Backofen auf 180 °C vorheizen. Die Buchweizenkörner auf einem Backblech verteilen und im Ofen rösten, bis sie goldgelb sind. Gelegentlich mit einem Spatel durchrühren, damit die Körner nicht verbrennen. Aus dem Ofen nehmen und abkühlen lassen.

2 Die gerösteten Buchweizenkörner in der Kaffeemühle oder im Mixer portionsweise fein mahlen. Die Mandelmilch in einem kleinen Topf bei milder Hitze erwärmen. Buchweizen, Salz und Vanilleextrakt hinzugeben und mit einem Schneebesen sorgfältig glatt rühren. Den Porridge 5 Minuten kochen lassen, dann bei Bedarf mit weiterer Mandelmilch auf die gewünschte Konsistenz bringen.

3 In der Zwischenzeit die Brombeeren im Mixer zu einer glatten Sauce pürieren.

4 Den Topf vom Herd nehmen und den Buchweizen-Porridge auf tiefe Teller verteilen. Mit der Brombeersauce übergießen und sofort servieren.

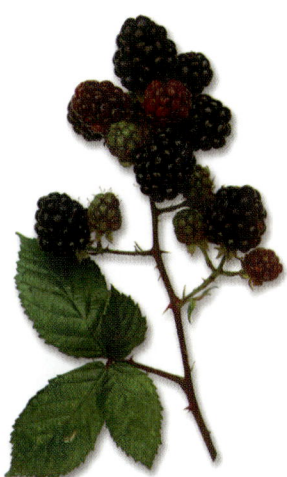

__Brombeeren__ (S. 30) enthalten Salicylsäure, die blutverdünnend wirkt. Die Früchte müssen ganz frisch auf den Tisch kommen, da die wertvollen Inhaltsstoffe rasch zerfallen.

BUCHWEIZEN-PFANNKUCHEN MIT BEERENSAUCE

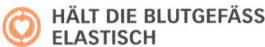 **HÄLT DIE BLUTGEFÄSSE ELASTISCH**

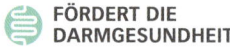 **FÖRDERT DIE DARMGESUNDHEIT**

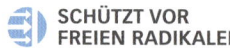 **SCHÜTZT VOR FREIEN RADIKALEN**

Die Beeren steuern Antioxidantien bei, das Buchweizenmehl liefert Ballaststoffe und Cassia-Rinde wirkt antiseptisch. Am besten mahlen Sie die Buchweizenkörner selbst, denn auf diese Weise bleiben die Nährstoffe am besten erhalten (siehe Tipp unten). Für die Sauce eignen sich Himbeeren, Cranberrys und Heidelbeeren – gemischt oder pur.

FÜR 4–6 PERSONEN

175 g Beeren, wie Himbeeren, Cran-berrys oder Heidelbeeren

225 g Buchweizenmehl

1 TL Backpulver

¼ TL gemahlene Cassia-Rinde oder ½ TL gemahlener Zimt

1 Prise Salz

275 ml Reismilch (oder Kuhmilch, wenn Milchprodukte kein Problem sind)

1 großes Ei

1–2 EL Ghee oder geklärte Butter

3 EL Ahornsirup

1 Die Beeren in den Mixer geben und zu einer glatten Sauce pürieren (Heidelbeeren besser nicht pürieren, da sie ihren Geschmack verlieren, wenn man sie zusammen mit anderen Beeren püriert). Die Sauce durch ein Sieb streichen, um die Kerne zu entfernen.

2 Buchweizenmehl, Backpulver, Cassia-Rinde oder Zimt und Salz in einer Rührschüssel vermischen. In einer zweiten Schüssel die Reismilch mit dem Ei verquirlen. Nach und nach unter ständigem Rühren die Eimischung zu den trockenen Zutaten gießen, sodass ein glatter Teig entsteht.

3 Eine Pfanne erhitzen, etwas Ghee oder geklärte Butter darin zerlassen, dann portionsweise den Teig hineingeben. Die Pfannkuchen 2–3 Minuten backen, wenden und von der anderen Seite fertig backen. Fertige Pfannkuchen auf einem Teller stapeln, der auf einer Schüssel mit kochend heißem Wasser steht, um sie warm zu halten.

4 Falls Heidelbeeren verwendet werden, jetzt in die Sauce rühren. Die Pfannkuchen mit Ahornsirup beträufeln und mit der Beerensauce servieren.

TIPP: Es ist immer besser, Mehl frisch zu mahlen, da die wertvollen Inhaltsstoffe durch den Kontakt mit Sauerstoff leiden. Deshalb halten sich auch ganze Körner länger als fertig gemahlenes Mehl, das bis zu ein Jahr alt sein kann, wenn man es kauft. Buchweizenkörner sind weich (die harten Spelzen sind bereits entfernt) und leicht zu Mehl zu vermahlen. Am besten gibt man die Körner portionsweise in die Kaffeemühle oder in einen leistungsfähigen Mixer.

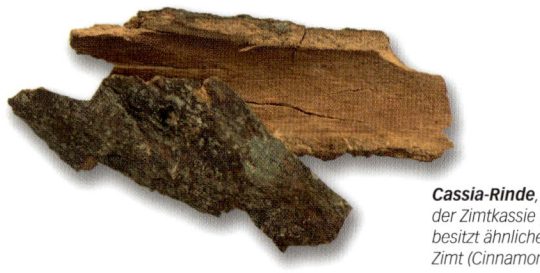

Cassia-Rinde, *gewonnen aus der Rinde der Zimtkassie (Cinnamomum cassia), besitzt ähnliche Eigenschaften wie echter Zimt (Cinnamomum zeylanicum).*

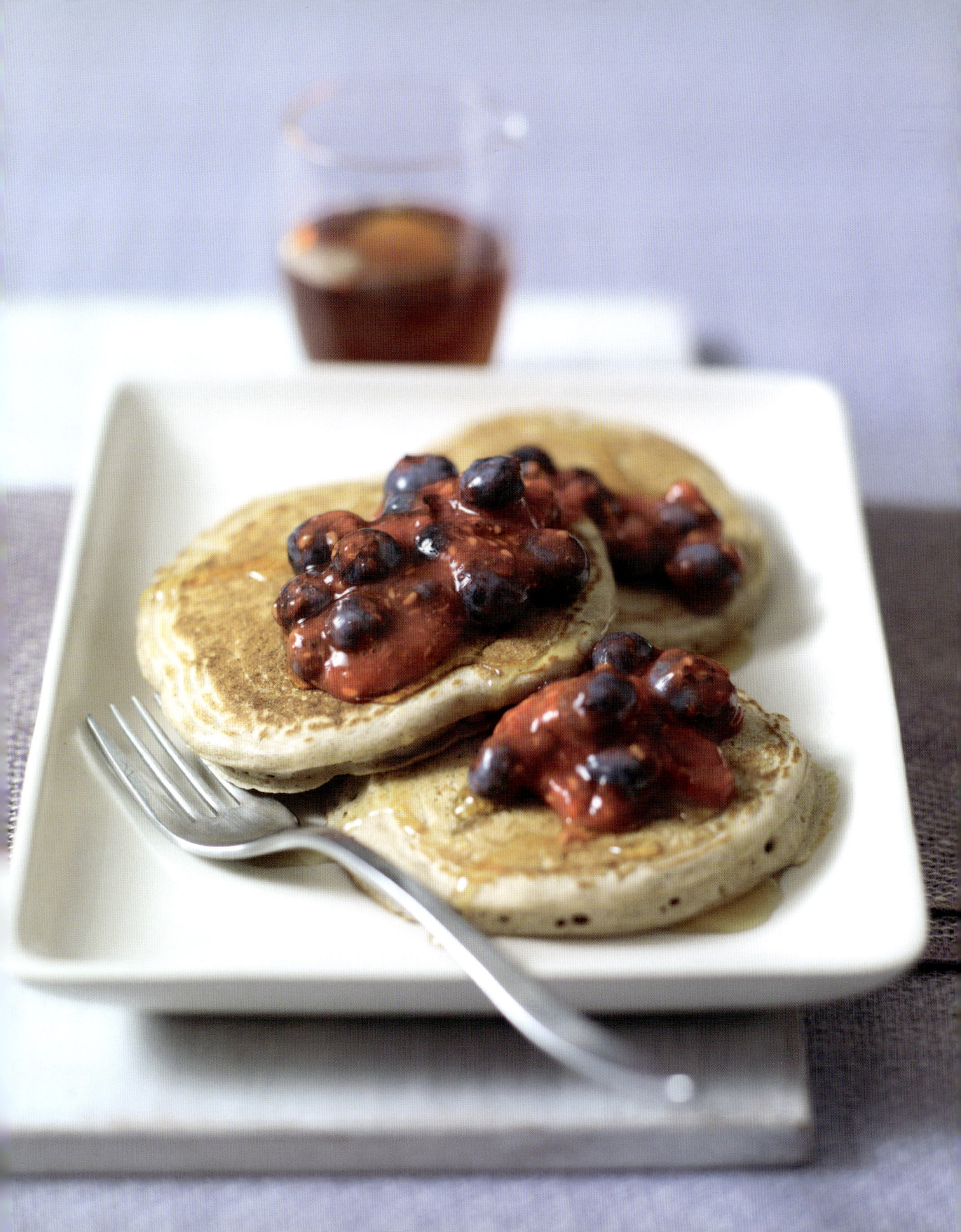

FETA-OREGANO-TASCHEN

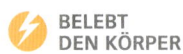 **BELEBT DEN KÖRPER**

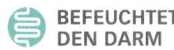 **BEFEUCHTET DEN DARM**

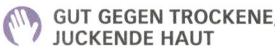 **GUT GEGEN TROCKENE, JUCKENDE HAUT**

Diese herzhaft gefüllten Teigtaschen machen sich gut auf einem Brunchbüfett oder als kleiner Snack zwischendurch. Der salzige Feta und die schwarzen Sesamsamen liefern nachhaltig Energie und Feuchtigkeit für den Darm. Sesamsamen bringen Linderung bei trockener, juckender Haut, Oregano regt den Appetit an. Am besten schmecken die Taschen frisch aus den Ofen.

ERGIBT 12 STÜCK

20 g frische Hefe

1 EL Zucker

4 EL Olivenöl, plus Olivenöl zum Braten

200 g Naturjoghurt

550 g Weizenmehl, plus Mehl zum Bestäuben

1 TL Salz

Pflanzenöl zum Einfetten

Füllung

200 g Feta, zerkrümelt

1 Ei, verquirlt

1 TL getrockneter Oregano

1 EL schwarze Sesamsamen

1 Die Hefe mit dem Zucker in 200 ml lauwarmem Wasser auflösen. Olivenöl und Joghurt hinzugeben und alles gut verrühren.

2 Mehl und Salz in eine große Schüssel sieben, in die Mitte eine Mulde drücken. Langsam die Hefemischung hineingießen und mit einem Kochlöffel nach und nach mit dem Mehl verrühren.

3 Den Teig auf eine leicht bemehlte Arbeitsfläche geben und gründlich kneten. Wieder in die Schüssel legen und mit einem Küchentuch abdecken. Etwa 1 Stunde an einem warmen Ort gehen lassen, bis der Teig sein Volumen verdoppelt hat.

4 Für die Füllung den Feta in eine Schüssel geben. Ei, Oregano und Sesamsamen gründlich untermengen.

5 Den Teig mit dem Handballen kräftig zusammendrücken, noch einmal kurz durchkneten, dann in 12 gleich große Portionen aufteilen. Ein Teigstück auf einer leicht bemehlten Arbeitsfläche dünn ausrollen und mit 1 TL der Füllung bestreichen.

6 Die untere Kante des Teigstücks zur Mitte umschlagen. Die gegenüberliegende Kante ebenfalls zur Mitte umschlagen, sodass beide Kanten sich berühren. Nun linke und rechte Kante zur Mitte umschlagen, sodass sie sich berühren, damit ein Quadrat entsteht. Vorsichtig mit der Teigrolle über die so entstandene Tasche rollen, um sie abzuflachen und die Schichten zusammenzudrücken.

7 Den Vorgang mit den restlichen Teigstücken und der übrigen Füllung wiederholen, um 12 Taschen zu erhalten. Die Taschen auf ein eingeöltes Blech legen und an einem warmen Ort noch 15–20 Minuten gehen lassen.

8 Etwas Olivenöl in einer Pfanne erhitzen und die Taschen bei niedriger Temperatur 2–3 Minuten von jeder Seite goldgelb backen. Aus der Pfanne nehmen und auf Küchenpapier kurz abtropfen lassen. Warm servieren.

JOHANNISBEER-SMOOTHIE

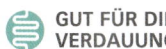 **GUT FÜR DIE VERDAUUNG**　　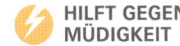 **HILFT GEGEN MÜDIGKEIT**　　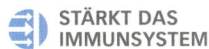 **STÄRKT DAS IMMUNSYSTEM**　　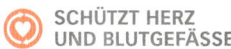 **SCHÜTZT HERZ UND BLUTGEFÄSSE**

Der hohe Gehalt an Vitamin C und Antioxidantien macht Schwarze Johannisbeeren zu einem guten Helfer bei Verdauungsproblemen, beim Entschlacken, bei der Regulierung der Blutfette sowie bei Erschöpfung und Müdigkeit. Leinsamen, Hanf- und Chiasamen liefern reichlich Omega-3-Fettsäuren und Ballaststoffe – wertvoll für das Herz-Kreislauf-System und für die Verdauung.

FÜR 2 PERSONEN

1 EL Leinsamen
200 g Schwarze Johannisbeeren
2 EL Hanfsamen
1 EL Chiasamen
1 TL flüssiger Honig

1 Die Leinsamen im Mixer kurz zu einem groben Pulver verarbeiten.

2 Johannisbeeren, Hanf- und Chiasamen sowie den Honig dazugeben und alles glatt pürieren. Mit Wasser auf die gewünschte Konsistenz verdünnen. Den Smoothie auf zwei hohe Gläser verteilen und sofort servieren.

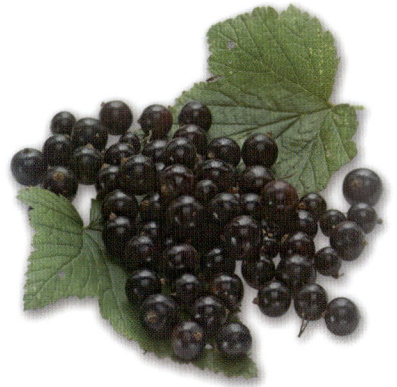

Schwarze Johannisbeeren (S. 31) unterstützen mit ihrem hohen Vitamin-C-Gehalt das Immunsystem.

POCHIERTE EIER AUF SPINAT

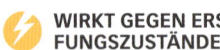 **WIRKT GEGEN ERSCHÖP-FUNGSZUSTÄNDE**

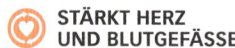 **STÄRKT HERZ UND BLUTGEFÄSSE**

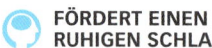 **FÖRDERT EINEN RUHIGEN SCHLAF**

Bio-Eier von frei laufenden Hühnern sind ein hochwertiges Lebensmittel, vor allem pochiert oder weich gekocht. Traditionell gilt Eigelb als gesund für Leber, Herz und Nieren. Es enthält antioxidative Aminosäuren, die Herzerkrankungen vorbeugen können. Außerdem sollen sie bei Anämie, Durchfall und Verstopfung helfen und auch gegen Schlaflosigkeit wirken.

FÜR 4 PERSONEN

1 EL Olivenöl

4 Schalotten, fein gehackt

1 Chilischote, von den Samen befreit und fein gehackt

1 TL gemahlene Kurkuma

2 Knoblauchzehen, zerdrückt

4 EL dicke Kokosmilch

200 g junger Spinat

Salz und frisch gemahlener schwarzer Pfeffer

1 EL Weißweinessig

4 Hühner- oder Enteneier

etwas gekochte Hirse oder 4 Scheiben Vollkorntoast zum Servieren

Korianderblätter, fein gehackt, zum Servieren (nach Belieben)

1 In einem Topf das Olivenöl erhitzen. Schalotten und Chilischote darin bei schwacher Hitze mit 1 EL Wasser dünsten. Mit Kurkuma würzen, dann Knoblauch und Kokosmilch unterrühren. Die Temperatur erhöhen, dann den Spinat dazugeben. Rühren, bis die Blätter zusammenfallen, vom Herd nehmen. Mit 1 Prise Salz und etwas schwarzem Pfeffer abschmecken.

2 Für die pochierten Eier in einem großen flachen Topf reichlich Wasser erhitzen, bis sich kleine Bläschen am Boden sammeln (das Wasser darf noch nicht kochen). Den Essig ins Wasser geben (die Säure wirkt als Gerinnungsmittel und lässt das Eiweiß schneller fest werden). Das Wasser kurz mit einem Löffel umrühren, damit die Eier in der Mitte des Topfs bleiben. Die Eier einzeln auf einen kleinen Teller oder in eine Tasse aufschlagen, dann in das siedende Wasser gleiten lassen. Das Ei sinkt zu Boden und steigt beim Kochen wieder auf. Die Eier 3 Minuten pochieren.

3 Einen Dessertring 2 cm hoch mit gekochter Hirse füllen (oder 1 Scheibe Vollkorntoast auf jeden Teller legen) und den Spinat darauf anrichten. Den Ring (wenn verwendet) entfernen. Jede Portion mit einem pochierten Ei krönen, nach Wunsch mit Korianderblättern bestreuen. Mit etwas schwarzem Pfeffer übermahlen und sofort servieren.

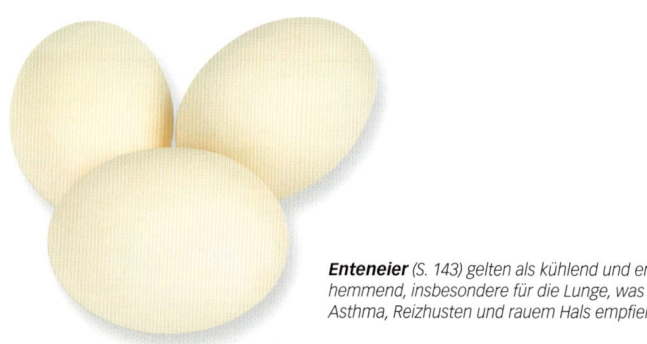

Enteneier (S. 143) gelten als kühlend und entzündungshemmend, insbesondere für die Lunge, was sie bei Asthma, Reizhusten und rauem Hals empfiehlt.

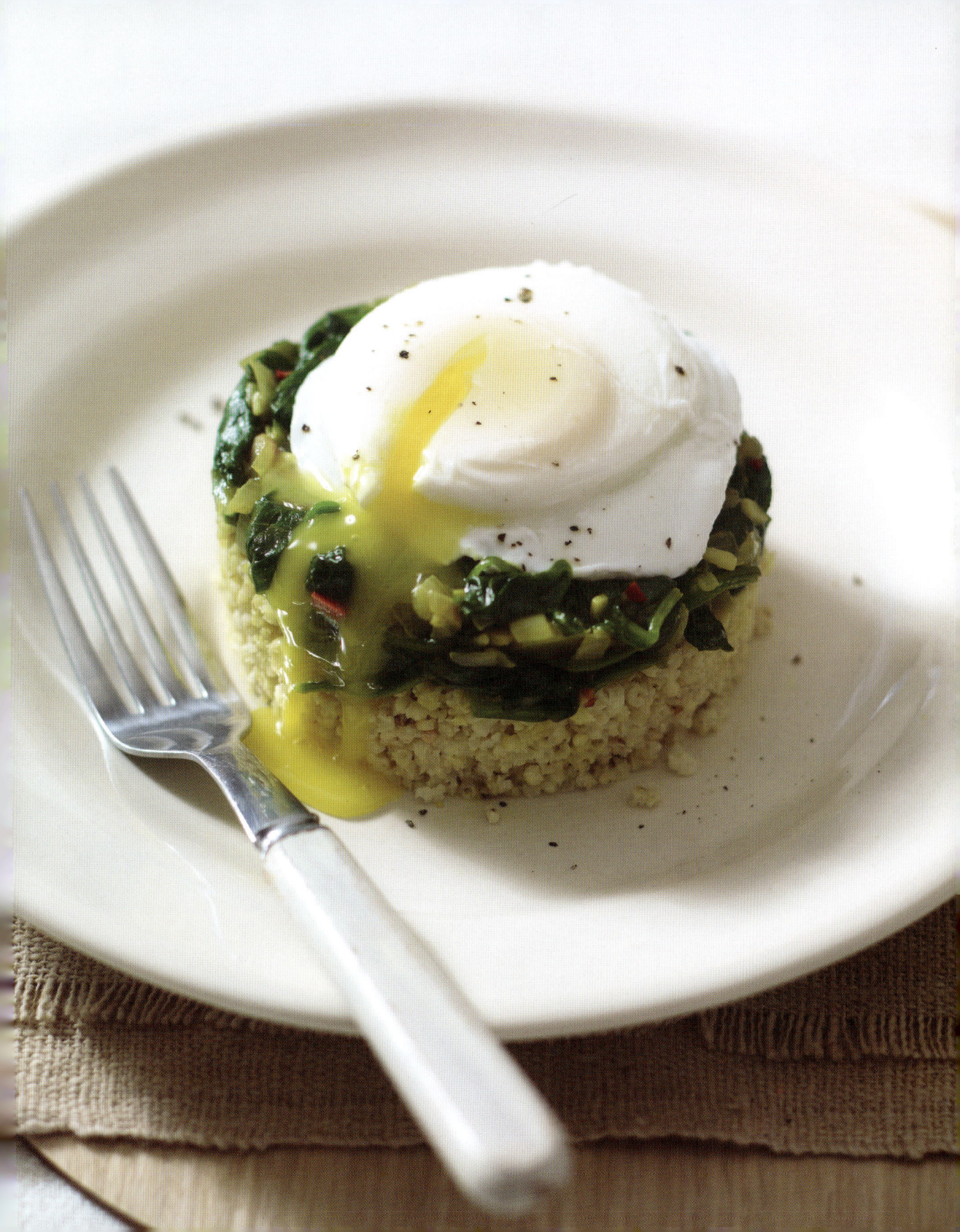

WACHTELEIER AUF ROGGENBROT

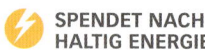 **SPENDET NACH-HALTIG ENERGIE**   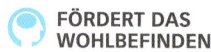 **FÖRDERT DAS WOHLBEFINDEN**

Das perfekte Frühstück für einen kalten Wintermorgen. Wachteleier gelten in der traditionellen chinesischen Medizin als Energiespender und treffen hier auf Paprika, Chilischoten, Knoblauch und Schnittlauch. Von dieser Kombination profitieren alle, die nach längerer Krankheit, einer Operation oder einer Geburt wieder zu Kräften kommen wollen.

FÜR 4–6 PERSONEN

2 EL Olivenöl
1 kleine Zwiebel, fein gehackt
½ rote Chilischote, fein gehackt
1 gelbe Paprikaschote, von Samen und Scheidewänden befreit, fein gehackt
2 große Tomaten, fein gehackt
1 Knoblauchzehe, zerdrückt
Salz und schwarzer Pfeffer
6 kleine Scheiben Roggenbrot
1 EL Ghee oder geklärte Butter
6 Wachteleier
1 EL gehackter Schnittlauch

1 Das Öl in einem mittelgroßen Topf erhitzen. Zwiebel und Chilischote darin 2–3 Minuten anschwitzen, bis die Zwiebel glasig ist. Die Paprikawürfel hinzufügen und unter Rühren 2–3 Minuten mitbraten, dann Tomaten, Knoblauch sowie 2 EL Wasser in den Topf geben und alles bei schwacher Hitze köcheln lassen, bis die Mischung eindickt. Vom Herd nehmen und mit Salz und Pfeffer abschmecken.

2 In der Zwischenzeit das Brot toasten. In einer Pfanne Ghee oder geklärte Butter erhitzen. Die Eier in die Pfanne aufschlagen und braten, bis das Eiweiß fest, aber das Eigelb noch weich ist.

3 Die Brotscheiben auf Teller verteilen und auf jeder Scheibe etwas gebratenes Gemüse und 1 Wachtelei anrichten. Mit gehacktem Schnittlauch bestreuen und heiß servieren.

KEFIR-FRISCHKÄSE MIT LEINSAMEN & BEEREN

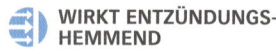 **WIRKT ENTZÜNDUNGS-HEMMEND**   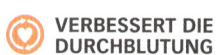 **VERBESSERT DIE DURCHBLUTUNG**   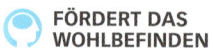 **FÖRDERT DAS WOHLBEFINDEN**

Die Kombination aus einem hochwertigen Milchprodukt und Leinsamen greift die Grundidee der Budwig-Diät auf. Sie wurde zur Behandlung und Prophylaxe von Herzerkrankungen, Diabetes, Arthritis und Krebs entwickelt. Leinsamen ist eine Quelle für Omega-3-Fettsäuren, der probiotische Kefir unterstützt die Abwehrkräfte.

FÜR 2 PERSONEN

4 EL Leinsamen
6 EL Kefir-Frischkäse (S. 332), Quark oder Hüttenkäse
6 EL Leinöl
250 g Beeren

1 Die Leinsamen in den Mixer geben und grob zerkleinern.

2 Kefir-Frischkäse und Leinöl hinzufügen und alles gründlich vermischen. Auf tiefe Teller verteilen.

3 Die Beeren im Mixer glatt pürieren. Die Beerensauce über die Kefirmischung in den Tellern geben und servieren.

HIRSE UND QUINOA
MIT PFLAUMENKOMPOTT

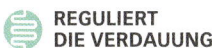 **REGULIERT
DIE VERDAUUNG**

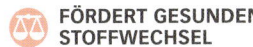 **FÖRDERT GESUNDEN
STOFFWECHSEL**

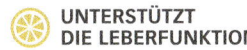 **UNTERSTÜTZT
DIE LEBERFUNKTION**

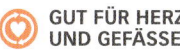 **GUT FÜR HERZ
UND GEFÄSSE**

Pflaumen werden nicht nur gegen Verstopfung verordnet, sie sollen auch die Funktion der Leber unterstützen, während Hirse und Quinoa ausgleichend auf den Stoffwechsel wirken. Die leicht verdauliche Hirse wird durch das Keimen noch verträglicher und der Körper kann die enthaltenen Nährstoffe optimal verwerten.

FÜR 4 PERSONEN

4 EL Quinoa, gekeimt
4 EL Hirse, gekeimt
500 ml Reismilch
12 Pflaumen, halbiert und entsteint
1 kleine Zimtstange (nach Belieben)

1 Quinoa- und Hirsesprossen mit der Reismilch in einen kleinen Topf füllen. Bei mittlerer Hitze zum Kochen bringen, dann die Temperatur reduzieren und den Brei 10–12 Minuten köcheln lassen.

2 In einem zweiten Topf Pflaumen und Zimtstange (falls verwendet) mit Wasser bedecken und 10–12 Minuten köcheln lassen.

3 Die Zimtstange entfernen und wegwerfen. Den Brei auf tiefe Teller verteilen, das Pflaumenkompott dazugeben und servieren.

HIRSE MIT BIRNEN UND KARDAMOM

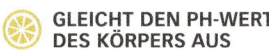 **GLEICHT DEN PH-WERT
DES KÖRPERS AUS**

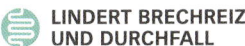 **LINDERT BRECHREIZ
UND DURCHFALL**

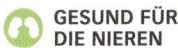 **GESUND FÜR
DIE NIEREN**

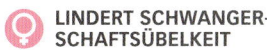 **LINDERT SCHWANGER-
SCHAFTSÜBELKEIT**

In diesem Rezept trifft die Hirse mit kühlenden Birnen zusammen, gewürzt wird mit Kardamom, Pistazien liefern Energie. Das perfekte Frühstück für alle, die unter Azidose (einer Übersäuerung des Körpers) leiden, aber es bietet auch darüber hinaus viel Gutes. So ist es unter anderem ein guter Einstieg in eine Entgiftungsdiät.

FÜR 4 PERSONEN

250 g Hirse
1 Prise Salz
3 Birnen, geschält, vom Kerngehäuse befreit und in Scheiben geschnitten
1 EL Rosinen
¼ TL Kardamomkörner
1 EL Kudzustärke (asiatische Speisestärke), Mehl oder Speisestärke
1 TL Vanilleextrakt
2 EL Ahornsirup
1 EL gehackte Pistazienkerne

1 Die Hirse unter fließendem kaltem Wasser abspülen, dann gründlich abtropfen lassen. Die Körner in einer Pfanne ohne Fett bei mittlerer Hitze rösten, bis sie zu duften beginnen.

2 In einem Topf 750 ml Wasser zum Kochen bringen. Die Hirse hineingeben, salzen und bei milder Hitze 10 Minuten köcheln lassen.

3 Birnen, Rosinen und Kardamom unterrühren und weitere 15 Minuten bei schwacher Hitze kochen.

4 Die Speisestärke in 2 EL Wasser auflösen und zur Hirse geben. Den Vanilleextrakt hinzufügen und rühren, bis die Mischung eindickt. Auf tiefe Teller verteilen, mit Ahornsirup beträufeln, mit Pistazienkernen bestreuen und servieren.

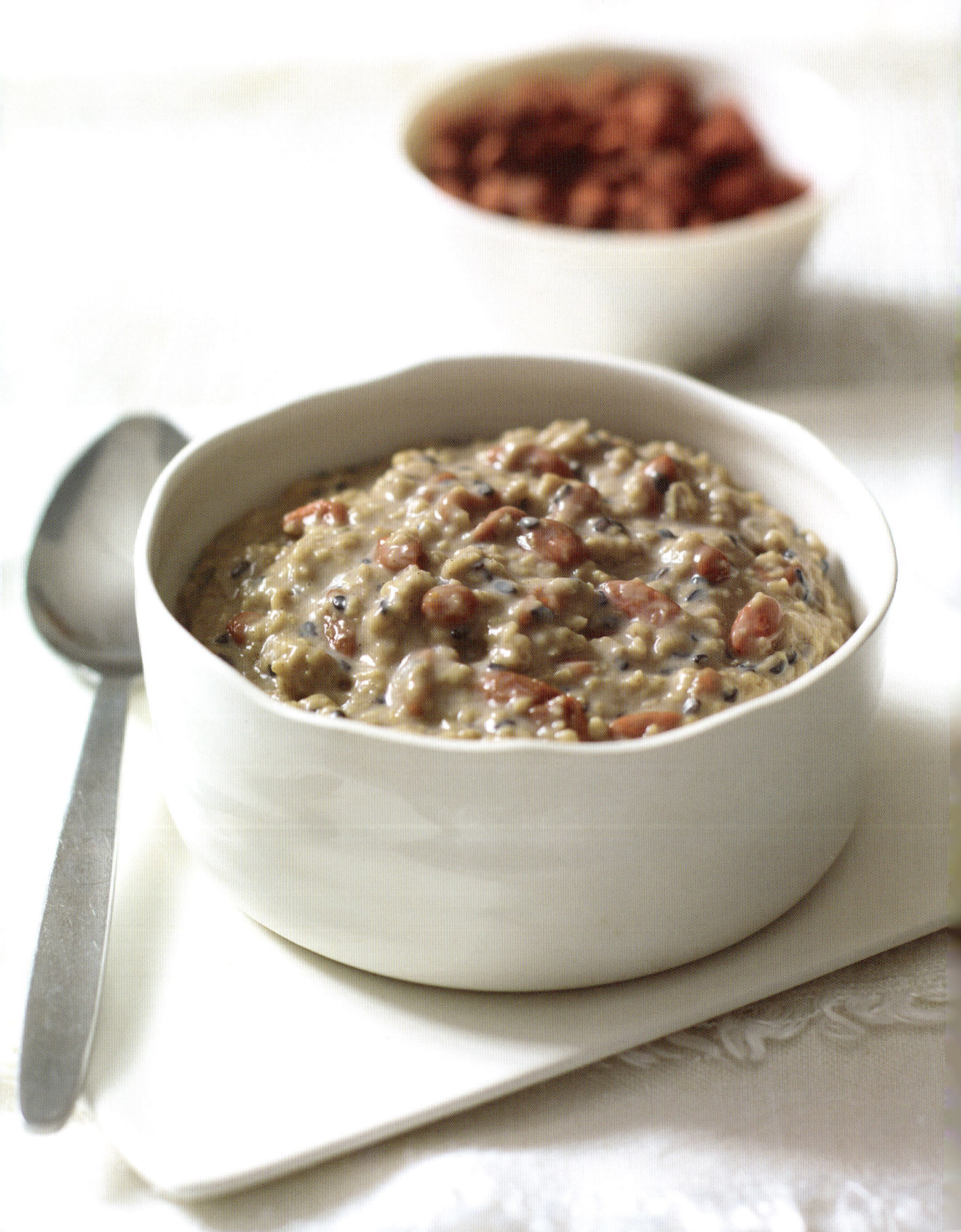

PORRIDGE MIT GOJIBEEREN UND ZIMT

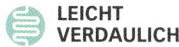 **LEICHT VERDAULICH**

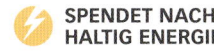 **SPENDET NACH- HALTIG ENERGIE**

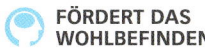 **FÖRDERT DAS WOHLBEFINDEN**

Haferflocken und Gojibeeren liefern nicht nur Ballaststoffe und Energie, sie enthalten zudem Wirkstoffe, die das Nervensystem schützen und als natürliche Beruhigungsmittel gelten. Von den wärmenden Eigenschaften des Zimts und der schwarzen Sesamsamen profitiert man insbesondere nach einer Krankheit oder bei allgemeiner körperlicher Schwäche.

FÜR 4 PERSONEN

Butter zum Einfetten

225 g Haferflocken

700 ml Reis- oder Kuhmilch, plus Milch zum Servieren

1 EL Ahornsirup

25 g getrocknete Gojibeeren

1 TL gemahlener Zimt

60 g Sonnenblumenkerne

25 g schwarze Sesamsamen

1 Den Backofen auf 190 °C vorheizen. Eine ofenfeste Form großzügig mit Butter einfetten. Alle Zutaten hineinfüllen, gut vermischen und für 30 Minuten in den Ofen schieben. Den Porridge nach 15 Minuten durchrühren, dabei etwas heißes Wasser oder Milch zugeben, wenn er zu dickflüssig oder gar fest wird.

2 Aus dem Ofen nehmen, auf tiefe Teller verteilen und mit einem kleinen Krug warmer Milch servieren.

MANDEL-APRIKOSEN-FRÜHSTÜCK

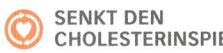 **SENKT DEN CHOLESTERINSPIEGEL**

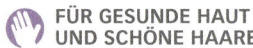 **FÜR GESUNDE HAUT UND SCHÖNE HAARE**

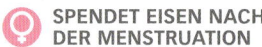 **SPENDET EISEN NACH DER MENSTRUATION**

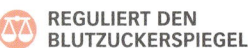 **REGULIERT DEN BLUTZUCKERSPIEGEL**

Dieses Frühstück ist eine gute Quelle für Eisen, unersetzlich für die Bildung von roten Blutkörperchen, die Sauerstoff transportieren. Es hilft Herz, Haut, Haaren und dem allgemeinen Wohlbefinden. Wer Zeit sparen und die Mandeln nicht über Nacht einweichen will, kann sie auch einfach mahlen und mit gekaufter Mandelmilch übergießen.

FÜR 4 PERSONEN

125 g Mandeln
1 TL Vanilleextrakt
12 Aprikosen, halbiert und entsteint
2 EL Ahornsirup
2 EL Chiasamen
2 EL Leinsamen, im Mörser zerstoßen

1 Die Mandeln abspülen, in eine Schüssel füllen und mit mindestens der doppelten Menge Wasser übergießen. Über Nacht zum Einweichen beiseitestellen.

2 Am nächsten Tag die Mandeln in ein Sieb abgießen, abspülen und in den Mixer füllen. 500 ml Wasser und den Vanilleextrakt hinzugeben und die Mandeln pürieren, sodass eine milchige Flüssigkeit entsteht.

3 Durch ein Sieb abgießen, die Mandelmilch auffangen und das Mandelmehl im Sieb trocknen lassen.

4 In einen Topf etwas Wasser geben, sodass der Boden bedeckt ist. Die Aprikosen darin bei mittlerer Hitze 15–20 Minuten garen, bis sie weich sind. Bei Bedarf mehr Wasser zugießen. Sobald die Früchte gar sind, den Ahornsirup unterrühren und den Topf vom Herd nehmen.

5 Zum Servieren je 2 EL des Mandelmehls auf Portionsschalen verteilen und mit jeweils ½ EL Chiasamen und zerstoßenen Leinsamen bestreuen. Aprikosen und Ahornsirup darauf anrichten und kurz vor dem Servieren mit etwas Mandelmilch übergießen.

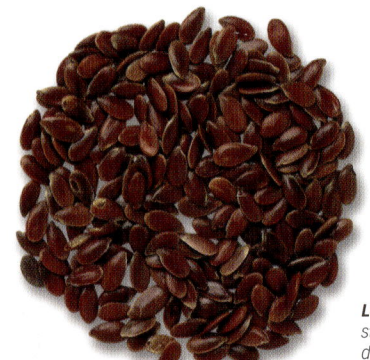

Leinsamen (S. 95) liefern wasserlösliche Ballaststoffe, die den Blutzuckerspiegel regulieren und das Hungergefühl dämpfen.

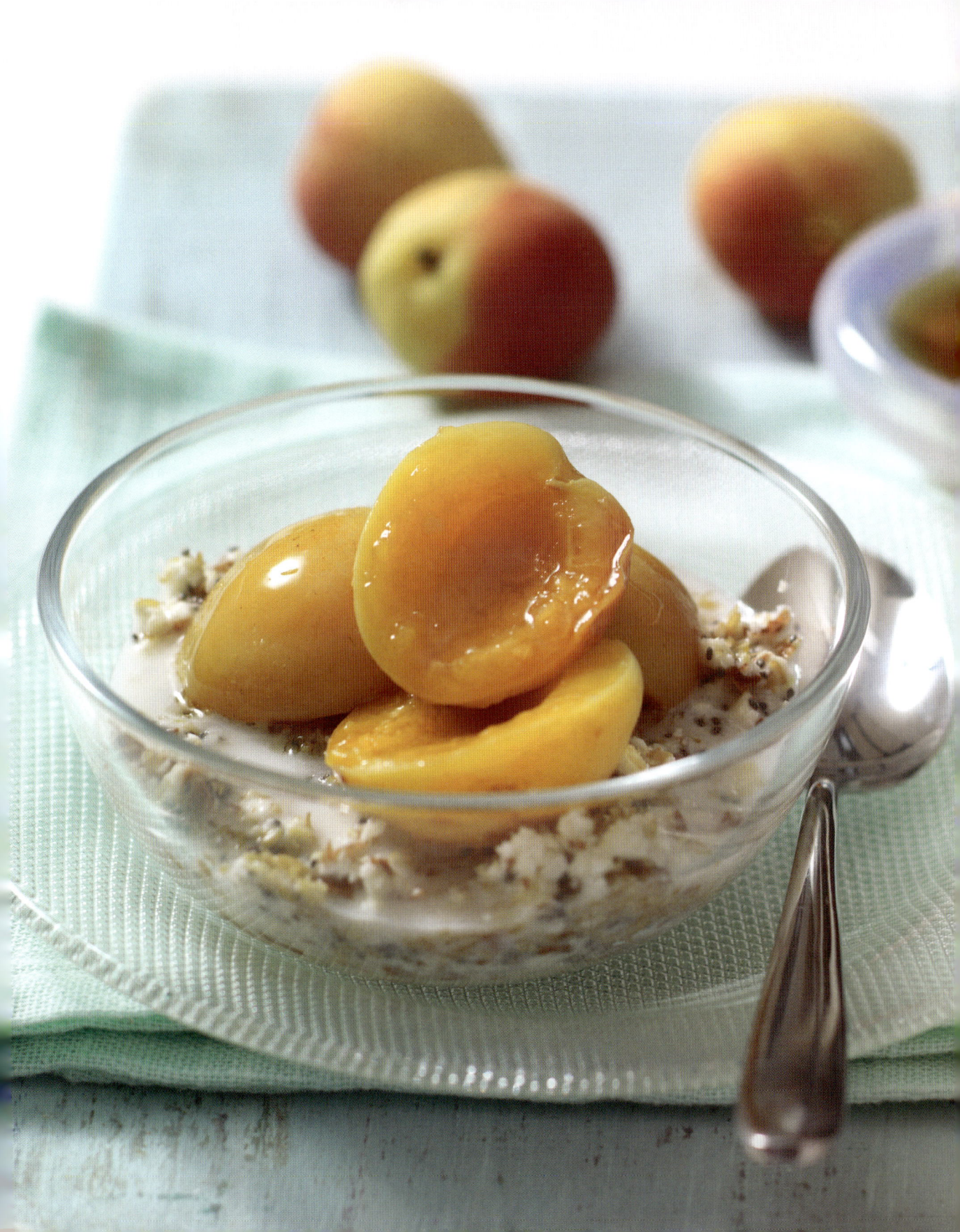

FRÜHSTÜCKSGERSTE

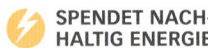 **SPENDET NACH-
HALTIG ENERGIE**

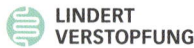 **LINDERT
VERSTOPFUNG**

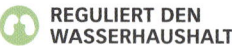 **REGULIERT DEN
WASSERHAUSHALT**

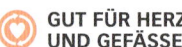 **GUT FÜR HERZ
UND GEFÄSSE**

Bereiten Sie diesen Energiespender aus gerösteter Gerste vor, bevor Sie abends zu Bett gehen, damit er am Morgen bereitsteht und Sie auf einen aktiven Tag vorbereiten kann. Gerste gilt als Heilmittel bei unspezifischen Entzündungsbeschwerden der Harnwege und verhilft zusammen mit den Pflaumen zu einer regelmäßigen Verdauung.

FÜR 4 PERSONEN

125 g Gerste, geröstet
2 TL Vanilleextrakt
60 g Trockenpflaumen, gehackt
4 EL Ahornsirup
4 EL Kürbiskerne, geröstet

1 Die Gerstenkörner in ein großes Schraubglas füllen (750 ml–1 l Fassungsvermögen; die gequollenen Gerstenkörner verdreifachen ihr Volumen). Den Vanilleextrakt sowie 400 ml kochendes Wasser dazugießen. Das Glas verschließen und die Gerste über Nacht quellen lassen.

2 Am Morgen die Gerstenkörner in eine Schüssel füllen, die Pflaumen unterrühren und die Mischung auf tiefe Teller verteilen. Mit Ahornsirup beträufeln, mit Kürbiskernen bestreuen und servieren.

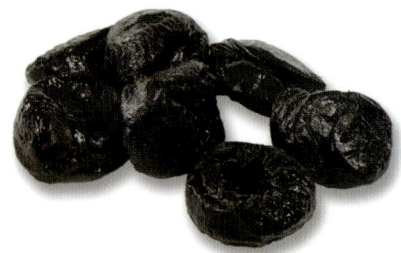

Trockenpflaumen (S. 24) regulieren die Verdauung. Ihr hoher Ballaststoffgehalt wirkt sich auch günstig auf den Blutzuckerspiegel aus.

SÜSSER SAFRANREIS MIT KARDAMOM

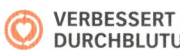 **VERBESSERT DIE DURCHBLUTUNG**

BEUGT ALTERS-SEHSCHWÄCHE VOR

VERBESSERT GEDÄCHTNIS UND WOHLBEFINDEN

Am ersten Morgen des neuen Jahres essen die Buddhisten traditionell *desi*, ein süßes Reisgericht, das ihre Hoffnungen und Erwartungen für einen neuen Lebensabschnitt symbolisiert. Ebenso wie Kardamom kann Safran die Gedächtnisleistung unterstützen, den Kreislauf anregen und für Wohlbefinden sorgen. Möglicherweise beugt er sogar der Makuladegeneration vor.

FÜR 4–6 PERSONEN

150 g Duft- oder Basmatireis

1 Prise Salz

1 Stück Zimtstange (etwa 5 cm)

4 EL Milch

1 Prise Safran

2 EL Butter, zerlassen

1 EL brauner Zucker

½ TL Kardamomkapseln, zerstoßen

abgeriebene Schale von 1 Bio-Orange

1 EL Rosinen

3 EL Pistazienkerne, plus Pistazien zum Garnieren

2 EL Mandelblättchen

1 Den Reis unter fließendem kaltem Wasser abspülen. In eine Schüssel füllen, mit Wasser bedecken und 30 Minuten quellen lassen.

2 Den Reis abgießen, in einem mittelgroßen Topf mit 300 ml Wasser, Salz und Zimt zum Kochen bringen. Die Temperatur reduzieren und den Reis zugedeckt 10–12 Minuten köcheln lassen.

3 In der Zwischenzeit in einem kleinen Topf die Milch mit dem Safran bei schwacher Hitze sanft erwärmen. Die zerlassene Butter und den Zucker hinzugeben und rühren, bis der Zucker sich aufgelöst hat. Kardamom und Orangenschale untermischen und alles noch 2–3 Minuten bei sehr schwacher Hitze ziehen lassen.

4 In einer Pfanne bei mittlerer Hitze die Rosinen 1–2 Minuten rösten, dann herausnehmen. In derselben Pfanne anschließend Pistazien und Mandeln rösten, bis sie goldgelb sind. Die Pfanne vom Herd ziehen.

5 Sobald der Reis gar ist und das Wasser aufgenommen hat, Rosinen, Pistazien und Mandeln untermischen. Die Safranmilch unterrühren und den Reis bei schwacher Hitze noch 1–2 Minuten köcheln lassen, bis er die Aromen aufgenommen hat und schön gelb geworden ist.

6 Auf kleine Schalen verteilen und auftürmen, um Wohlstand zu symbolisieren. Mit Pistazien bestreut servieren.

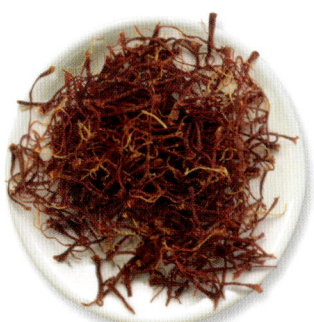

Safran (S. 119) genießt große Wertschätzung für seine stimulierenden und stimmungsaufhellenden Eigenschaften.

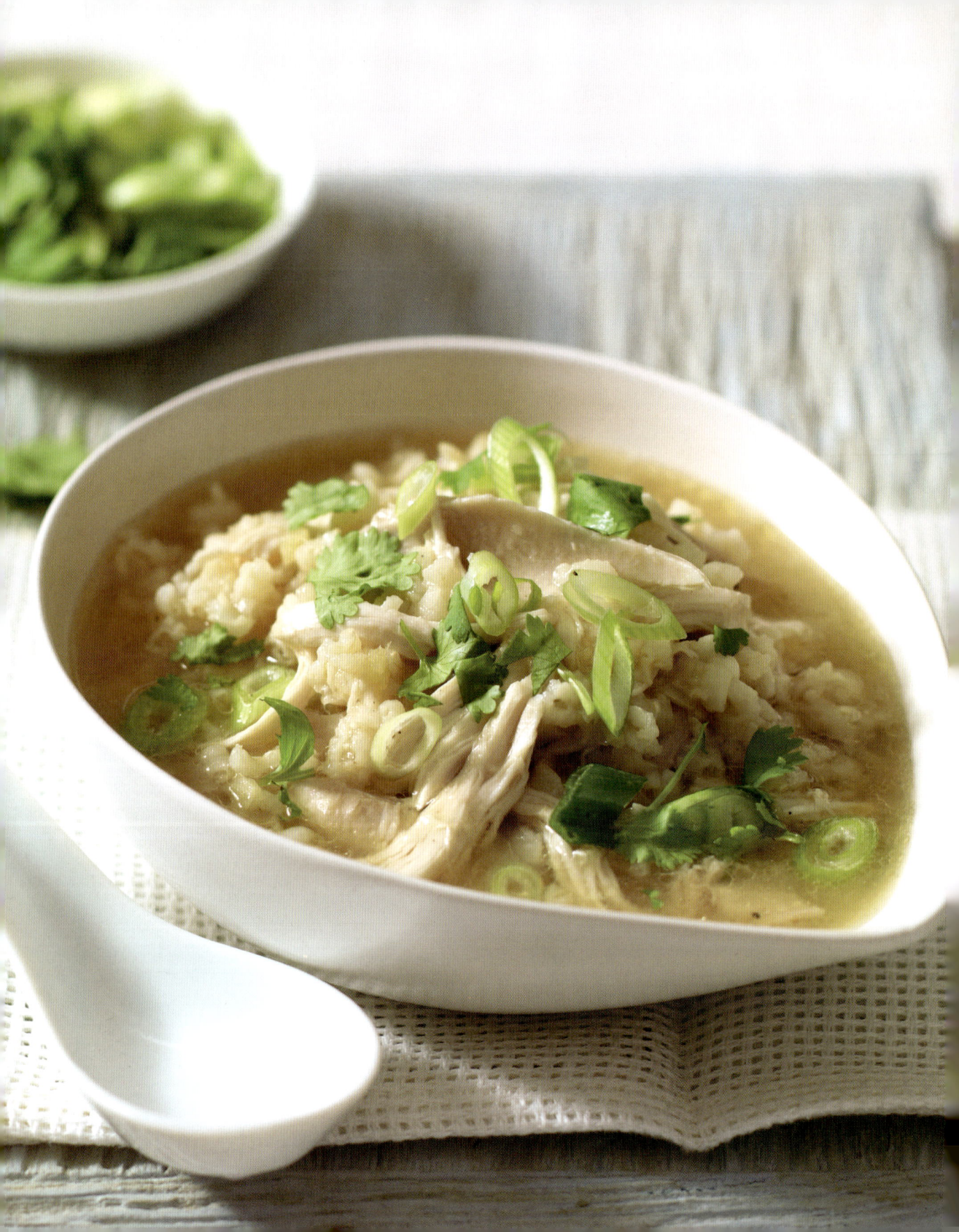

WARMES HÜHNER-CONGEE

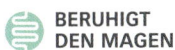 **BERUHIGT DEN MAGEN**

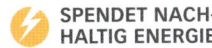 **SPENDET NACH-HALTIG ENERGIE**

Ein beliebtes Frühstück in China. Der Reisbrei mit Huhn empfiehlt sich bei Magenbeschwerden, Erschöpfungszuständen und um nach einer Krankheit wieder zu Kräften zu kommen. Traditionell lässt man den Reis bei geringer Temperatur bis zu sechs Stunden garen und rührt ihn regelmäßig um, damit er nicht ansetzt. Unser Rezept braucht nur halb so viel Zeit.

FÜR 4–6 PERSONEN

1 Hähnchen (etwa 1,5 kg)

200 g brauner Langkorn- oder Basmatireis

1 Stück Ingwer (etwa 5 cm), gerieben

1 EL Tamari (japanische Sojasauce)

1 EL Sesamöl (vorzugsweise aus gerösteten Samen)

Meersalz und frisch gemahlener schwarzer Pfeffer

2 EL fein gehackte Frühlingszwiebeln

2 EL fein gehackte Korianderblätter

1 Hähnchen, Reis und Ingwer in einen großen Topf geben. Alles mit Wasser bedecken und zum Kochen bringen. Zugedeckt bei milder Hitze 1–1¾ Stunden köcheln lassen, bis das Hähnchenfleisch von den Knochen fällt und der Reis weich ist. Bei Bedarf mehr Wasser angießen, damit das Congee nicht trocken wird und ansetzt. Es sollte eine dickflüssige Konsistenz haben.

2 Den Topf vom Herd nehmen, das Hähnchen auf einen Teller legen, Knochen und Haut entfernen. Das Fleisch in mundgerechte Stücke teilen und zurück in den Topf geben. Mit Tamari, Sesamöl sowie Salz und Pfeffer nach Geschmack würzen und gründlich umrühren.

3 Das Congee auf tiefe Teller verteilen, mit Frühlingszwiebeln und Korianderblättern bestreuen und servieren.

TIPP: Tamari ist eine japanische Sojasauce, die ohne Zusatz von Weizen hergestellt wird und sich daher auch für die glutenfreie Ernährung eignet.

Snacks

Bekämpfen Sie den kleinen Hunger nicht mit leeren Kalorien! Greifen Sie lieber zu unseren Snacks, vollgepackt mit **wertvollen** Inhaltsstoffen. Manche unserer kleinen Happen eignen sich nicht nur für zwischendurch, sondern auch als leckere **Beilage**.

TOMATEN-CHILI-RELISH

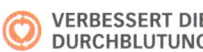 **VERBESSERT DIE DURCHBLUTUNG**

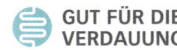 **GUT FÜR DIE VERDAUUNG**

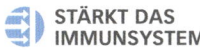 **STÄRKT DAS IMMUNSYSTEM**

Dieses pikante Relish aus Bhutan vereint die therapeutischen Eigenschaften von Chilischoten, Zwiebeln, Knoblauch, Koriander und Tomaten, um den Blutkreislauf zu stimulieren und die Verdauung anzuregen. Im Winter erweist es sich als nützlich zur Stärkung der Abwehrkräfte. Große Chilischoten sind in der Regel weniger scharf als die kleineren Sorten, aber wer es noch milder mag, kann sie auch durch Paprikaschoten ersetzen.

FÜR 4 PERSONEN

3 große Tomaten

5 große rote Chilischoten, von den Samen befreit und fein gehackt

5 große grüne Chilischoten, von den Samen befreit und fein gehackt

1 große rote Zwiebel, fein gehackt

3 Knoblauchzehen, zerdrückt

1 kleines Bund Koriander, Blätter abgezupft und gehackt

Saft von ½ Limette

1 EL natives Olivenöl extra

Salz und frisch gemahlener schwarzer Pfeffer

1 Die Tomaten nach Belieben häuten: Dazu auf der Oberseite mit einem scharfen Messer kreuzweise einritzen, dann etwa 20 Sekunden in einen Topf mit kochendem Wasser tauchen. Mit einem Schaumlöffel herausheben, leicht abkühlen lassen. Die Haut abziehen, die Tomaten halbieren und die Samen entfernen. Das Fleisch fein hacken und in eine große Schüssel geben.

2 Chilischoten, Zwiebel, Knoblauch, Korianderblätter und Limettensaft hinzugeben. Mit dem Olivenöl beträufeln, gründlich verrühren und mit Salz und Pfeffer abschmecken. Zu Teigtaschen mit Gemüsefüllung (S. 235) oder anderen Snacks servieren.

__Chilischoten__ (S. 56) enthalten Antioxidantien und wirken entzündungshemmend. Sie können helfen, den Cholesterin- und den Blutzuckerspiegel zu regulieren.

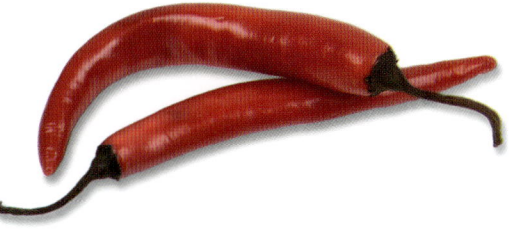

HUMMUS MIT KORIANDER

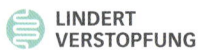 **LINDERT VERSTOPFUNG**

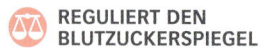 **REGULIERT DEN BLUTZUCKERSPIEGEL**

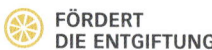 **FÖRDERT DIE ENTGIFTUNG**

Die ballaststoffreichen Kichererbsen sind äußerst gesund. Den besten Geschmack und die meisten Antioxidantien liefern getrocknete Kichererbsen, die man selber einweicht (am besten über Nacht) und kocht. Nicht verbrauchtes Knoblauchpüree hält sich in einem Schraubglas mit Öl bedeckt im Kühlschrank bis zu zwei Wochen.

ERGIBT ETWA 500 G

400 g gegarte Kichererbsen oder 400 g Kichererbsen aus der Dose, abgetropft und abgespült

3 EL dunkle Tahinipaste

Saft von ½ Zitrone

1 TL Koriandersamen, sehr fein zerstoßen

½ TL geräuchertes Paprikapulver

1 EL natives Olivenöl extra

Salz und frisch gemahlener schwarzer Pfeffer

2 TL schwarze Sesamsamen

1 EL Granatapfelkerne

gehackte Korianderblätter zum Garnieren (nach Belieben)

Knoblauchpüree

2 große Knoblauchknollen, Zehen geschält

120 ml Olivenöl

1 EL Weißwein

½ TL gehackte Thymianblätter

½ TL gehackte Rosmarinblätter

1 Den Backofen auf 170 °C vorheizen. Für das Knoblauchpüree die Knoblauchzehen in eine kleine ofenfeste Form legen, Olivenöl, Wein, Thymian und Rosmarin hinzugeben, die Form mit einem Deckel oder Alufolie verschließen und für 40 Minuten in den Ofen schieben, bis die Zehen weich sind. Den Knoblauch im Mixer kurz pürieren.

2 Für das Hummus 1 EL Knoblauchpüree mit den Kichererbsen, Tahinipaste, Zitronensaft, Koriander, Paprika, Öl, Salz und Pfeffer in den Mixer geben und grob pürieren. Die Sesamsamen unterrühren, das Hummus abschmecken und bei Bedarf mit mehr Gewürzen und Zitronensaft nachwürzen. Für eine besonders glatte Textur einen Pürierstab verwenden und die Sesamsamen zusammen mit den übrigen Zutaten pürieren. Das Hummus in eine Schale füllen, mit Granatapfelkernen bestreuen und nach Wunsch mit Korianderblättern garniert servieren.

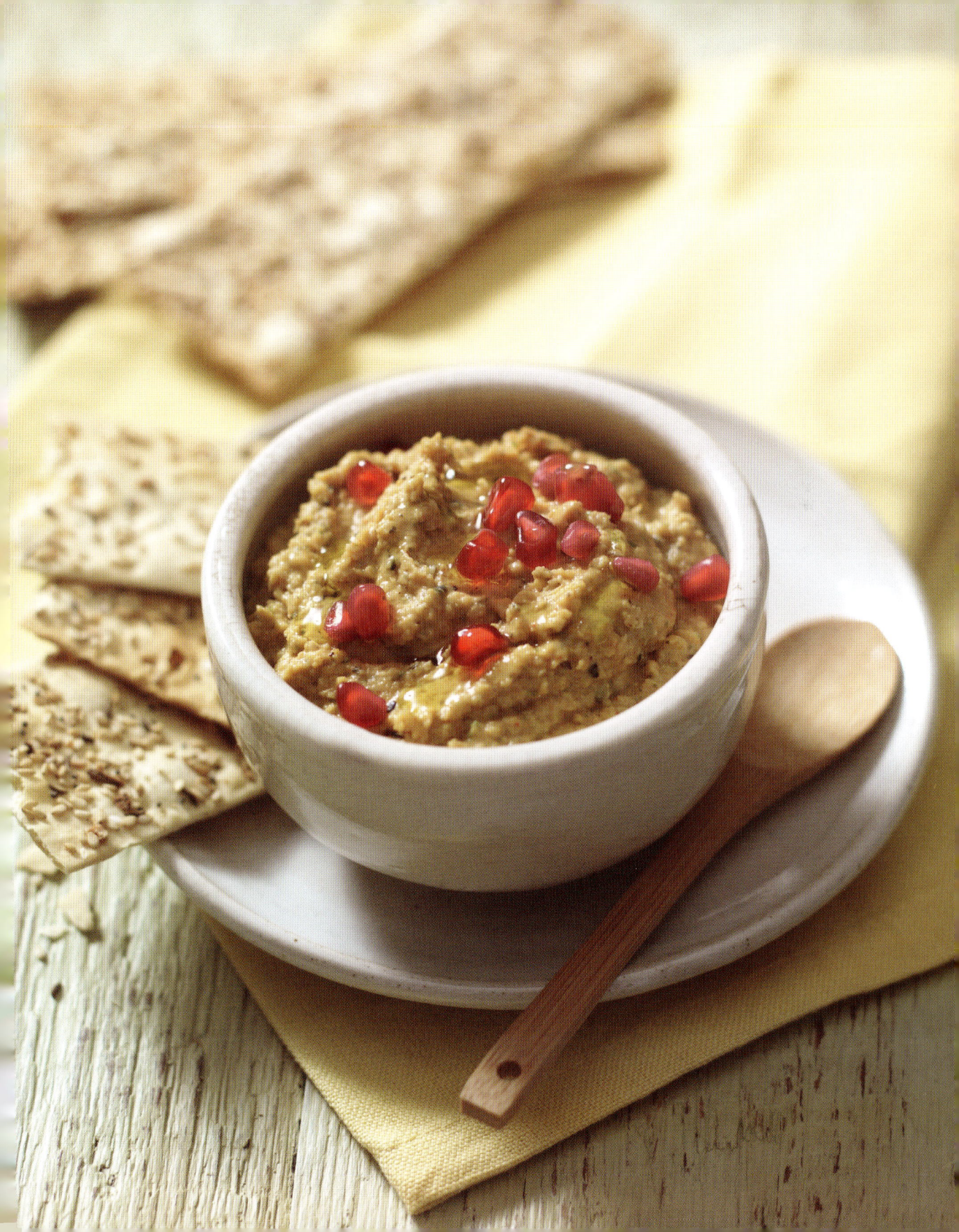

AJVAR

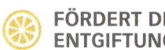 **FÖRDERT DIE ENTGIFTUNG** 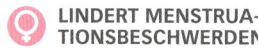 **LINDERT MENSTRUA-TIONSBESCHWERDEN** 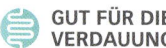 **GUT FÜR DIE VERDAUUNG** 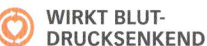 **WIRKT BLUT-DRUCKSENKEND**

In der Küche der Balkanländer ist dieses Gemüsepüree als Dip und Würzmittel allgegenwärtig. Es lässt sich gut auf Vorrat herstellen. Paprika und Auberginen regen die Durchblutung an, lindern Menstruationsschmerzen und bekämpfen Wassereinlagerungen im Körper. Chilischoten wirken entgiftend, senken den Blutdruck und schützen so das Herz.

ERGIBT ETWA 500 G

2 große Auberginen, Stiel entfernt (sehr dicke Auberginen längs halbiert)

6 große rote Paprikaschoten, Stiel entfernt

120 ml Olivenöl

1 rote Chilischote, von den Samen befreit und fein gehackt

Saft von 1 Zitrone

2–3 Knoblauchzehen, fein gehackt

Salz und frisch gemahlener schwarzer Pfeffer

2 EL gehackte Korianderblätter zum Garnieren (nach Belieben)

1 Den Backofen auf 230 °C vorheizen. Die Auberginen mehrfach mit einer Gabel einstechen, zusammen mit den Paprikaschoten auf ein Backblech legen und für 25–30 Minuten in den Ofen schieben, bis die Schale Blasen wirft und sich schwarz verfärbt.

2 Aus dem Ofen nehmen, in eine Schüssel legen und mit Frischhaltefolie abdecken. Paprikaschoten und Auberginen herausnehmen, sobald sie nur noch handwarm sind. Die Flüssigkeit, die sich in der Schüssel gesammelt hat, aufbewahren. Von den Paprikaschoten die Haut abziehen, Samen und Scheidewände entfernen, das Fleisch in grobe Stücke schneiden. Die Auberginen halbieren, das Fruchtfleisch aus der Schale kratzen und in einem Sieb abtropfen lassen.

3 Paprika und Auberginen im Mixer grob oder fein pürieren.

4 In einem Topf 2–4 EL des Olivenöls mit etwas Gemüseflüssigkeit bei mittlerer Temperatur erhitzen. Zuerst die Chilischote, dann das Paprika-Auberginen-Mus hineingeben und bei schwacher Hitze 30 Minuten köcheln lassen. Hin und wieder etwas Öl dazugießen (1 EL zurückbehalten), damit nichts am Topfboden ansetzt. Wenn die Mischung dick genug ist, Zitronensaft und Knoblauch unterrühren, mit Salz und Pfeffer abschmecken und vom Herd nehmen. Das Ajvar zum sofortigen Verzehr in eine Schüssel füllen und mit gehacktem Koriander garnieren. Als Snack mit Roggenbrot (S. 328) servieren.

5 Das Mus zum Aufbewahren in ein sterilisiertes Schraubglas füllen. Mit 1 EL Olivenöl bedecken, verschließen und abkühlen lassen. Im Kühlschrank lagern und innerhalb 1 Woche verbrauchen.

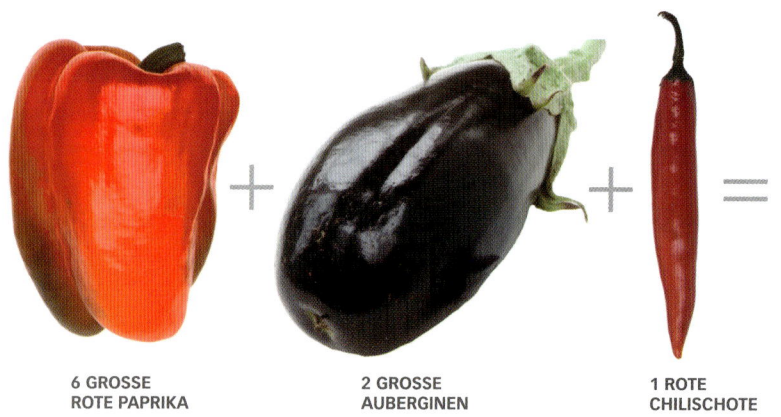

6 GROSSE ROTE PAPRIKA

2 GROSSE AUBERGINEN

1 ROTE CHILISCHOTE

STABILER KREISLAUF

Paprika und Auberginen regen den Kreislauf an, wirken krampflindernd und helfen gegen kalte Hände und Füße sowie gegen kribbelnde Extremitäten.

AUBERGINENDIP

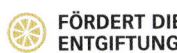 **FÖRDERT DIE ENTGIFTUNG**   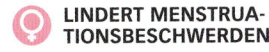 **LINDERT MENSTRUA-TIONSBESCHWERDEN**   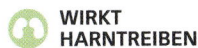 **WIRKT HARNTREIBEND**

Die Aubergine ist reich an Ballaststoffen, die bei der Blutreinigung helfen. Außerdem lindert das Gemüse prämenstruelle Beschwerden und Menstruationsschmerzen. Das Rosen-Fenchel-Öl (S. 333) wirkt gegen Magenkrämpfe und Wassereinlagerungen. Servieren Sie den Dip zusammen mit Ajvar (S. 198) zu knusprigem Brot.

ERGIBT ETWA 1 KG

3–4 große Auberginen (zusammen etwa 1 kg)

1 mittelgroße Zwiebel, fein gewürfelt

4 Knoblauchzehen, zerdrückt

½ TL Chiliflocken

1 EL Olivenöl oder Rosen-Fenchel-Öl (S. 333)

115 g Sauerrahm

2 EL gehackte Korianderblätter

1 Den Backofen auf 180 °C vorheizen. Die Auberginen mehrfach mit einer Gabel einstechen, auf ein Backblech legen und 1 Stunde im Ofen garen, bis die Schale sehr dunkel ist. Aus dem Ofen nehmen, in eine Schüssel geben und mit Frischhaltefolie abdecken. Die Auberginen herausnehmen, sobald sie nur noch handwarm sind. Halbieren, das Fruchtfleisch herauskratzen und grob hacken. In ein Sieb geben und zum Abtropfen zur Seite stellen.

2 In der Zwischenzeit 3 EL Wasser in einer Pfanne erhitzen, Zwiebel und Knoblauch hineingeben und 3–4 Minuten bei mittlerer Hitze andünsten, bis die Zwiebel glasig ist, dabei bei Bedarf etwas mehr Wasser hinzugeben. Chiliflocken und Olivenöl oder Rosen-Fenchel-Öl hinzugeben, gut verrühren und die Mischung in den Mixer füllen. Die Auberginen noch einmal ausdrücken und zusammen mit dem Sauerrahm hinzugeben. Alles glatt pürieren.

3 Das Püree in eine Servierschüssel umfüllen und mit gehackten Korianderblättern garnieren. Es macht sich gut als Teil eines Vorspeisentellers oder mit Baguette und einem grünen Salat als kleines, leichtes Mittagessen.

KÜRBIS-WALNUSS-HAPPEN

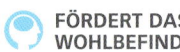 **FÖRDERT DAS WOHLBEFINDEN**   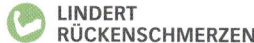 **LINDERT RÜCKENSCHMERZEN**   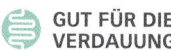 **GUT FÜR DIE VERDAUUNG**   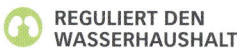 **REGULIERT DEN WASSERHAUSHALT**

Von Walnüssen und Butternusskürbis profitiert nicht nur das allgemeine Wohlbefinden, sie verbessern auch die Funktion von Knochen und Muskeln und helfen dem Verdauungsapparat. Tamari – eine dunkle japanische Sojasauce – verleiht diesem Snack komplexe geschmackliche Tiefe. Gut als Fingerfood oder mit einem bunten Blattsalat.

FÜR 8–10 PERSONEN (ETWA 30 STÜCK)

60 g Walnusskerne

1 mittelgroßer Butternusskürbis, geschält und entkernt

2 Knoblauchzehen, fein gehackt

2 EL Olivenöl

2 EL Tamari (japanische Sojasauce)

1 Die Walnusskerne zählen, dann den Kürbis in ebenso viele kleine Würfel schneiden, die gerade groß genug sind, um eine Walnusshälfte daraufzusetzen. Die Kürbiswürfel in eine Schüssel geben. Walnüsse, Knoblauch, Olivenöl, Tamari sowie 1 EL Wasser hinzugeben und gründlich durchheben. 1–2 Stunden marinieren lassen.

2 Den Backofen auf 180 °C vorheizen. Die Kürbis-Walnuss-Mischung auf einem Backblech ausbreiten. Mit Alufolie abdecken und 20–30 Minuten backen.

3 Die Kürbiswürfel auf einer Servierplatte anrichten, mit jeweils 1 Walnusshälfte belegen und als Fingerfood zum Aperitif servieren.

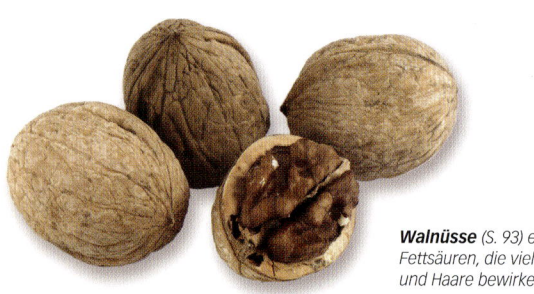

Walnüsse (S. 93) enthalten wertvolle Fettsäuren, die viel Gutes für Haut und Haare bewirken.

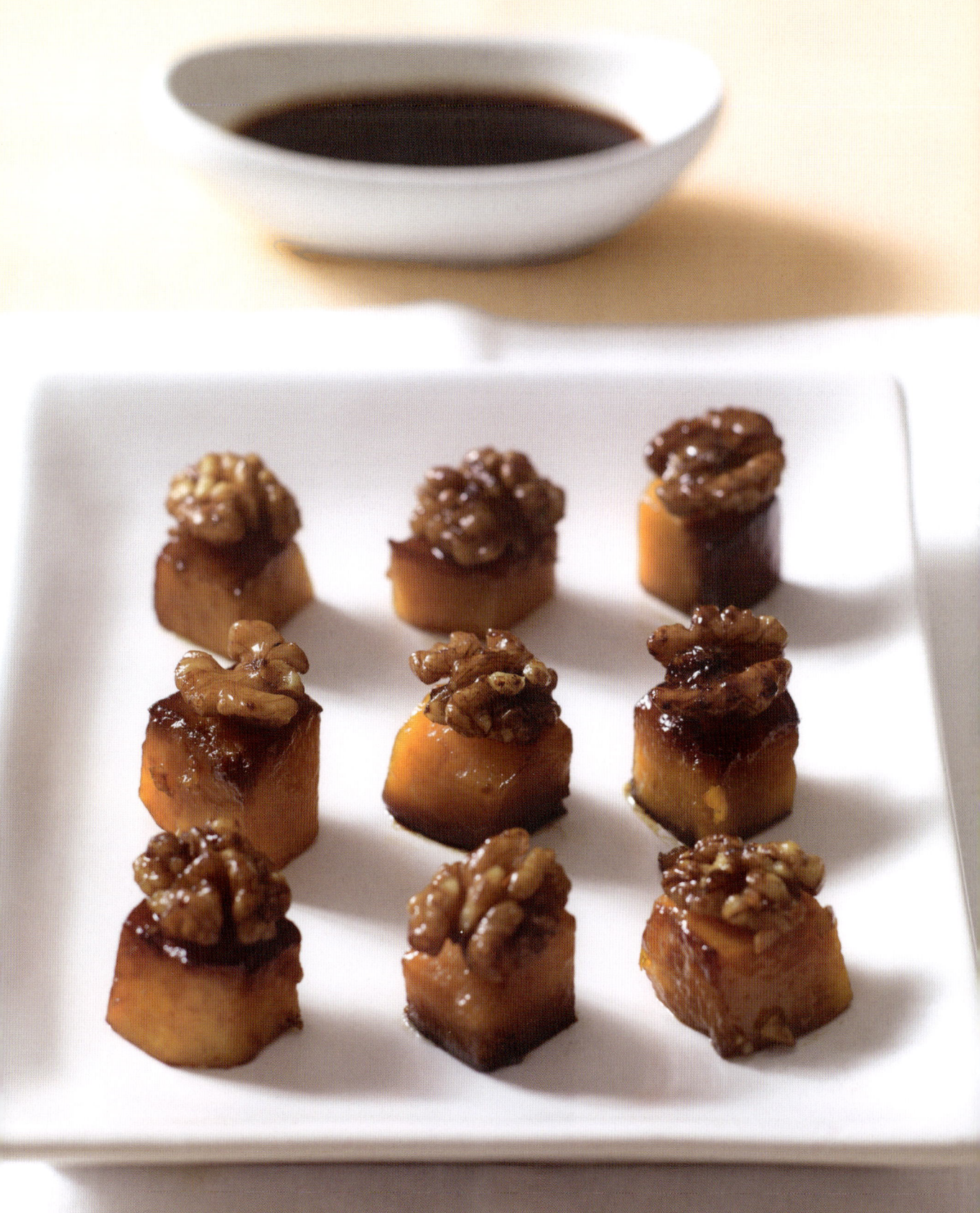

PILZ-KASTANIEN-SCHNECKEN

 GUT FÜR KNIE UND RÜCKEN

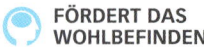 **FÖRDERT DAS WOHLBEFINDEN**

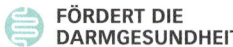 **FÖRDERT DIE DARMGESUNDHEIT**

Knusprige Mini-Schnecken aus Blätterteig mit einer herbstlichen Füllung. Kastanien und Haselnüsse tun Muskeln und Gelenken gut, Schalotten, Oregano und Petersilie bringen den Energiehaushalt auf Trab. Schalotten und Oregano helfen zudem, den fettreichen Blätterteig in diesem Rezept besser zu verdauen.

ERGIBT 24 STÜCK

1 EL Olivenöl, plus Olivenöl zum Einfetten

5 kleine Schalotten, fein gehackt

50 g Haselnusskerne geröstet und fein gehackt

100 g gegarte Esskastanien, fein gehackt

175 g Champignons, gehackt

Salz und frisch gemahlener schwarzer Pfeffer

1 EL gehackte glatte Petersilie

½ TL getrockneter Oregano

350 g TK-Blätterteig

1 Ei, verquirlt

1 Den Backofen auf 200 °C vorheizen. Das Öl in einen mittelgroßen Topf erhitzen. Die Schalotten darin anschwitzen, bis sie glasig sind. Haselnüsse, Kastanien sowie 1 Schuss Wasser hinzugeben und alles gut vermengen. Vom Herd nehmen.

2 In einem zweiten Topf die Champignons ohne Zugabe von Fett oder Wasser erhitzen, dabei ständig rühren, damit sie nicht ansetzen und anbrennen. Dadurch verlieren die Pilze Flüssigkeit und der Geschmack wird konzentriert. Sobald die gesamte Pilzflüssigkeit verkocht ist, die Champignons zu der Nuss-Kastanien-Mischung geben, mit Salz und Pfeffer würzen, Petersilie und Oregano hinzugeben und alles gründlich vermengen.

3 Den Blätterteig 5 mm dick ausrollen und in drei jeweils 7,5 cm breite Streifen schneiden. In der Mitte der Streifen die Kastanien-Pilz-Mischung der Länge nach verteilen. Den Rand mit verquirltem Ei bestreichen. Die Teigstücke von einer der langen Seiten her aufrollen, die Nahtstelle gut festdrücken. Jede Rolle in acht Stücke schneiden. Die Schnecken auf einem eingeölten Backblech verteilen und 10 Minuten im Ofen goldgelb backen. Warm oder kalt servieren.

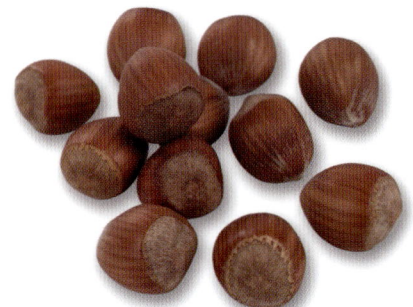

Haselnüsse (S. 93) sind reich an Biotin. Dieses Vitamin stärkt das Bindegewebe und damit auch den Bewegungsapparat.

GRÜNKOHL-CHIPS

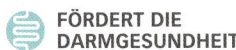 **FÖRDERT DIE DARMGESUNDHEIT** 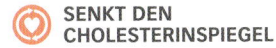 **SENKT DEN CHOLESTERINSPIEGEL** 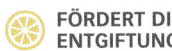 **FÖRDERT DIE ENTGIFTUNG**

Grünkohl, der beim Trocknen (im Gegensatz zum Kochen) seine intensive Farbe behält, unterstützt den Körper beim Entschlacken und reduziert das ungesunde LDL-Cholesterin im Blut. Sein hoher Ballaststoffgehalt unterstützt zudem die Verdauung und hält den Darm gesund. Das Beträufeln mit Zitronensaft schließt Inhaltsstoffe in den Kohlblättern auf.

ERGIBT 100 G

500 g Grünkohl, Strünke entfernt, Blätter in mundgerechte Stücke gezupft

Saft von 1 Zitrone

1 EL natives Olivenöl extra

½ TL Salz

½ TL Knoblauchgranulat

1 Die Grünkohlblätter in eine große Schüssel füllen, mit Zitronensaft beträufeln und 30 Minuten ziehen lassen. Mit Öl, Salz und Knoblauchgranulat durchheben.

2 Das Dörrgerät (falls vorhanden) auf 40 °C einstellen. Die Blätter darin 6–8 Stunden trocknen, dabei nach der Hälfte der Zeit wenden.

3 Alternativ den Backofen auf niedrigste Temperatur (höchstens 50 °C) vorheizen. Die Kohlblätter mit etwas Abstand auf Backblechen verteilen, falls nötig, portionsweise trocknen. Das Blech für 1–2 Stunden in den Ofen schieben, bis der Kohl knusprig ist, dabei das Blech nach der Hälfte der Zeit umdrehen und die Blätter wenden. Die fertigen Chips in einer luftdicht schließenden Dose aufbewahren und innerhalb von 2 Tagen verbrauchen.

ZUCCHINI-CHIPS

 WIRKEN HARNTREIBEND 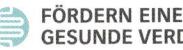 **FÖRDERN EINE GESUNDE VERDAUUNG** 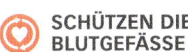 **SCHÜTZEN DIE BLUTGEFÄSSE**

Zucchini besitzen kühlende, erfrischende Eigenschaften und wirken leicht harntreibend. Hier marinieren wir sie zunächst mit wärmenden Gewürzen und trocknen sie dann. Damit die Chips richtig lecker und schön knusprig werden, muss man die Zucchini sehr dünn schneiden. Kleinere gelbe Zucchini schmecken am besten, aber auch die grünen sind geeignet.

ERGIBT ETWA 500 G

Saft von 3 Zitronen

3 mittelgroße Zucchini, in dünne Scheiben geschnitten

Gewürzmischung

1 TL Koriandersamen

1 TL Kreuzkümmel

¼ TL gemahlene Kurkuma

¼ TL Cayennepfeffer

¼ TL gemahlener Ingwer

¼ TL Knoblauchgranulat

¼ TL Himalajasteinsalz oder Meersalz

1 Für die Gewürzmischung Koriander und Kreuzkümmel in einer trockenen Pfanne bei mittlerer Hitze rösten, bis sie duften. Im Mörser fein zerstoßen, dann mit den übrigen Gewürzen vermischen.

2 In einer großen Schüssel 1½ TL der Gewürzmischung mit dem Salz und dem Zitronensaft verrühren. Die Zucchinischeiben hineingeben und gut durchheben. 1 Stunde marinieren.

3 Ein Dörrgerät (falls vorhanden) auf 40 °C einstellen und die Scheiben 10–12 Stunden darin trocknen, dabei nach der Hälfte der Zeit wenden.

4 Alternativ den Backofen auf niedrigste Temperatur (höchstens 50 °C) vorheizen. Die Zucchinischeiben auf mit Backpapier ausgelegten Blechen 1–2 Stunden trocknen, bis sie knusprig sind. Nach der Hälfte der Zeit wenden. Luftdicht verpacken und binnen 1 Woche verbrauchen.

SPROSSEN-MEDLEY

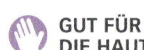 **GUT FÜR DIE HAUT** 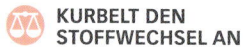 **KURBELT DEN STOFFWECHSEL AN** 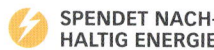 **SPENDET NACH-HALTIG ENERGIE** 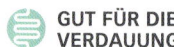 **GUT FÜR DIE VERDAUUNG**

Macht ein bisschen Arbeit, denn die verschiedenen Samen brauchen zum Keimen individuelle Betreuung, aber die Mühe lohnt sich. Am Ende ballen sich hier Enzyme und Vitalstoffe: Die Sprossen liefern Aminosäuren für die Regeneration von Haut- und Körperzellen und helfen der Verdauung. Man traut ihnen zu, auch Anzeichen vorzeitiger Alterung zu mildern.

Für 6 Personen

1 EL Alfalfa-Keimsaat
½ EL Sellerie-Keimsaat
1 EL Rotklee-Keimsaat
½ EL Radieschen-Keimsaat
4 EL grüne oder Puy-Linsen
4 EL Mungbohnen
2 EL Hirse
2 EL Weizen
2 EL Quinoa
4 EL Sonnenblumenkerne

Dressing

2 EL gehackter Zitronenthymian
3 EL Sesamöl
2 EL Orangensaft
1 EL Tamari (japanische Sojasauce)
1 TL Honig

1 Keimsaaten, Hülsenfrüchte und Körner zum Keimen getrennt in 1–1,5 l fassende Gläser mit weiter Öffnung geben, mit einem Musselintuch abdecken und das Tuch mit einem Gummiband sichern. Durch das Tuch kann das Wasser zum Wechseln abgegossen und frisches Wasser eingefüllt werden.

2 Die Gläser mit Alfalfa-, Sellerie-, Rotklee- und Radieschensamen zur Hälfte mit lauwarmem Wasser füllen und bei Zimmertemperatur ohne direktes Sonnenlicht 5 Stunden stehen lassen. Abgießen, mit frischem Wasser spülen und erneut abgießen, dann 8–12 Stunden ohne Wasser stehen lassen. Über die nächsten 6 Tage zweimal täglich spülen und abgießen. Am siebten Tag spülen und abgießen, dann 12 Stunden im hellen Tageslicht stehen lassen, um den Chlorophyllgehalt zu steigern. Die Samen sollten jetzt das achtfache Volumen haben.

3 Die Gläser mit den Linsen und Mungbohnen halb mit lauwarmem Wasser füllen und bei Zimmertemperatur über Nacht stehen lassen. Abgießen und über die nächsten 3 Tage zweimal täglich spülen und abgießen. Die Hülsenfrüchte sollten jetzt das zwei- bis dreifache Volumen haben.

4 Die Gläser mit Hirse, Weizen und Quinoa halb mit lauwarmem Wasser füllen und bei Zimmertemperatur über Nacht stehen lassen. Abgießen und über die nächsten 2 Tage zweimal täglich spülen und abgießen. Die Keime sollten nicht länger werden als das Korn selbst.

5 Das Glas mit Sonnenblumenkernen halb mit lauwarmem Wasser füllen und bei Zimmertemperatur über Nacht stehen lassen. Abgießen, dann alle 6 Stunden zweimal spülen und abgießen. Sonnenblumenkerne sind von einer zarten, hauchdünnen Haut umhüllt, die sich beim Keimen ablöst. Zum Spülen das Abdecktuch abnehmen und möglichst viele dieser Häute von der Wasseroberfläche absammeln, da sie schnell schimmeln. Nach 18 Stunden sollten die Keime 5 mm–1 cm lang sein und die Kerne knackig.

6 Alle Zutaten für das Dressing in einem kleinen Glas mischen. Die Sprossen abtropfen lassen und als drei verschiedene Medleys servieren: Alfalfa, Sellerie, Rotklee und Radieschen in einer Schüssel, Linsen und Mungbohnen in einer zweiten und Hirse, Weizen, Quinoa und Sonnenblumensprossen in einer dritten. Die Medleys jeweils mit einem Drittel des Dressings durchheben.

TOMATEN-CRACKER

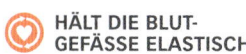 **HÄLT DIE BLUT-GEFÄSSE ELASTISCH**

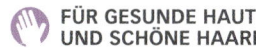 **FÜR GESUNDE HAUT UND SCHÖNE HAARE**

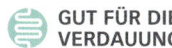 **GUT FÜR DIE VERDAUUNG**

Ein Knabberspaß, bei dem niemand ein schlechtes Gewissen haben muss. Leinsamen und Tomaten regen den Kreislauf an und halten die Blutgefäße elastisch. Und damit nicht genug: Andere Inhaltsstoffe sind gut für die Haut, wirken gegen stumpfes, trockenes Haar und spröde Nägel. Ganz wichtig: die Cracker gründlich kauen, um das gesunde Leinöl freizusetzen.

ERGIBT 50 STÜCK

250 g Leinsamen
1 TL getrockneter Oregano
65 g sonnengetrocknete Tomaten (nicht in Öl)
50 g geschrotete Leinsamen
300 g frische Tomaten
Salz und frisch gemahlener schwarzer Pfeffer

1 Von den ganzen Leinsamen 50 g abwiegen und zusammen mit dem Oregano im Mixer zu feinem Mehl verarbeiten. In eine Schüssel füllen. Die getrockneten Tomaten im Mixer hacken und ebenfalls in die Schüssel geben. Den Rest der ganzen und geschroteten Leinsamen untermengen.

2 Die frischen Tomaten in den Mixer geben und pürieren. Zusammen mit Salz und Pfeffer zu den trockenen Zutaten geben und mit einem Kochlöffel gründlich verrühren.

3 Abschmecken und bei Bedarf nachwürzen, dann die Mischung 2–3 Stunden quellen lassen, bis die Samen die Flüssigkeit teilweise aufgenommen haben. Die Mischung in drei Portionen aufteilen, sobald sie einigermaßen trocken und formbar ist.

4 Die Masse 2–4 mm dick auf eine Silikonmatte oder Backpapier ausstreichen. Auf der Oberfläche mit einem scharfen Messer kleine Dreiecke, Quadrate oder Rechtecke markieren, je nach gewünschter Form und Größe der Cracker.

5 Den Dörrapparat (falls vorhanden) auf 45 °C einstellen und die Cracker darin 6–7 Stunden trocknen, nach der Hälfte der Zeit wenden. Alternativ den Backofen auf niedrigste Temperatur (höchstens 50 °C) vorheizen. Die Crackermasse mit einer zweiten Lage Backpapier bedecken und für 2 Stunden in den Ofen schieben. Vorsichtig wenden, Backpapier oder Silikonmatte entfernen und die Cracker direkt auf dem Ofenrost 1 weitere Stunde trocknen. Herausnehmen und 6–7 Stunden abkühlen lassen, dabei nach der Hälfte der Zeit wenden, damit die Cracker vollständig austrocknen.

6 Die ausgekühlten Cracker entlang der markierten Linien auseinanderbrechen. Luftdicht verpackt aufbewahren und innerhalb von 1–2 Wochen verbrauchen.

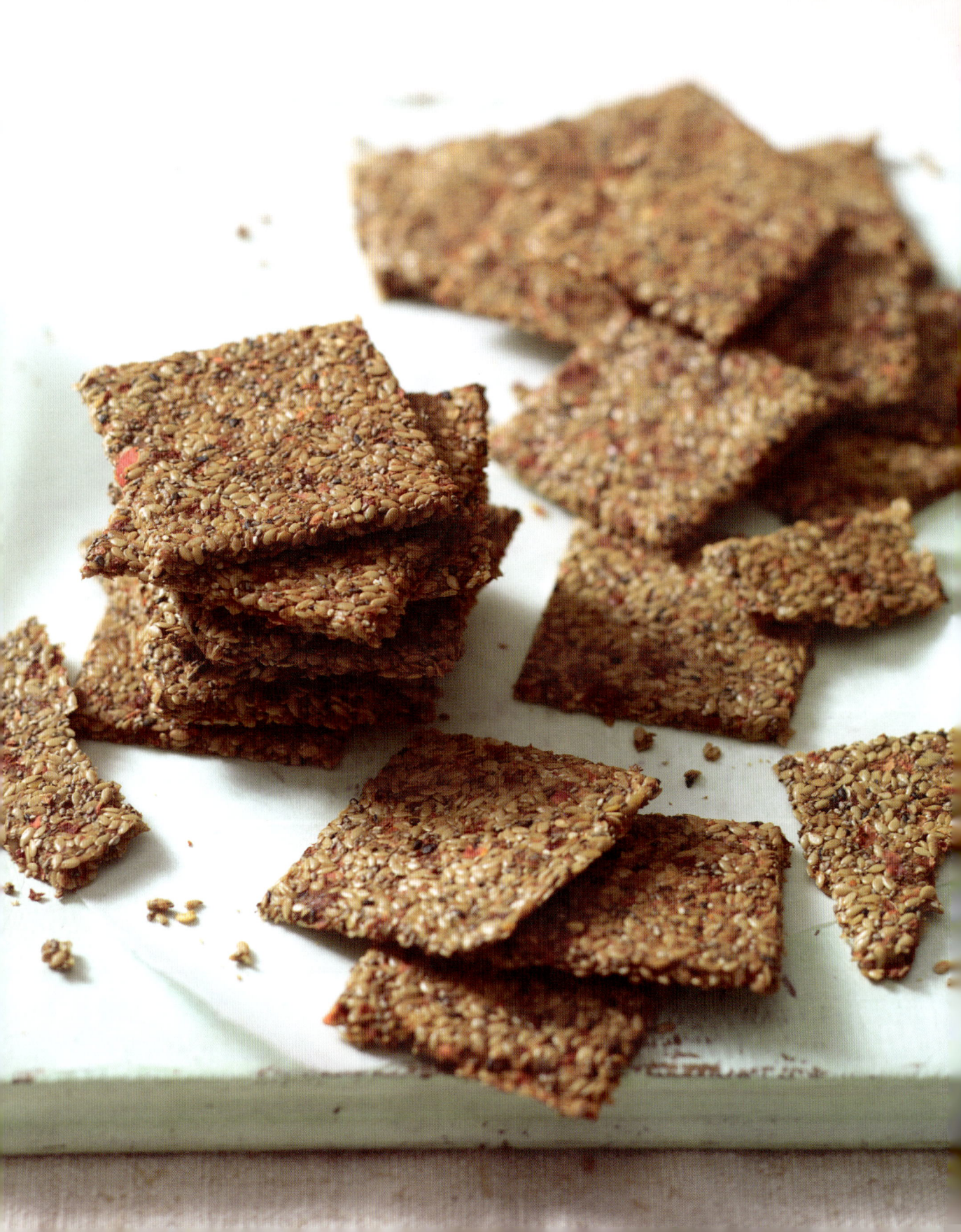

WÜRZIGE CRACKER

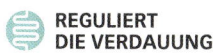 **REGULIERT DIE VERDAUUNG**   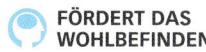 **FÖRDERT DAS WOHLBEFINDEN**

Samen stecken voller Eiweiß, das Energie liefert, und verdauungsfördernden Ballaststoffen. Hier treffen Leinsamen, Chiasamen und Sesamsamen (Zutaten der japanischen Gewürzmischung Furikake) auf Tomaten, Gewürze und aromatische Kräuter. Durch das Trocknen der Cracker bei niedriger Temperatur bleiben die gesunden Nährstoffe optimal erhalten.

ERGIBT 50 STÜCK

200 g ganze Leinsamen

50 g geschrotete Leinsamen

50 g Chiasamen

20 g Furikake (oder schwarze und helle Sesamsamen)

45 g sonnengetrocknete Tomaten (nicht in Öl) oder Tomatenmark

Salz und frisch gemahlener schwarzer Pfeffer

Chiliflocken nach Geschmack

1 TL getrocknete italienische Kräuter (Basilikum, Thymian und Knoblauchgranulat) oder eine Kräutermischung nach Geschmack

300 g frische Tomaten

1 Samen und Furikake in einer Schüssel mischen. Die getrockneten Tomaten im Mixer pürieren. Zu den Samen geben und mit Salz, Pfeffer, Chiliflocken und der Kräutermischung würzen. Gründlich vermengen und abschmecken.

2 Die frischen Tomaten im Mixer fein pürieren. Das Püree nach und nach mit einem Kochlöffel unter die trockenen Zutaten mischen.

3 Die Mischung in drei Portionen aufteilen und 2–4 mm dick auf Silikonmatten oder auf Backpapier streichen. Auf der Oberfläche mit einem scharfen Messer kleine Dreiecke, Quadrate oder Rechtecke markieren, um die Masse später in gleichmäßige Stücke brechen zu können.

4 Den Dörrapparat (falls vorhanden) auf 45 °C einstellen und die Cracker darin 6–7 Stunden trocknen, dabei nach der Hälfte der Zeit wenden. Alternativ den Backofen auf 50 °C vorheizen. Die Crackermasse mit einer zweiten Lage Backpapier bedecken und 2 Stunden auf dem Ofenrost trocknen. Vorsichtig wenden, Backpapier oder Silikonmatte entfernen und die Cracker direkt auf dem Ofenrost 1 weitere Stunde trocknen. Aus dem Ofen nehmen und vollständig abkühlen lassen.

5 Die ausgekühlten Cracker entlang der markierten Linien auseinanderbrechen. Luftdicht verpackt aufbewahren und innerhalb von 2 Wochen verbrauchen.

TIPP: Verwenden Sie für die Cracker unbedingt sonnengetrocknete Tomaten, keine getrockneten Tomaten in Öl.

Suppen

Aus den **einfachsten** Zutaten lässt sich im Handumdrehen eine **stimulierende**, **entschlackende** oder **kräftigende** Suppe kochen. Je nach Zusammenstellung können Sie sich hier aufwärmen – oder auch abkühlen und erfrischen.

MUNGBOHNENSUPPE MIT SPINAT

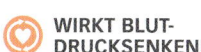 **WIRKT BLUT-
DRUCKSENKEND**

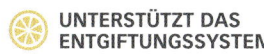 **UNTERSTÜTZT DAS
ENTGIFTUNGSSYSTEM**

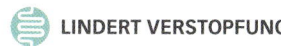 **LINDERT VERSTOPFUNG**

Bei hohem Blutdruck, Kopfschmerzen oder Verstopfung kann diese Suppe helfen. Mungbohnen enthalten reichlich Ballaststoffe und Kalium. Sie wirken entschlackend und ebenso wie der eisenhaltige Spinat entzündungshemmend. Die Bohnen sollten vor dem Kochen über Nacht einweichen oder drei Tage lang keimen.

FÜR 4 PERSONEN

200 g Mungbohnen

5 kleine Schalotten, fein gehackt

1 Stück Ingwer (etwa 2 cm), fein gehackt

2 Knoblauchzehen, fein gehackt

½ TL gemahlene Kurkuma

½ TL zerstoßene Koriandersamen

1 EL Olivenöl

1 l Gemüsebrühe oder Brühe nach Wahl (S. 323–325) oder Wasser

100 g junger Blattspinat

Saft von 1 kleinen Limette

Salz und frisch gemahlener schwarzer Pfeffer

2 EL gehackte Korianderblätter

1 Die Bohnen nach Anleitung auf der Packung einweichen oder 3 Tage keimen lassen (S. 204).

2 In einem Topf bei mittlerer Hitze 1 Schuss Wasser zum Köcheln bringen. Die Temperatur reduzieren. Schalotten, Ingwer, Knoblauch, Kurkuma und Koriandersamen hineingeben und unter gelegentlichem Rühren bei schwacher Hitze dünsten. In der Zwischenzeit die Bohnen abgießen und abspülen.

3 Sobald die Schalotten glasig sind, noch 1 Schuss Wasser, das Olivenöl und die Bohnen in den Topf geben. Die Brühe angießen, die Temperatur erhöhen und die Suppe zum Köcheln bringen. 20–25 Minuten köcheln lassen, wenn Bohnensprossen verwendet werden. Eingeweichte Bohnen brauchen 30–40 Minuten. Den Spinat in den Topf geben und den Limettensaft unterrühren.

4 Die Suppe ganz nach Wunsch mit dem Pürierstab oder im Mixer pürieren oder unpüriert servieren. Kurz vor dem Servieren mit Salz und Pfeffer abschmecken (Hülsenfrüchte immer erst am Ende des Kochvorgangs salzen, sonst werden sie nicht weich), dann auf tiefe Teller verteilen und mit den gehackten Korianderblättern garnieren.

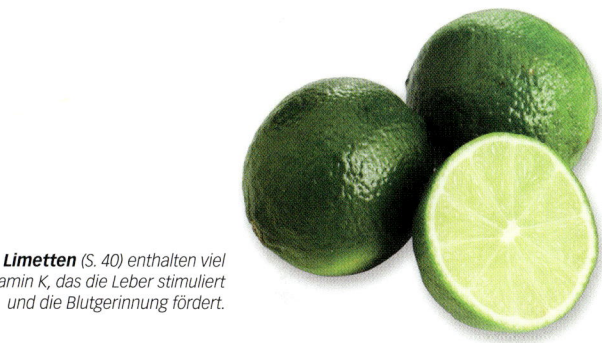

Limetten (S. 40) enthalten viel Vitamin K, das die Leber stimuliert und die Blutgerinnung fördert.

FRISCHE TOMATENSUPPE

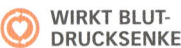 **WIRKT BLUT-DRUCKSENKEND** 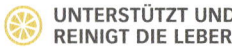 **UNTERSTÜTZT UND REINIGT DIE LEBER** 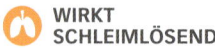 **WIRKT SCHLEIMLÖSEND** 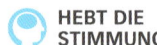 **HEBT DIE STIMMUNG**

Tomaten bestehen zu über 90 Prozent aus Wasser, aber der Rest hat es in sich: Antioxidantien reinigen Leber und Blut, wirken kühlend und feuchtigkeitsspendend. Sie helfen bei geröteten Augen und Kopfschmerzen in Verbindung mit hohem Blutdruck. Der Basilikumsaft in diesem Rezept fördert die Verdauung, wirkt schleimlösend und kann sogar die Stimmung aufhellen.

FÜR 4 PERSONEN

8 große reife Tomaten

3 Stängel frisches Basilikum

8 Stangen Sellerie

1 rote Chilischote, von den Samen befreit und fein gehackt

2 kleine Knoblauchzehen, grob gehackt

2 EL natives Olivenöl extra

Salz und frisch gemahlener schwarzer Pfeffer

1 Die Tomaten mit einem scharfen Messer auf der Oberseite kreuzförmig einritzen und in einer Schüssel mit kochendem Wasser übergießen. Nach etwa 30 Sekunden mit einem Schaumlöffel herausheben. Die Tomaten häuten, vierteln und die Samen entfernen. Das Fruchtfleisch würfeln und in den Mixer geben.

2 Von den Basilikumstängeln die Blätter abzupfen und für die Dekoration zur Seite legen. Die Stängel und die Selleriestangen im Entsafter entsaften. Den Saft zusammen mit der Chilischote und dem Knoblauch in den Mixer geben.

3 Die Zutaten glatt pürieren. Das Olivenöl hinzugeben, die Suppe mit Salz und Pfeffer abschmecken und erneut durchmixen. Die Suppe auf tiefe Teller verteilen, mit Basilikum garnieren (große Blätter grob mit den Fingern zerzupfen) und gekühlt oder lauwarm servieren.

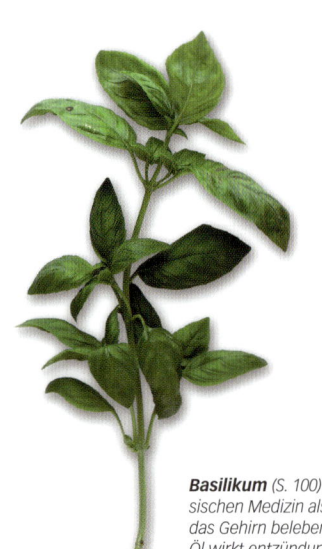

Basilikum (S. 100) gilt in der Traditionellen Chinesischen Medizin als »die Lebensgeister weckend, das Gehirn belebend«. Das enthaltene ätherische Öl wirkt entzündungshemmend.

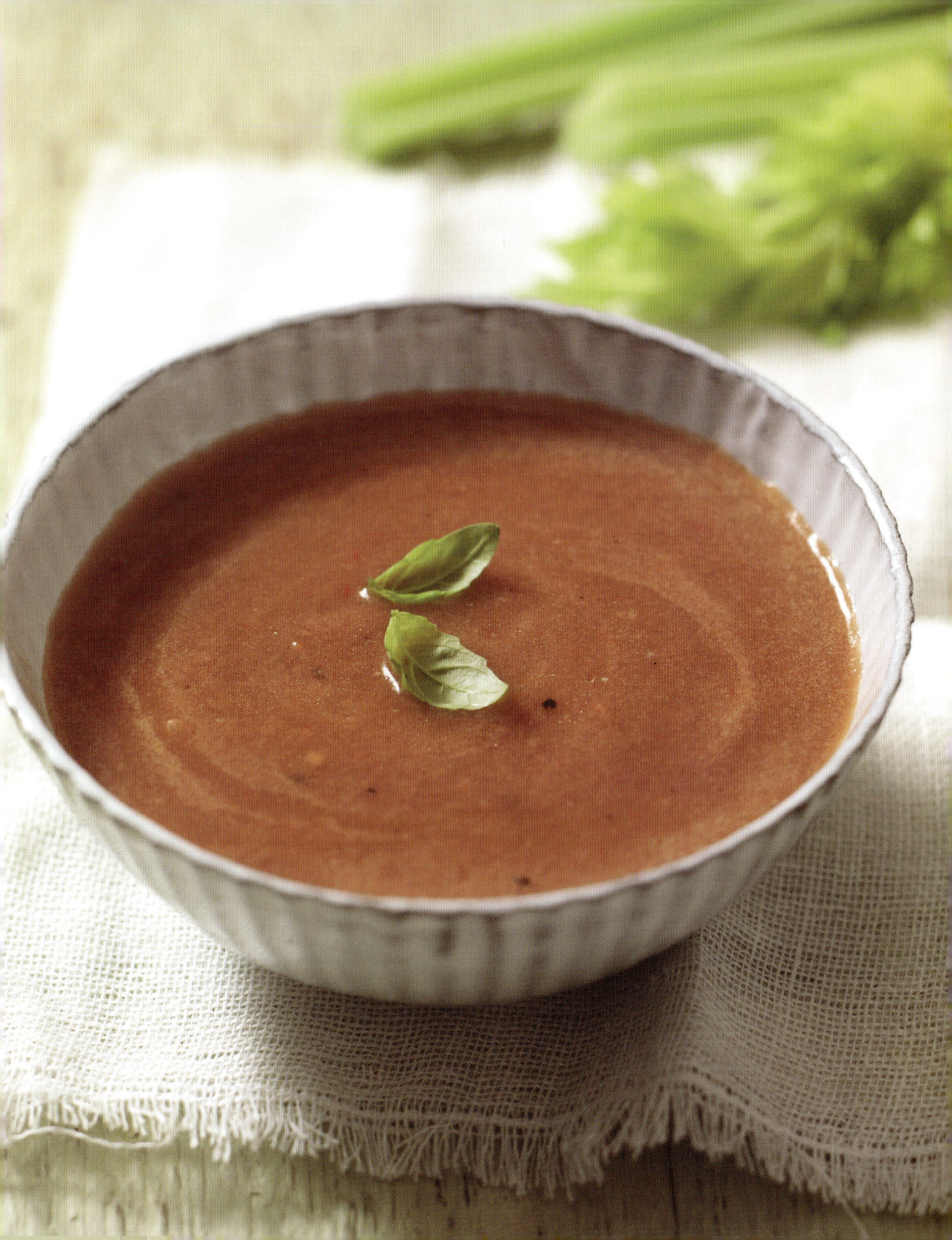

LINSENSUPPE MIT KURKUMA

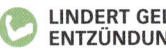 **LINDERT GELENK-ENTZÜNDUNGEN** 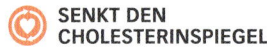 **SENKT DEN CHOLESTERINSPIEGEL** 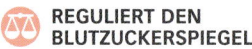 **REGULIERT DEN BLUTZUCKERSPIEGEL** 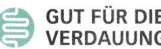 **GUT FÜR DIE VERDAUUNG**

Diese Suppe enthält entzündungshemmende Substanzen, die helfen, Schwellungen und Schmerzen bei Rheuma und Arthritis zu lindern. Linsen können das LDL-Cholesterin im Blut reduzieren und den Blutzuckerspiegel regulieren. Kurkuma gilt als verdauungsfördernd.

FÜR 4 PERSONEN

250 g Puy-Linsen
2 EL Sesamöl
4 Schalotten, fein gehackt
Salz
je 1 Stück Ingwer und Gelbwurz, geschält und in Scheiben geschnitten
1 Chilischote, fein gehackt
2 TL Kreuzkümmel, zerstoßen
½ TL Koriandersamen, zerstoßen
½ TL gemahlene Kurkuma
2 Knoblauchzehen, zerdrückt
750 ml Gemüsebrühe
4 EL gehackte Korianderblätter

1 Es geht zwar auch ohne, aber es empfiehlt sich, die Linsen vor dem Kochen mindestens 2 Stunden einzuweichen, da sie so besser verdaulich sind. Nach dem Einweichen gründlich abspülen.

2 Das Sesamöl in einem großen Topf bei mittlerer Temperatur erhitzen. Die Schalotten mit 3 EL Wasser und 1 Prise Salz hineingeben und glasig andünsten. Ingwer und Gelbwurz, dann Chili, Kreuzkümmel, Koriander, Kurkuma und Knoblauch unterrühren.

3 Die Linsen dazugeben und 1–2 Minuten rühren, damit sie den Geschmack der Gewürze und Schalotten annehmen, dann die Brühe in den Topf gießen und zum Kochen bringen. Die Temperatur reduzieren und die Suppe 20 Minuten köcheln lassen. Mit dem gehackten Koriander bestreut servieren. Dazu passt Indisches Fladenbrot mit Süßkartoffel und Koriander (S. 327).

BRUNNENKRESSE-SUPPE MIT LEINSAMEN

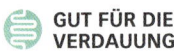 **GUT FÜR DIE VERDAUUNG** 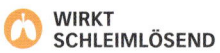 **WIRKT SCHLEIMLÖSEND** 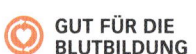 **GUT FÜR DIE BLUTBILDUNG** 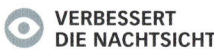 **VERBESSERT DIE NACHTSICHT**

Brunnenkresse ist eine wunderbare Verdauungshilfe. Roh oder gegart wirkt das Kraut außerdem befeuchtend auf die Atemwege und hilft so gegen einen rauen Hals und Infektionen. Regelmäßig genossen, kann diese Suppe zudem den Eisenspiegel erhöhen, die Nachtsicht verbessern, die Leber unterstützen und das Hautbild klären.

FÜR 4 PERSONEN

1 Stange Lauch, fein gehackt
2 kleine Zucchini, gewürfelt
1 Knoblauchzehe, gehackt
Salz und schwarzer Pfeffer
150 g Brunnenkresse
3 gestrichene EL Leinsamen und 1 TL Koriandersamen, in der Mühle oder im Mixer fein gemahlen
2 EL natives Olivenöl extra
4 EL Naturjoghurt (nach Belieben)

1 Lauch und Zucchini in einen mittelgroßen Topf geben, genügend Wasser dazugießen, um den Boden zu bedecken. Das Gemüse 5–10 Minuten bei schwacher Hitze dünsten. Gelegentlich umrühren und mehr Wasser zugießen, wenn etwas anzusetzen droht.

2 Sobald das Gemüse gar ist, Knoblauch und Salz unterrühren. Die Mischung mit 500 ml heißem, aber nicht mehr kochendem Wasser im Mixer pürieren.

3 Die Brunnenkresse, 1 EL Leinsamen-Koriander-Pulver und das Olivenöl hinzugeben und glatt pürieren. Mit Salz und Pfeffer abschmecken, dann auf tiefe Teller verteilen, nach Wunsch mit einem Klecks Joghurt garnieren. Mit dem restlichen Gewürzpulver bestreuen und servieren.

MÖHREN-KOKOS-SUPPE

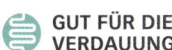 **GUT FÜR DIE VERDAUUNG** 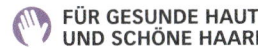 **FÜR GESUNDE HAUT UND SCHÖNE HAARE** 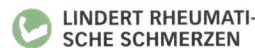 **LINDERT RHEUMATISCHE SCHMERZEN** 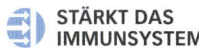 **STÄRKT DAS IMMUNSYSTEM**

Mit den vereinten Kräften von Möhre und Kokosnuss unterstützt diese Suppe die Verdauung und lindert Entzündungen. Möhren gelten traditionell als Mittel gegen Akne und Rheuma, während Kokosnüsse einen gesunden Teint und glänzendes Haar fördern und das Immunsystem stärken. Man traut dieser Suppe sogar einen Anti-Aging-Effekt zu.

FÜR 4 PERSONEN

1 EL Kokosöl
3 Schalotten, gehackt
250 g Möhren, gehackt
2 Knoblauchzehen, zerdrückt
900 ml Kokosnusswasser
abgeriebene Schale und Saft von ½ Bio-Limette
Salz und schwarzer Pfeffer
4 TL Kokosmilch
Korianderblätter zum Garnieren

1 Das Kokosöl in einem Topf bei mittlerer Temperatur erhitzen, die Schalotten darin anschwitzen. 3 EL Wasser und die Möhren dazugeben und 2–3 Minuten dünsten. Den Knoblauch unterrühren und alles 15 Minuten garen, bis die Möhren weich sind. Bei Bedarf mehr Wasser zugießen.

2 Den Inhalt des Topfs mit 500 ml Kokosnusswasser in den Mixer geben und pürieren. Die Suppe wieder in den Topf gießen und mit weiterem Kokosnusswasser auf die gewünschte Konsistenz verdünnen. Die Suppe sanft durchwärmen (sie muss nicht kochen). Limettenschale und -saft unterrühren, mit Salz und Pfeffer abschmecken und die Suppe auf tiefe Teller verteilen. Jede Portion mit 1 TL Kokosmilch und gehackten Korianderblättern garnieren.

ROTE-BETE-SUPPE

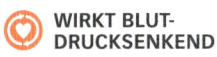 **WIRKT BLUTDRUCKSENKEND** 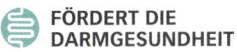 **FÖRDERT DIE DARMGESUNDHEIT** 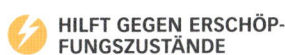 **HILFT GEGEN ERSCHÖPFUNGSZUSTÄNDE** 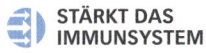 **STÄRKT DAS IMMUNSYSTEM**

Die an Antioxidantien reiche Rote Bete gilt in Osteuropa als Rekonvaleszenzspeise, um Erschöpfungszustände zu lindern, die Verdauung zu verbessern und die Abwehrkräfte zu stärken. Zitronenthymian wirkt antibakteriell und bekämpft hartnäckige Infektionen. Diese für den Blutdruck sehr gesunde Suppe verbessert zudem die Durchblutung und löst Verstopfung.

FÜR 4–6 PERSONEN

3 EL Olivenöl
1 mittelgroße Zwiebel, fein gehackt
Salz und schwarzer Pfeffer
1 Stange Lauch, in Streifen geschnitten
3 mittelgroße Rote-Bete-Knollen, geschält und geraspelt
1 große Möhre, geraspelt
2 Knoblauchzehen, zerdrückt
1 l heiße Gemüsebrühe
2–3 TL gehackter Zitronenthymian
2 EL Naturjoghurt

1 Das Olivenöl in einem großen Topf bei mittlerer Temperatur erhitzen, die Zwiebel mit etwas Salz hineingeben und glasig anschwitzen. Den Lauch hinzufügen und ebenfalls anschwitzen, dann das restliche Gemüse und den Knoblauch unterrühren und 2–3 Minuten mitgaren.

2 Die Brühe in den Topf gießen und die Suppe etwa 20 Minuten köcheln lassen, bis das Gemüse weich ist. 5 Minuten vor Ende der Garzeit den Thymian unterrühren und die Suppe mit Salz und Pfeffer abschmecken. Auf tiefe Teller verteilen und jede Portion vor dem Servieren mit einem Klecks Joghurt garnieren.

BÄRLAUCHSUPPE

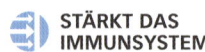 **STÄRKT DAS IMMUNSYSTEM** 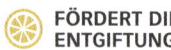 **FÖRDERT DIE ENTGIFTUNG** 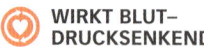 **WIRKT BLUT– DRUCKSENKEND**

Süßkartoffel, Weizengras und Bärlauch wirken entzündungshemmend und blutreinigend, deshalb empfiehlt sich diese Suppe bei Erkältungen und zur Stärkung der Abwehrkräfte nach einer Erkrankung. Bärlauch gibt es nur im Frühjahr – am besten, Sie frieren einen Vorrat ein, dann können Sie die Suppe jederzeit zubereiten. Als Ersatz kommen Rauke oder Spinat infrage.

FÜR 4 PERSONEN

1 EL Sonnenblumenöl

4 mittelgroße Schalotten, gehackt

1 mittelgroße Süßkartoffel (etwa 400 g), geschält und gewürfelt

700 ml Gemüsebrühe

1 EL Weizengrassaft oder 1 TL Weizengraspulver (nach Belieben)

4 EL Crème fraîche oder Naturjoghurt (nach Belieben)

200 g Bärlauchblätter, grob gehackt

Salz und frisch gemahlener schwarzer Pfeffer

1 Das Sonnenblumenöl in einem Topf bei mittlerer Temperatur erhitzen, die Schalotten mit etwas Wasser hineingeben und glasig andünsten. Die Süßkartoffel hinzufügen und 5 Minuten mitdünsten. Die Gemüsebrühe in den Topf gießen, zum Kochen bringen und etwa 15 Minuten köcheln lassen, bis die Süßkartoffel gar ist.

2 In der Zwischenzeit Weizengrassaft oder -pulver (falls verwendet) in einer Schüssel mit der Crème fraîche oder dem Joghurt verrühren.

3 Den Topf vom Herd nehmen, den Inhalt in den Mixer geben und glatt pürieren. Die Bärlauchblätter hinzugeben und erneut durchmixen. Die Suppe mit Salz und Pfeffer abschmecken und auf tiefe Teller verteilen. Nach Belieben jede Portion mit etwas Crème fraîche oder Joghurt garnieren und servieren.

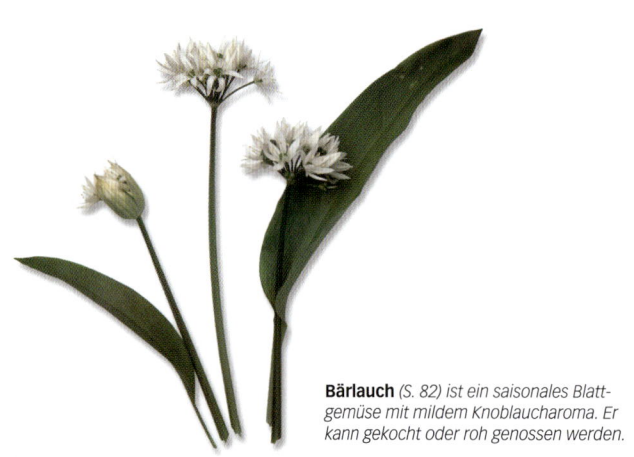

Bärlauch *(S. 82) ist ein saisonales Blattgemüse mit mildem Knoblaucharoma. Er kann gekocht oder roh genossen werden.*

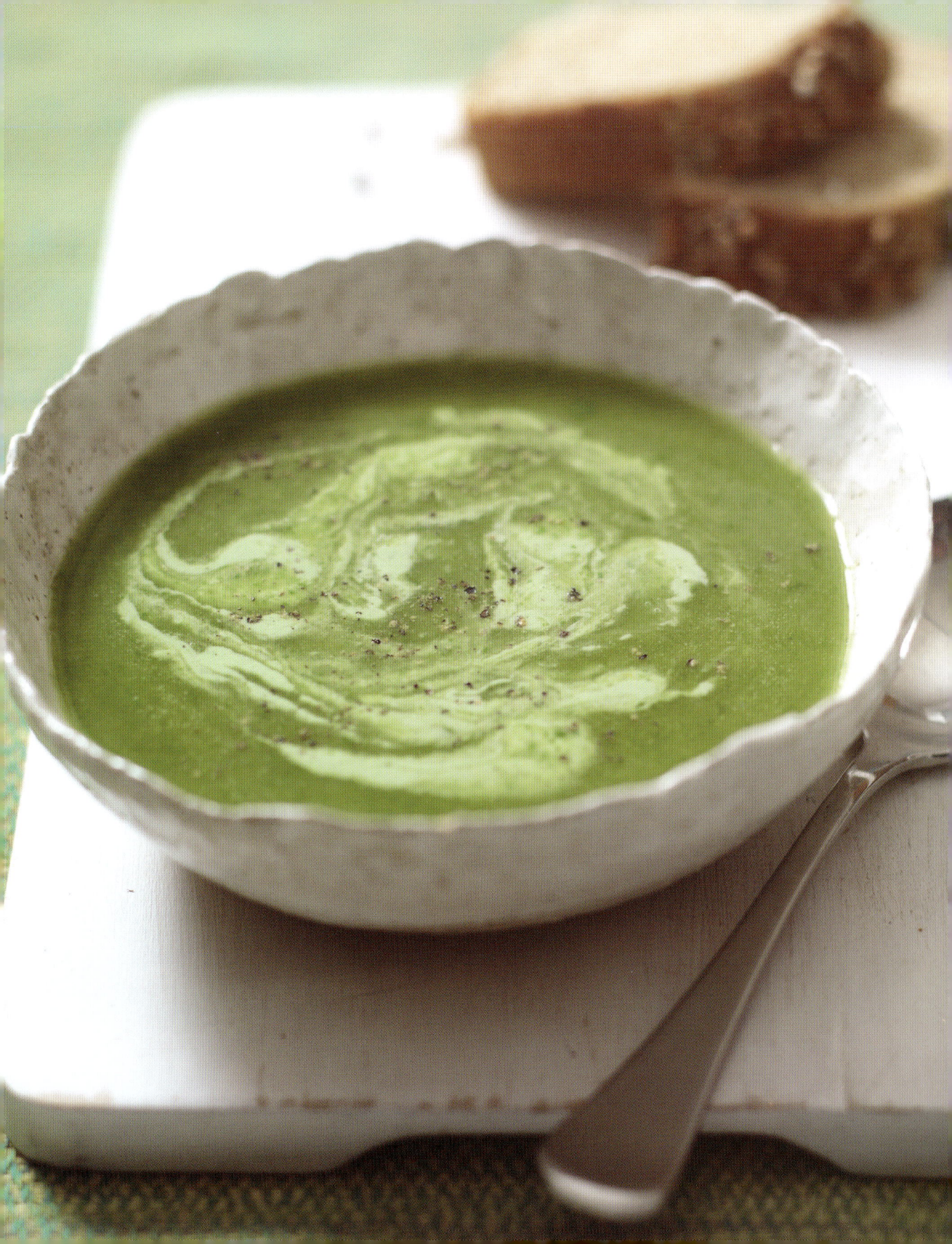

SÜSSKARTOFFEL-SELLERIE-SUPPE

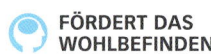 **FÖRDERT DAS WOHLBEFINDEN** 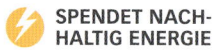 **SPENDET NACH-HALTIG ENERGIE** 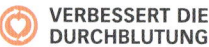 **VERBESSERT DIE DURCHBLUTUNG** 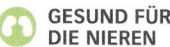 **GESUND FÜR DIE NIEREN**

Hauptzutaten dieser gesunden und aromatischen Suppe sind Wurzelgemüse und Gewürze, die Energie spenden, den Kreislauf stärken und die Darmtätigkeit anregen. Außerdem unterstützen sie die Nieren und fördern die Urinausscheidung. Kurkuma ist zudem gut für Muskeln und Gelenke und wirkt entzündungshemmend.

FÜR 6 PERSONEN

1 EL Ghee oder geklärte Butter

1 Zwiebel, fein gehackt

1 Knoblauchzehe, gehackt

1 TL Koriandersamen, zerstoßen

½ TL gemahlene Kurkuma

½ TL Chiliflocken

2 Süßkartoffeln (zusammen etwa 250 g), geschält und gewürfelt

1 Knollensellerie (etwa 400 g), geschält und gewürfelt

1,2 l Gemüsebrühe

Salz und frisch gemahlener schwarzer Pfeffer

6 EL Naturjoghurt

2 EL Kürbiskernöl

1 kleine Handvoll Korianderblätter, gehackt

1 In einem großen Topf Ghee oder geklärte Butter bei mittlerer Hitze zerlassen, die Zwiebel mit etwas Wasser darin glasig andünsten. Knoblauch, Koriander, Kurkuma und Chiliflocken unterrühren. Süßkartoffeln und Sellerie hinzufügen und zugedeckt bei milder Hitze 5 Minuten mitdünsten. Darauf achten, dass sie nicht anbräunen. Die Brühe in den Topf gießen, zum Kochen bringen und die Suppe 30 Minuten bei schwacher Hitze köcheln lassen, bis das Gemüse gar ist.

2 Den Topf vom Herd nehmen, die Suppe leicht abkühlen lassen, mit Salz und Pfeffer abschmecken und mit dem Pürierstab oder im Mixer pürieren.

3 Die Suppe in tiefe Teller schöpfen, jede Portion mit etwas Joghurt garnieren, mit Kürbiskernöl beträufeln und mit Koriander bestreut servieren.

WACHTELSUPPE

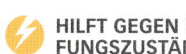 **HILFT GEGEN ERSCHÖP-FUNGSZUSTÄNDE**

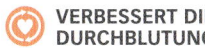 **VERBESSERT DIE DURCHBLUTUNG**

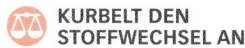 **KURBELT DEN STOFFWECHSEL AN**

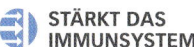 **STÄRKT DAS IMMUNSYSTEM**

Wärmt Sie auf, wenn es draußen kalt ist: eine heiße Suppe mit Wachtelfleisch, Shiitakepilzen, Gojibeeren und Astragaluswurzel spendet Energie und fördert die Durchblutung. Außerdem profitieren Lunge, Milz und Nieren, die Widerstandskraft gegen Infektionen wird gestärkt, Schweißproduktion und Wassereinlagerungen verringert.

FÜR 4–6 PERSONEN

2 Wachteln

10 g getrocknete Astragaluswurzel oder Astragaluspulver

6 Schalotten, ungeschält

3 Knoblauchzehen, ungeschält

1 große Möhre, in Scheiben geschnitten

10 schwarze Pfefferkörner

15 g getrocknete Gojibeeren

200 g Shiitakepilze, in Scheiben geschnitten

1 großes Stück Wakame- oder Nori-Seetang, klein geschnitten

1 EL Misopaste

50 g Buchweizennudeln

1 großer Stängel glatte Petersilie, Blätter fein gehackt

1 Die Wachteln mit Astragaluswurzel, Schalotten, Knoblauch, Möhre und Pfeffer in einen großen Topf legen, mit Wasser bedecken und zum Kochen bringen. Die Temperatur reduzieren, den Deckel halb auflegen und die Suppe 1½ Stunden bei sehr schwacher Hitze köcheln lassen.

2 Den Topf vom Herd nehmen, die Wachteln herausheben und zur Seite stellen. Die Suppe durch ein Sieb abgießen und die Flüssigkeit auffangen. Astragaluswurzel und Möhrenscheiben wegwerfen und den Rest der Zutaten aufbewahren. Die Brühe abmessen und wieder in den Topf geben.

3 Die leicht abgekühlten Wachteln auslösen, das Fleisch mit zwei Gabeln zerkleinern und in die Brühe geben. Bei Wildvögeln auf Schrotkugeln achten und diese beim Zerkleinern entfernen. Knoblauchzehen und Schalotten aus ihren Schalen in die Suppe drücken.

4 Die Suppe bei Bedarf mit Wasser auf 1 l auffüllen. Wieder aufkochen, die Gojibeeren hineingeben und die Temperatur reduzieren, sodass die Suppe nur noch köchelt.

5 Zunächst die Shiitakepilze, dann den Seetang und die Misopaste einrühren. Alles 10 Minuten köcheln lassen, zum Schluss die Nudeln in die Suppe geben und 5–7 Minuten mitgaren.

6 Die Suppe in tiefe Teller schöpfen, mit Petersilie garnieren. Dazu schmeckt eine Scheibe Roggenbrot.

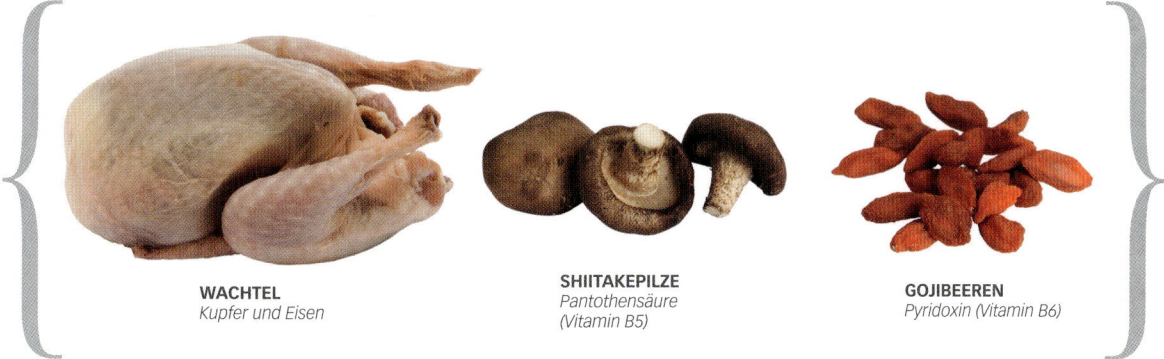

WACHTEL
Kupfer und Eisen

SHIITAKEPILZE
Pantothensäure (Vitamin B5)

GOJIBEEREN
Pyridoxin (Vitamin B6)

MEHR ENERGIE
Diese drei Nahrungsmittel stimulieren mit ihren spezifischen Inhaltsstoffen den Energiehaushalt des Körpers.

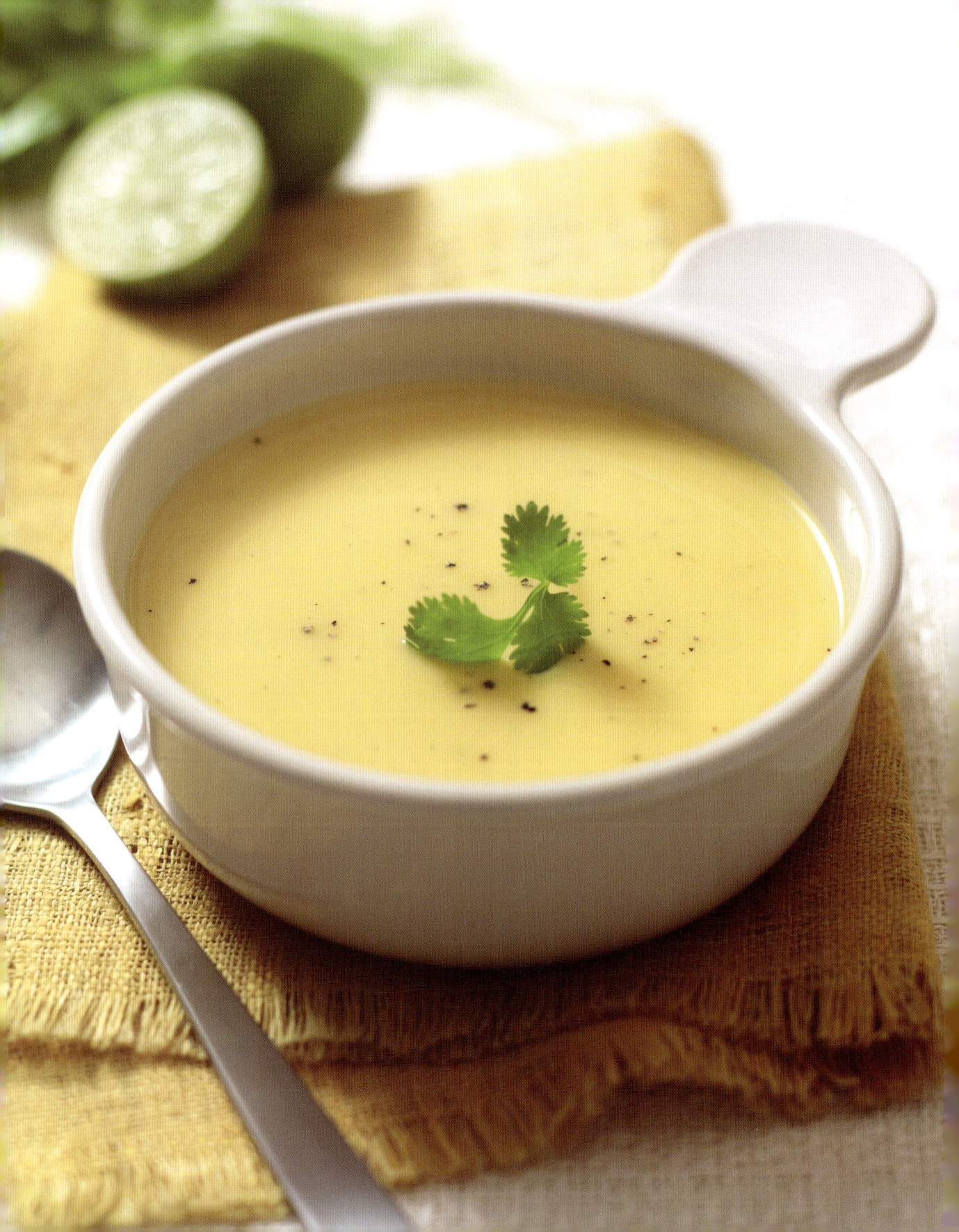

KÜRBISSUPPE

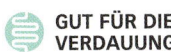 **GUT FÜR DIE VERDAUUNG**

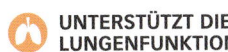 **UNTERSTÜTZT DIE LUNGENFUNKTION**

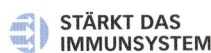 **STÄRKT DAS IMMUNSYSTEM**

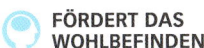 **FÖRDERT DAS WOHLBEFINDEN**

Kürbis ist gut bekömmlich und empfiehlt sich daher bei Allergien und Unverträglichkeiten. Er liefert Beta-Carotin, wichtig für Lunge, Bauchspeicheldrüse und Milz. Der gesamte Verdauungsapparat profitiert von den enthaltenen Ballaststoffen. Knoblauch, Zwiebeln und Gewürze in der Suppe stimulieren die Immunabwehr, Zitronengras und Kokosmilch wirken stimmungsaufhellend.

FÜR 6 PERSONEN

2 EL Olivenöl

3 kleine Zwiebeln, fein gehackt

1 kg Butternusskürbis, von den Samen befreit und gewürfelt

1,5 l Gemüsebrühe

4 Kaffirlimettenblätter

1 Stängel Zitronengras

2 Knoblauchzehen

200 ml Kokosmilch

abgeriebene Schale und Saft von 1 Bio-Limette

Salz und frisch gemahlener schwarzer Pfeffer

Korianderblätter zum Garnieren

1 Limette, in 6 Spalten geschnitten, jede Spalte quer eingeschnitten, zum Servieren

1 Das Olivenöl in einem großen Topf erhitzen, die Zwiebeln darin 2–3 Minuten bei schwacher Hitze glasig anschwitzen. Den Kürbis hinzufügen und unter gelegentlichem Rühren bei mittlerer Hitze garen, bis die Ränder weich werden. Brühe, Kaffirlimettenblätter, Zitronengras und Knoblauch in den Topf geben. Aufkochen, die Temperatur reduzieren und die Suppe 30 Minuten köcheln lassen, bis die Kürbisstücke gar, aber noch bissfest sind.

2 Die Limettenblätter und das Zitronengras entfernen und wegwerfen. Kokosmilch in die Suppe gießen und wieder zum Kochen bringen. Vom Herd nehmen, Limettenschale hineingeben und mit Salz und Pfeffer abschmecken. Die Suppe im Mixer glatt pürieren. Mit Limettensaft abschmecken, in tiefe Teller füllen und mit Koriandergrün garnieren. Kurz vor dem Servieren auf den Rand jedes Tellers eine Limettenspalte stecken, damit jeder seine Suppe selbst mit dem Saft beträufeln kann.

TIPP: Butternuss- und Hokkaidokürbisse nicht schälen, damit möglichst viele Ballaststoffe erhalten bleiben. Die Schale wird beim Kochen weich.

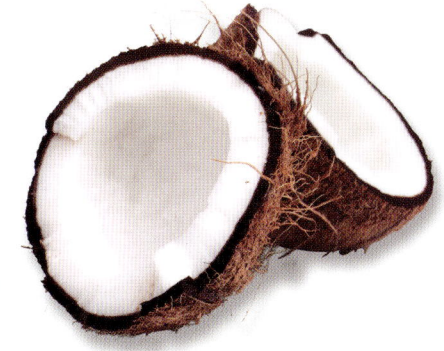

Kokosmilch (S. 49) ist reich an Antioxidantien, wie Beta-Carotin, und gesunden Ballaststoffen.

ADZUKIBOHNENSUPPE

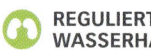 **REGULIERT DEN WASSERHAUSHALT**

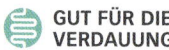 **GUT FÜR DIE VERDAUUNG**

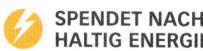 **SPENDET NACH-HALTIG ENERGIE**

Tangerinenschale soll der Verdauung helfen und ergänzt so die Adzukibohnen, die ebenfalls die Darmtätigkeit unterstützen, Giftstoffe ausschwemmen und vor allem während der Menstruation der Einlagerung von Wasser entgegenwirken. Diese Suppe wird nicht püriert – Sie entscheiden, wie klein Sie das Gemüse schneiden wollen.

FÜR 4–6 PERSONEN

1 Bio-Tangerine oder Orange
115 g Adzukibohnen
2 EL Olivenöl
4 Schalotten, fein gehackt
1 mittelgroße Stange Lauch, gehackt
2 Möhren, klein gewürfelt
2 Knoblauchzehen, zerdrückt
2 Stangen Sellerie, klein gewürfelt
4 mittelgroße Tomaten, enthäutet und fein gehackt
1 TL Tomatenmark
750–900 ml Hühner- oder Gemüsebrühe
2 Lorbeerblätter
2 Zucchini, klein gewürfelt
2 EL fein gehackte Petersilie
Salz und frisch gemahlener schwarzer Pfeffer
2 EL fein gehacktes Basilikum

1 Den Backofen auf 110 °C vorheizen. Tangerine oder Orange mit dem Sparschäler schälen und die Schale auf ein Backblech legen. 1 Stunde im Ofen trocknen. Die Schale im Mörser zu Pulver zerstoßen oder ganz lassen und vor dem Servieren aus der Suppe nehmen.

2 Die Adzukibohnen nach Anleitung auf der Packung einweichen, dann abgießen. Die Bohnen in einem Topf mit reichlich frischem Wasser bedecken, zum Kochen bringen, 15 Minuten köcheln lassen, dann in ein Sieb abgießen.

3 In der Zwischenzeit das Olivenöl in einem großen Topf erhitzen und die Schalotten bei niedriger Temperatur darin glasig anschwitzen. Lauch, Möhren und Knoblauch unterrühren und 2–3 Minuten mitgaren. Den Sellerie dazugeben, weich werden lassen, dann Tomaten und Tomatenmark unterrühren. Nach 5–10 Minuten die abgetropften Bohnen hinzufügen.

4 Die Brühe in den Topf gießen, Lorbeerblätter und Zitrusschale hinzugeben und alles wieder zum Kochen bringen. Die Temperatur reduzieren und die Suppe 30 Minuten köcheln lassen, dann Zucchini und Petersilie unterrühren. Weitere 10 Minuten köcheln lassen, dann die Lorbeerblätter und, falls nötig, die Zitrusschale herausnehmen und wegwerfen. Die Suppe mit Salz und Pfeffer abschmecken, in Schalen füllen und mit Basilikum bestreut servieren. Dazu passt Roggenbrot.

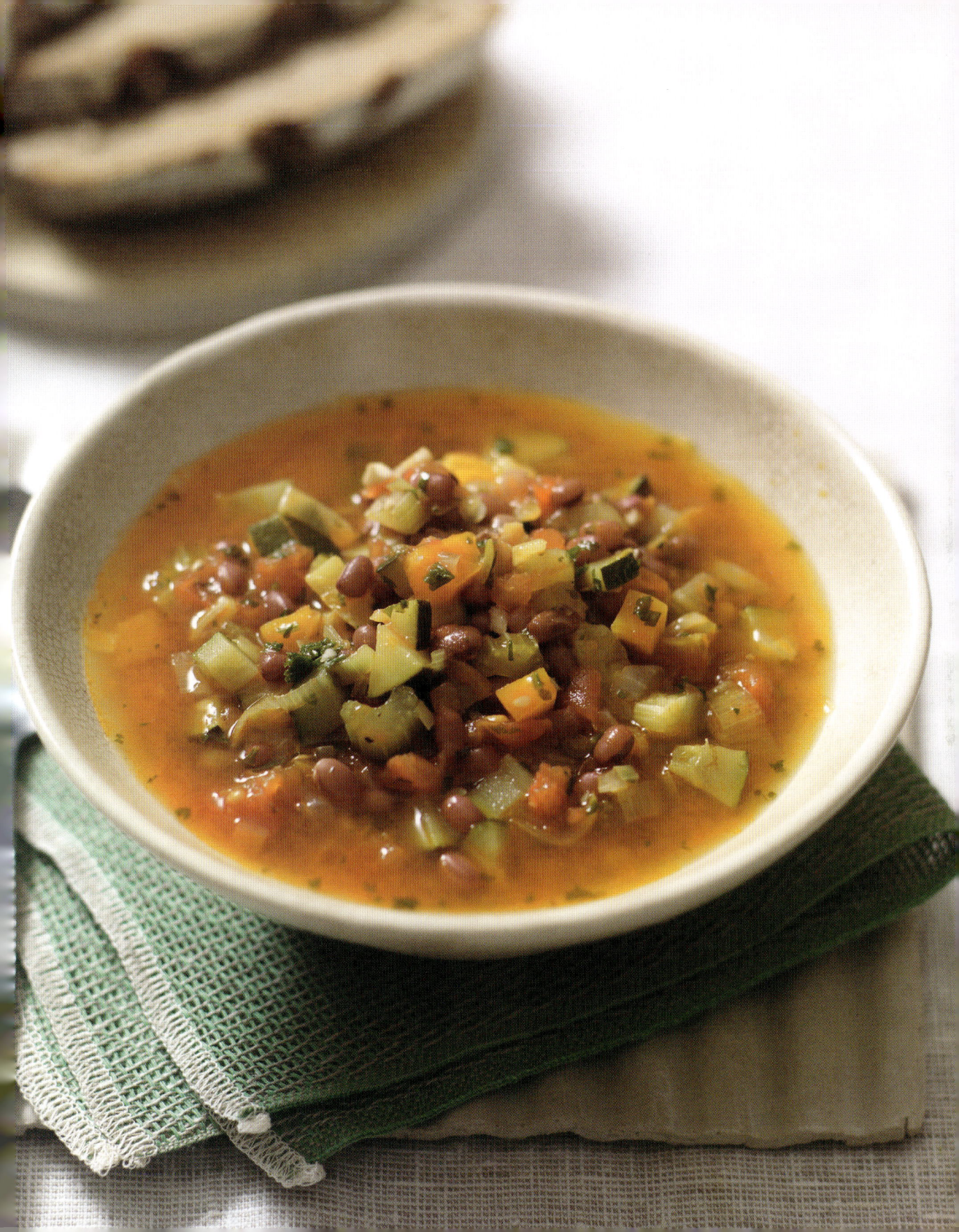

Leichte Mahlzeiten und Salate

Leicht ist nicht gleichbedeutend mit substanzlos. Genießen Sie die Verbindung von **frischen** Zutaten mit **gesunden** Kräutern und **aromatischen** Gewürzen, um den Körper mit allem zu versorgen, was er **benötigt**.

GRÜNKOHLSALAT MIT AVOCADODRESSING

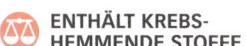 **ENTHÄLT KREBS-HEMMENDE STOFFE**

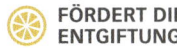 **FÖRDERT DIE ENTGIFTUNG**

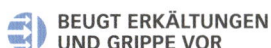 **BEUGT ERKÄLTUNGEN UND GRIPPE VOR**

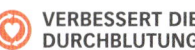 **VERBESSERT DIE DURCHBLUTUNG**

Grünkohl ist reich an antioxidativen und entzündungshemmenden Substanzen, sogar eine vorbeugende Wirkung gegen Krebs wird ihm nachgesagt. Dazu enthält er Schwefel, der bei der Entgiftung des Körpers hilft, und obendrein kann er das ungesunde LDL-Cholesterin reduzieren. Das Dressing macht die Kohlblätter weich; große, harte Blätter zunächst 5 Minuten dämpfen.

FÜR 2 PERSONEN

500 g zarte Grünkohlblätter, Strünke entfernt

Saft von 1 Zitrone

2 TL Koriandersamen

¼ kleine Bio-Zitrone (mit Schale)

2 Avocados, geschält und entsteint

2 EL Olivenöl

Salz und frisch gemahlener schwarzer Pfeffer

1 rote Chilischote, von den Samen befreit und fein gehackt

4 Knoblauchzehen, fein gehackt

1 Die Kohlblätter in eine große Schüssel geben und mit Zitronensaft beträufeln. Mit den Händen gründlich im Saft wenden. 30 Minuten stehen lassen, damit die Blätter weich werden.

2 Für das Dressing Koriandersamen und Zitrone im Mixer kurz zerkleinern. Avocados, Olivenöl, Salz und Pfeffer hinzugeben und alles fein pürieren.

3 Blätter und Dressing in eine große Schüssel füllen, Chilischote und Knoblauch hinzugeben und gründlich durchheben. 15–30 Minuten marinieren, damit sich die Aromen entfalten und die Nährstoffe aufgeschlossen werden. Servieren.

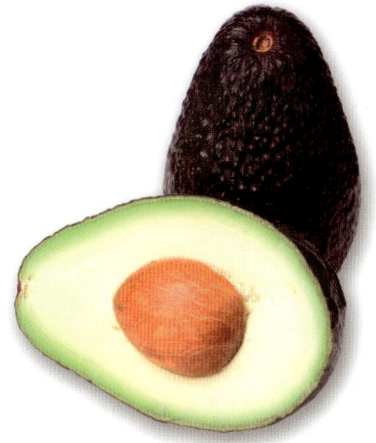

Avocados (S. 50) enthalten einfach ungesättigte Fettsäuren, die blutdrucksenkend wirken und die Gelenke schmieren.

CHICORÉESALAT MIT WACHTELEIERN

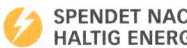 **SPENDET NACH-HALTIG ENERGIE**

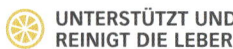 **UNTERSTÜTZT UND REINIGT DIE LEBER**

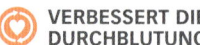 **VERBESSERT DIE DURCHBLUTUNG**

Die im Fernen Osten auch »tierischer Ginseng« genannten Wachteleier haben ein leicht süßes Aroma und enthalten viele wertvolle Nährstoffe. Sie wirken anregend auf den Kreislauf und stärken Muskeln und Knochen. Hier werden die Eier mit bitteren Chicoréeblättern kombiniert, die als Stimulans und Tonikum für die Leber gelten.

FÜR 4 PERSONEN

12 Wachteleier

150 g gemischter Blattsalat

1 mittelgroße Avocado, geschält und in Scheiben geschnitten

2 mittelgroße Köpfe Chicorée, Blätter abgetrennt

200 g Kirschtomaten, halbiert

1 große Handvoll Korianderblätter, grob gehackt

Salz und frisch gemahlener schwarzer Pfeffer

Dressing

60 g Feta

4 EL natives Olivenöl extra

1 große Knoblauchzehe, zerdrückt

2 EL Zitronensaft

1 TL eingelegte grüne Pfefferkörner, abgetropft, plus etwas Einlegeflüssigkeit

2 EL grob gehackte Petersilienblätter

1 Für das Dressing den Feta in kleine Würfel schneiden und in eine Schüssel oder ein Schraubglas geben. Olivenöl, Knoblauch und Zitronensaft hinzufügen. Die Pfefferkörner mit etwas von der Einlegeflüssigkeit und die Petersilie dazugeben. Vorsichtig mischen und 3–4 Stunden ziehen lassen, damit sich die Aromen entfalten können.

2 Die Wachteleier in einem Topf mit Wasser bedecken und zum Kochen bringen. 3 Minuten sprudelnd kochen lassen, dann abgießen und unter kaltem Wasser abschrecken. Schälen.

3 Salatblätter, Avocadoscheiben, Chicoréeblätter und Kirschtomaten auf Tellern anrichten. Die Eier halbieren und auf die Teller verteilen. Den Salat mit dem Dressing beträufeln, den gehackten Koriander darüberstreuen, mit Salz und Pfeffer würzen und servieren.

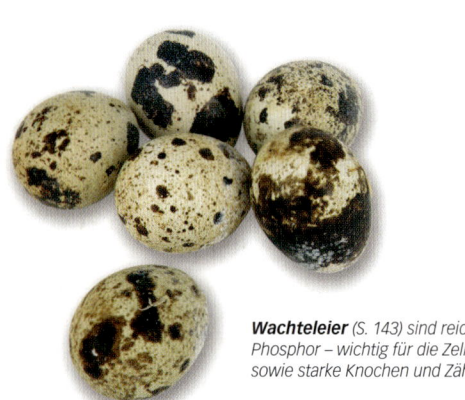

Wachteleier (S. 143) sind reich an Phosphor – wichtig für die Zellmembranen sowie starke Knochen und Zähne.

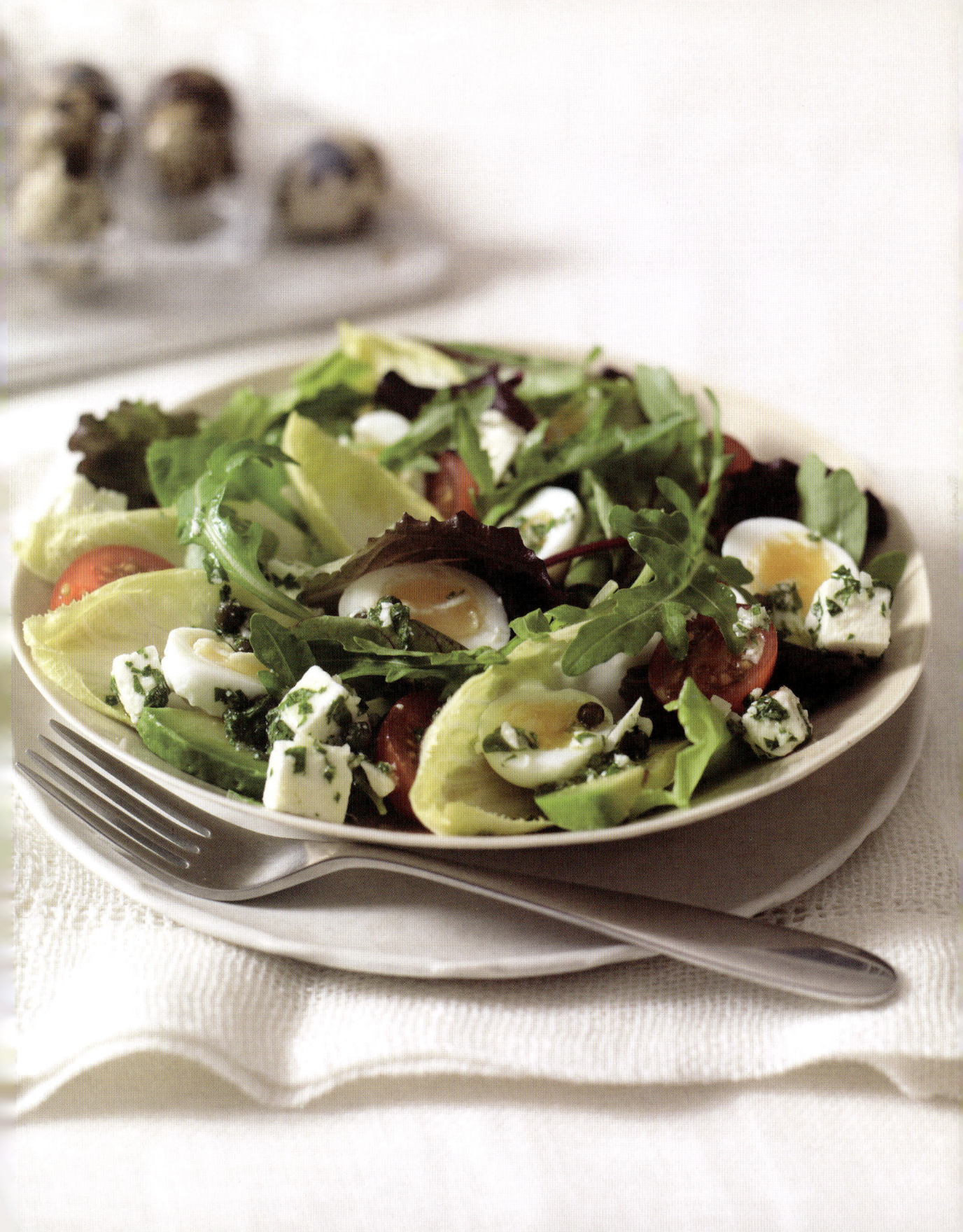

ADZUKI- UND MUNGBOHNENSALAT

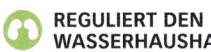 **REGULIERT DEN WASSERHAUSHALT** 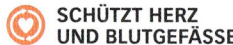 **SCHÜTZT HERZ UND BLUTGEFÄSSE** 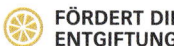 **FÖRDERT DIE ENTGIFTUNG** 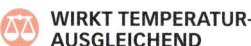 **WIRKT TEMPERATUR-AUSGLEICHEND**

Sowohl Adzuki- als auch Mungbohnen wirken harntreibend und können den Abbau von Wassereinlagerungen im Körper unterstützen. Sie helfen, Giftstoffe auszuschwemmen und sind außerdem gut für Herz und Blutgefäße. Mungbohnen sollen zudem die Körpertemperatur senken, deshalb empfiehlt sich dieser Salat, um die Folgen eines Hitzschlags zu lindern.

FÜR 4 PERSONEN

150 g getrocknete Adzukibohnen
150 g getrocknete Mungbohnen
6 Knoblauchzehen mit Schale
1 Zitrone, halbiert
2 Lorbeerblätter
200 g Kirschtomaten, halbiert
1 Prise Salz

Dressing

2 Knoblauchzehen, geschält
Saft von ½ Zitrone
Saft von ½ Limette
5 EL natives Olivenöl extra
1 Handvoll Basilikumblätter, klein gezupft
1 Handvoll glatte Petersilienblätter, gehackt
1 Handvoll Minzeblätter, gehackt

1 Die Bohnen nach Packungsanweisung einweichen, abgießen und unter kaltem Wasser abspülen. In einen großen Topf füllen und Knoblauch, Zitrone sowie Lorbeerblätter hinzugeben. Reichlich Wasser angießen, zum Kochen bringen und etwa 1 Stunde bei schwacher Hitze köcheln lassen, bis die Bohnen gar sind.

2 In der Zwischenzeit den Backofen auf 180 °C vorheizen. Die Tomatenhälften in einer eingeölten ofenfesten Form auslegen, mit etwas Salz bestreuen und 15–20 Minuten im Ofen garen.

3 Den Knoblauch für das Dressing im Mörser mit Zitronen- und Limettensaft zerstoßen. Nach und nach Olivenöl und Kräuter hinzugeben, bis alle Zutaten zerkleinert sind.

4 Die Bohnen abgießen, Zitrone, Lorbeerblätter und Knoblauch herausnehmen. Die Knoblauchzehen ins Dressing pressen, den Rest der Würzzutaten wegwerfen. Die heißen Bohnen sofort mit dem Dressing durchheben, die Tomaten untermischen und den Salat abkühlen lassen.

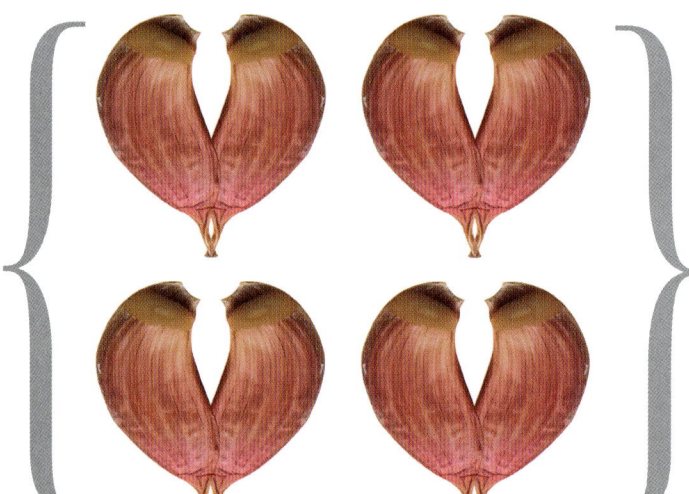

HILFE FÜRS HERZ

Die Knoblauchzehen in diesem Rezept liefern eine hohe Dosis Allicin, das cholesterinsenkend wirkt und so helfen kann, das Herz gesund zu erhalten.

HERINGSSALAT MIT GURKE UND SEETANG

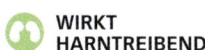 **WIRKT HARNTREIBEND** 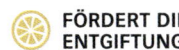 **FÖRDERT DIE ENTGIFTUNG** 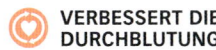 **VERBESSERT DIE DURCHBLUTUNG** 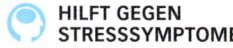 **HILFT GEGEN STRESSSYMPTOME**

Dieser Salat vereint die Kräfte von Seetang und fettreichem Fisch. Seetang wirkt harntreibend und hilft dem Körper beim Entgiften, darüber hinaus schützt er die Blutgefäße und lindert Stresssymptome. Die Omega-3-Fettsäuren und das Vitamin D im Hering sind gut für Herz und Blutkreislauf. Wer keinen gemischten Seetang findet, greift zu Nori- und Wakame-Algen.

FÜR 4 PERSONEN

1 Paket gemischter getrockneter Seetang (etwa 25 g)

100 ml trockener Weißwein

Saft von 2 Limetten

1 TL Koriandersamen, zerstoßen

1 EL Weißweinessig

½ TL Salz

2 Kaffirlimettenblätter

4 frische Heringsfilets (à etwa 100 g)

1 Gurke, in dünne Scheiben geschnitten

100 g Rotkleesprossen

1 Möhre, geschält und in Stifte geschnitten

4 Zitronenspalten zum Garnieren

Dressing

1 EL Tamari (japanische Sojasauce)

1 TL Honig

2 TL Reisessig

2 EL fein gehackte Dillspitzen, plus Dill zum Garnieren

1 Den Seetang in einem Sieb unter fließendem kaltem Wasser abspülen, in eine Schüssel geben und mit lauwarmem Wasser bedecken. 15 Minuten wässern, dann abgießen.

2 Weißwein mit Limettensaft, Koriandersamen, Essig, Salz, Kaffirlimettenblätter und 100 ml Wasser in einen mittelgroßen Topf geben und zum Aufwallen bringen. Die Temperatur reduzieren, die Flüssigkeit 2–3 Minuten köcheln lassen, dann auf schwächste Hitze herunterschalten, die Heringsfilets hinzugeben und 10–12 Minuten pochieren. Der Fisch ist gar, wenn das Fleisch nicht mehr transparent ist.

3 In der Zwischenzeit alle Zutaten für das Dressing in einem kleinen Krug oder einem Schraubglas mischen. Den abgetropften Seetang, Gurkenscheiben, Rotkleesprossen und Möhrenstifte in eine große Schüssel geben, mit dem Dressing übergießen und gut durchheben.

4 Den Salat auf Teller verteilen und je 1 Heringsfilet darauf anrichten. Mit etwas Dill und den Zitronenspalten garnieren.

MANGOLD UND SÜSSKARTOFFELN

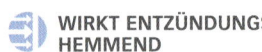 **WIRKT ENTZÜNDUNGS-HEMMEND**   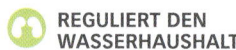 **REGULIERT DEN WASSERHAUSHALT**   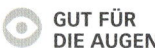 **GUT FÜR DIE AUGEN**   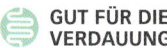 **GUT FÜR DIE VERDAUUNG**

Der oft unterschätzte Mangold ist reich an Ballaststoffen, Vitamin K und antioxidativen Carotinoiden. Sein leicht bitterer Geschmack mildert sich beim Garen und verbindet sich gut mit den Süßkartoffeln. Die Inhaltsstoffe wirken entzündungshemmend, lindern Trockenheit in Mund, Nase und Lunge sowie trockene Haut. Sie stärken zudem die Sehkraft und helfen der Verdauung.

FÜR 4 PERSONEN

1 EL Olivenöl, plus Olivenöl zum Beträufeln

2 Schalotten, fein gehackt

1 TL Koriandersamen, zerstoßen

1 Chilischote, von den Samen befreit und in Streifen geschnitten

2 Knoblauchzehen, fein gehackt

2 große Süßkartoffeln, geschält und gewürfelt

250 g Mangold, Stängel fein gehackt, Blätter in Streifen geschnitten

Salz und frisch gemahlener schwarzer Pfeffer

1 Das Olivenöl in einem mittelgroßen Topf erhitzen. Schalotten und Koriandersamen mit 1 EL Wasser hineingeben und die Schalotten unter gelegentlichem Rühren bei schwacher Hitze glasig werden lassen.

2 Chilischote und Knoblauch hinzufügen und 1 Minute dünsten. Die Süßkartoffeln unterrühren und bei mittlerer Hitze etwa 5 Minuten mitgaren, bei Bedarf etwas mehr Wasser hinzugeben. Die gehackten Mangoldstängel hinzufügen und alles zugedeckt 10 Minuten garen.

3 Wenn die Süßkartoffeln fast gar sind, die klein geschnittenen Mangoldblätter in den Topf geben, den Deckel wieder auflegen und die Blätter 3 Minuten zusammenfallen lassen. Das Gemüse mit Salz und Pfeffer abschmecken, mit Olivenöl beträufeln und servieren.

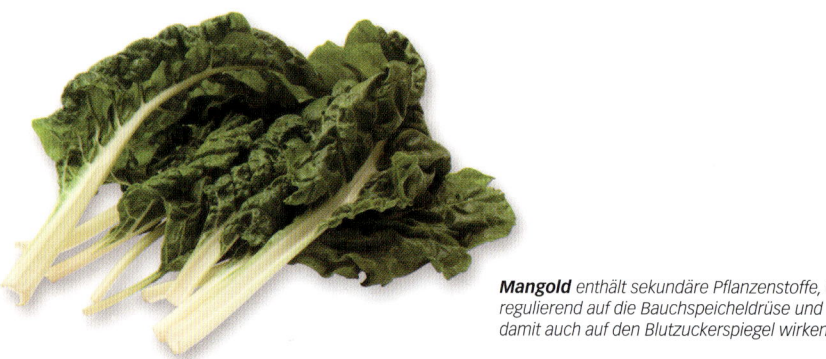

Mangold enthält sekundäre Pflanzenstoffe, die regulierend auf die Bauchspeicheldrüse und damit auch auf den Blutzuckerspiegel wirken.

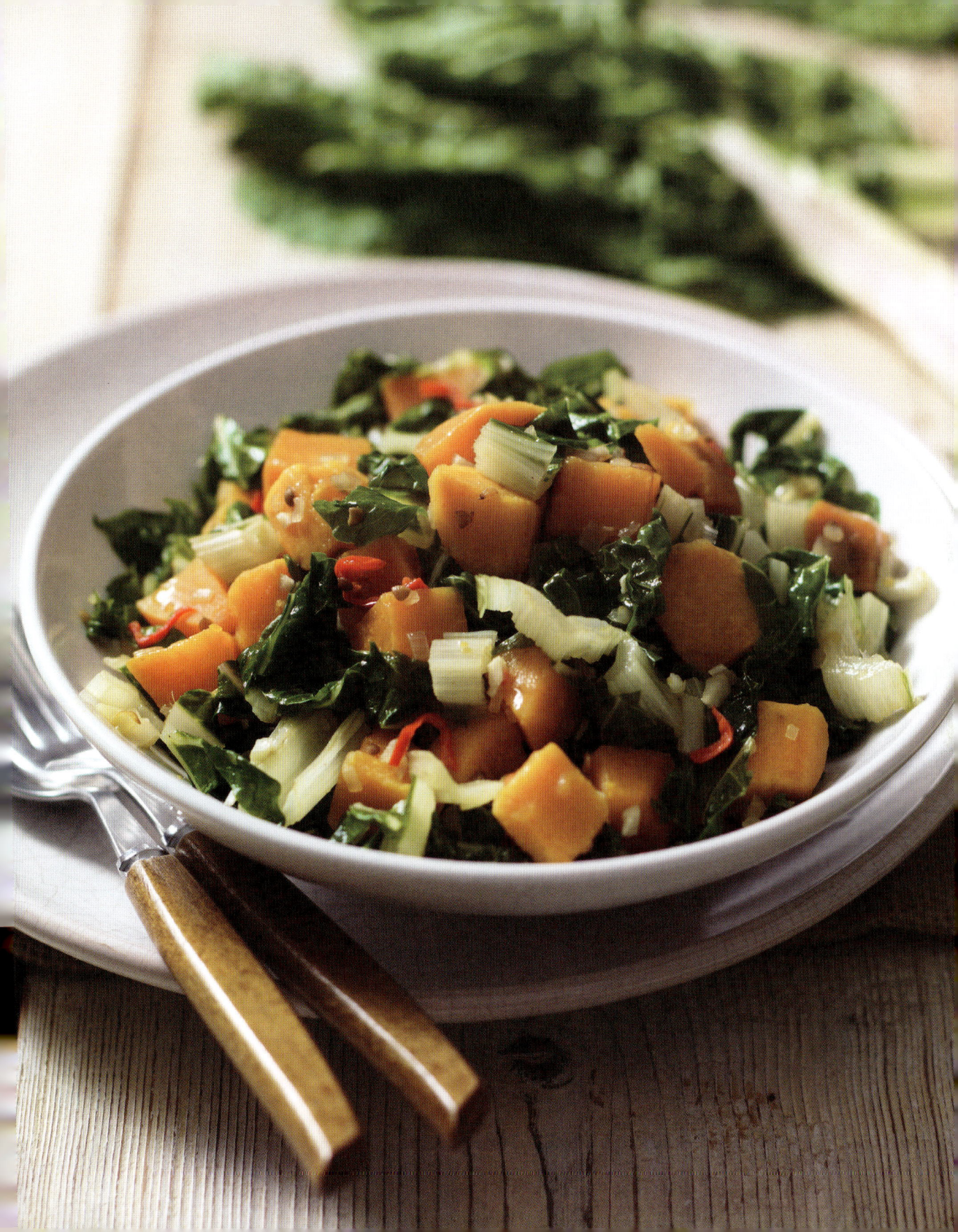

SPINAT-RICOTTA-ROLLEN

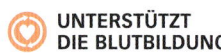 **UNTERSTÜTZT DIE BLUTBILDUNG** 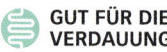 **GUT FÜR DIE VERDAUUNG** 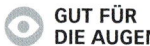 **GUT FÜR DIE AUGEN** 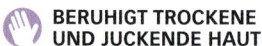 **BERUHIGT TROCKENE UND JUCKENDE HAUT**

Spinat liefert Eisen, das die Bildung roter Blutkörperchen stimuliert und so Blutarmut entgegenwirken kann. Das grüne Gemüse wird außerdem bei Nachtblindheit und Bluthochdruck empfohlen, Frischkäse lindert die Beschwerden bei trockener, juckender Haut. Ein weiterer therapeutischer Nutzen unserer Spinat-Ricotta-Rollen: Sie spenden Feuchtigkeit für Lunge und Darm.

FÜR 4 PERSONEN

500 g Ricotta
5 Eier
1 Prise Salz
500 g junger Blattspinat, grob gehackt
100 ml Crème fraîche
2 EL Olivenöl
1 Paket Filoteig
Naturjoghurt zum Servieren

1 Den Backofen auf 200 °C vorheizen. Ricotta, Eier und Salz in einer großen Schüssel vermengen. Spinat und Crème fraîche hinzugeben und gut durchrühren.

2 Eine ofenfeste Form mit etwas Olivenöl einfetten. Ein großes Stück Backpapier auf der Arbeitsfläche ausbreiten und 1 Filoteigblatt darauflegen, eine Längsseite parallel zum Rand der Arbeitsplatte. Den Teig mit einigen Tropfen Olivenöl einpinseln und eine dünne Schicht Spinat-Käse-Füllung darauf verstreichen. Das Teigblatt mithilfe des Backpapiers fest aufrollen. Die Rolle in die Backform legen, die Enden nach oben umschlagen, wenn sie zu lang für die Form ist.

3 Mit den übrigen Teigblättern und dem Rest der Füllung ebenso verfahren. Die Rollen mit einigen Tropfen Olivenöl einpinseln und 30–40 Minuten backen, bis die Oberseite goldgelb ist und die Füllung durchgegart. Mit etwas Joghurt servieren.

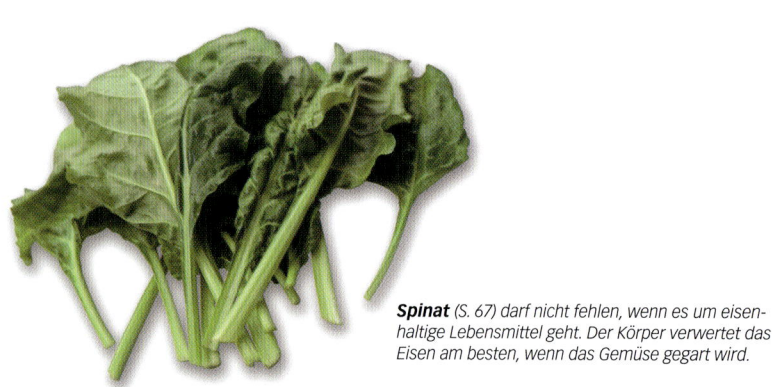

Spinat (S. 67) darf nicht fehlen, wenn es um eisenhaltige Lebensmittel geht. Der Körper verwertet das Eisen am besten, wenn das Gemüse gegart wird.

FORELLEN-WRAPS IM SALATBLATT

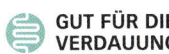 **GUT FÜR DIE VERDAUUNG**   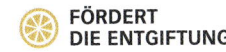 **FÖRDERT DIE ENTGIFTUNG**   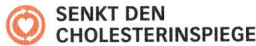 **SENKT DEN CHOLESTERINSPIEGEL**

Dieses Gericht fördert die Verdauung und kann beim Abnehmen helfen. Der kühlende Salat entgiftet, Mangos lindern die Symptome der Reisekrankheit und über die Omega-3-Fettsäuren in der Forelle freut sich das Herz-Kreislauf-System. Das Bett aus frischem Rosmarin, Fenchel oder Dill, auf dem der Fisch gart, verleiht ihm ein schönes rauchiges Aroma.

FÜR 4 PERSONEN

8 große Salatblätter, wie Romana-, Kopf-, Endivien- oder Eisbergsalat oder 12 Blätter von Salatherzen

2 Forellen (à etwa 350 g), filetiert

1 Bund frischer Rosmarin

1 Bund Fenchelgrün oder Dill

Olivenöl

1 Prise Salz

2 EL Kürbiskerne

Füllung

1 große Mango, geschält, entsteint und gewürfelt

1 Bund Koriander, Blätter abgezupft und gehackt

3 EL fein gehackte Frühlingszwiebeln

250 g Kirschtomaten, halbiert

1 kleine Chilischote, von den Samen befreit und fein gehackt

1 EL Olivenöl

½ EL Zitronensaft

Salz und frisch gemahlener schwarzer Pfeffer

1 Von großen Salatblättern alle dicken Blattrippen entfernen, damit die Blätter beim Aufrollen nicht brechen.

2 Den Backofengrill vorheizen. Die Haut der Fischfilets mehrfach diagonal einschneiden, damit sie sich beim Grillen nicht aufrollen. Das Backblech mit Rosmarinzweigen und Fenchelgrün oder Dill auslegen. Die Filets mit der Hautseite nach oben darauf verteilen. Mit Olivenöl einreiben, mit Salz bestreuen und auf der obersten Schiene unter den Grill schieben. 4–5 Minuten grillen, bis die Haut knusprig und das Fleisch gar ist und sich leicht mit der Gabel zerteilen lässt. Die Filets aus dem Ofen nehmen und abkühlen lassen.

3 Für die Füllung Mango, Koriander, Frühlingszwiebeln, Tomaten und Chili in einer Schüssel vermengen. Olivenöl und Zitronensaft unterrühren, mit Salz und Pfeffer abschmecken.

4 Einen kleinen Topf bei mittlerer Temperatur erhitzen. Die Kürbiskerne hineingeben und 2–3 Minuten trocken rösten, bis sie Farbe annehmen und zu duften beginnen. Den Topf während des Röstens regelmäßig schwenken und die Kerne mit einem Kochlöffel hin und her bewegen.

5 Die abgekühlten Fischfilets in Quadrate schneiden und vorsichtig unter die Füllung mischen. Die Füllung auf die Salatblätter verteilen, dabei etwas Füllung in die Mitte jedes Blatts geben. Mit gerösteten Kürbiskernen bestreuen und die Blätter mit der Füllung einrollen. Jeweils mit einem Zahnstocher feststecken. Kleine Blätter von Salatherzen nicht aufrollen, sondern die Füllung wie in einen Löffel in die Mitte der Blätter geben. Die Wraps auf einer Platte anrichten und servieren.

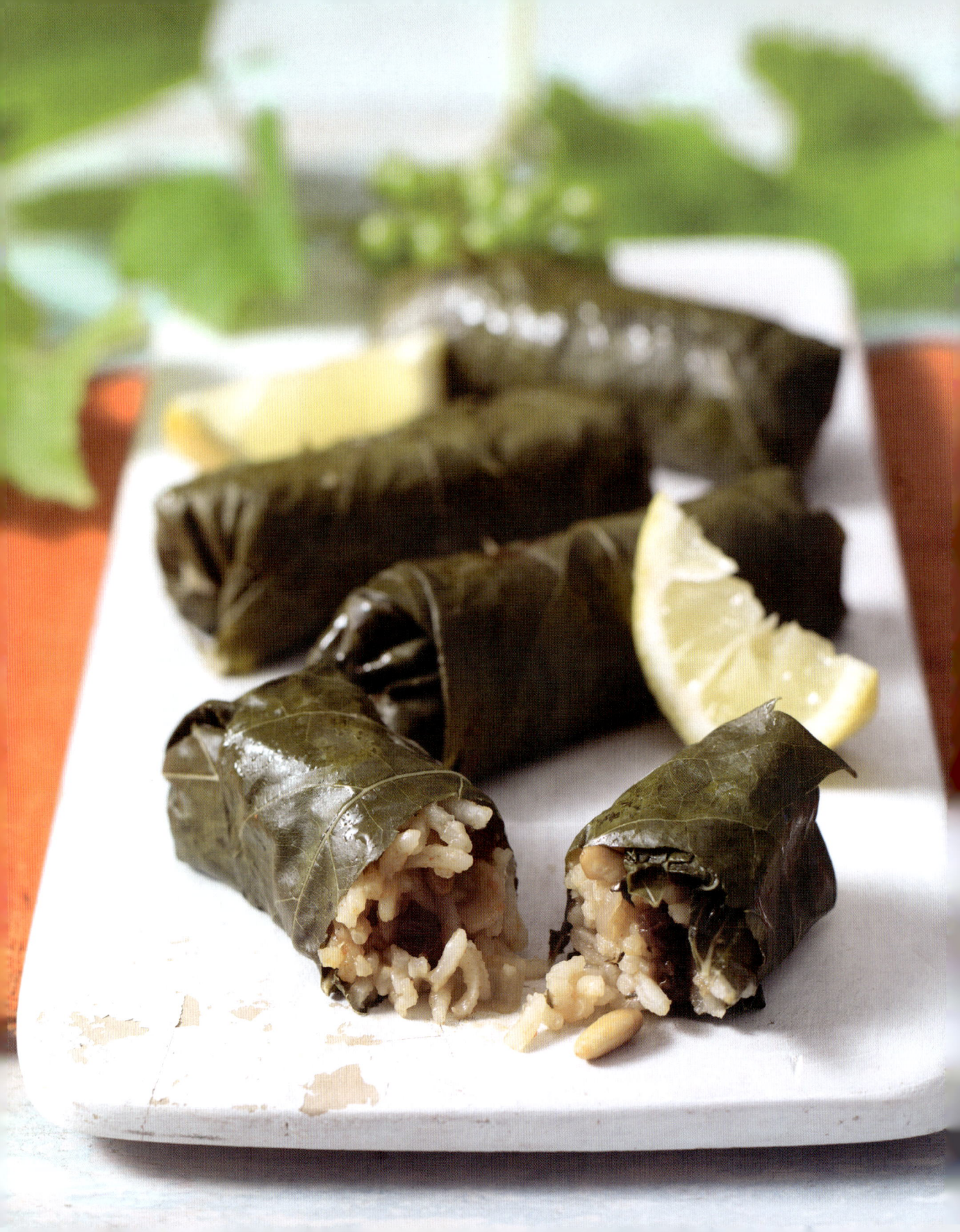

GEFÜLLTE WEINBLÄTTER

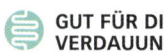 **GUT FÜR DIE VERDAUUNG**

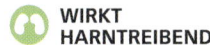 **WIRKT HARNTREIBEND**

Die dunkelgrünen Weinblätter enthalten Ballaststoffe, Vitamine und Mineralien, wie Vitamin C und K, Folsäure und Mangan. Diese Nährstoffe reduzieren Wassereinlagerungen, indem sie die Harnproduktion anregen. Im Verein mit Pinienkernen, Mandeln und Minze helfen sie auch dem Darm. Die Blätter schmecken leicht säuerlich und erinnern in der Textur an Spinat.

FÜR 4 PERSONEN

30 Weinblätter (frisch oder in Salzlake)
150 g weißer oder brauner Basmatireis
4 Schalotten, fein gehackt
3 EL Olivenöl
2 EL Pinienkerne, geröstet
2 EL Mandelblättchen, geröstet
2 EL Rosinen
2 EL fein gehackte Minzeblätter
1 TL geräuchertes Paprikapulver
Salz und frisch gemahlener schwarzer Pfeffer
700 ml Gemüsebrühe
1 EL Tomatenmark
1 EL Zitronensaft
Zitronenspalten zum Servieren

1 Den Backofen auf 180 °C vorheizen. Die Weinblätter für 30 Sekunden in einen großen Topf mit sprudelndem Wasser tauchen, dann schnell unter kaltem Wasser abschrecken, um den Garvorgang zu beenden, und beiseitestellen. Den Reis nach Packungsanweisung kochen.

2 In einem Topf 1 Schuss Wasser erhitzen, die Schalotten hineingeben und 5 Minuten rühren, bis sie weich sind. Gekochten Reis, Olivenöl, Pinienkerne, Mandelblättchen, Rosinen, Minze und Paprikapulver einrühren und mit Salz und Pfeffer abschmecken. Die Füllung vom Herd nehmen und abkühlen lassen, bis sie nur noch handwarm ist.

3 Ein Weinblatt mit der Unterseite nach oben auf die Arbeitsfläche legen. Jeweils einen kleinen Löffel der Füllung auf ein Blattende legen, Die Seiten und das untere Ende des Blatts darüberschlagen und das Blatt aufrollen. Die Rolle mit der Nahtseite nach unten in eine ofenfeste Form mit Deckel legen. Auf diese Weise alle Weinblätter und die gesamte Füllung verarbeiten. Die Rollen dicht an dicht in die Form legen, damit sie beim Garen nicht aufgehen.

4 Die Brühe in einem kleinen Topf erhitzen, mit Tomatenmark und Zitronensaft verrühren, aufkochen. Die gefüllten Weinblätter vorsichtig damit übergießen, mit einem ofenfesten Teller beschweren und die Form verschließen. Für 1 Stunde in den Backofen schieben, bis die Flüssigkeit vollständig aufgenommen ist. Die Weinblätter mit den Zitronenspalten auf einer Platte anrichten und servieren.

TIPP: Weinblätter nur dort pflücken, wo man sicher sein kann, dass sie nicht mit Pflanzenschutzmitteln behandelt wurden. Ansonsten besser auf eingelegte Blätter zurückgreifen, die man in türkischen Geschäften findet.

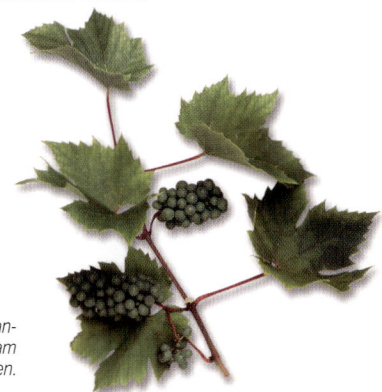

Weinblätter sind reich an Antioxidantien und gelten traditionell als wirksam gegen Schmerzen und Entzündungen.

GEMÜSE-SUSHI

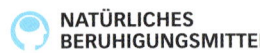 **NATÜRLICHES BERUHIGUNGSMITTEL**

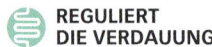 **REGULIERT DIE VERDAUUNG**

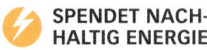 **SPENDET NACH-HALTIG ENERGIE**

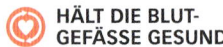 **HÄLT DIE BLUT-GEFÄSSE GESUND**

Der nussige Naturreis und die roten Quinoakörner wirken beruhigend auf das Nervensystem. Der hohe Ballaststoffgehalt im Reis stimuliert die Verdauung. Noriblätter und Quinoa sind reich an Eiweiß, spenden also nachhaltig Energie und stärken gleichzeitig die Blutgefäße. Dieses gesunde Gericht eignet sich gut zum Mitnehmen – ein perfekter Picknick-Snack.

FÜR 4–6 PERSONEN

175 g brauner Rundkornreis
175 g rote Quinoa
¼ TL Himalaya-Steinsalz oder anderes Natursalz
1 EL Reisessig
1 EL Mirin (japanischer Reiswein)
1–2 EL Sesamsamen
6–8 Noriblätter, geröstet
1–2 EL Sesamöl aus gerösteten Samen

Dip

1 EL Tamari (japanische Sojasauce)
Saft von 1 Orange

Füllung

1 große Avocado, entsteint, geschält, in Streifen geschnitten
1 Möhre, geschält und in Streifen geschnitten
1 Stück Ingwer (etwa 2 cm), geschält und in Streifen geschnitten
1 kleine Chilischote, von den Samen befreit und in Streifen geschnitten
1 rote Paprikaschote, von den Samen befreit und in Streifen geschnitten
1 Stange Sellerie, in Streifen geschnitten
1 kleine Stange Lauch, nur das Weiße, in Streifen geschnitten

1 Reis und Quinoa mit 800 ml Wasser in einen großen Topf füllen und zum Kochen bringen. Bei milder Hitze zugedeckt 1 Stunde köcheln lassen, bis das Wasser vollständig aufgenommen ist.

2 Den Topf vom Herd nehmen, Salz, Reisessig sowie Mirin hineingeben und gründlich durchrühren.

3 In der Zwischenzeit die Sesamsamen in einem Topf trocken rösten, bis sie goldgelb sind. Die Zutaten für den Dip in einer kleinen Schale verrühren.

4 Als Ersatz für eine Sushimatte ein Blatt Backpapier etwas größer als die Noriblätter zuschneiden (notfalls geht es aber auch ohne das eine oder das andere). Ein Noriblatt mit der glänzenden Seite nach unten auf das Backpapier legen, die lange Seite parallel zur Kante der Arbeitsfläche. Eine Schicht Reis auf dem Seetang verstreichen, dabei am oberen Ende einen schmalen Rand frei lassen. Den Reis mit Sesamsamen bestreuen und mit einigen Tropfen Sesamöl beträufeln. Von den Zutaten für die Füllung jeweils 1–2 Streifen am unteren Rand des Blatts auf dem Reis anordnen. Das Noriblatt mithilfe des Backpapiers fest aufrollen, dabei am unteren Rand beginnen. Den oberen Rand mit etwas Wasser befeuchten und gut andrücken, damit die Rolle nicht aufgeht. Auf diese Weise alle Zutaten verarbeiten.

5 Zum Servieren ein Brotmesser in Wasser tauchen und die Rollen in mundgerechte Stücke schneiden. Die Röllchen aufrecht auf einer Platte anrichten und den Dip in einer Schale separat servieren.

TEIGTASCHEN MIT GEMÜSEFÜLLUNG

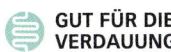 **GUT FÜR DIE
VERDAUUNG**

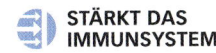 **STÄRKT DAS
IMMUNSYSTEM**

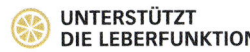 **UNTERSTÜTZT
DIE LEBERFUNKTION**

Diese Teigtaschen werden in Bhutan traditionell zu festlichen Anlässen serviert. Man kann sie mit Fleisch oder Gemüse füllen, dazu gehört immer *ezze*, ein scharfes Relish (S. 195) mit Tomaten und Chilischoten. Kohl und Chili stimulieren die Verdauung, stärken die Abwehrkräfte bei Erkältungskrankheiten und reinigen die Leber.

ERGIBT 24 TEIGTASCHEN

¼ TL Salz

500 g Weizenvollkornmehl

2 TL Backpulver

2 Eier, verquirlt

1 TL Salz

Tomaten-Chili-Relish (S. 195) zum Servieren

Füllung

¼ Weißkohl, fein gehackt

3 große Zwiebeln, fein gehackt

3 Möhren, fein gehackt

1 EL gehackter Liebstöckel oder Selleriegrün

1 EL gehackte Petersilie oder Korianderblätter

Olivenöl

200 g Frischkäse (am besten selbst gemachter Kefir-Frischkäse, S. 332)

2 Knoblauchzehen, zerdrückt

1 EL Sojasauce

Salz

1 Für die Füllung Gemüse und Kräuter mit sehr wenig Olivenöl in den heißen Wok geben und bei mittlerer Hitze 5–6 Minuten pfannenrühren. Kefir-Frischkäse, Knoblauch, Sojasauce und Salz untermischen und die Füllung beiseitestellen.

2 Für den Teig das Mehl mit dem Backpulver in eine große Schüssel sieben und mit den verquirlten Eiern verrühren. 150 ml Wasser und das Salz dazugeben. Alle Zutaten gründlich vermengen, dann den Teig auf einer leicht bemehlten Arbeitsfläche durchkneten. Mit einem feuchten Küchentuch abdecken und 5–10 Minuten ruhen lassen. Dadurch wird das Backpulver aktiviert und die Teigtaschen gehen später schön auf.

3 Den Teig zu einer großen Rolle formen und in 24 gleich große Stücke schneiden. Jedes Stück zu einem 9–10 cm großen Kreis ausrollen. Je 1 EL der Füllung in die Mitte der Teigstücke geben. Die Ränder aufnehmen, mit den Fingern zusammendrücken und zudrehen, um die Füllung einzuschließen. Auf diese Weise alle Zutaten verarbeiten.

4 Die Teigtaschen in einen eingeölten Dämpfkorb setzen. Auf einen großen Topf mit köchelndem Wasser stellen, abdecken und 12–14 Minuten dämpfen. Alternativ die Teigtaschen in ein hitzebeständiges Sieb setzen und auf einen 5 cm hoch mit Wasser gefüllten Topf stellen. Das Sieb darf das Wasser nicht berühren. Den Topf verschließen und das Wasser zum Kochen bringen. 12–14 Minuten dämpfen. Die Teigtaschen mit Tomaten-Chili-Relish (S. 195) servieren.

PILZOMELETT MIT TOMATEN UND BASILIKUM

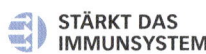 **STÄRKT DAS IMMUNSYSTEM**

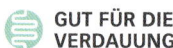 **GUT FÜR DIE VERDAUUNG**

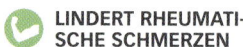 **LINDERT RHEUMATISCHE SCHMERZEN**

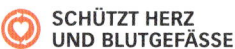 **SCHÜTZT HERZ UND BLUTGEFÄSSE**

Ein ideales Essen für die Rekonvaleszenz. Wie andere Pilze auch, sind Morcheln (*Morchella esculenta*) reich an essenziellen Aminosäuren, die der Körper zur Eiweißproduktion braucht. Shiitakepilze und Champignons fördern obendrein die Verdauung und wirken entzündungshemmend. Spülen Sie die Morcheln gründlich unter fließendem Wasser ab, da in den Köpfen oft Sand sitzt.

FÜR 4 PERSONEN

Schmortomaten

½ EL Ghee oder geklärte Butter

200 g Kirschtomaten

Salz und frisch gemahlener schwarzer Pfeffer

1 EL fein gehackte Basilikumblätter

Omelett

25 g getrocknete Morcheln, 5 Minuten in kochendem Wasser eingeweicht, oder 75 g frische Morcheln, geputzt und fein gehackt

100 g Shiitakepilze, in Scheiben geschnitten

100 g braune Champignons, in Scheiben geschnitten

2 EL Ghee oder geklärte Butter

Salz und frisch gemahlener schwarzer Pfeffer

2 EL Schnittlauchröllchen

8 Eier, verquirlt

3 EL Crème fraîche

1 Den Backofen auf 180 °C vorheizen. Eine ofenfeste Form fetten, die Kirschtomaten darin verteilen, salzen und pfeffern und für 8–10 Minuten in den Backofen schieben.

2 In der Zwischenzeit eine große Bratpfanne bei mittlerer Temperatur erhitzen und die Pilze 1–2 Minuten trocken rösten, um ihren Geschmack zu verstärken und ihnen etwas Flüssigkeit zu entziehen. 1 EL Ghee oder geklärte Butter hinzugeben, zerlassen und die Pilze 3–5 Minuten anbraten. Mit Salz und Pfeffer abschmecken. Die Hälfte des Schnittlauchs hinzugeben, den Rest als Garnitur zurückbehalten. Die Pilze aus der Pfanne nehmen und beiseitestellen.

3 Eier und Crème fraîche in einer Schüssel mit etwas Salz und Pfeffer verquirlen. Restliches Ghee oder Butter in der Pfanne zerlassen und die Eiermischung hineingießen. 2–3 Minuten bei schwacher Hitze backen, bis die Unterseite fest ist, dann die Pilze auf dem Omelett verteilen, abdecken und 3–5 Minuten garen, bis auch die Oberseite gestockt ist.

4 Das Omelett zum Servieren mit dem restlichen Schnittlauch bestreuen, auf Teller verteilen und die Kirschtomaten darauf anrichten. Mit Basilikum garnieren und sofort servieren.

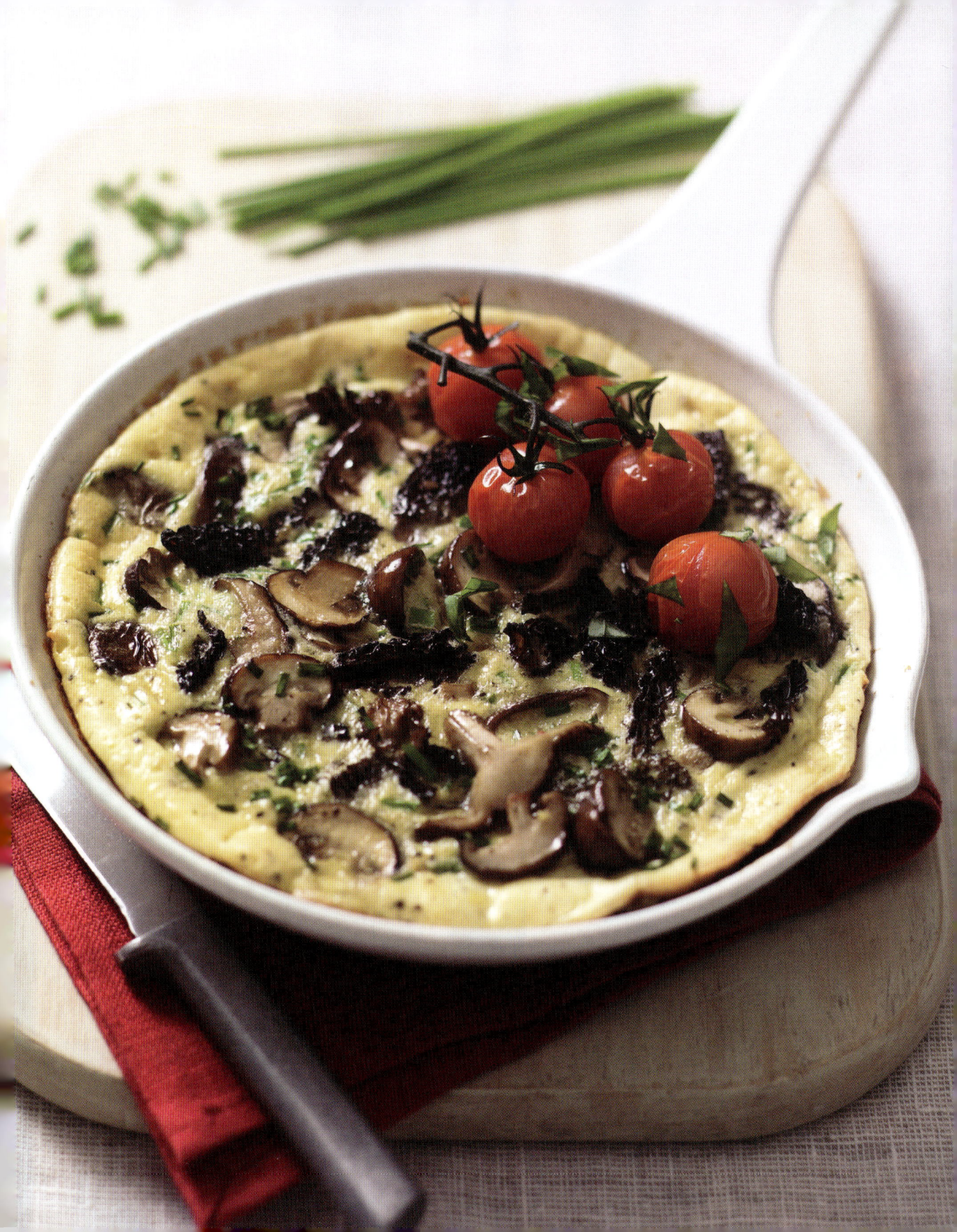

BUCHWEIZEN-PFANNKUCHEN MIT BRENNNESSELN UND FETA

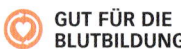 **GUT FÜR DIE BLUTBILDUNG**　　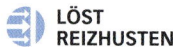 **LÖST REIZHUSTEN**　　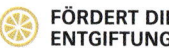 **FÖRDERT DIE ENTGIFTUNG**　　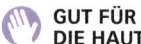 **GUT FÜR DIE HAUT**

Brennnesseln, kombiniert mit Buchweizen, regen die Produktion roter Blutkörperchen an und wirken regulierend auf den Stoffwechsel. Dieses Gericht eignet sich ganz besonders für Menschen mit Anämie oder schwacher Konstitution. Auch in der Rekonvaleszenz und zur Entgiftung empfiehlt es sich. Tragen Sie beim Sammeln von Brennnesseln immer Handschuhe.

FÜR 4 PERSONEN

Pfannkuchen

125–150 g Buchweizenmehl
1 Prise Salz
1 Ei
60 ml Milch
1 EL Olivenöl
1 TL Butter, plus Butter zum Einfetten

Füllung

100 g junge Brennnesselblätter, fein gehackt
100 g Feta
3 Eier
100 g Ricotta
2 EL Crème fraîche
1 Prise Salz

1 Das Mehl mit dem Salz in eine Rührschüssel geben und eine Mulde in die Mitte drücken. Das Ei in die Mulde aufschlagen und die Milch dazugießen. Alles mit einem Kochlöffel verrühren, dabei nach und nach 100–125 ml Wasser angießen, sodass ein klümpchenfreier Teig entsteht. Bei Bedarf die Konsistenz mit mehr Wasser oder Mehl anpassen. Wenn genug Zeit ist, den Teig für 30 Minuten in den Kühlschrank stellen, damit das Mehl aufquellen kann. Dadurch wird der Teig luftiger.

2 Den Backofen auf 180 °C vorheizen. Die Brennnesselblätter in eine Schüssel geben und den Käse darüberkrümeln. Eier, Ricotta, Crème fraîche und Salz hinzugeben, alles miteinander vermengen und beiseitestellen.

3 Olivenöl und Butter in einer mittelgroßen Pfanne erhitzen. Wenn das Fett heiß ist, eine Kelle Teig hineingießen und die Pfanne schwenken, damit er sich verteilt. Den Pfannkuchen 2–3 Minuten backen, bis die Unterseite goldgelb ist, dann wenden und von der anderen Seite fertig backen. Auf diese Weise 8 Pfannkuchen herstellen.

4 Etwas Füllung auf einem Pfannkuchen verstreichen und aufrollen. Mit den übrigen Pfannkuchen und der restlichen Füllung wiederholen, dann die Pfannkuchen in eine gefettete ofenfeste Form legen. Falls Füllung übrig geblieben ist, auf den Pfannkuchen verteilen. Die Form für 20–25 Minuten in den Ofen schieben, bis die Pfannkuchen gebräunt und die Füllung durchgegart ist. Die Pfannkuchen heiß mit einem grünen Salat servieren.

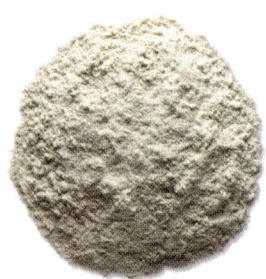

Buchweizenmehl (S. 113) *ist reich an natürlichen Antioxidantien, die das Herz schützen helfen.*

ARTISCHOCKEN IN SÜSS-SCHARFER SAUCE

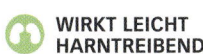 **WIRKT LEICHT HARNTREIBEND**

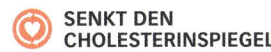 **SENKT DEN CHOLESTERINSPIEGEL**

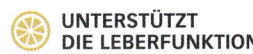 **UNTERSTÜTZT DIE LEBERFUNKTION**

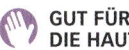 **GUT FÜR DIE HAUT**

Artischocken sind nicht nur lecker, sie haben auch große therapeutische Vorzüge: Bitterstoffe regen die Verdauung an und unterstützen die Leber. Außerdem kurbeln sie den Fettstoffwechsel an und können das ungesunde LDL-Cholesterin im Blut reduzieren. Die scharfe Sauce hilft bei der Entgiftung, was nicht zuletzt dem Hautbild zugutekommt.

FÜR 4 PERSONEN

4 große oder 8 kleine Artischocken
2 EL Zitronensaft
½ TL Salz
1 Knoblauchzehe, fein gehackt
2 EL trockener Weißwein
2 EL Olivenöl
4 EL Sesamöl (aus gerösteten Samen)
350 g Quinoa, gekeimt (S. 204)
Salz und frisch gemahlener schwarzer Pfeffer
3 EL Pinienkerne, geröstet (nach Belieben)
3 EL Granatapfelkerne (nach Belieben)

Dressing

150 ml Marsala
2 EL Teriyakisauce
3 EL frisch gepresster Orangensaft
2 Knoblauchzehen, zerdrückt
1 mittelscharfe Chilischote, von den Samen befreit und fein gehackt
2 EL fein gehackte glatte Petersilie
2 EL gehackte frische Thymianblätter

1 Die harten äußeren Blätter der Artischocken abzupfen, um die helleren, weicheren Blätter freizulegen. Von jeder Artischocke das obere Drittel abschneiden. Die Stiele mit einem scharfen Messer schälen. Die Artischocken längs halbieren und das »Heu« mit einem Löffel herausschaben. Die Artischocken in eine große Schüssel mit Wasser und Zitronensaft legen, damit sie sich nicht verfärben.

2 In einem großen Topf reichlich Wasser zum Kochen bringen. Die Temperatur reduzieren, Salz, Knoblauch, Wein, Olivenöl und die Artischocken hineingeben und 20 Minuten garen. Die Artischocken in einem Sieb abtropfen lassen.

3 In dem Topf das Sesamöl erhitzen und die Artischockenhälften darin 2–3 Minuten sanft anbräunen, dann herausnehmen und beiseitestellen.

4 Marsala, Teriyakisauce, Orangensaft, Knoblauch und Chili in den Topf geben. Kurz verrühren, dann Petersilie und Thymian hinzugeben und den Topf vom Herd nehmen.

5 Die Quinoasprossen auf Teller verteilen und mit Salz und Pfeffer würzen. Etwas Dressing über die Sprossen sprenkeln und die Artischockenhälften darauf anrichten, mit dem restlichen Dressing überziehen. Nach Belieben mit gerösteten Pinienkernen und Granatapfelkernen bestreuen und servieren.

TIPP: Beginnen Sie 1–3 Tage im Voraus damit, die Quinoasamen keimen zu lassen – je nachdem, wie groß die Sprossen werden sollen. Die Körner alle 8–12 Stunden spülen und abtropfen lassen.

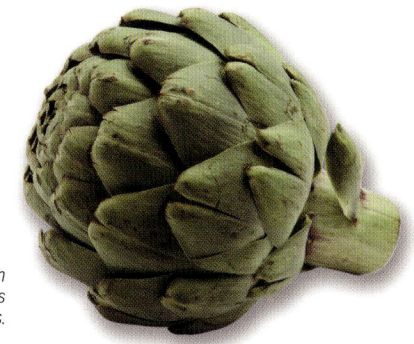

Artischocken (S. 62) unterstützen die Leber bei der Entgiftung des Körpers.

WILDREISSALAT

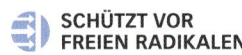 **SCHÜTZT VOR FREIEN RADIKALEN** 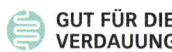 **GUT FÜR DIE VERDAUUNG** 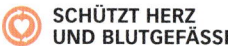 **SCHÜTZT HERZ UND BLUTGEFÄSSE**

Schwarzer Wildreis, einst den chinesischen Kaisern vorbehalten, liefert viel wertvolles Eiweiß und eine Reihe von Antioxidantien. Die leicht nussig schmeckenden Körner sind zudem reich an Ballaststoffen. Reis gilt in der Traditionellen Chinesischen Medizin als süß und neutral und soll Magenprobleme und Verdauungsstörungen lindern.

FÜR 4 PERSONEN

115 g schwarzer Wildreis

240 ml Gemüse- oder Hühnerbrühe

1 Prise Salz

2 Kaffirlimettenblätter

1 TL abgeriebene Schale von
1 Bio-Orange

1 TL abgeriebene Schale von
1 Bio-Zitrone

30 g sonnengetrocknete Tomaten,
gehackt

1 große rote Paprikaschote, von den
Samen befreit und gewürfelt

2 EL gehackte Korianderblätter

Dressing

2 EL Olivenöl

1 EL Brombeeressig

1 Prise Salz

1 Den Reis in kaltem Wasser waschen, abtropfen lassen, dann in einen mittelgroßen Topf füllen. Brühe, Salz, Limettenblätter und Zitrusschale hinzugeben. Zum Kochen bringen, die Temperatur reduzieren und den Reis zugedeckt 25–30 Minuten köcheln lassen, bis er gar ist und die Flüssigkeit aufgenommen hat.

2 In der Zwischenzeit das Dressing zubereiten. Alle Zutaten mit 1 EL Wasser in eine Schüssel oder ein Schraubglas geben und gut vermischen. Das Dressing über den gekochten Reis gießen, solange er noch heiß ist, die Tomaten untermischen und den Salat zum Abkühlen beiseitestellen.

3 Sobald der Reis kalt ist, die Paprikawürfel unterheben. Mit Korianderblättern garnieren und servieren.

DINKELSPAGHETTI MIT KORIANDERPESTO

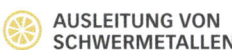 **AUSLEITUNG VON SCHWERMETALLEN**

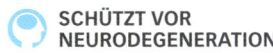 **SCHÜTZT VOR NEURODEGENERATION**

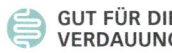 **GUT FÜR DIE VERDAUUNG**

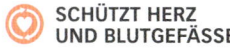 **SCHÜTZT HERZ UND BLUTGEFÄSSE**

Dieses Gericht setzt auf die entgiftenden Eigenschaften des Korianders, um Schwermetalle aus dem Körper auszuleiten. Diese Giftstoffe werden mit vielen Beschwerden in Verbindung gebracht, von Arthritis über Depression bis hin zu Gedächtnisverlust. Koriander fördert zudem die Verdauung und Pinienkerne, Cashewkerne und Mandeln sind gut für das Herz.

FÜR 4 PERSONEN

1 großes Bund Koriander
6 EL Olivenöl
1 Knoblauchzehe
½ TL gemahlener Koriander
2 EL blanchierte Mandeln
2 EL Cashewkerne
2 EL Pinienkerne
2 EL Zitronensaft
325 g Dinkelspaghetti
100 g sonnengetrocknete Tomaten in Olivenöl, abgetropft und gehackt
frisch gemahlener schwarzer Pfeffer
geriebener Parmesan zum Bestreuen
Korianderblätter zum Garnieren

1 Korianderblätter abzupfen, mit Olivenöl in den Mixer geben und fein pürieren. Knoblauch, gemahlenen Koriander, Mandeln, Cashewkerne, Pinienkerne und Zitronensaft hinzugeben und zu einer Paste verarbeiten. Die Konsistenz und den Geschmack nach Wunsch mit etwas mehr Olivenöl und/oder Zitronensaft anpassen, das Verhältnis von Öl zu Saft soll aber bei etwa 3:1 bleiben.

2 Die Nudeln nach Packungsanweisung kochen und abgießen. Sofort mit dem Pesto durchheben, dann die sonnengetrockneten Tomaten untermischen. Mit schwarzem Pfeffer abschmecken, großzügig mit Parmesan und Korianderblättern bestreuen und servieren.

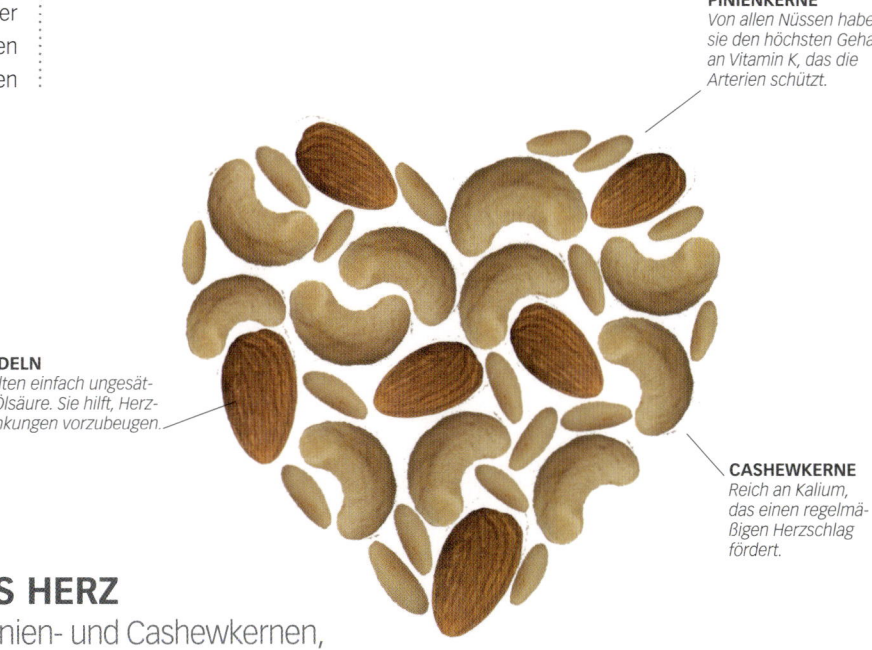

PINIENKERNE
Von allen Nüssen haben sie den höchsten Gehalt an Vitamin K, das die Arterien schützt.

MANDELN
Enthalten einfach ungesättigte Ölsäure. Sie hilft, Herzerkrankungen vorzubeugen.

CASHEWKERNE
Reich an Kalium, das einen regelmäßigen Herzschlag fördert.

FÜR EIN GESUNDES HERZ

Greifen Sie zu Mandeln, Pinien- und Cashewkernen, um Arteriosklerose vorzubeugen und die Blutgefäße zu schützen.

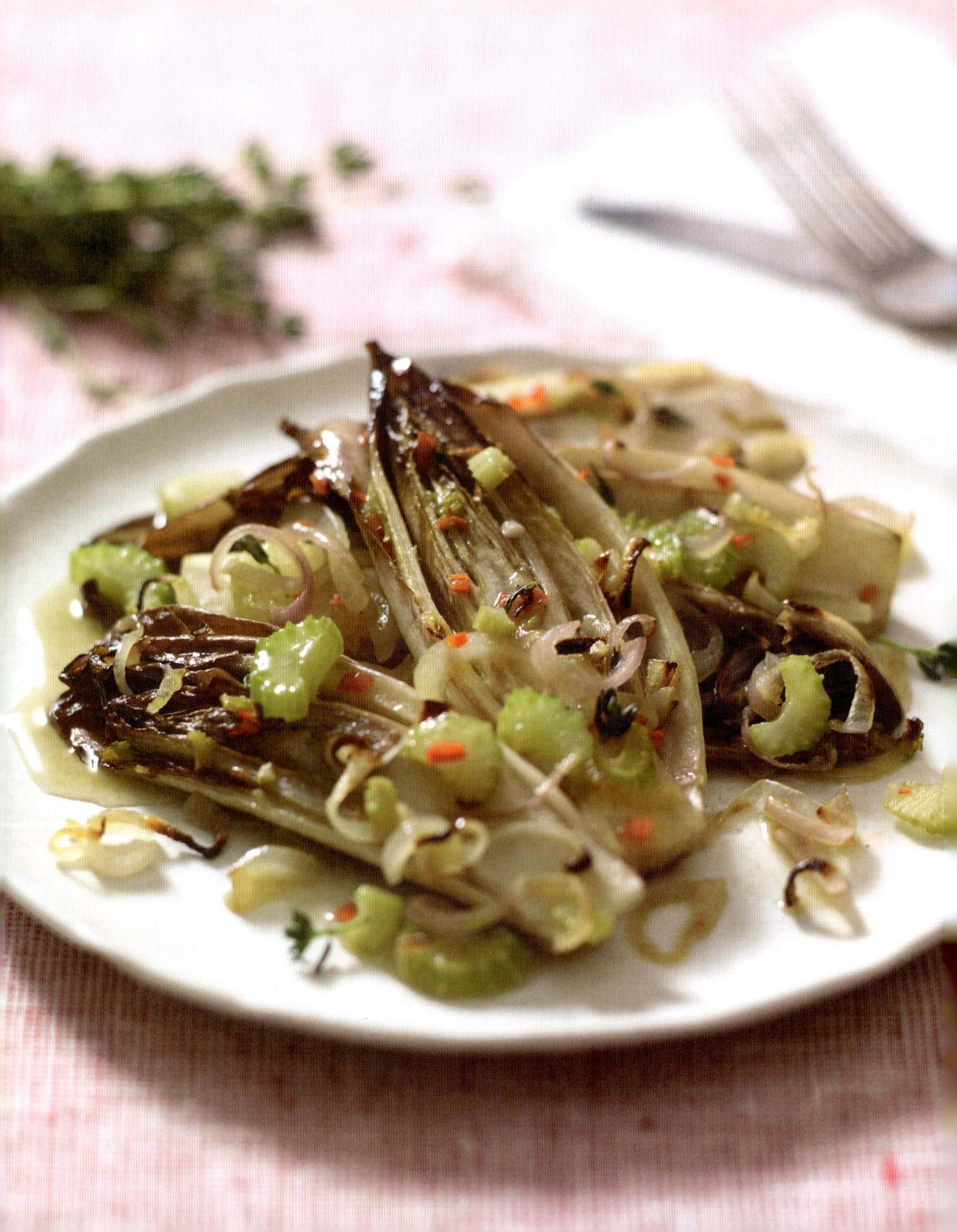

GESCHMORTER CHICORÉE MIT STAUDENSELLERIE

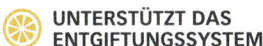 **UNTERSTÜTZT DAS ENTGIFTUNGSSYSTEM**

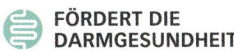 **FÖRDERT DIE DARMGESUNDHEIT**

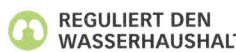 **REGULIERT DEN WASSERHAUSHALT**

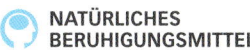 **NATÜRLICHES BERUHIGUNGSMITTEL**

Eine Detox-Mahlzeit, die dem Körper rundum guttut. Der leicht bittere Chicorée stimuliert die Verdauung, unterstützt die Funktion von Gallenblase und Leber und reinigt den Harntrakt. Sellerie reguliert den Wasserhaushalt. Beide Gemüse liefern viele Ballaststoffe und wirken beruhigend und stresslindernd. Dieses Gericht eignet sich als leichtes Hauptgericht oder als Beilage.

FÜR 4 PERSONEN

1 EL Olivenöl
2 Schalotten, fein gehackt
2 Knoblauchzehen, zerdrückt
1 kleine Chilischote, von den Samen befreit und fein gehackt
1 große Selleriestaude, in innere und äußere Stangen getrennt, innere Stangen fein gehackt
8 Köpfe roter Chicorée, halbiert
1 TL gehackter Zitronenthymian
Salz und weißer Pfeffer

1 Den Backofen auf 180 °C vorheizen. Das Öl mit 1 EL Wasser in einem mittelgroßen Topf bei mittlerer Temperatur erhitzen. Die Schalotten darin glasig werden lassen, dann Knoblauch, Chili und gehackten Sellerie dazugeben und 2–3 Minuten dünsten.

2 In der Zwischenzeit die äußeren Selleriestangen und Blätter entsaften. Den Saft in den Topf gießen.

3 Den Chicorée in eine ofenfeste Form legen. Die Schalotten-Sellerie-Mischung darübergeben, die Form mit einem Deckel verschließen und für 20 Minuten in den Ofen schieben.

4 Den Chicorée auf einer Platte anrichten. Die Selleriemischung in einen kleinen Topf geben, zum Kochen bringen. Zitronenthymian unterrühren und die Flüssigkeit 3 Minuten einkochen lassen. Mit Salz und Pfeffer abschmecken, über den Chicorée gießen und servieren.

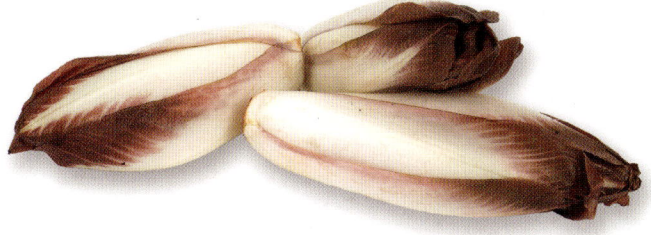

Roter Chicorée (S. 73) enthält wie sein gelber Verwandter reichlich ätherische Öle, die verdauungsfördernd wirken.

Hauptgerichte

Egal, ob mittags oder abends – machen Sie die Hauptmahlzeit zum **gesunden** Dreh- und Angelpunkt Ihres Tages. Hier kommt es auf **frische** Zutaten in spannenden Kombinationen an. Geschmack, Farbe und Textur werden in Szene gesetzt und die **Heilkräfte** optimal genutzt.

QUINOASPROSSEN MIT GEMÜSE

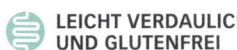 **LEICHT VERDAULICH UND GLUTENFREI** 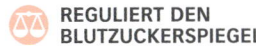 **REGULIERT DEN BLUTZUCKERSPIEGEL** 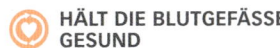 **HÄLT DIE BLUTGEFÄSSE GESUND**   **GUT FÜR DIE AUGEN**

Hier sind die Sprossen nicht nur eine hübsche Garnitur. Dieses glutenfreie Gericht ist leicht verdaulich und hält den Blutzuckerspiegel stabil. Es steckt voller Vitamine, Mineralien, Aminosäuren und Enzyme, die uns beim Aufschließen der Nährstoffe helfen. Paprika, Zucchini und grüne Mango liefern Antioxidantien, die das Herz-Kreislauf-System und die Augen gesund erhalten.

FÜR 4 PERSONEN

2 EL Brokkoli-Keimsaat

400 g Quinoa

1 große rote Paprikaschote, von den Samen befreit und fein gewürfelt

1 große orange Paprikaschote, von den Samen befreit und fein gewürfelt

1 Fenchelknolle, fein gewürfelt

1 gelbe Zucchini, fein gewürfelt

1 kleine grüne Mango, geschält, entsteint und fein gewürfelt

1 Knoblauchzehe, fein gehackt

Saft von 1 Limette

3 EL natives Olivenöl extra

Salz und frisch gemahlener schwarzer Pfeffer

1 Die Brokkolisamen zum Keimen in ein großes Glas geben und großzügig mit lauwarmem Wasser bedecken. Ein Musselintuch mit einem Gummiband über die Öffnung spannen. Am nächsten Morgen das Wasser durch das Tuch abgießen, frisches Wasser zum Spülen einfüllen und ebenfalls abgießen. Das Glas im Halbschatten kopfüber im 45-Grad-Winkel aufstellen, damit überschüssiges Wasser ablaufen kann. Je nach Zimmertemperatur und Keimgeschwindigkeit 3–5 Tage lang jeden Morgen und Abend spülen und abgießen. Sobald die Samen keimen, in einem Schraubglas in den Kühlschrank stellen und binnen 1–2 Tagen aufbrauchen.

2 Die Quinoakörner zum Keimen in ein großes Glas geben, großzügig mit lauwarmem Wasser bedecken, ein Musselintuch mit einem Gummiband über die Öffnung spannen. Nach 2 Stunden das Wasser durch das Tuch abgießen, frisches Wasser zum Spülen einfüllen und ebenfalls abgießen. Das Glas im Halbschatten kopfüber im 45-Grad-Winkel aufstellen, damit überschüssiges Wasser ablaufen kann. Am nächsten Tag erneut spülen und abgießen. Jetzt sollten die ersten Körner bereits zu keimen beginnen. Sobald die meisten Körner gekeimt haben, können die Quinoasprossen verwendet werden.

3 Die Sprossen mit Paprika, Fenchel, Zucchini und Mango in einer großen Schüssel vermischen.

4 In einer kleinen Schüssel Knoblauch, Limettensaft und Olivenöl verrühren und 1 Prise Salz hinzugeben. Das Dressing über Sprossen und Gemüse gießen, pfeffern und alles gut durchheben. Vor dem Servieren, falls nötig, mit Salz und Pfeffer nachwürzen.

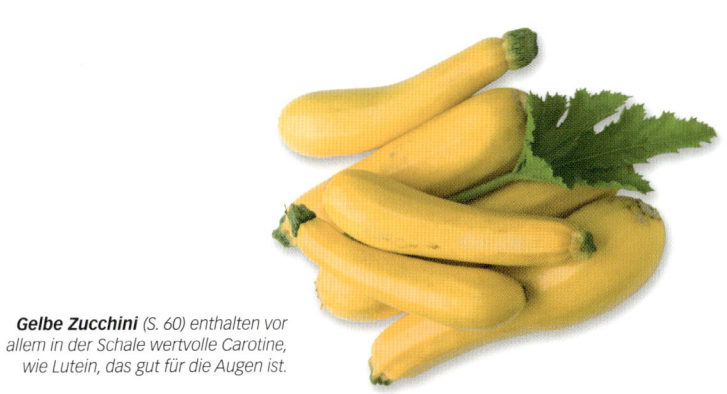

Gelbe Zucchini (S. 60) enthalten vor allem in der Schale wertvolle Carotine, wie Lutein, das gut für die Augen ist.

PIKANTE ROHKOST-SPAGHETTI

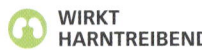 **WIRKT HARNTREIBEND**

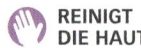 **REINIGT DIE HAUT**

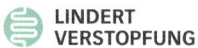 **LINDERT VERSTOPFUNG**

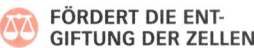 **FÖRDERT DIE ENT- GIFTUNG DER ZELLEN**

Rohes Gemüse liefert mehr Enzyme, Vitamine und andere Nährstoffe als gegartes. Die spezielle Kombination von Zutaten in diesem Rezept wirkt reinigend auf den Körper. Ein Spiralschneider verwandelt Gemüse in hübsche spaghettiähnliche Streifen und verändert so ihre Textur – vor allem Wurzelgemüse schmecken auf diese Weise überraschend leicht und frisch.

FÜR 4 PERSONEN

1 Handvoll Pinienkerne

2 EL Furikake oder je 1 EL schwarze und weiße Sesamsamen

2 Möhren, geschält

2 mittelgroße Rote Bete, geschält

1 grüne und 1 gelbe Zucchini

3 Radieschen

1 großes Bund Koriander, Blätter fein gehackt

Dressing

Saft von 3 Selleriestangen (etwa 4 EL)

1 EL Hanföl

2 EL Kürbiskernöl

1 EL Zitronensaft

2 TL Tahinipaste

Salz und frisch gemahlener schwarzer Pfeffer

1 Alle Zutaten für das Dressing mit einem Schneebesen oder in einem Schraubglas vermischen.

2 Eine kleine Pfanne bei mittlerer Temperatur erhitzen, Pinienkerne und Furikake oder Sesamsamen ohne Fett hineingeben und unter Rühren goldgelb rösten. Beiseitestellen.

3 Möhren, Rote Bete, Zucchini und Radieschen mit dem Spiralschneider in lange Streifen teilen. Alternativ einen Sparschäler verwenden.

4 Alle Gemüsestreifen bis auf die Rote Bete in eine Servierschüssel geben und mit den gehackten Korianderblättern durchheben (die Rote Bete würde den Salat zu diesem Zeitpunkt rosa färben). Auf Teller verteilen, im letzten Moment die Rote Bete hinzufügen. Mit dem Dressing übergießen, mit Pinienkernen und Furikake oder Sesamsamen bestreuen und servieren.

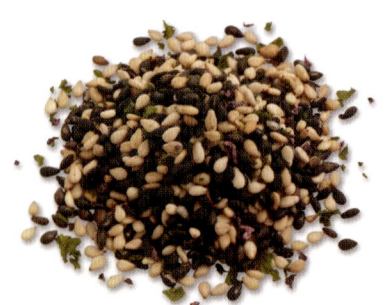

Furikake *ist eine japanische Gewürz- mischung, die vor allem aus Sesamsamen und Seetang besteht. Auf Salat, Reis oder asiatische Nudelgerichte gestreut, erhöht Furikake deren Nährstoffdichte.*

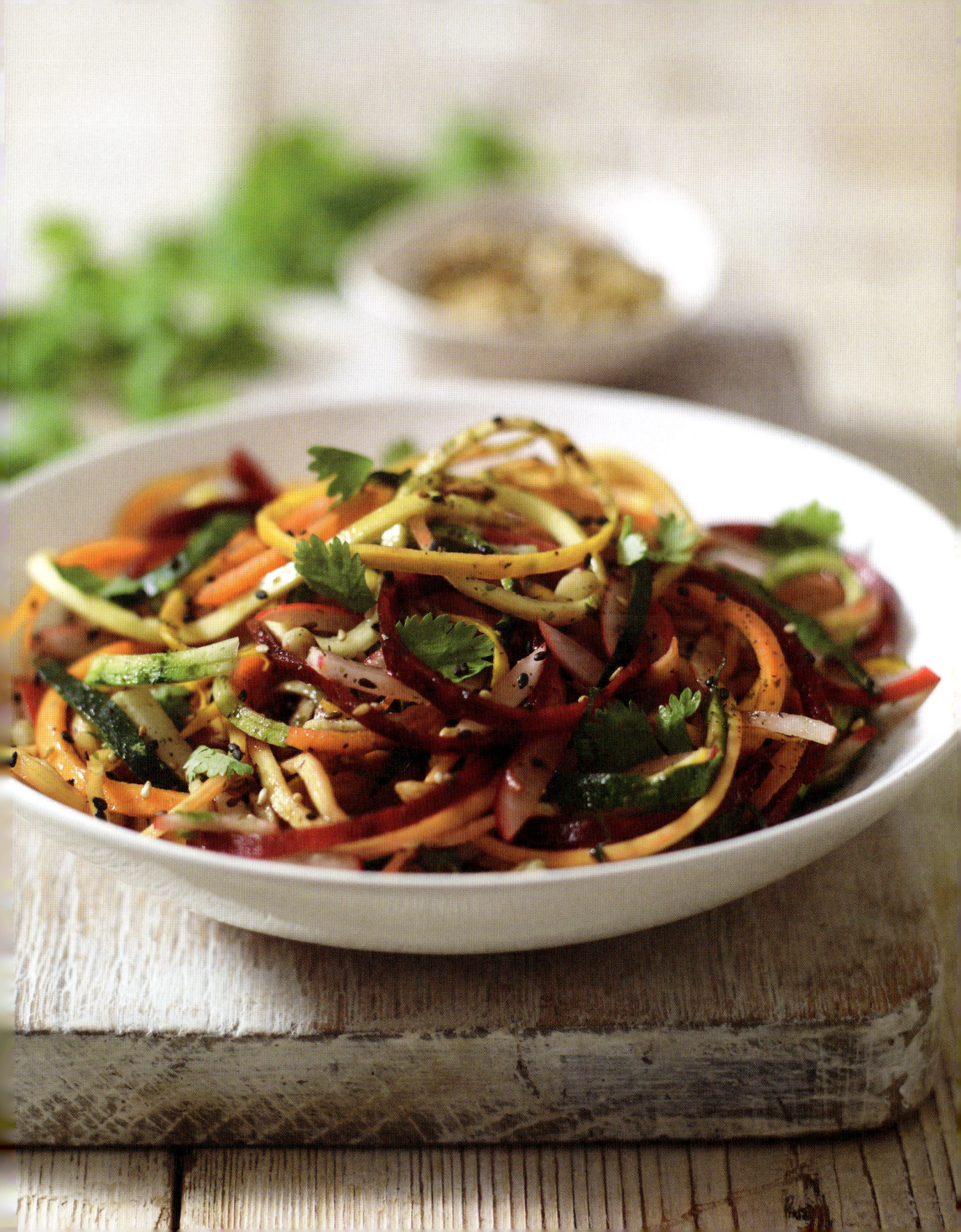

BOHNENSPROSSEN UND BROKKOLI AUS DEM WOK

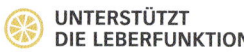 **UNTERSTÜTZT DIE LEBERFUNKTION**   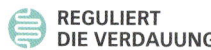 **REGULIERT DIE VERDAUUNG**   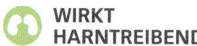 **WIRKT HARNTREIBEND**

Dieses Gericht liefert Wirkstoffe, die der Leber dabei helfen, Giftstoffe aus dem Körper auszuscheiden. Auch Darmtätigkeit und Harnproduktion werden angeregt. Chicorée und Artischocken sind als Leberheilmittel bekannt, in der Traditionellen Chinesischen Medizin gelten saure Lebensmittel und grünes Blattgemüse als kräftigend und reinigend für dieses Organ.

FÜR 4 PERSONEN

4 EL Gemüsebrühe

1 EL Tamari (japanische Sojasauce)

1 EL Olivenöl

1 Stück Ingwer (etwa 2 cm), geschält und in Streifen geschnitten

1 kleine Chilischote, von den Samen befreit und in Streifen geschnitten

2 mittelgroße Möhren, geschält und in Streifen geschnitten

400 g Brokkoli, geputzt und in Röschen zerteilt

250 g Bohnensprossen

1 kleine grüne Mango, entsteint, geschält und in Streifen geschnitten

4 große Köpfe Chicorée, Blätter getrennt

1 EL schwarze Sesamsamen

Dressing

abgeriebene Schale und Saft von 1 Bio-Limette

2 EL Kürbiskernöl

1 TL körniger Senf

1 TL Honig

1 Für das Dressing Limettenschale und -saft, Kürbiskernöl, Senf und Honig in einem Schraubglas miteinander vermischen.

2 Die Brühe in den Wok geben und sanft erhitzen. Tamari, Olivenöl, Ingwer und Chili unterrühren. Möhren und Brokkoli hinzufügen, durchrühren, Bohnensprossen und Mango untermischen und 1 Minute mitbraten.

3 Die Chicoréeblätter rosettenförmig auf Tellern anrichten. Eine kleine Menge gebratenes Gemüse in die Mitte jeder Rosette geben, mit dem Dressing beträufeln und mit schwarzen Sesamsamen bestreuen. Dazu passt gekochter Reis.

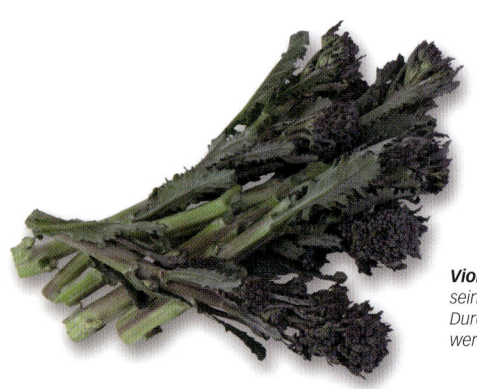

Violetter Spross-Brokkoli (S. 51) *steckt wie sein grüner Verwandter voller Antioxidantien. Durch das kurze Pfannenrühren bleiben die wertvollen Inhaltsstoffe erhalten.*

MARINIERTE THUNFISCHSTEAKS

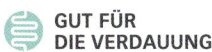 **GUT FÜR
DIE VERDAUUNG**

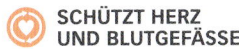 **SCHÜTZT HERZ
UND BLUTGEFÄSSE**

Thunfisch wirkt adstringierend und wird in Asien traditionell zur Beruhigung des Verdauungstrakts eingesetzt. Die Kapern verstärken diese Wirkung noch. Dieser Fisch ist auch eine gute Alternative zu rotem Fleisch. Sein kräftiger Geschmack wird hier durch die japanische Sojasauce unterstützt, die komplexere Noten besitzt als die chinesische Variante.

FÜR 4 PERSONEN

3 EL Olivenöl
2 EL Tamari (japanische Sojasauce)
1 EL Kapern, abgespült
4 EL Marsala oder süßer Sherry
1 EL körniger Senf
2 Knoblauchzehen, fein gehackt
4 dünne Zitronenscheiben
4 Thunfischsteaks

1 Olivenöl, Tamari, Kapern, Marsala oder Sherry, Senf, Knoblauch und Zitronenscheiben in einer ofenfesten Form gründlich miteinander vermengen. Die Thunfischsteaks hineinlegen und sorgfältig in der Marinade wenden. Die Form mit einem Deckel oder Alufolie verschließen und für 1 Stunde in den Kühlschrank stellen.

2 Den Backofen auf 180 °C vorheizen. Die verschlossene Form in den Ofen schieben und den Thunfisch 15–25 Minuten garen. Nach 10 Minuten wenden. Dünnere Steaks garen schneller. Um den Gargrad zu überprüfen, ein Steak mit einem scharfen Messer einschneiden. Die Mitte sollte noch leicht rosa sein. Mit Reis und Salat oder mit gedämpften Gemüse servieren.

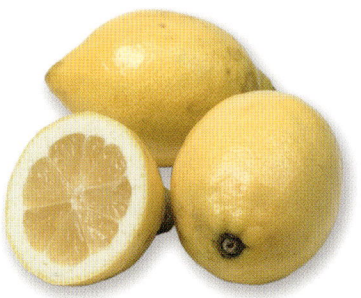

Zitrone (S. 40) fördert eine regelmäßige Verdauung und hält mit ihrer antibakteriellen Wirkung die Harnwege gesund.

WOLFSBARSCH MIT SPINAT UND MANGOSAUCE

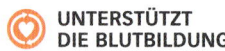 **UNTERSTÜTZT DIE BLUTBILDUNG**   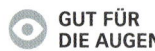 **GUT FÜR DIE AUGEN**   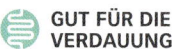 **GUT FÜR DIE VERDAUUNG**   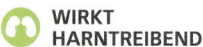 **WIRKT HARNTREIBEND**

Diese Zusammenstellung entfaltet eine blutdrucksenkende Wirkung und kann Kopfschmerzen und Schwindel lindern. Von den Antioxidantien der Mango profitieren vor allem die Augen. Dem kühlenden Gemüse wird die Wärme von Chili, Knoblauch und Ingwer entgegengesetzt. Sie unterstützen die Verdauung und die Harnproduktion.

FÜR 4 PERSONEN

4 Wolfsbarsche (à etwa 250 g)

Salz

15 g Ingwer, fein gehackt

2 kleine Chilischoten, von den Samen befreit und fein gehackt

4 Knoblauchzehen, fein gehackt

1 Bio-Zitrone, halbiert, eine Hälfte dünn aufgeschnitten, die andere ausgepresst

2 gehäufte TL körniger Senf

6 EL Olivenöl

8 EL Weißwein

200 g Spinatblätter

Sauce

1 mittelgroße Mango, geschält, entsteint und grob gehackt

2 TL Limettensaft

1 EL Olivenöl

1 Den Backofen auf 180 °C vorheizen. Die Fische mit Küchenpapier trocken tupfen und in eine große ofenfeste Form legen. Mit Salz bestreuen und die Bauchhöhle mit Ingwer, Chili und Knoblauch würzen. Auf jeden Fisch ein paar Zitronenscheiben legen. Zitronensaft, Senf, Olivenöl und Wein (oder die gleiche Menge Wasser) in einem Schraubglas vermischen und die Fische damit übergießen. Die Form mit Alufolie abdecken und für 25–35 Minuten in den Ofen schieben. Der Fisch ist fertig, wenn sich das Fleisch mit einer Gabel leicht zerteilen lässt.

2 In der Zwischenzeit für die Sauce die Mango mit Limettensaft und Olivenöl im Mixer pürieren.

3 In einem großen Topf Wasser mit etwas Salz zum Kochen bringen. Den Spinat hineingeben und 30 Sekunden blanchieren, bis er zusammenfällt. Den Spinat in ein Sieb abgießen und kurz unter kaltem Wasser abschrecken, um den Garprozess zu beenden, dann abtropfen lassen. Fische und Spinat auf Tellern anrichten, die Mangosauce separat servieren.

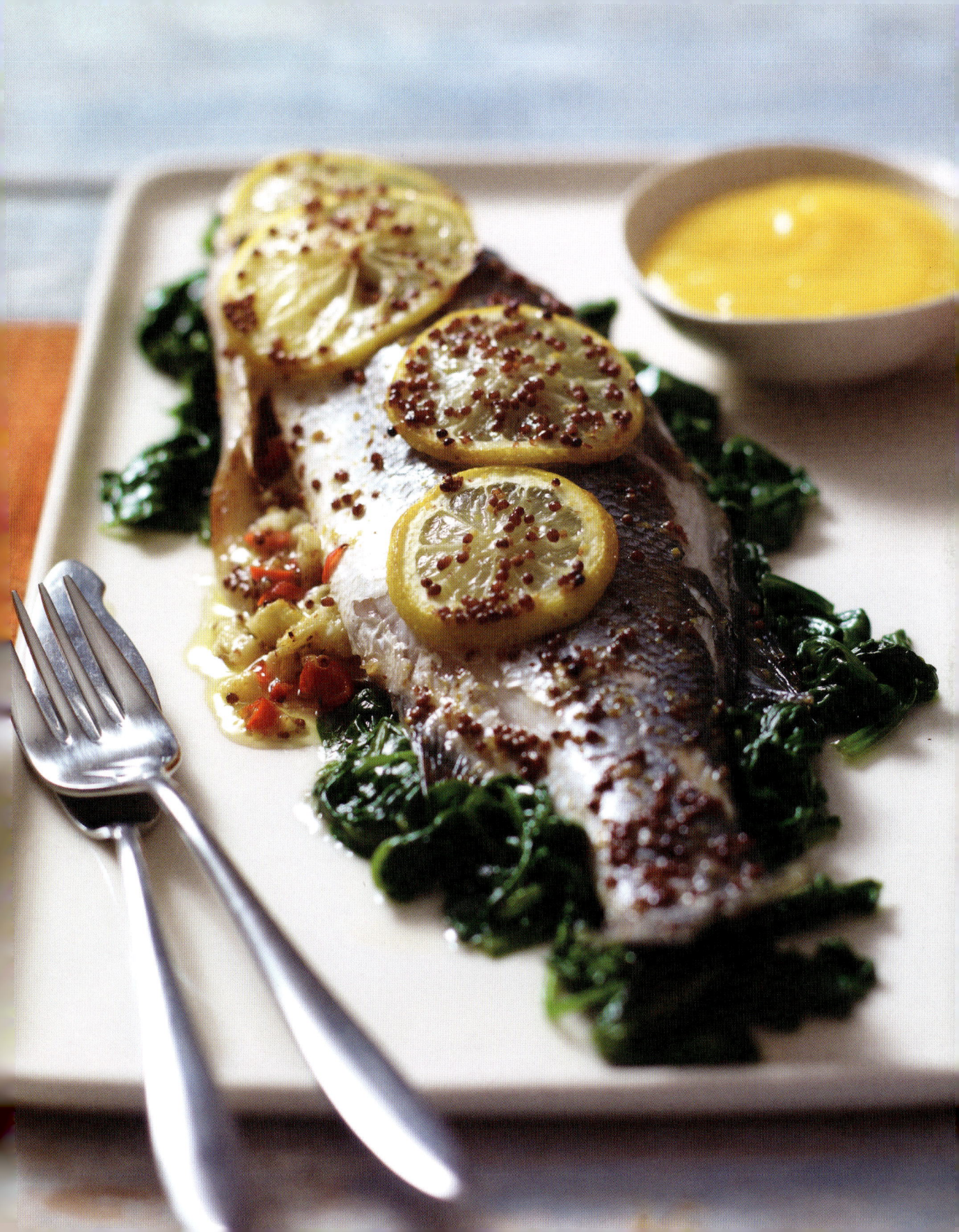

GEFÜLLTE PAPRIKA

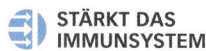 **STÄRKT DAS IMMUNSYSTEM**   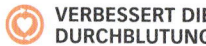 **VERBESSERT DIE DURCHBLUTUNG**

Eine vollwertige vegetarische Mahlzeit, die sich geschmacklich nicht hinter Fleischgerichten verstecken muss. Paprika wirkt antioxidativ und entzündungshemmend, regt den Kreislauf an und stimuliert die Bildung von roten Blutkörperchen. Champignons, Knoblauch und schwarzer Pfeffer stärken zudem die Widerstandskraft gegen saisonale Infekte.

FÜR 6 PERSONEN

60 g Pinienkerne

100 g braune Champignons, fein gewürfelt

1 gelbe Zucchini, fein gewürfelt

1 kleine Aubergine, fein gewürfelt

5 Schalotten, fein gewürfelt

3 Knoblauchzehen, fein gehackt

1 rote Chilischote (nach Belieben), fein gehackt

85 g brauner oder weißer Reis, gewaschen

2 EL Quinoa

1 EL Olivenöl

1 großer Stängel glatte Petersilie, fein gehackt

2 TL geräuchertes Paprikapulver

Salz und frisch gemahlener schwarzer Pfeffer

6 große Paprikaschoten, Farbe nach Belieben

1 EL gehackte glatte Petersilie zum Garnieren

1 Den Backofen auf 190 °C vorheizen. Die Pinienkerne in einer Pfanne rösten, bis sie goldgelb sind. In eine Schüssel füllen. Das klein gewürfelte Gemüse, Schalotten, Knoblauch, Chilischote, Reis, Quinoa, Olivenöl und Petersilie hinzugeben. Mit Paprikapulver, Salz und Pfeffer würzen und alles gründlich vermengen.

2 Von den Paprikaschoten mit einem scharfen Messer einen Deckel abschneiden. Scheidewände und Samen vorsichtig entfernen, dabei die Paprika selbst intakt lassen. Die Schoten großzügig mit der Gemüsemischung füllen (das Gemüse fällt beim Backen etwas zusammen).

3 Die gefüllten Paprikaschoten in eine ofenfeste Form mit hohem Rand oder einen Bräter stellen. Genug Wasser hinzugießen, dass die Paprika zu einem Drittel im Wasser stehen. Etwa 50 Minuten im Ofen garen. Sobald die Haut der Paprikaschoten leicht bräunt ist, die Form mit einem Deckel oder Alufolie verschließen. Den Gargrad der Füllung anhand von Reis und Quinoa überprüfen. Wenn sie zu trocken wirkt, die Füllung mit etwas Wasser besprenkeln. Die fertigen Paprikaschoten mit gehackter Petersilie bestreuen und mit Süßkartoffelpüree servieren.

BOHNENEINTOPF IM KÜRBIS

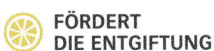 **FÖRDERT
DIE ENTGIFTUNG**

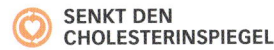 **SENKT DEN
CHOLESTERINSPIEGEL**

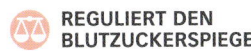 **REGULIERT DEN
BLUTZUCKERSPIEGEL**

Diese Kombination aus Okra, Paprikaschoten, Champignons und Gewürzen fördert die Ausscheidung von Giftstoffen. Hülsenfrüchte sind eine gute Wahl, wenn es darum geht, den Cholesterinspiegel zu senken, und helfen auch bei der Regulierung des Blutzuckerspiegels. Der Kürbis als »Topf« sieht nicht nur spektakulär aus, sondern steuert auch Nährstoffe und Geschmack bei.

FÜR 4 PERSONEN

2 EL Olivenöl, plus Öl zum Einfetten

8 Schalotten, fein gehackt

1 TL Koriandersamen, im Mörser grob zerstoßen

1 rote oder grüne Chilischote, von den Samen befreit und fein gehackt

1 rote Paprikaschote, von den Samen befreit und gewürfelt

1 gelbe Paprikaschote, von den Samen befreit und gewürfelt

3 Knoblauchzehen, fein gehackt

1 gestrichener TL geräuchertes Paprikapulver

400 g Limabohnen oder weiße Bohnen aus der Dose, abgegossen

Salz und frisch gemahlener schwarzer Pfeffer

150 g Shiitakepilze, in Scheiben geschnitten

100 g kleine Okraschoten, Stiel entfernt

1 Lorbeerblatt, frisch oder getrocknet

1 Kürbis (nach Belieben)

1 kleine Handvoll grob gehackte Korianderblätter zum Garnieren

1 Den Backofen auf 180 °C vorheizen. Das Olivenöl mit 1 EL Wasser bei niedriger Temperatur in einem mittelgroßen Topf erhitzen. Die Schalotten darin glasig und goldgelb werden lassen. Koriandersamen und Chili hinzufügen, durchrühren, dann Paprikawürfel, Knoblauch und Paprikapulver dazugeben. Die Bohnen untermischen, bis sie gut mit Gewürzen überzogen sind. Mit Salz und Pfeffer abschmecken, dann Pilze, Okra und Lorbeerblatt hinzugeben.

2 Wenn kein Kürbis verwendet wird, die Bohnenmischung in eine ofenfeste Form mit Deckel füllen, 1 Schuss Wasser hinzugeben. Den Deckel auflegen und die Form für 45–50 Minuten in den Ofen schieben. Den fertigen Eintopf mit Korianderblättern bestreuen und servieren.

3 Soll die Suppe im Kürbis serviert werden, vom Kürbis einen Deckel abschneiden und aufbewahren. Die Kerne und einen Teil des Fruchtfleischs entfernen. Das Fruchtfleisch für eine andere Verwendung zur Seite stellen. Je dicker die Kürbiswand, desto länger die Garzeit.

4 Die Innenseite des Kürbis mit etwas Olivenöl einreiben, leicht salzen und dann die Bohnenmischung mit 1 Schuss Wasser einfüllen. Der Kürbis gibt beim Garen noch etwas Flüssigkeit an die Füllung ab. Den Deckel auf den Kürbis legen, den Kürbis auf ein Backblech setzen und etwa 1 Stunde im Ofen backen.

5 Den Deckel abnehmen, das Lorbeerblatt entfernen und wegwerfen. Den Eintopf mit Korianderblättern bestreuen und den Kürbis auf den Tisch bringen. Beim Servieren auch ein wenig von der Kürbiswand mit auslöffeln, damit jede Portion des Bohneneintopfs etwas Kürbisfleisch enthält. Mit Korianderblättern bestreuen.

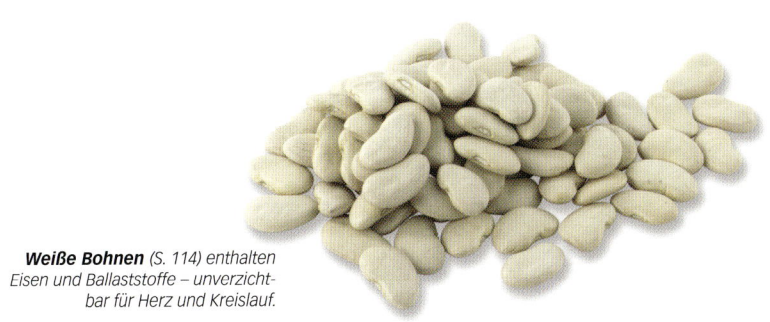

Weiße Bohnen (S. 114) enthalten
Eisen und Ballaststoffe – unverzichtbar für Herz und Kreislauf.

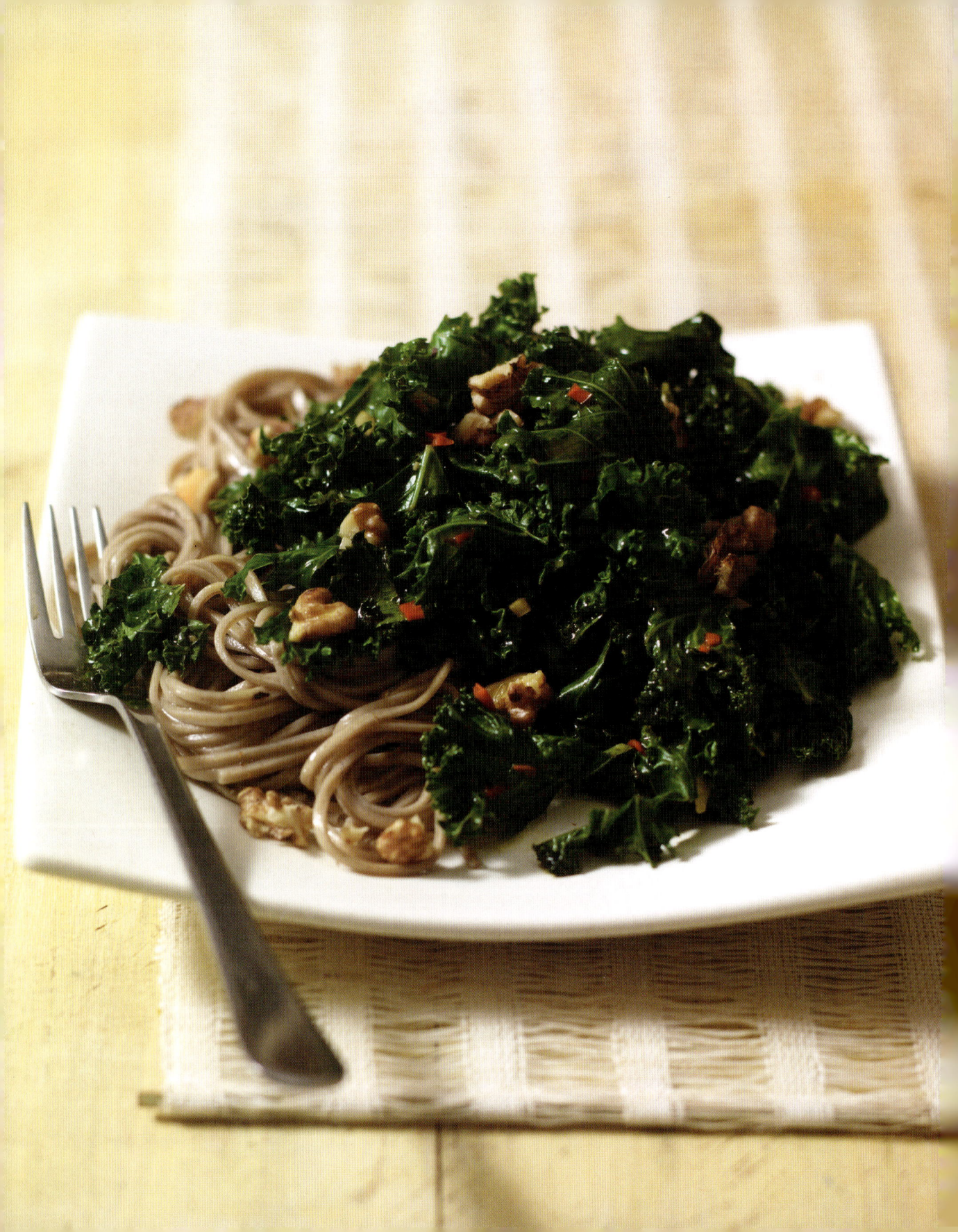

GRÜNKOHL AUF BUCHWEIZENNUDELN

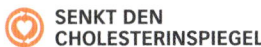 **SENKT DEN CHOLESTERINSPIEGEL**

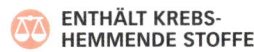 **ENTHÄLT KREBS-HEMMENDE STOFFE**

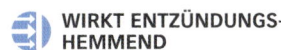 **WIRKT ENTZÜNDUNGS-HEMMEND**

Ein Nudelgericht fürs Herz: Grünkohl steckt voller guter Inhaltsstoffe, wie Antioxidantien, Omega-3-Fettsäuren sowie natürlichen Substanzen, die ihm eine entzündungshemmende Wirkung verleihen und möglicherweise sogar dazu beitragen können, das Risiko für östrogenabhängige Tumore zu senken. Der Grünkohl sollte idealerweise nur sehr kurz gegart werden.

FÜR 4 PERSONEN

400 g Sobanudeln (japanische Buchweizennudeln)

2 EL Walnussöl, plus Walnussöl zum Beträufeln

1 rote Chilischote, von den Samen befreit und fein gehackt

2 Knoblauchzehen, fein gehackt

2 EL Tamari (japanische Sojasauce)

600 g frische Grünkohlblätter, von den Strünken befreit, in Streifen geschnitten

2 EL frisch gepresster Orangensaft

4 EL gehackte Walnusskerne, geröstet, zum Garnieren

1 Die Nudeln nach Packungsanweisung garen.

2 In der Zwischenzeit einen großen Topf bei mittlerer Hitze auf den Herd stellen und das Walnussöl darin erwärmen. Chilischote und Knoblauch mit 2 EL Wasser hineingeben und umrühren. Erst die Sojasauce, dann den Grünkohl hinzugeben und gut mischen, damit die Blätter mit den übrigen Zutaten überzogen werden.

3 Den Orangensaft in den Topf gießen, den Deckel auflegen und den Grünkohl 2–3 Minuten dünsten, bis er gerade gar ist. Dabei gelegentlich umrühren und bei Bedarf etwas Wasser hinzugießen, damit nichts ansetzt. Vom Herd nehmen. Die Nudeln auf vorgewärmte Teller verteilen, den Kohl darauf anrichten und mit gerösteten Walnussstücken bestreuen. Mit Walnussöl beträufeln und servieren.

GEMÜSE-EINTOPF

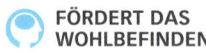 **FÖRDERT DAS WOHLBEFINDEN**   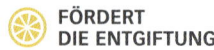 **FÖRDERT DIE ENTGIFTUNG**   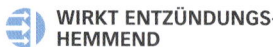 **WIRKT ENTZÜNDUNGSHEMMEND**   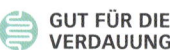 **GUT FÜR DIE VERDAUUNG**

Ein langsam bei schwacher Hitze gegartes Potpourri aus Gemüse und Gewürzen, wärmend und nahrhaft – das tut Leib und Seele gut. Süßkartoffeln helfen Giftstoffe auszuscheiden und bekämpfen Entzündungen, während Kohl und Knoblauch antiparasitär wirken und die Verdauung verbessern. Die Kunst liegt hier im Aufbau der einzelnen Schichten, damit jeder auch wirklich von allem etwas abbekommt.

FÜR 4–6 PERSONEN

1 EL Ghee oder geklärte Butter

150 g Schalotten, geviertelt

1 Weißkohl (600–800 g), von den äußeren Blättern befreit und in Achtel geschnitten

1 mittelgroße Süßkartoffel (etwa 200 g), geschält und in sechs Stücke geschnitten

2 kleine Möhren, geschält und in Scheiben geschnitten

6 Knoblauchzehen, fein gehackt

2 kleine Chilischoten, von den Samen befreit und gehackt

4 zarte Selleriestangen mit Grün, gehackt

250 g Mini-Eiertomaten

6 Lorbeerblätter

1 TL gemahlene Koriandersamen

1 TL frisch gemahlener schwarzer Pfeffer

2 TL geräuchertes Paprikapulver

1 EL Olivenöl

200 ml Gemüsebrühe

100 ml trockener Weißwein

Salz

gehackte Korianderblätter zum Garnieren (nach Belieben)

1 Ghee oder geklärte Butter in einen großen Topf geben. Die Hälfte der Schalotten sowie einige Stücke Kohl, Süßkartoffeln und Möhren, die Hälfte des Knoblauchs, 1 Chilischote, die Hälfte des Selleries und der Tomaten sowie 3 Lorbeerblätter hinzufügen und mit der Hälfte der Gewürze bestreuen. Dann aus den gleichen Zutaten eine zweite Schicht aufbauen.

2 Die Oberfläche mit etwas Olivenöl beträufeln. Brühe und Wein mischen, salzen und zwei Drittel der Flüssigkeit in den Topf gießen. Auf dem Herd zum Köcheln bringen, den Deckel auflegen und 1 Stunde bei schwacher Hitze köcheln lassen. Nach Bedarf Wein und Brühe nachgießen. Für die letzten 15 Minuten den Deckel abnehmen, damit überschüssige Flüssigkeit verkochen kann. Den Topf vom Herd ziehen, nach Möglichkeit die Lorbeerblätter entfernen und wegwerfen. Die einzelnen Portionen nach Belieben mit Korianderblättern garnieren.

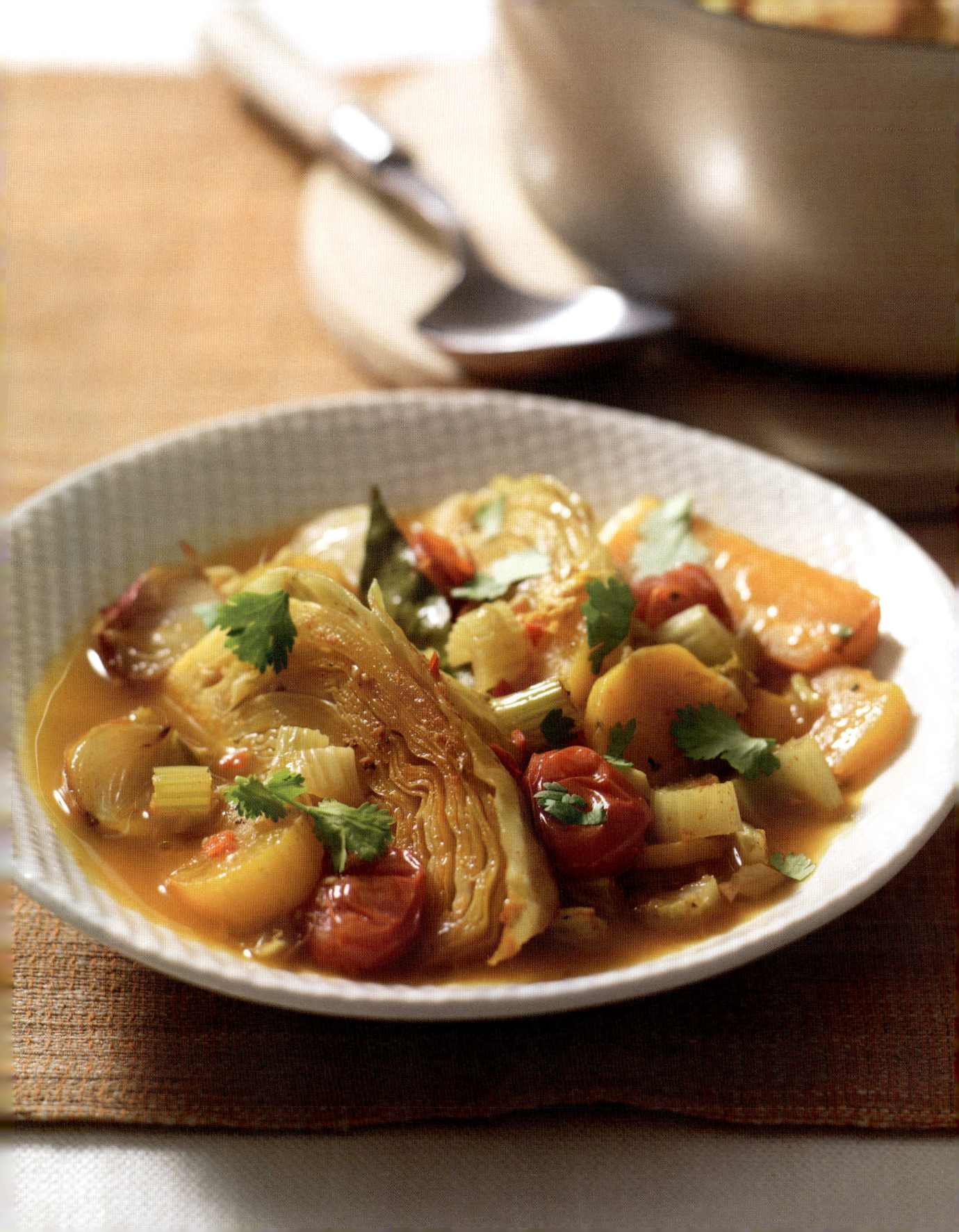

MARINIERTER TOFU
MIT SHIITAKEPILZEN UND NUDELN

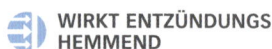 **WIRKT ENTZÜNDUNGS-HEMMEND** 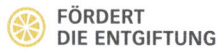 **FÖRDERT DIE ENTGIFTUNG** 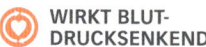 **WIRKT BLUT-DRUCKSENKEND**

Tofu enthält Phytoöstrogene aus Sojabohnen. Sie wirken blutdrucksenkend und schützen so das Herz. In kleinen Mengen genossen, kann unfermentiertes Soja Giftstoffe im Körper neutralisieren – etwa bei einem Kater –, regelmäßig in größeren Mengen konsumiert, behindert es allerdings die Aufnahme mancher Mineralstoffe.

FÜR 6 PERSONEN

300 g Tofu, gewürfelt

4 EL Sonnenblumenöl

300 g Reis- oder Eiernudeln

300 g Shiitakepilze, halbiert oder geviertelt

1 Prise Salz

1 Möhre, in Streifen geschnitten

250 g Bohnensprossen, abgespült und abgetropft

250 g Kaiserschoten, halbiert

100 g Baby-Maiskölbchen, halbiert

1–2 EL Tamari (japanische Sojasauce)

1 EL schwarze Sesamsamen

1 kleine Handvoll Korianderblätter, gehackt, zum Garnieren

Marinade

3 Knoblauchzehen, fein gehackt

1 Stück Ingwer (etwa 3 cm), gerieben

1 kleine Chilischote, von den Samen befreit und fein gehackt

3 EL Mirin (japanischer Reiswein)

2 EL Sesamöl aus gerösteten Samen

3 EL Teriyakisauce

3 kleine Schalotten, in dünne Streifen geschnitten

1 Den Tofu in eine flache Schale geben. Die Zutaten für die Marinade vermischen und gleichmäßig über die Tofuwürfel verteilen. Die Schale abdecken und über Nacht in den Kühlschrank stellen. Die Tofuwürfel zwischendurch wenden.

2 Den Tofu aus der Marinade heben und kurz abtropfen lassen. Die Marinade aufbewahren.

3 In einem Wok 2 EL Sonnenblumenöl bei mittlerer Temperatur erhitzen. Die Tofuwürfel hineingeben und von allen Seiten leicht anbräunen. Dabei vorsichtig wenden, damit sie nicht zerfallen. Aus dem Wok heben und in eine vorgewärmte Schale geben.

4 In der Zwischenzeit die Nudeln nach Packungsanweisung garen: Eiernudeln in reichlich gesalzenem Wasser kochen, Reisnudeln nur mit heißem Wasser übergießen. Die Nudeln abgießen und unter kaltem Wasser abschrecken, um den Garvorgang zu beenden.

5 Den Wok säubern und 1 EL Sonnenblumenöl darin erhitzen. Die Pilze hineingeben und 2–3 Minuten pfannenrühren, dann in eine vorgewärmte Schale füllen. Möhre, Bohnensprossen, Kaiserschoten und Maiskölbchen mit der Sojasauce ebenfalls kurz pfannenrühren, dann zu den Pilzen geben.

6 Den Wok erneut auswischen und den Rest des Öls darin erhitzen. Die aufbewahrte Marinade hineingeben, die gegarten Nudeln untermischen und kurz pfannenrühren. Alle Gemüse in den Wok füllen und mit den Nudeln vermengen. Den Tofu hinzugeben und vorsichtig durchheben. Das Gericht mit Sesamsamen bestreuen, dann auf vorgewärmte tiefe Teller verteilen. Mit gehackten Korianderblättern bestreuen und servieren.

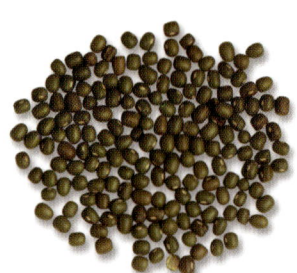

Mungbohnen (S. 115) bilden die Grundlage für Bohnensprossen, die in der asiatischen Küche äußerst beliebt sind. Sie wirken entgiftend.

FRÜHLINGSGEMÜSE AUS DEM WOK

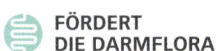 **FÖRDERT DIE DARMFLORA**

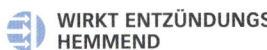 **WIRKT ENTZÜNDUNGS-HEMMEND**

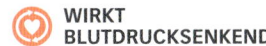 **WIRKT BLUTDRUCKSENKEND**

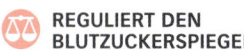 **REGULIERT DEN BLUTZUCKERSPIEGEL**

Nach einem langen Winter hilft frisches, grünes Gemüse im Frühjahr, den Körper zu reinigen. Spargel enthält probiotische Substanzen und stimuliert die Verdauung. Außerdem wirkt er entzündungshemmend und hilft bei hohem Blutdruck und stark schwankendem Blutzuckerspiegel. Minze und Schnittlauch beleben sanft den Körper.

FÜR 4 PERSONEN

2 EL Olivenöl

350 g grüner Spargel, in 5 cm lange Stücke geschnitten

250 g Kaiserschoten, geputzt

150 g Bärlauchblätter, gehackt

200 g kleine Spinatblätter

1 EL Himbeeressig

2 EL gehackte Minzeblätter

2 EL Schnittlauchröllchen

1 Das Olivenöl in einem Wok erhitzen. Spargel und Kaiserschoten hineingeben und 3 Minuten pfannenrühren, dann Bärlauch und Spinat untermischen und garen, bis sie zusammenfallen.

2 Den Wok vom Herd nehmen und Himbeeressig, Minze und Schnittlauch hineingeben. Durchrühren und das Gemüse heiß mit gedämpftem Reis oder Quinoa servieren.

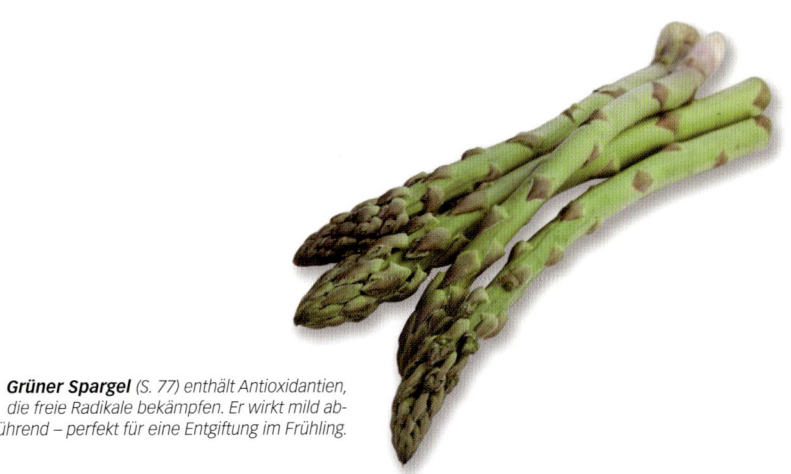

Grüner Spargel (S. 77) enthält Antioxidantien, die freie Radikale bekämpfen. Er wirkt mild abführend – perfekt für eine Entgiftung im Frühling.

GEBRATENE TAUBENBRUST MIT GOJIBEEREN

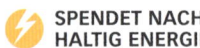 **SPENDET NACH-HALTIG ENERGIE**

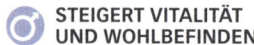 **STEIGERT VITALITÄT UND WOHLBEFINDEN**

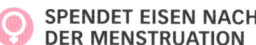 **SPENDET EISEN NACH DER MENSTRUATION**

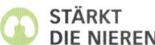 **STÄRKT DIE NIEREN**

Taubenfleisch ist mager, zart und wohlschmeckend. In China gilt es als Nierentonikum, hauptsächlich wird es aber gegen Unfruchtbarkeit bei Männern und Frauen empfohlen, da es den Kreislauf anregt und Energie spendet. Außerdem füllt es den Eisenspeicher nach einem Blutverlust auf, etwa bei der Geburt oder Menstruation. Gojibeeren stimulieren den Stoffwechsel.

FÜR 4 PERSONEN

4 Tauben
25 g getrocknete Shiitakepilze
2 mittelgroße Möhren, längs halbiert
1 mittelgroße Zwiebel, geschält und geviertelt
1 mittelgroße rote Chilischote
4 Knoblauchzehen, ungeschält
½ TL schwarze Pfefferkörner
1 Prise Salz
4 TL Speisestärke
20 g getrocknete Gojibeeren
Olivenöl
Korianderblätter, gehackt, zum Garnieren

1 Das Brustfleisch der Tauben auslösen und beiseitestellen. Die Karkassen in einen Topf legen und Pilze, Möhren, Zwiebel, die ganze Chilischote, Knoblauch, Pfefferkörner und Salz hinzugeben. Knapp mit Wasser bedecken, zum Kochen bringen und 1½ Stunden bei schwacher Hitze köcheln lassen. Bei Bedarf zwischendurch den Schaum abschöpfen. Auf den Füllstand achten und, falls nötig, etwas Wasser nachgießen. Gegen Ende der Kochzeit sollten etwa 500 ml Brühe übrig sein.

2 Die Brühe durch ein Sieb abgießen und auffangen. Pilze, Knoblauchzehen und einige Pfefferkörner aufbewahren. Den Rest der Zutaten einschließlich dem restlichen Taubenfleisch, Knochen und Haut wegwerfen. Die Pilze klein schneiden und die weichen Knoblauchzehen aus ihren Schalen drücken. Die Knoblauchpaste beiseitestellen.

3 Von der Brühe 4 EL abnehmen, den Rest wieder in den Topf gießen und bei mittlerer bis hoher Temperatur erhitzen. Die zurückbehaltene Brühe mit der Speisestärke in einem Becher verrühren und in den Topf geben. Gojibeeren, Pilze und Knoblauchpaste hinzufügen und die Sauce 10–20 Minuten köcheln lassen, bis sie andickt. Mit Salz und Pfeffer abschmecken.

4 In eine Pfanne bei mittlerer Temperatur 1 Schuss Olivenöl erhitzen. Die Taubenbrüste hineingeben und von jeder Seite 2 Minuten braten, bis sie gerade gar sind. In die Sauce legen und 2–3 Minuten ziehen lassen.

5 Das Fleisch auf vorgewärmten Tellern anrichten, mit etwas Sauce übergießen und mit den Korianderblättern garnieren. Die übrige Sauce in eine Sauciere füllen. Das Gericht mit gekochtem Reis servieren.

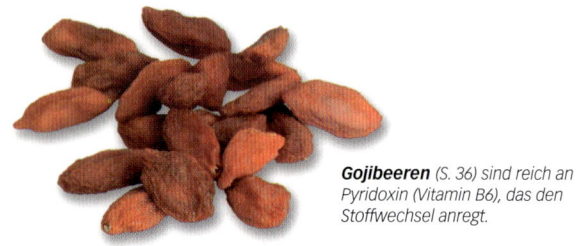

Gojibeeren (S. 36) sind reich an Pyridoxin (Vitamin B6), das den Stoffwechsel anregt.

INGWER-HÄHNCHEN

 BEUGT ERKÄLTUNGEN UND GRIPPE VOR 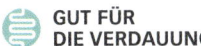 **GUT FÜR DIE VERDAUUNG** 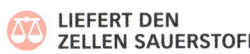 **LIEFERT DEN ZELLEN SAUERSTOFF** 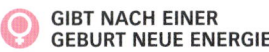 **GIBT NACH EINER GEBURT NEUE ENERGIE**

Die Marinade für das Hähnchen enthält frischen Ingwer, der bei der Vorbeugung und Behandlung von Erkältungen unersetzlich ist. Seine wärmende Wirkung wird durch Limette, Knoblauch und Honig verstärkt, die alle das Immunsystem stärken. Das perfekte Essen also, wenn Sie sich gegen Erkältungen wappnen oder nach einer Erkrankung erholen wollen.

FÜR 4 PERSONEN

1 Hähnchen (etwa 1,5 kg), in acht Stücke zerteilt

1 EL Ghee oder geklärte Butter

1 kg Kartoffeln, geschält und in dünne Scheiben geschnitten

½–1 TL Salz

1 EL Paprikapulver

½ TL frisch gemahlener schwarzer Pfeffer

Marinade

4 EL Tamari (japanische Sojasauce)

1 gehäufter EL fein gehackter Ingwer

3–5 Knoblauchzehen, zerdrückt

abgeriebene Schale und Saft von 1–2 Bio-Limetten

3 EL Honig

1 Für die Marinade Tamari, Ingwer, Knoblauch, Limettenschale und -saft sowie den Honig in einem Kunststoffbehälter mit Deckel vermischen. Die Hähnchenstücke hineingeben und 8–12 Stunden oder über Nacht im Kühlschrank marinieren.

2 Den Backofen auf 220 °C vorheizen. Eine große ofenfeste Form mit Ghee oder geklärter Butter einfetten. Die Kartoffelscheiben leicht überlappend in dünnen Lagen in die Form schichten, mit Salz, Paprikapulver und Pfeffer würzen. Die Hähnchenteile darauflegen. Mit der Marinade übergießen, salzen und pfeffern. Die Form für 45–50 Minuten in den Ofen schieben. Für die Garprobe das Fleisch mit einem scharfen Messer einstechen: Das Hähnchen ist gar, wenn klarer Saft austritt. Mit einem Salat servieren.

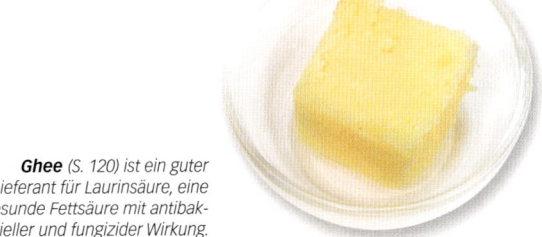

Ghee (S. 120) ist ein guter Lieferant für Laurinsäure, eine gesunde Fettsäure mit antibakterieller und fungizider Wirkung.

QUINOA-GEMÜSE-TÜRMCHEN

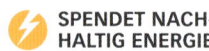 **SPENDET NACH-HALTIG ENERGIE**

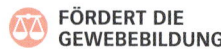 **FÖRDERT DIE GEWEBEBILDUNG**

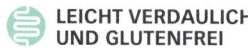 **LEICHT VERDAULICH UND GLUTENFREI**

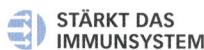 **STÄRKT DAS IMMUNSYSTEM**

Die eiweiß- und ballaststoffreichen Quinoakörner enthalten alle Aminosäuren, die der Körper benötigt, um Energie zu erzeugen und ein gesundes Gewebewachstum zu gewährleisten. Darüber hinaus ist Quinoa glutenfrei. Das Sauerkraut stärkt die Abwehrkräfte und die Darmgesundheit, eine farbenfrohe Gemüsemischung liefert wertvolle Nährstoffe.

FÜR 4 PERSONEN

5 kleine Schalotten, fein gehackt

1 mittelscharfe Chilischote, fein gehackt

2 rote Paprikaschoten, längs halbiert, von den Samen befreit und in 1 cm dicke Streifen geschnitten

3 mittelgroße gelbe Zucchini, in 5 mm dicke Scheiben geschnitten

100 g Shiitakepilze, von den Stielen befreit, in Scheiben geschnitten

2 Knoblauchzehen, zerdrückt

Meersalz und frisch gemahlener schwarzer Pfeffer

2 EL Olivenöl

300 g Quinoa

1 Stängel Petersilie, gehackt, zum Garnieren

einige Tropfen natives Olivenöl extra

6 EL Sauerkraut zum Servieren (nach Belieben)

1 Den Boden eines mittelgroßen Topfs mit Wasser bedecken und sanft erhitzen. Die Schalotten hineingeben und zugedeckt dünsten, bis sie weich sind. Bei Bedarf mehr Wasser hinzugeben. Die Chili kurz mitdünsten, dann die Paprikaschoten. Wenn sie beginnen, weich zu werden, die Zucchini unterrühren. Zuletzt Pilze und Knoblauch in den Topf geben, mit 1 Prise Salz abschmecken, 1 Minute rühren, dann etwas Olivenöl hineinträufeln. Alles noch einmal gut mischen, den Deckel auflegen und den Topf auf der ausgeschalteten Kochplatte stehen lassen, damit das Gemüse warm bleibt.

2 Quinoa nach Packungsanweisung kochen, abgießen und beiseitestellen.

3 Zum Servieren einen Dessertring auf jeden Teller setzen und etwa 2,5 cm hoch mit Quinoa füllen. Eine Schicht Gemüse darauf anrichten und mit gehackter Petersilie bestreuen. Die Ringe abheben. Die Türmchen mit schwarzem Pfeffer bestreuen und mit dem restlichen Olivenöl beträufeln. Rundherum nach Belieben einen Ring aus Sauerkraut anrichten.

4 Anstelle des Dessertrings kann man auch eine kleine mit Olivenöl eingefettete Halbkugelform verwenden: Zur Hälfte mit Gemüse füllen, die Quinoa daraufgeben und gut andrücken. Einen Teller umgedreht darauflegen, Teller und Form stürzen und die Form vorsichtig abheben. Servieren wie oben beschrieben.

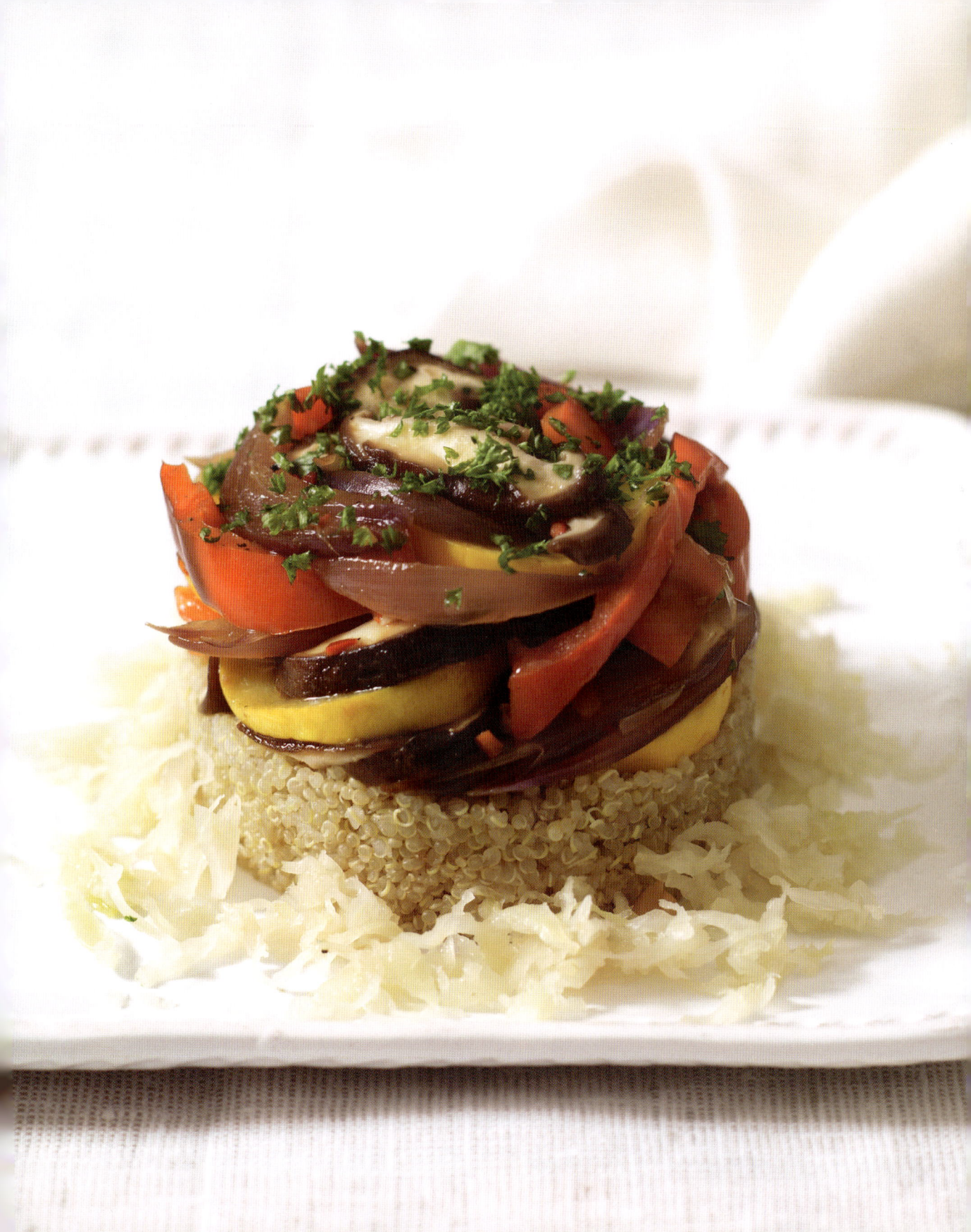

SAUERKRAUTWICKEL

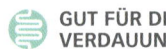 **GUT FÜR DIE VERDAUUNG**

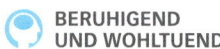 **BERUHIGEND UND WOHLTUEND**

Sauerkraut ist reich an Vitamin C und enthält Milchsäure, die der Verdauung hilft, indem sie schädliche Bakterien und Giftstoffe bekämpft und Blähungen reduziert. Manche Experten halten den milchsauer eingelegten Weißkohl zudem für eine gute Vorbeugung gegen Krebs und degenerative Erkrankungen. Sauerkrautblätter findet man in polnischen und türkischen Lebensmittelgeschäften.

FÜR 4 PERSONEN

Salz

2 EL Weinessig

6 schwarze Pfefferkörner

16 ganze Sauerkrautblätter oder große Weißkohlblätter, Stiele und Blattrippen entfernt

1 EL Olivenöl

2 mittelgroße Zwiebeln, fein gehackt

3 Knoblauchzehen, zerdrückt

500 g Hackfleisch (Schwein, Rind oder halb und halb)

125 g weißer oder brauner Reis, gewaschen

2 TL Paprikapulver

2 EL gehackte glatte Petersilie

300 g Sauerkraut

200 g durchwachsener geräucherter Speck, gewürfelt

Sauce

1 EL Olivenöl

3 TL Weizenmehl

1 Prise Salz

einige schwarze Pfefferkörner

20 g Tomatenmark

1 kleine Chilischote, von den Samen befreit und fein gehackt

115 g Crème fraîche

1 Bei Verwendung frischer Kohlblätter in einem großen Topf reichlich Wasser zum Kochen bringen und 1 Prise Salz, den Weinessig und die Pfefferkörner hineingeben. Jeweils 2 Kohlblätter ins Wasser geben und 2 Minuten blanchieren. Herausheben, sobald sie beginnen zusammenzufallen. Auf Küchenpapier abtropfen lassen. Sauer eingelegte Blätter müssen nicht blanchiert werden.

2 Das Olivenöl in einer Pfanne erhitzen, Zwiebeln und Knoblauch darin anschwitzen. Das Hackfleisch hinzufügen und 10–15 Minuten braten, bis es leicht angebräunt ist. Reis, Paprikapulver und Petersilie in die Pfanne geben und 2–3 Minuten unter Rühren garen. Vom Herd nehmen und zum Abkühlen auf die Seite stellen.

3 Ein abgetropftes Kohl- oder Sauerkrautblatt auf der Arbeitsfläche ausbreiten. Einen Löffel Füllung auf den unteren Rand geben. Die Blattseiten über die Füllung schlagen und das Blatt aufrollen. Mit dem Rest der Füllung und den übrigen Blättern ebenso verfahren.

4 Das Sauerkraut auf dem Boden eines großen Topfs verteilen. Die Krautwickel mit der Nahtseite nach unten hineinlegen und mit den Speckwürfeln bestreuen. Vorsichtig heißes Wasser angießen. Es sollte bis zur halben Höhe des Topfinhalts reichen. Bei Bedarf die Krautwickel mit einem hitzebeständigen Teller beschweren. Den Deckel auflegen und die Krautwickel 2 Stunden bei schwacher Hitze garen. Falls nötig, Wasser nachgießen. Es sollte während der ganzen Zeit auf halber Höhe des Topfinhalts bleiben.

5 In der Zwischenzeit die Sauce zubereiten: Das Olivenöl in einem kleinen Topf erhitzen und das Mehl darin leicht anbräunen, dann Salz, Pfefferkörner, Tomatenmark, Chili und Crème fraîche unterrühren. Etwas Wasser dazugießen, die Konsistenz sollte aber dickflüssig bleiben. Die fertigen Krautwickel auf Teller verteilen und etwas heiße Sauce über jede Portion geben.

TIPP: Nach dem Rezept auf S. 330 können Sie nicht nur klassisches Sauerkraut herstellen, sondern auch ganze Weißkohlblätter milchsauer einlegen.

WIRSINGROULADEN

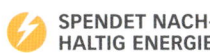 **SPENDET NACH-HALTIG ENERGIE**
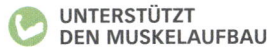 **UNTERSTÜTZT DEN MUSKELAUFBAU**
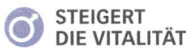 **STEIGERT DIE VITALITÄT**
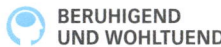 **BERUHIGEND UND WOHLTUEND**

Echtes Wohlfühlessen und dabei voller gesunder Zutaten, die Energie spenden. Insbesondere für Männer jeden Alters die perfekte Wahl, da Quinoa viel Eiweiß und essenzielle Aminosäuren liefert, die beim Muskelaufbau helfen, während Walnüsse die männliche Fruchtbarkeit fördern können und dem Herzen guttun. Auch Vegetarier und Veganer können hier zugreifen.

FÜR 4 PERSONEN

300 g Quinoa

60 g Walnusskerne, grob gehackt

50 g sonnengetrocknete Tomaten, gehackt

2 Knoblauchzehen, fein gehackt

1 mittelgroße rote Zwiebel, fein gehackt

4 kleine Schalotten, fein gehackt

6 EL gehackte Petersilie

100 g frische oder gefrorene Cranberrys

2 TL gemahlener Piment

½ TL gemahlene Koriandersamen

2 gestrichene TL getrocknete italienische Kräuter (Basilikum, Thymian und Knoblauchgranulat)

Himalajasalz und frisch gemahlener schwarzer Pfeffer

10–12 mittelgroße, zarte Wirsingblätter

4 Lorbeerblätter

2 TL Weizenmehl, Pfeilwurz- oder Kudzustärke (asiatische Speisestärke)

fester Naturjoghurt zum Servieren

1 Für die Füllung Quinoa waschen, abtropfen lassen, dann mit Walnüssen, Tomaten, Knoblauch, Zwiebel, Schalotten, Petersilie und Cranberrys in eine Schüssel geben. Mit Piment, Koriander, italienischen Kräutern sowie Salz und Pfeffer würzen und alles gründlich vermengen.

2 Die Wirsingblätter 1–2 Minuten in sprudelnd kochendem Wasser blanchieren und herausheben, sobald sie zusammenfallen. Das Wasser aufbewahren. Die Blätter kurz abkühlen lassen, dann die dicke Rippe auf der Rückseite jedes Blatts flach schneiden.

3 Ein Wirsingblatt auf der Arbeitsfläche ausbreiten. Einen Löffel Füllung auf das untere Ende der Blatts geben. Die beiden Seiten über die Füllung schlagen und das Blatt zu einer Roulade aufrollen. Mit dem Rest der Füllung und den übrigen Blättern ebenso verfahren.

4 Die Wirsingrouladen mit der Nahtstelle nach unten dicht an dicht in einen passenden Topf legen. Die Lorbeerblätter dazwischen verteilen.

5 Von dem aufbewahrten Kochwasser so viel in den Topf gießen, sodass die Rouladen nur halb hoch in der Flüssigkeit liegen. Zum Kochen bringen, die Temperatur reduzieren, den Deckel auflegen und die Rouladen 30 Minuten köcheln lassen.

6 Mehl oder Stärke in einem Becher mit etwas Wasser verrühren und in den Topf gießen. Weitere 15 Minuten köcheln lassen, bis die Sauce eindickt und die Wirsingröllchen gar sind. Mit einem Löffel Naturjoghurt servieren.

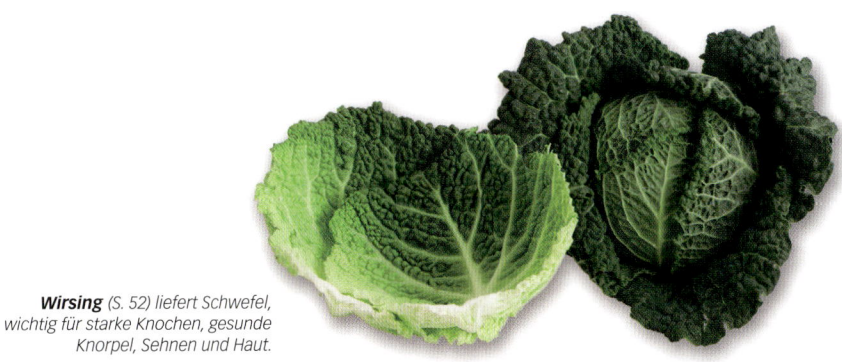

Wirsing (S. 52) liefert Schwefel, wichtig für starke Knochen, gesunde Knorpel, Sehnen und Haut.

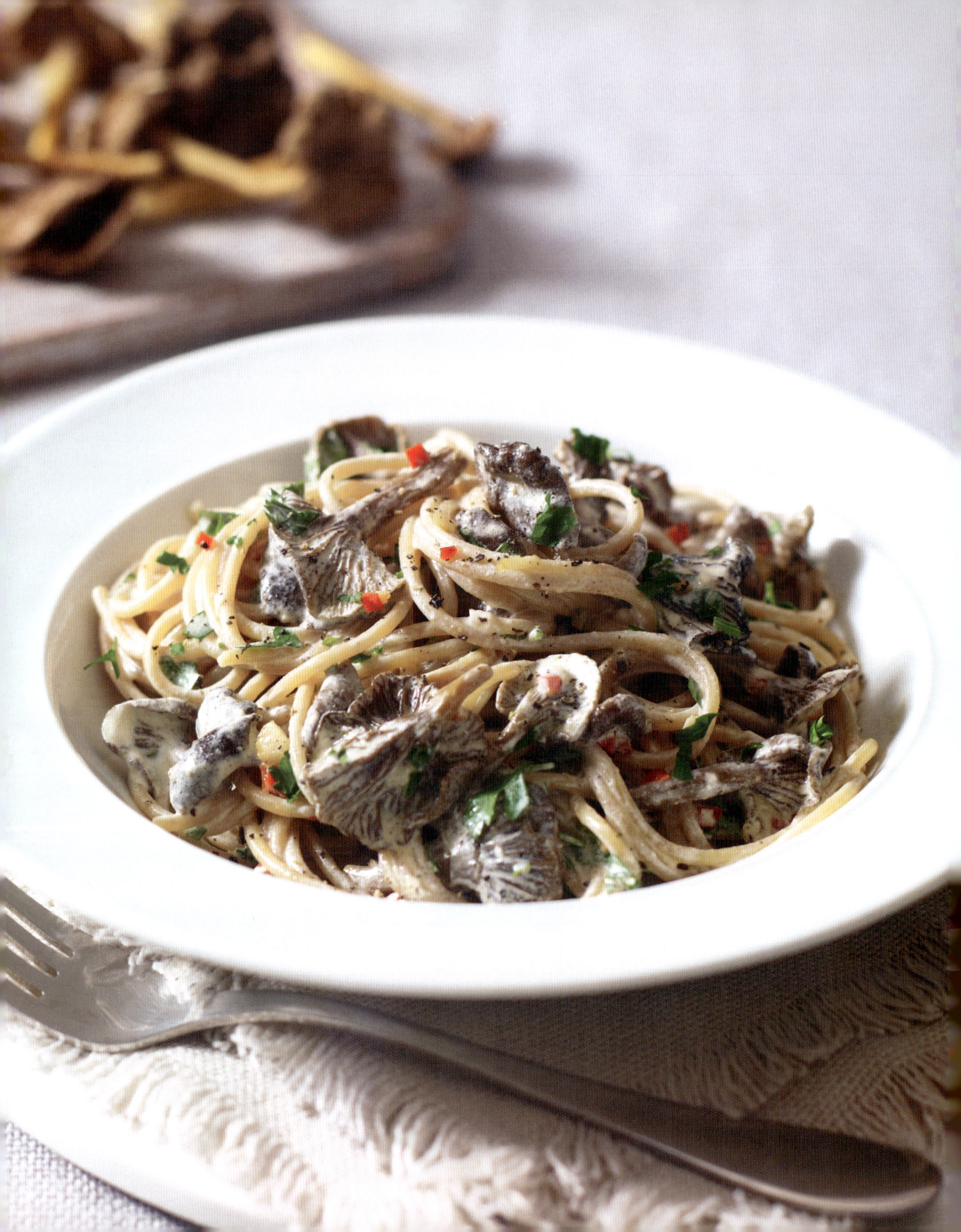

PASTA MIT PFIFFERLINGEN UND CHILI

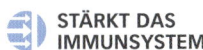 **STÄRKT DAS IMMUNSYSTEM**

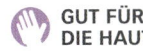 **GUT FÜR DIE HAUT**

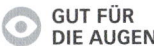 **GUT FÜR DIE AUGEN**

Wie die meisten Pilze liefern Pfifferlinge reichlich Aminosäuren, die für die Eiweißsynthese unersetzlich sind. Außerdem enthalten sie Vitamin A, wichtig für die Sehkraft. Kamut ist eine alte Getreidesorte, aber mit dem modernen Weizen eng verwandt. Obwohl Kamut Gluten enthält, scheint er für Menschen mit Allergien oder Weizenintoleranz verträglicher zu sein.

FÜR 4 PERSONEN

400 g Pfifferlinge, in Scheiben geschnitten

4 TL Olivenöl

2–3 Knoblauchzehen, zerdrückt

1–2 kleine Chilischoten, von den Samen befreit und fein gehackt

5 EL Sauerrahm

Salz und frisch gemahlener schwarzer Pfeffer

500 g Pasta aus Kamutmehl

1 EL fein gehackte glatte Petersilie zum Servieren

1 Die Pilze in einen mittelgroßen Topf geben und unter gelegentlichem Schütteln bei schwacher Hitze trocken rösten, bis Flüssigkeit austritt. Die Temperatur erhöhen, sodass die Flüssigkeit verkocht und die Pilze weich, aber einigermaßen trocken wirken. 3 TL Olivenöl hinzugeben, die Pilze schwenken, dann Knoblauch, Chili und Sauerrahm unterrühren und alles 2–6 Minuten bei schwacher Hitze köcheln lassen. Mit Salz und Pfeffer abschmecken.

2 In der Zwischenzeit die Pasta nach Packungsanweisung al dente kochen. Dazu nach Belieben den letzten Teelöffel Öl ins Wasser geben. Die Pasta abgießen und in eine vorgewärmte Schüssel füllen. Die Sauce dazugeben, mit Petersilie bestreuen und alles gut durchheben. Dazu passt ein grüner Salat.

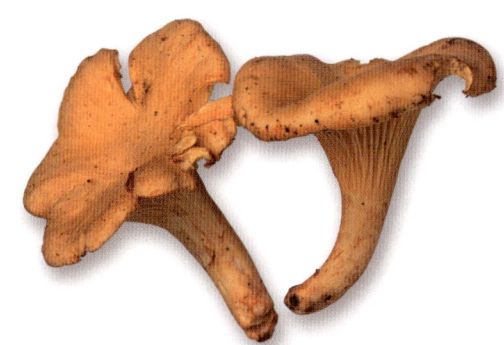

Pfifferlinge (S. 91) enthalten die Vitamine D und K, die gemeinsam Herz und Knochen schützen.

LACHS MIT DILL UND TAMARI

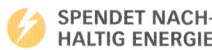 **SPENDET NACH-HALTIG ENERGIE**
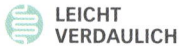 **LEICHT VERDAULICH**
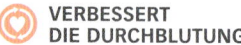 **VERBESSERT DIE DURCHBLUTUNG**

Der gebackene Lachs trifft hier in einer klassischen Geschmackskombination auf frischen Dill. Der fettreiche Fisch gilt als gute Wahl, wenn man sich geschwächt fühlt oder sich von einer Krankheit erholen muss, da er Energie spendet und leicht verdaulich ist. Außerdem liefert er reichlich Omega-3-Fettsäuren und Selen – wichtig für alle, die auch im Alter gesund bleiben wollen.

FÜR 4 PERSONEN

4 Lachsfilets (à etwa 300 g)
4 EL Tamari (japanische Sojasauce)
1 großzügiger Spritzer Zitronensaft
4 EL Olivenöl
4 Knoblauchzehen, fein gehackt
4 dünne Zitronenscheiben
2 EL gehackter frischer Dill

1 Den Backofen auf 180 °C vorheizen. Die Lachsfilets in eine ofenfeste Form legen. Tamari, Zitronensaft, Olivenöl und 1 Schuss Wasser in eine kleine Schüssel geben, den Knoblauch hinzufügen, gründlich verrühren und über den Fisch gießen.

2 Die Filets mit Zitronenscheiben belegen und mit Dill bestreuen. Mit Alufolie abdecken und 20–25 Minuten backen. Vorsichtig mit einem scharfen Messer in die Mitte eines Filets stechen, um zu sehen, ob es gar ist. Das Fleisch sollte opak sein. Heiß oder kalt servieren.

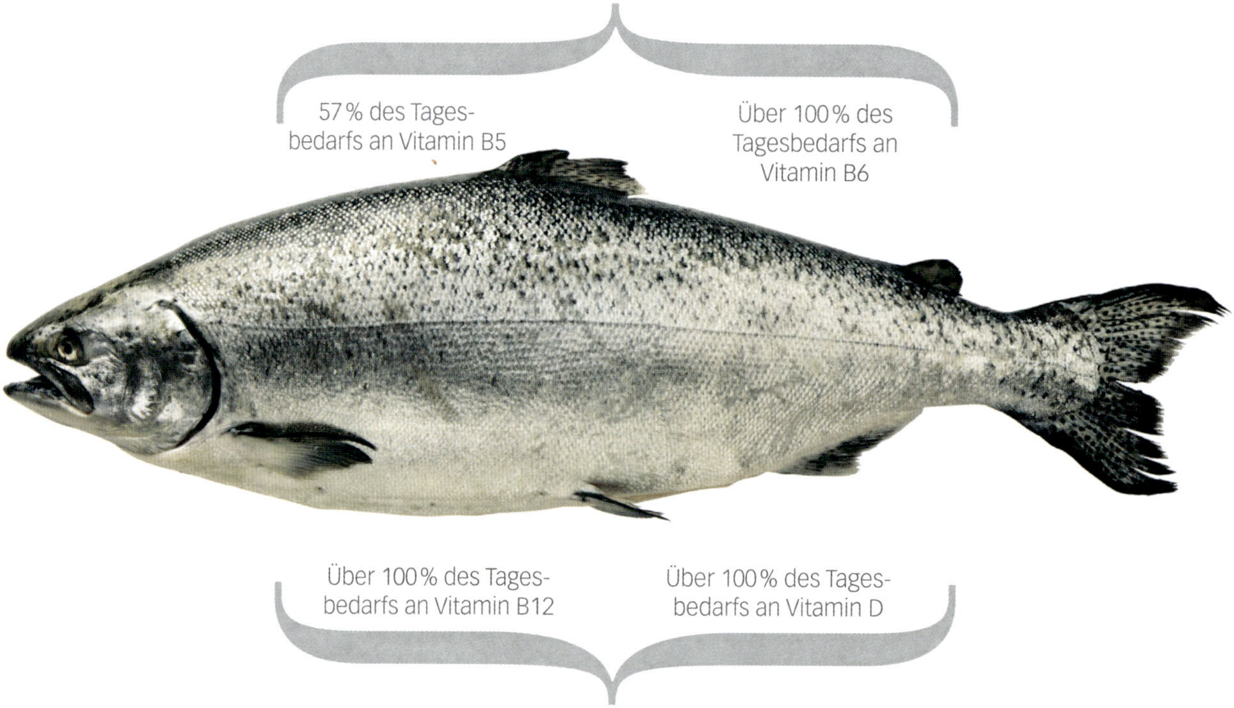

57 % des Tagesbedarfs an Vitamin B5

Über 100 % des Tagesbedarfs an Vitamin B6

Über 100 % des Tagesbedarfs an Vitamin B12

Über 100 % des Tagesbedarfs an Vitamin D

MEHR VITAMINE

Ein Lachsfilet versorgt uns mit Vitamin D für den ganzen Tag sowie einer Reihe von wichtigen B-Vitaminen.

MARINIERTE ENTE MIT MANGOSALSA

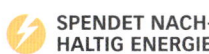 **SPENDET NACH- HALTIG ENERGIE**

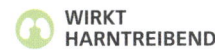 **WIRKT HARNTREIBEND**

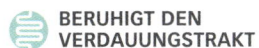 **BERUHIGT DEN VERDAUUNGSTRAKT**

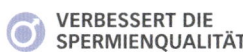 **VERBESSERT DIE SPERMIENQUALITÄT**

In der Traditionellen Chinesischen Medizin gilt Entenfleisch als kräftigend: Es liefert Energie und stärkt die Ausdauer. Seine harntreibende Wirkung kann außerdem Wassereinlagerungen reduzieren. Zusammen mit süßsaurer Mangosalsa unterstützt es den Verdauungstrakt und auch gegen Übelkeit kann es helfen. Schließlich soll es bei Männern die Zahl der Spermien erhöhen.

FÜR 4 PERSONEN

3 Kaffirlimettenblätter

1 TL flüssiger Honig

abgeriebene Schale von 1 Bio-Orange und Saft von 2 Orangen

1 EL Tamari (japanische Sojasauce)

¼ TL Fünf-Gewürze-Pulver

4 Entenbrüste ohne Haut

125 g Duftreis

1 EL Pflanzenöl

4 Feigen zum Garnieren (nach Belieben)

Mangosalsa

2 mittelgroße Mangos, geschält, entsteint und gewürfelt

3 Frühlingszwiebeln, fein gehackt

1 kleine grüne Chilischote, von den Samen befreit und fein gehackt

1 kleine rote Chilischote, von den Samen befreit und fein gehackt

4 EL gehackte Korianderblätter

3 EL gehackte Basilikumblätter

1 kleine Gurke, von den Samen befreit und fein gewürfelt

1 große Tomate, von den Samen befreit und fein gewürfelt

1 EL Balsamico-Essig

2 EL natives Olivenöl extra

Salz und frisch gemahlener schwarzer Pfeffer

1 Die Kaffirlimettenblätter in eine große Schüssel geben, mit 4 EL kochendem Wasser übergießen und 15 Minuten ziehen lassen. Den Honig hinzufügen und unter Rühren auflösen. Orangenschale und -saft, Tamari und Fünf-Gewürze-Pulver untermischen. Die Entenbrüste in die Marinade legen, gründlich wenden und 30 Minuten marinieren.

2 In der Zwischenzeit den Reis nach Packungsanweisung kochen.

3 Eine Bratpfanne bei hoher Temperatur erhitzen, 1 EL Pflanzenöl hineingeben. Die Entenbrüste aus der Marinade heben und in der Pfanne von beiden Seiten anbräunen. Die Temperatur reduzieren und die Marinade durch ein Sieb in die Pfanne gießen. Die Entenbrüste weitere 5–6 Minuten garen. Dabei regelmäßig wenden, damit sie nicht anbrennen. Die Mitte einer Entenbrust vorsichtig mit einem scharfen Messer einschneiden. Das Fleisch sollte in der Mitte noch rosa sein, darf also noch etwas weitergaren, wenn es durchgebraten sein soll. Die Pfanne vom Herd nehmen und kurz abkühlen lassen. Die Feigen auf der Oberseite kreuzförmig einschneiden und die vier Spitzen zu einer Blütenform auseinanderziehen.

4 Die Entenbrüste auf ein Schneidebrett legen und diagonal in dünne Scheiben schneiden. Die Zutaten für die Salsa in die Pfanne mit dem Bratensaft geben und unter Rühren erhitzen. Zum Servieren einen Dessertring in die Mitte der Teller stellen, zur Hälfte mit Duftreis füllen, etwas warme Mangosalsa daraufgeben und den Ring vorsichtig entfernen. Die aufgeschnittene Entenbrust auf den Tellern anrichten, nach Belieben je 1 Feige dazugeben und servieren.

GESCHMORTES REH MIT CRANBERRYS

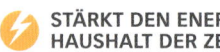 **STÄRKT DEN ENERGIE-HAUSHALT DER ZELLEN**

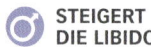 **STEIGERT DIE LIBIDO**

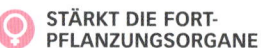 **STÄRKT DIE FORT-PFLANZUNGSORGANE**

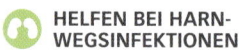 **HELFEN BEI HARN-WEGSINFEKTIONEN**

Der Winter ist die perfekte Zeit für dieses Schmorgericht, das man am besten mittags serviert, um seine Energie zu nutzen. Wildfleisch mit seinem hohen Eisengehalt gilt als Mittel der Wahl gegen Müdigkeit, Impotenz und Unfruchtbarkeit. Cranberrys wirken adstringierend und antibakteriell und werden gegen Infektionen der Harnwege, Nieren und Blase eingesetzt.

FÜR 6 PERSONEN

1 EL Pflanzenöl

2 EL Weizenmehl

Salz und frisch gemahlener schwarzer Pfeffer

1 kg Rehschulter, in 2,5 cm große Würfel geschnitten

1 TL Koriandersamen, grob zerstoßen

200 g kleine Schalotten, geviertelt

100 g braune Champignons, geviertelt

70 g getrocknete Aprikosen (ungeschwefelt), grob gehackt

150 g frische oder gefrorene Cranberrys

3 Kaffirlimettenblätter

1 EL Kakao-Nibs oder Zartbitterschokolade (nach Belieben)

375 ml Rotwein

1 Den Backofen auf 180 °C vorheizen. Das Öl in einem Bräter erhitzen. Das Mehl auf einen Teller geben, mit Salz und Pfeffer würzen. Die Fleischstücke darin wenden, dann bei mittlerer bis starker Hitze portionsweise im Bräter rundherum anbräunen. Das Fleisch beiseitestellen, die Temperatur reduzieren und nacheinander Koriandersamen, Schalotten und Champignons in den Bräter geben und bräunen. Bei Bedarf etwas Wasser hinzugießen.

2 Die Aprikosen unterrühren. Das Fleisch mit seinem Saft wieder in den Bräter geben, Cranberrys, Kaffirlimettenblätter und die Kakao-Nibs hinzufügen. Den Rotwein angießen. Den Bräter verschließen und in den Ofen schieben.

3 Das Fleisch 1–1½ Stunden schmoren lassen, bis es zart ist und die Sauce eindickt. Die Kaffirlimettenblätter entfernen, die Sauce mit Salz und Pfeffer abschmecken. Dazu passt gekochter Reis.

TIPP: Wenn Sie keine frischen oder gefrorenen Cranberrys finden können, ersetzen Sie sie durch 100 g frische Heidelbeeren und 50 g getrocknete Cranberrys.

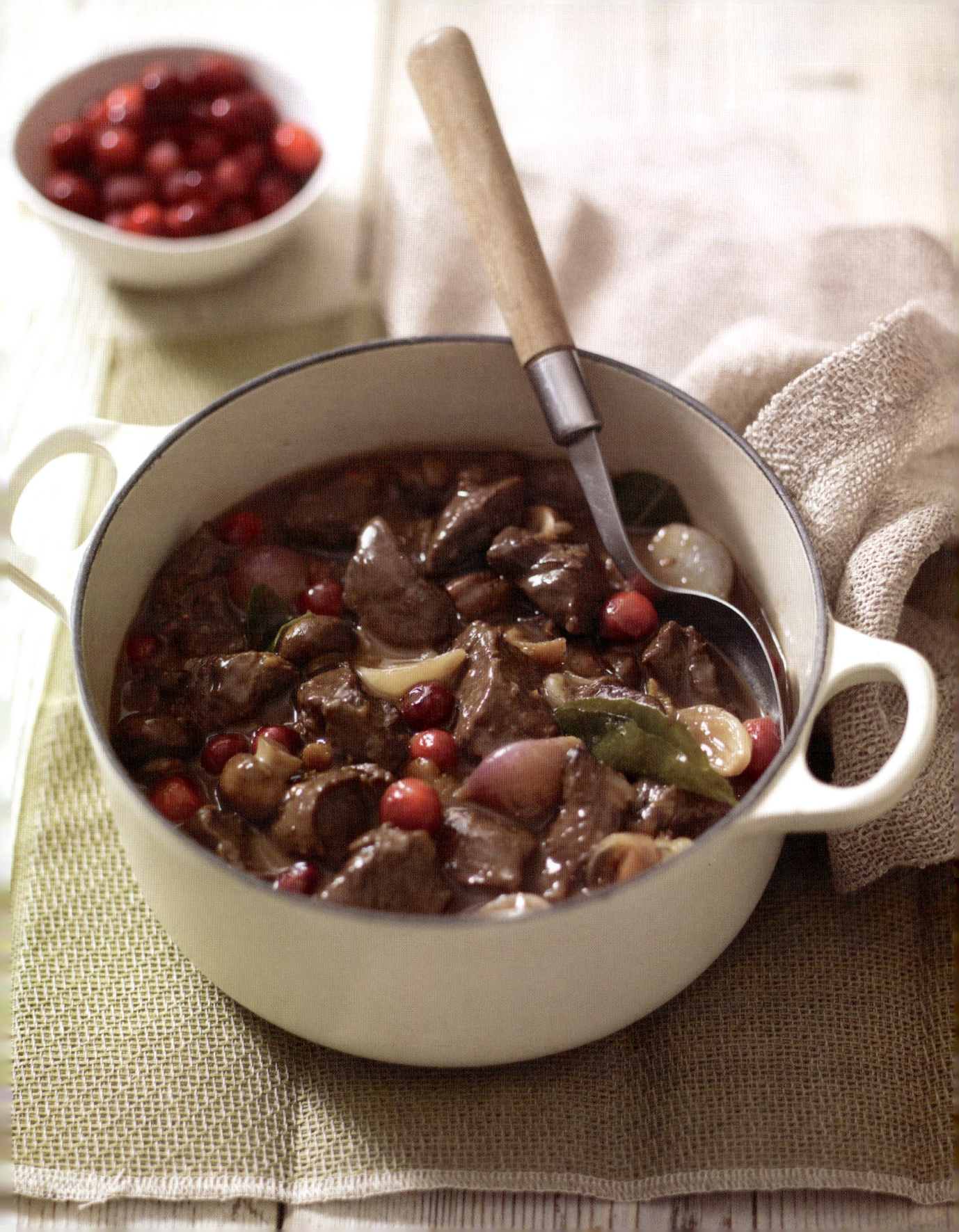

MEDITERRANES GEMÜSE-MEDLEY

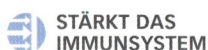 **STÄRKT DAS IMMUNSYSTEM**

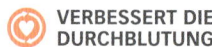 **VERBESSERT DIE DURCHBLUTUNG**

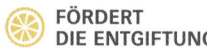 **FÖRDERT DIE ENTGIFTUNG**

Ein sommerlicher Genuss, der antioxidative und entzündungshemmende Inhaltsstoffe liefert, um die Zellen des Körpers zu schützen. Schneiden Sie Paprika, Aubergine und Tomaten auf die gleiche Größe zu, das sieht nicht nur besser aus, auch die Garzeiten im Rezept sind darauf abgestimmt. Die Zucchini dürfen etwas größer bleiben, da sie schneller garen und rasch zerkochen.

FÜR 4 PERSONEN

1 EL Olivenöl, plus Olivenöl zum Beträufeln

4 Schalotten, fein gehackt

Salz und frisch gemahlener schwarzer Pfeffer

1 Prise Oregano oder Majoran

2 rote Paprikaschoten, von den Samen befreit und gewürfelt

2 gelbe Paprikaschoten, von den Samen befreit und gewürfelt

1 mittelgroße Aubergine, gewürfelt

1 mittelgroße Zucchini, gewürfelt

4 Tomaten, enthäutet (nach Belieben) und gewürfelt

2 Knoblauchzehen, zerdrückt

4 EL fein gehackte Petersilie, plus Petersilie zum Garnieren

1 Das Olivenöl in einem großen Topf bei mittlerer bis niedriger Temperatur erhitzen. Die Schalotten und 1 Prise Salz hineingeben und rühren, bis die Schalotten glasig werden. Mit 1 Schuss Wasser die Temperatur senken und den Topf befeuchten. Nach 2–3 Minuten Oregano oder Majoran und die Paprikawürfel hinzufügen. Im geschlossenen Topf dünsten, bis die Paprika weich sind.

2 Aubergine und Zucchini unterrühren, die Flüssigkeit im Topf etwas einkochen lassen, dann die Tomaten dazugeben. 15 Minuten bei schwacher Hitze köcheln lassen und darauf achten, dass nichts am Topfboden ansetzt.

3 Den Knoblauch unterrühren und das Gemüse noch 5 Minuten köcheln lassen. Die Petersilie dazugeben, mit Salz und Pfeffer abschmecken, mit etwas Olivenöl beträufeln. Auf einem Bett aus braunem Basmatireis anrichten, mit Petersilie bestreut servieren.

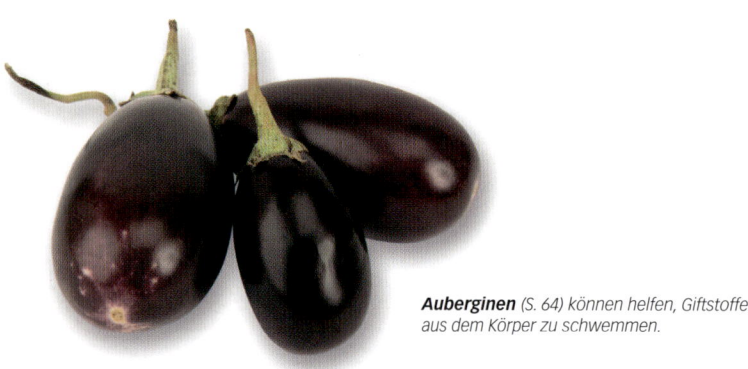

Auberginen (S. 64) können helfen, Giftstoffe aus dem Körper zu schwemmen.

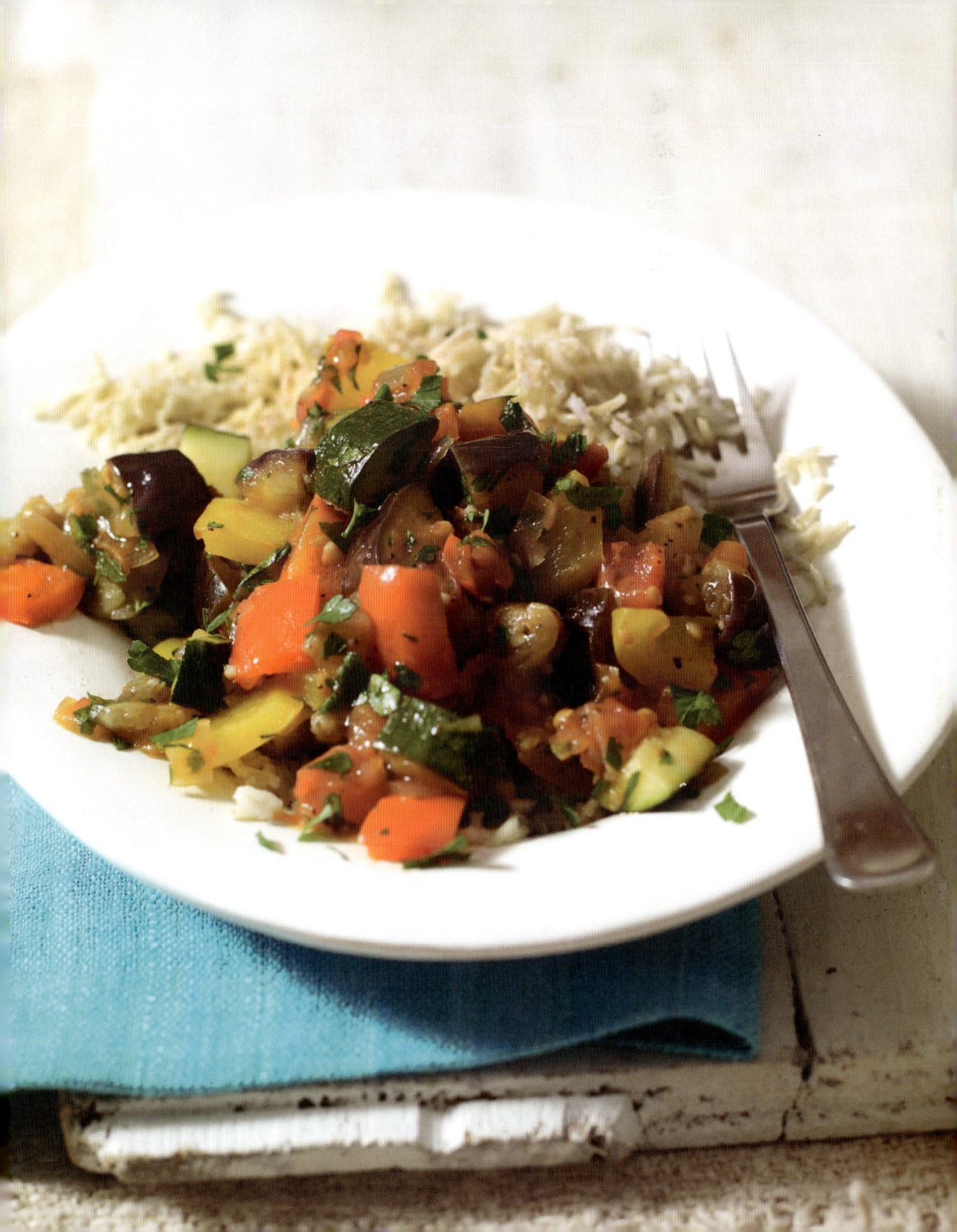

WACHSBOHNEN MIT TOMATEN

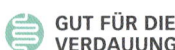 **GUT FÜR DIE VERDAUUNG**

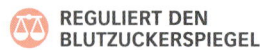 **REGULIERT DEN BLUTZUCKERSPIEGEL**

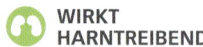 **WIRKT HARNTREIBEND**

Diese Gemüsemischung unterstützt die Verdauung und reguliert den Blutzuckerspiegel. Da frische Bohnen harntreibend wirken, wird überschüssige Flüssigkeit aus dem Körper gespült. Feine gelbe Wachsbohnen eignen sich hier am besten, aber auch grüne Bohnen lassen sich auf diese Weise zubereiten, vorausgesetzt, sie sind noch jung und zart.

FÜR 4 PERSONEN

2 große Tomaten

2 große Kartoffeln, geschält und gewürfelt

2 EL Olivenöl

1 Zwiebel, fein gehackt

2 Möhren, in dünne Scheiben geschnitten

1 Chilischote, von den Samen befreit und fein gehackt (nach Belieben)

800 g zarte gelbe Wachsbohnen, geputzt und in 3 cm große Stücke geschnitten

3 Knoblauchzehen, gehackt

Salz und frisch gemahlener schwarzer Pfeffer

1 EL gehackter frischer Dill, plus Dill zum Garnieren

1 Falls die Tomaten gehäutet werden sollen, auf der Oberseite kreuzförmig einritzen, für 20 Sekunden in kochendes Wasser tauchen, herausheben. Wenn sie etwas abgekühlt sind, die Haut abziehen. Das Fruchtfleisch fein hacken.

2 Die Kartoffeln in einem Topf mit kaltem Wasser bedecken und salzen. Etwa 20 Minuten köcheln lassen.

3 In der Zwischenzeit das Olivenöl bei niedriger Temperatur in einem großen Topf erhitzen. Die Zwiebel darin anschwitzen. Möhren und Chili (falls verwendet) dazugeben. Nach 2–3 Minuten die Bohnen unterrühren und alles im geschlossenen Topf weitere 1–2 Minuten dünsten. Knoblauch und Tomaten hinzufügen und 2–3 Minuten mitgaren. Mit 1–2 EL Wasser beträufeln, falls das Gemüse am Topfboden ansetzt.

4 Sobald die Bohnen gar aber noch bissfest sind, die Kartoffeln mit ein wenig Kochwasser hinzugeben. Mit Salz und Pfeffer abschmecken, mit dem Dill und den übrigen Zutaten vermengen und noch 2–3 Minuten garen. Vom Herd nehmen, auf Teller verteilen und mit Dill garnieren.

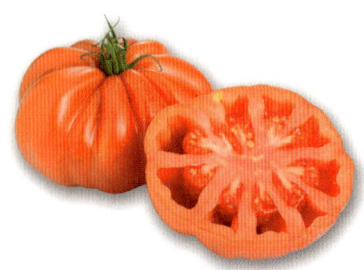

Tomaten (S. 65) enthalten Lycopin und sind damit gut für das Herz. Außerdem verstärken sie hier den reinigenden Effekt.

GEGRILLTE MAKRELE MIT MANGOLD

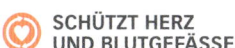 **SCHÜTZT HERZ UND BLUTGEFÄSSE** 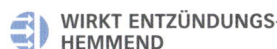 **WIRKT ENTZÜNDUNGS-HEMMEND** 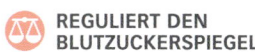 **REGULIERT DEN BLUTZUCKERSPIEGEL** 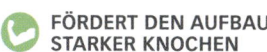 **FÖRDERT DEN AUFBAU STARKER KNOCHEN**

Makrele ist gut für Herz und Kreislauf und trifft hier auf Mangold, der entzündungshemmend, antioxidativ und entgiftend wirkt. Mangold hilft dabei, den Blutzuckerspiegel zu regulieren, schützt vor Schäden durch freie Radikale und stärkt die Knochen. Verwenden Sie hier am besten nur junge Blätter mit dünnen Stielen, damit alle Zutaten gleichmäßig garen.

FÜR 4 PERSONEN

4 Makrelen, filetiert

2 Stangen Sellerie, gehackt

2 Knoblauchzehen, gehackt, plus 2 Knoblauchzehen, durchgepresst

1 Chilischote, von den Samen befreit und gehackt

1 Bund Petersilie, grob gehackt

Saft von 1 Zitrone

2 EL Olivenöl

500 g Mangold, Stiele und Blätter getrennt und gehackt

1 EL Brombeeressig (S. 334) oder Saft von ½ Zitrone

Salz und frisch gemahlener schwarzer Pfeffer

Dressing

Saft von 1 Zitrone

2 EL Teriyakisauce

1 TL fein geriebener Ingwer

2 EL Olivenöl

1 TL Honig

Salz und frisch gemahlener schwarzer Pfeffer

1 Die Haut der Makrelenfilets mit einem scharfen Messer mehrfach diagonal einschneiden, damit sie sich beim Grillen nicht aufwölben. Die Filets in eine flache Schale legen.

2 Sellerie, gehackten Knoblauch, Chili, Petersilie und Zitronensaft mit 100 ml Wasser in den Mixer geben und pürieren. Die Marinade über die Makrelenfilets gießen, sodass sie vollständig bedeckt sind, und die Filets 1 Stunde marinieren. In der Zwischenzeit alle Zutaten für das Dressing miteinander verrühren.

3 Den Backofengrill vorheizen. Die Filets aus der Marinade nehmen und mit der Hautseite nach oben auf den Grillrost legen. 4–5 Minuten auf der obersten Schiene grillen, bis die Haut knusprig und das Fleisch gar ist (es sollte sich mit einer Gabel leicht zerteilen lassen).

4 In der Zwischenzeit das Olivenöl in einem großen Topf bei mittlerer Temperatur erhitzen. Die 2 durchgepressten Knoblauchzehen, Mangoldstiele und -blätter hineingeben, 4 EL Wasser hinzufügen und gründlich durchrühren. Garen, bis die Blätter zusammenfallen, dann mit Brombeeressig besprenkeln und den Topf vom Herd nehmen. Mit Salz, Pfeffer und nach Wunsch einem weiteren Spritzer Essig abschmecken.

5 Die Filets auf vorgewärmte Teller verteilen, das Dressing darübergeben und eine Portion Mangold daneben anrichten.

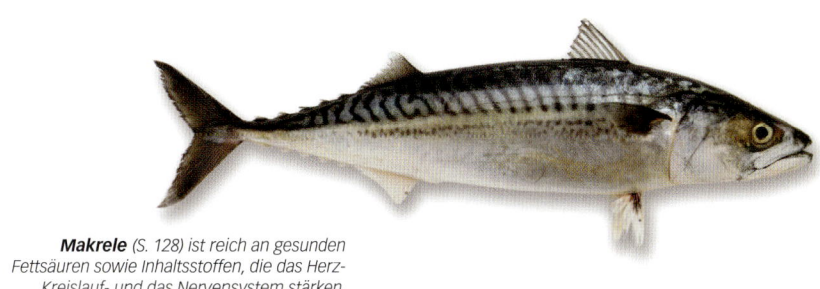

Makrele (S. 128) *ist reich an gesunden Fettsäuren sowie Inhaltsstoffen, die das Herz-Kreislauf- und das Nervensystem stärken.*

GEGRILLTE SARDINEN MIT TOMATENSALSA

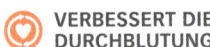 **VERBESSERT DIE DURCHBLUTUNG**   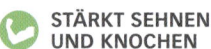 **LIEFERT DEN ZELLEN SAUERSTOFF**   **STÄRKT SEHNEN UND KNOCHEN**   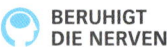 **BERUHIGT DIE NERVEN**

Diese kleinen Fische mit ihrem salzig-süßen Aroma regen den Kreislauf an und helfen beim Aufbau roter Blutkörperchen, die Sauerstoff durch den Körper transportieren. Auch Sehnen und Knochen profitieren. Hier werden die Sardinen mit leckeren Zutaten wie Basilikum zubereitet, das die kognitive Leistung stärkt, und Rosmarin, der entzündungshemmend wirkt.

FÜR 4 PERSONEN

6–8 große Rosmarinzweige

8 frische Sardinen, küchenfertig vorbereitet

1–2 EL Olivenöl

Meersalz und frisch gemahlener schwarzer Pfeffer

1–2 Zitronen, geviertelt, zum Servieren

Salsa

8 Tomaten, enthäutet, von den Samen befreit und fein gewürfelt

1 rote Chilischote, von den Samen befreit und fein gehackt

3 Frühlingszwiebeln, fein gehackt

2 EL gehackte Basilikumblätter

1 Knoblauchzehe, fein gehackt (nach Belieben)

2 EL Himbeeressig oder Rotweinessig

4 EL Olivenöl

Meersalz und frisch gemahlener schwarzer Pfeffer

1 Alle Zutaten für die Tomatensalsa gut miteinander vermischen und mit Salz und Pfeffer abschmecken.

2 Den Backofengrill vorheizen. Die Rosmarinzweige auf einem Backblech verteilen und die Sardinen darauflegen. Mit Olivenöl beträufeln, mit Salz und Pfeffer würzen.

3 Die Sardinen auf mittlerer Schiene 3–5 Minuten von jeder Seite grillen, bis sie gar sind (das Fleisch sollte weiß, aber noch fest sein).

4 Sardinen und Salsa zusammen mit den Zitronenspalten auf Tellern anrichten. Dazu schmeckt grüner Salat und neue Kartoffeln.

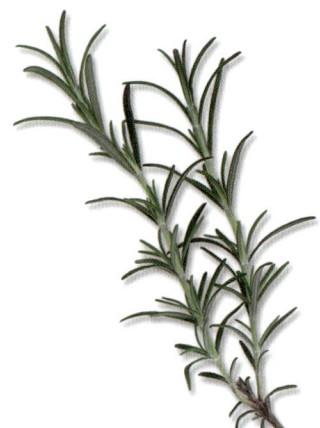

Rosmarin (S. 101) ist reich an ätherischen Ölen, darunter Borneol, das vitalisierend auf das Nervensystem wirkt.

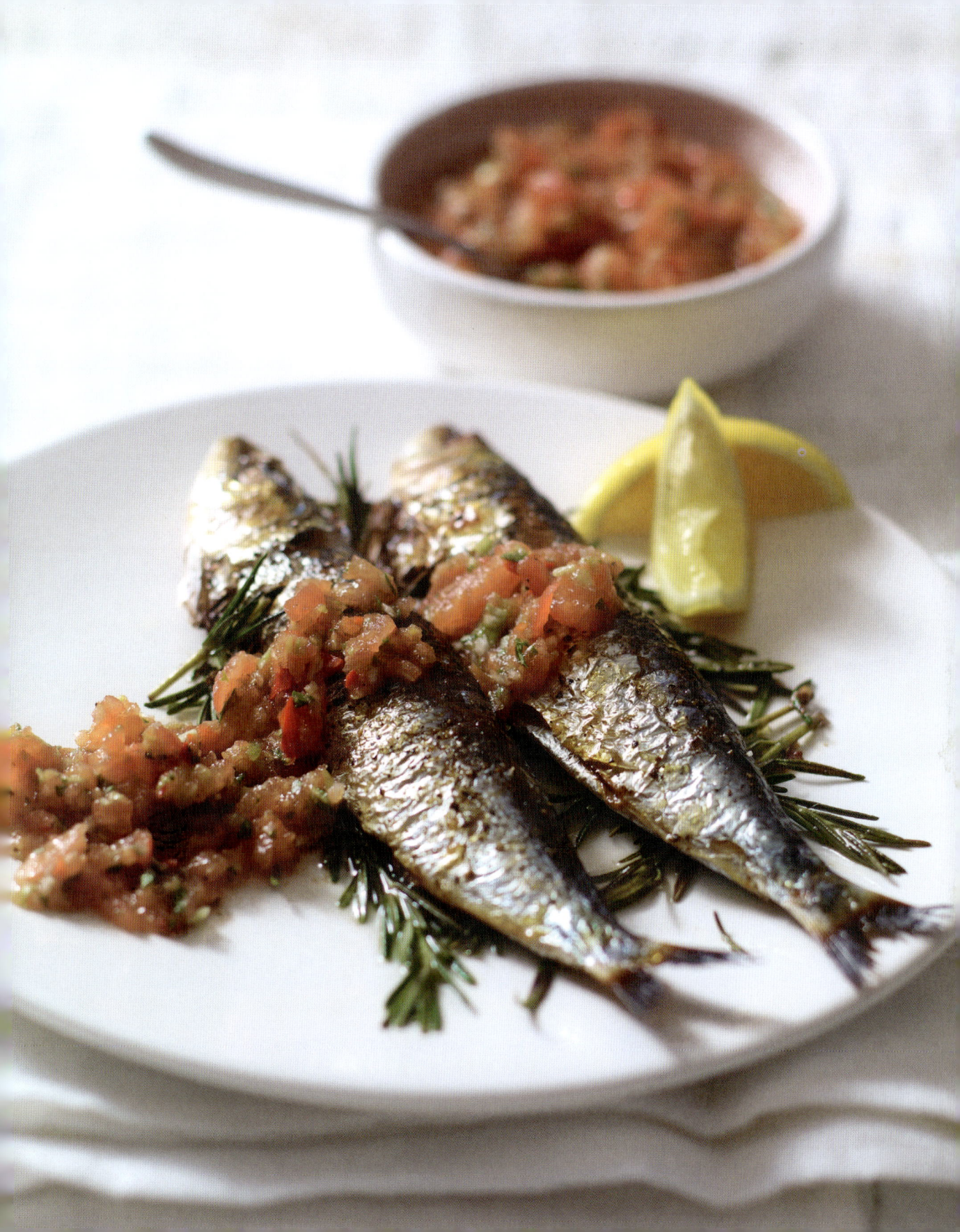

GEMÜSE-MOUSSAKA

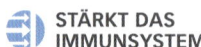 **STÄRKT DAS IMMUNSYSTEM**
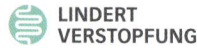 **LINDERT VERSTOPFUNG**
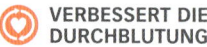 **VERBESSERT DIE DURCHBLUTUNG**

Schicht auf Schicht voller Geschmack und Gesundheit. Viele gute Zutaten unterstützen hier die Abwehrkräfte, helfen der Verdauung und regen den Kreislauf an. Veganer lassen den Eierguss einfach weg und streuen stattdessen 150–200 g Walnüsse, mit 2 EL Tamari vermischt, vor dem Backen über die Moussaka.

FÜR 6 PERSONEN

4 mittelgroße rote Paprikaschoten, halbiert und von den Samen befreit

2 EL Olivenöl, plus Olivenöl zum Einfetten

400 g Süßkartoffeln, geschält und längs in dünne Scheiben geschnitten

1 TL geräuchertes Paprikapulver

Salz und frisch gemahlener schwarzer Pfeffer

2 mittelgroße Auberginen, längs in dünne Scheiben geschnitten

4 Knoblauchzehen, zerdrückt

4 mittelgroße gelbe Zucchini, längs in dünne Scheiben geschnitten

3 EL gehackte Petersilie

400 g Tomaten

8 Schalotten, fein gehackt

4 EL gehackte Basilikumblätter

1 großes Ei, verquirlt

2 EL Sauerrahm

200 g selbst gemachter Kefir-Frischkäse (S. 332) oder Ricotta

1 Den Backofen auf 200 °C vorheizen. Die Paprikaschoten mit der Schale nach oben auf ein leicht eingeöltes Backblech legen und 20–25 Minuten rösten, bis die Haut Blasen wirft und dunkel wird. Aus dem Ofen nehmen, in eine Schüssel legen, mit Frischhaltefolie abdecken und zum Abkühlen beiseitestellen. Die Haut abziehen, sobald die Paprika handwarm sind.

2 Den Backofengrill vorheizen. Die Süßkartoffelscheiben von beiden Seiten goldgelb grillen, in eine Schüssel legen. Mit Paprikapulver, Salz und Pfeffer durchheben und beiseitestellen.

3 Die Auberginenscheiben von beiden Seiten grillen, mit 2 der Knoblauchzehen in eine Schüssel geben, durchheben und ziehen lassen. Die Zucchinischeiben von beiden Seiten grillen, mit der Petersilie in eine Schüssel legen, durchheben und beiseitestellen.

4 Die Tomaten nach Belieben enthäuten: Dazu auf der Oberseite kreuzförmig einritzen und für 20 Sekunden in kochendes Wasser tauchen. Kurz abkühlen lassen, dann häuten. Das Fruchtfleisch fein hacken.

5 Für die Sauce 2 EL Olivenöl in einem Topf bei mittlerer Temperatur erhitzen, die Schalotten darin glasig anschwitzen. Die verbliebenen 2 Knoblauchzehen, die Tomaten sowie 4 EL Wasser hinzugeben und 15 Minuten köcheln lassen. Mit Salz und Pfeffer abschmecken, die Basilikumblätter einrühren und den Topf vom Herd nehmen.

6 Die Süßkartoffelscheiben in einer gleichmäßigen Lage in eine ofenfeste Form schichten. Eine dünne Schicht Sauce daraufgeben und mit den Zucchinischeiben und der gesamten Petersilie bedecken. Eine weitere dünne Saucenschicht auf die Zucchini geben, gefolgt von einer Lage roter Paprikaschoten. Erneut mit Sauce bedecken und mit den Auberginen abschließen. Den Rest der Sauce darübergießen und 30–40 Minuten im Ofen backen.

7 Währenddessen Ei, Sauerrahm, Kefir-Frischkäse oder Ricotta sowie Salz und Pfeffer in einer Schüssel cremig rühren. Die Moussaka aus dem Ofen nehmen, mit der weißen Sauce übergießen, wieder in den Ofen schieben und weitere 20 Minuten backen. Die Moussaka ist gar, wenn sich am Rand Blasen bilden und die Oberfläche goldbraun ist. Mit einem grünen Salat servieren.

LAMMTOPF MIT GEMÜSE

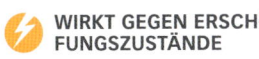 **WIRKT GEGEN ERSCHÖP-FUNGSZUSTÄNDE**

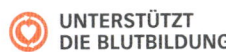 **UNTERSTÜTZT DIE BLUTBILDUNG**

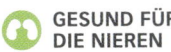 **GESUND FÜR DIE NIEREN**

Bei Erschöpfung wirkt dieses Gericht Wunder. Lammfleisch gilt traditionell als blutbildend und stimulierend. Es kann darüber hinaus die Funktion der Nieren unterstützen und Symptome von Nierenschwäche lindern – wie Taubheitsgefühle in den unteren Extremitäten und Schmerzen im unteren Rücken. Das langsame Garen verstärkt die tonisierende Wirkung.

FÜR 6 PERSONEN

4 Tomaten

1 EL Ghee oder geklärte Butter

1 kg Lammschulter ohne Knochen, gewürfelt

1 EL Weizenmehl, mit etwas Salz gewürzt

8 kleine Schalotten, gewürfelt

1 kleine rote Chilischote, von den Samen befreit und in dünne Streifen geschnitten

1 TL Koriandersamen, zerstoßen

1 TL Paprikapulver

1 mittelgroßer Weißkohl, vom Strunk befreit, in Achtel geschnitten

3 Lorbeerblätter

6 Knoblauchzehen, ungeschält

3 mittelgroße Kartoffeln, geschält und geviertelt

2 mittelgroße Möhren, geschält und gewürfelt

1 Fenchelknolle, in sechs Spalten geschnitten

½ TL weiße Pfefferkörner

1 Den Backofen auf 160 °C vorheizen. Falls die Tomaten gehäutet werden sollen, auf der Oberseite kreuzförmig einritzen, für 20 Sekunden in kochendes Wasser tauchen, kurz abkühlen lassen, dann die Haut abziehen. Das Fruchtfleisch fein hacken und beiseitestellen.

2 Ghee oder geklärte Butter in einem großen Bräter bei starker Hitze zerlassen. Das Lammfleisch im Mehl wenden und portionsweise rundherum anbräunen. Beiseitestellen. Die Temperatur reduzieren, die Schalotten in den Bräter geben und 2–3 Minuten anschwitzen. Chili, Koriander und Paprikapulver hinzugeben und 1–2 Minuten rühren, bis die Gewürze zu duften beginnen. Das Fleisch mit den Tomaten in den Bräter geben und gründlich durchrühren.

3 Die Hälfte der Kohlspalten zwischen dem Fleisch verteilen, dann 2 Lorbeerblätter und jeweils die Hälfte von Knoblauch, Kartoffeln, Möhren und Fenchel hineingeben, gefolgt von einer zweite Lage aus Kohl und den übrigen Gemüsen. Mit dem letzten Lorbeerblatt und den Pfefferkörnern abschließen.

4 300 ml heißes Wasser in den Bräter gießen. Den Deckel auflegen und das Gericht 1–1½ Stunden im Ofen garen, bis das Fleisch zart ist. Vor dem Servieren 10 Minuten ruhen lassen.

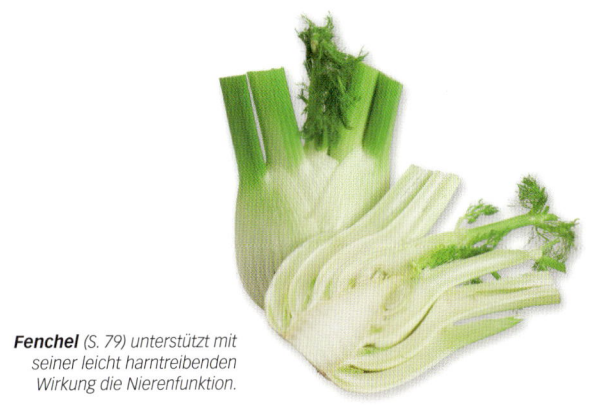

Fenchel (S. 79) unterstützt mit seiner leicht harntreibenden Wirkung die Nierenfunktion.

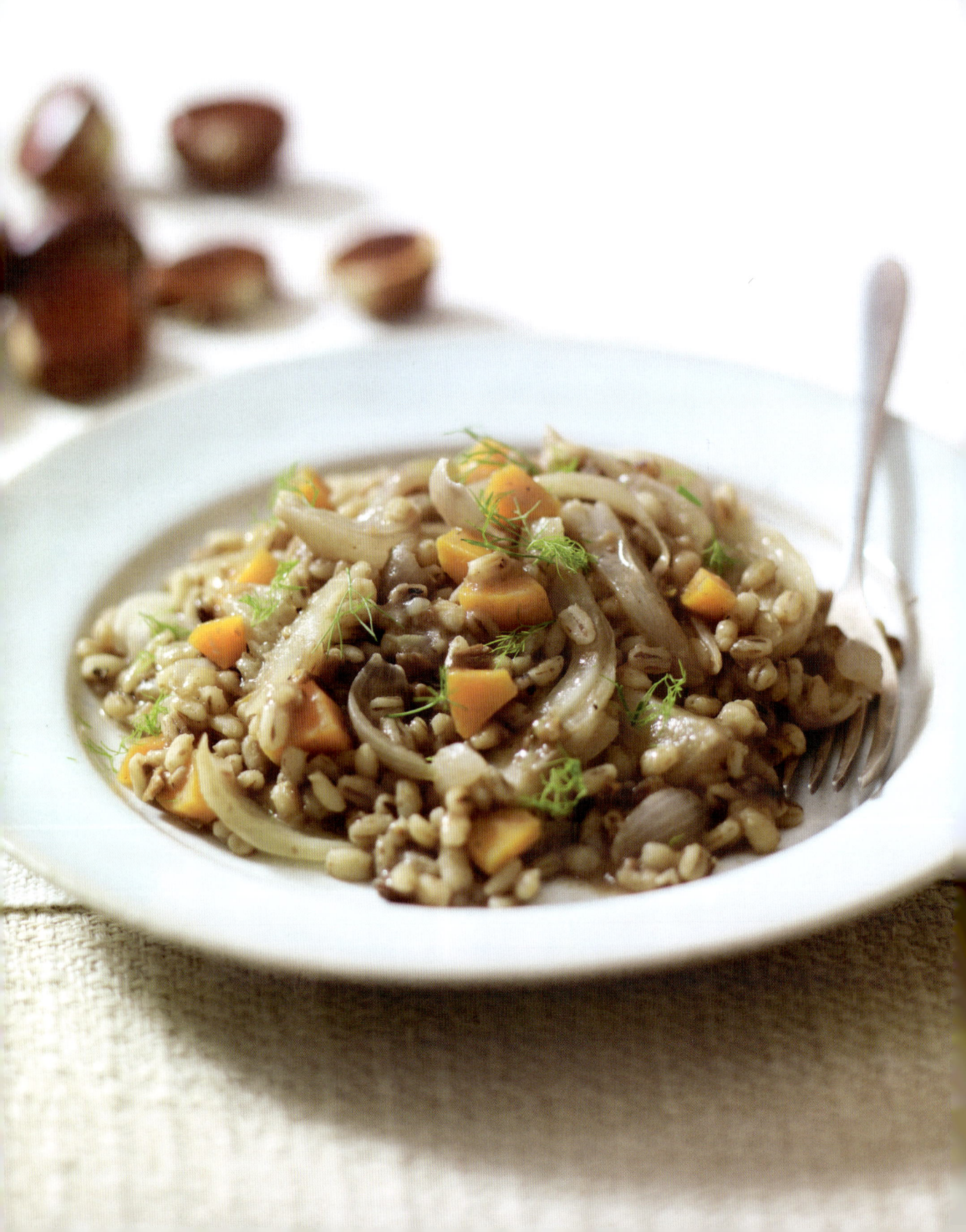

ORZOTTO MIT KASTANIENPÜREE

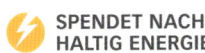 **SPENDET NACH-HALTIG ENERGIE**

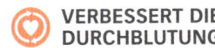 **VERBESSERT DIE DURCHBLUTUNG**

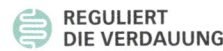 **REGULIERT DIE VERDAUUNG**

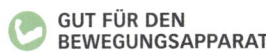 **GUT FÜR DEN BEWEGUNGSAPPARAT**

Orzotto ist ein Risotto aus Perlgraupen. Gerste enthält reichlich Ballaststoffe und unterstützt zusammen mit den Kastanien Verdauungs- und Harntrakt. Noch größere Heilkräfte besitzt die schwarze Gerste, eine alte, besonders widerstandsfähige Getreidesorte, die zu den Urgetreiden zählt. Durch das Rösten nehmen die Graupen einen duftigen, nussigen Geschmack an.

FÜR 4 PERSONEN

250 g Perlgraupen
20 g getrocknete Shiitakepilze
1 TL Meersalz
1 EL Ghee oder geklärte Butter
8 kleine Schalotten, fein gewürfelt
1 mittelgroße Möhre, gewürfelt
1 Fenchelknolle, in dünne Streifen geschnitten
2 Knoblauchzehen, fein gehackt
¼ TL frisch gemahlener weißer Pfeffer
150 g Kastanienpüree
1 großes Glas trockener Weißwein

Gemüsebrühe

10 g getrocknete Astragaluswurzel (nach Belieben)
1 große Möhre
2 Stangen Sellerie
6 dünne Scheiben frischer Ingwer
3 dicke Scheiben Knollensellerie
3 Schalotten, geviertelt
4 kleine Knoblauchzehen, ungeschält
1 EL Koriandersamen
1 kleine Handvoll Petersilienblätter

1 Den Backofen auf 180 °C vorheizen. Die Perlgraupen auf einem Backblech verteilen und für 10–12 Minuten in den Ofen schieben, bis sie goldgelb sind. Das Blech gelegentlich rütteln, damit die Graupen gleichmäßig rösten.

2 Alle Zutaten für die Brühe in einen großen Topf geben und mit 3 l Wasser bedecken. Aufkochen, dann bei schwacher Hitze köcheln lassen, bis die Flüssigkeit auf rund 2 l eingekocht ist. Die Brühe durch ein Sieb in einen zweiten Topf abgießen. Den Knoblauch aus der Schale pressen und in die Brühe geben, das übrige Gemüse wegwerfen.

3 Shiitakepilze und Salz in die Brühe geben und wieder zum Kochen bringen. Bei reduzierter Temperatur 15 Minuten köcheln lassen, damit die Pilze vollständig rehydrieren können. Die Brühe erneut durch ein Sieb gießen und warm stellen.

4 Die Pilze fein hacken. Eine Pfanne bei mittlerer Temperatur erhitzen und Ghee oder geklärte Butter darin zerlassen. Die Schalotten 2–3 Minuten anschwitzen, dann Shiitakepilze, Möhre, Fenchel, Knoblauch und Pfeffer dazugeben und 10 Minuten garen, bis das Gemüse weich ist.

5 Die Perlgraupen unterrühren. Eine Kelle heiße Brühe angießen und weiterrühren, bis sie vollständig aufgenommen ist, dann nach und nach weitere Brühe hinzufügen. Nach 10 Minuten das Kastanienpüree untermischen, nach 25 Minuten den Wein in den Topf gießen. Weitere 5–10 Minuten kochen, bis die Perlgraupen gar, aber noch bissfest sind. Vom Herd nehmen und mit einem grünen Salat servieren.

GEMÜSEROULADEN MIT CASHEW-KNOBLAUCH-CREME

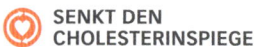 **SENKT DEN CHOLESTERINSPIEGEL**

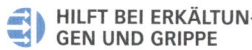 **HILFT BEI ERKÄLTUNGEN UND GRIPPE**

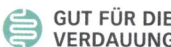 **GUT FÜR DIE VERDAUUNG**

In diesen Gemüseröllchen steckt nicht nur der Geschmack des Sommers, sondern auch viele wertvolle Inhaltsstoffe, die Herz und Blutgefäße schützen sowie Immunabwehr und Verdauung regulieren. Die knoblauchhaltige Sauce steuert einen cholesterinsenkenden Effekt bei. Knoblauch wirkt außerdem antibakteriell und kann so vor Erkältung schützen.

FÜR 4 PERSONEN

2 EL gehackte Oliven

2 EL abgetropfte und gehackte sonnengetrocknete Tomaten in Öl

1 rote Paprikaschote, halbiert und von den Samen befreit

1 gelbe Paprikaschote, halbiert und von den Samen befreit

1 Schuss Olivenöl

2 Auberginen, längs in dünne Scheiben geschnitten

2 Zucchini, in dünne Scheiben geschnitten

2 kleine Fenchelknollen, geputzt und geviertelt

2 Artischockenherzen in Öl, abgetropft und geviertelt

Cashew-Knoblauch-Creme

2 große Knoblauchknollen

4 EL Olivenöl

1 kleiner Zweig Rosmarin

60 g Cashewkerne

1 Prise Salz

1 EL fein gehackte Petersilie

1 Knoblauchzehe, fein gehackt

1 Den Backofen auf 180 °C vorheizen. In einer kleinen ofenfesten Form die Knoblauchknollen mit Olivenöl und abgezupften Rosmarinnadeln vermischen. Die Form mit Alufolie oder einem Deckel verschließen und für 30–40 Minuten in den Ofen schieben, bis die Knoblauchzehen weich sind und leicht zu bräunen beginnen. Herausnehmen und abkühlen lassen, dann die Zehen aus der Schale in eine kleine Schüssel drücken.

2 Cashewkerne und 60 g Knoblauchpüree mit 120 ml Wasser in den Mixer geben und fein pürieren. Langsam weitere 120 ml Wasser oder mehr hinzugeben, bis die Creme die Konsistenz von dicker Schlagsahne hat. Mit Salz abschmecken und noch einmal durchmixen. Petersilie und gehackten Knoblauch einrühren und beiseitestellen.

3 Die Ofentemperatur auf 190 °C erhöhen. In einer kleinen Schüssel Oliven und getrocknete Tomaten vermengen und beiseitestellen. Die halbierten Paprikaschoten auf ein Backblech legen und für 15–20 Minuten in den Ofen schieben, bis die Haut Blasen wirft und zu bräunen beginnt. Herausnehmen, in eine Schüssel geben, mit Frischhaltefolie abdecken und leicht abkühlen lassen. Die Haut abziehen und das Fruchtfleisch vierteln.

4 Eine Grillpfanne oder den Grillrost mit Olivenöl bestreichen und bei hoher Temperatur erhitzen. Die Auberginenscheiben portionsweise von jeder Seite 2–3 Minuten grillen. Mit den Zucchini und dem Fenchel ebenso verfahren.

5 Eine Auberginenscheibe auf die Arbeitsfläche legen, mit 1–2 Zucchinischeiben bedecken und je 1 rotes und 1 gelbes Paprikastück darauflegen. Mit 1 Artischockenviertel und 1 Fenchelviertel abschließen. Die Auberginenscheibe vorsichtig aufrollen, die Roulade mit einem Zahnstocher fixieren. Mit den restlichen Zutaten ebenso verfahren. Die Gemüserouladen auf einem Servierteller anrichten und mit den gehackten Oliven und Tomaten bestreuen. Mit der Cashew-Knoblauch-Creme beträufelt servieren.

DUFTENDER REIS MIT HIRSE

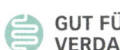 **GUT FÜR DIE VERDAUUNG**

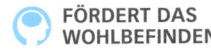 **FÖRDERT DAS WOHLBEFINDEN**

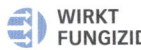 **WIRKT FUNGIZID**

Zu dieser duftenden Mischung aus braunem Reis, Hirse, Gemüse, Nüssen und Gewürzen sagt garantiert keiner Nein. Zimt, Kardamom und Koriander wirken wärmend und stimulieren die Verdauung, der Zimt belebt außerdem den Geist. Hirse besitzt eine fungizide Wirkung und wird deshalb oft zur Behandlung von Pilzinfektionen eingesetzt.

FÜR 4 PERSONEN

115 g Hasel- und Walnusskerne, halbiert
150 g brauner Langkornreis
115 g Hirse
1 EL Olivenöl
60 g rote Zwiebeln, fein gehackt
1 mittelgroße Stange Lauch, in Streifen geschnitten
20 Koriandersamen, zerstoßen
6 Kardamomkapseln, zerstoßen
1 Prise gemahlener Zimt
1 l Gemüse- oder Hühnerbrühe
225 g gemischte Paprikaschoten, halbiert und von den Samen befreit
2 EL gehackte Korianderblätter
Salz und frisch gemahlener schwarzer Pfeffer

Dressing

1 TL Tamari (japanische Sojasauce)
Saft von 1 Limette
2 EL Hühnerbrühe

1 Die Nüsse 30 Minuten in Wasser einweichen. Den Backofen auf 180 °C vorheizen.

2 Die Nüsse unter kaltem Wasser abspülen und kurz abtropfen lassen. In einer ofenfesten Form verteilen und 30 Minuten im Ofen rösten, bis sie trocken und hellbraun sind. Dabei alle 5–10 Minuten umrühren. Die gerösteten Nüsse aus dem Ofen nehmen und die Ofentemperatur auf 190 °C erhöhen.

3 In der Zwischenzeit Reis und Hirse unter fließendem Wasser abspülen und abtropfen lassen. Das Olivenöl in einem mittelgroßen Topf bei niedriger Temperatur erhitzen und Zwiebeln, Lauch und Gewürze 2 Minuten darin anschwitzen. Reis, Hirse und Brühe hinzugeben und 30 Minuten köcheln lassen, bis die Flüssigkeit vollständig aufgenommen ist und die Körner weich sind. Die kochende Reismischung nicht umrühren, da das Stärke freisetzt und die Textur verändert.

4 Die Mischung in eine Servierschüssel füllen, nach Möglichkeit die Kardamomkapseln entfernen, und abkühlen lassen.

5 Die Paprikaschoten auf ein Backblech legen und 15–20 Minuten im Ofen backen, bis die Haut Blasen wirft und bräunt. Herausnehmen, in eine Schüssel geben, mit Frischhaltefolie abdecken und leicht abkühlen lassen. Die Haut abziehen und das Fruchtfleisch würfeln.

6 Alle Zutaten für das Dressing miteinander verrühren. Paprika, Nüsse und Korianderblätter mit der abgekühlten Reismischung vermengen, mit dem Dressing durchheben, abschmecken und servieren.

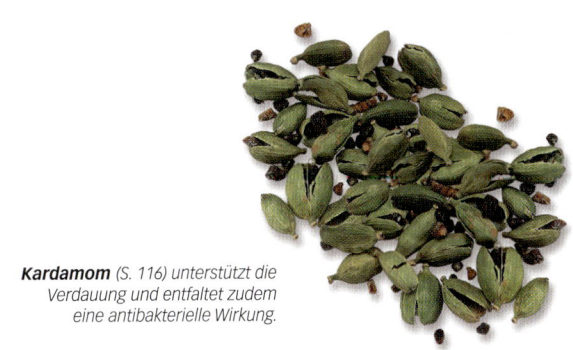

Kardamom (S. 116) unterstützt die Verdauung und entfaltet zudem eine antibakterielle Wirkung.

Süße Leckereien

Wir alle brauchen hin und wieder **etwas Süßes**. Heiße und kalte Desserts mit frischen Früchten, Nüssen und Kernen liefern **Antioxidantien**, sekundäre Pflanzenstoffe, gesunde Öle und köstliche **Aromen**. Wie schön, das etwas Süßes nicht nur die Stimmung heben, sondern auch **Heilkräfte** entfalten kann.

FEIGENKUCHEN MIT BIRNEN-ROTWEIN-SAUCE

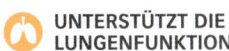 **UNTERSTÜTZT DIE LUNGENFUNKTION**

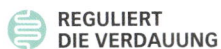 **REGULIERT DIE VERDAUUNG**

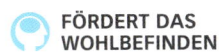 **FÖRDERT DAS WOHLBEFINDEN**

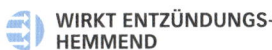 **WIRKT ENTZÜNDUNGS-HEMMEND**

Hier backt ein Rührteig mit Feigen auf einem knusprigen Mandelboden – ein Kuchen mit viel Potenzial: Mandeln und Birnen wirken kühlend und stimmungsaufhellend, befeuchten die Lunge, lindern Reizhusten und sind auch gut für die Haut. Feigen helfen gegen Verstopfung, außerdem wirken sie entzündungshemmend und unterstützen den Muskelaufbau.

FÜR 8 PERSONEN

Mandelboden

200 g gemahlene Mandeln

3 EL Zucker

50 g Butter, zerlassen, plus Butter zum Einfetten

1 Prise Salz

Rührteig

175 g weiche Butter

175 g Zucker

4 Eier, verquirlt

abgeriebene Schale von 1 Bio-Zitrone

1 TL Vanilleextrakt

150 g Weizenmehl

2 TL Backpulver

4 EL ganze enthäutete Mandeln

8–10 Feigen, geviertelt

Sauce

3 reife Birnen, geschält, entkernt und fein gehackt

50 ml Rotwein

¼ TL Piment

1 EL Ahornsirup

frisch gemahlener schwarzer Pfeffer

1 Den Backofen auf 180 °C vorheizen. Die Zutaten für den Mandelboden in einer Schüssel gründlich miteinander vermengen. Die Mischung gleichmäßig in eine 23 cm große gefettete Springform drücken. 10 Minuten backen, dann aus dem Ofen nehmen und in der Form auf einem Kuchengitter abkühlen lassen. Die Ofentemperatur auf 150 °C reduzieren.

2 Für den Rührteig die weiche Butter und den Zucker in einer Schüssel hell und cremig rühren. Dann Eier, Zitronenschale und Vanilleextrakt gründlich unterrühren. Mehl und Backpulver in die Schüssel sieben und untermengen, zum Schluss die ganzen Mandeln unterziehen.

3 Die geviertelten Feigen auf dem Mandelboden verteilen und mit der Teigmischung bedecken. Den Kuchen 60 Minuten backen, bis die Oberseite goldgelb ist und der Teig sich leicht vom Rand der Form löst. Aus dem Ofen nehmen und den Ring der Springform öffnen. Den Kuchen auf einem Kuchengitter abkühlen lassen.

4 Birnen, Rotwein und Piment für die Sauce in einen mittelgroßen Topf geben, zum Köcheln bringen, abdecken und 20 Minuten bei schwacher Hitze köcheln lassen, bis die Birnen weich sind. Im Mixer glatt pürieren. Ahornsirup und 1 Prise Pfeffer hinzugeben und erneut durchmixen. Nach Geschmack mit Ahornsirup nachsüßen.

5 Die Kuchenstücke auf Teller setzen, etwas Sauce drumherum träufeln und servieren.

MANDEL-HIMBEER-KUCHEN

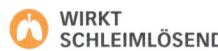 **WIRKT SCHLEIMLÖSEND** 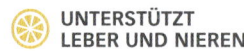 **UNTERSTÜTZT LEBER UND NIEREN** 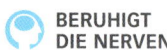 **BERUHIGT DIE NERVEN** 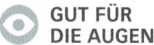 **GUT FÜR DIE AUGEN**

Gemahlene Mandeln ersetzen das Mehl, sodass auch von Zöliakie Betroffene hier unbesorgt zugreifen können. Mandeln sind gut für die Atemwege und wirken schleimlösend. Himbeeren tonisieren die Leber und beruhigen. Dank ihrer Antioxidantien stärken sie zudem die Sehkraft. In der chinesischen Medizin werden Himbeeren auch gegen Impotenz eingesetzt.

FÜR 6 PERSONEN

250 g Butter, plus Butter zum Einfetten
250 g Zucker
5 Eier, getrennt
250 g gemahlene Mandeln
1 TL Vanilleextrakt
200 g Himbeeren

1 Den Backofen auf 140 °C vorheizen. Eine 25-cm-Springform mit Butter einfetten. Ein Stück Backpapier passend zurechtschneiden und den Boden der Form damit auslegen.

2 Butter und Zucker in einer Schüssel cremig rühren. Ein Eigelb hinzugeben, gut verrühren, dann etwas Mandelmehl hinzugeben und gut untermischen. Wiederholen, bis alle Eigelbe und die Mandeln verarbeitet sind. Den Vanilleextrakt einrühren.

3 In einer zweiten großen Schüssel die Eiweiße mit dem Handrührgerät steif schlagen. Den Eischnee vorsichtig unter die Mandelmasse ziehen, damit sie leicht und luftig wird. 6–12 Himbeeren als Dekoration auf die Seite legen. Die Hälfte der Teigmischung in die Springform füllen, die Hälfte der Himbeeren darauf verteilen, dann den restlichen Teig darübergeben und mit den übrigen Himbeeren abschließen. Nicht durchrühren, da dadurch die Himbeeren beschädigt werden und den Kuchen verfärben.

4 Den Kuchen 45–60 Minuten im Ofen backen. Für die Garprobe einen Holzspieß in die Mitte des Kuchens stechen. Wenn beim Herausziehen kein Teig mehr am Holz haften bleibt, ist der Kuchen fertig. Andernfalls etwas länger backen und erneut prüfen.

5 Den fertigen Kuchen zum Abkühlen auf ein Kuchengitter setzen. Dann den Rand der Springform lösen, den Kuchen vorsichtig auf eine Platte stürzen, den Boden der Springform und das Backpapier entfernen. Den Kuchen mit den zurückbehaltenen Himbeeren dekorieren und servieren.

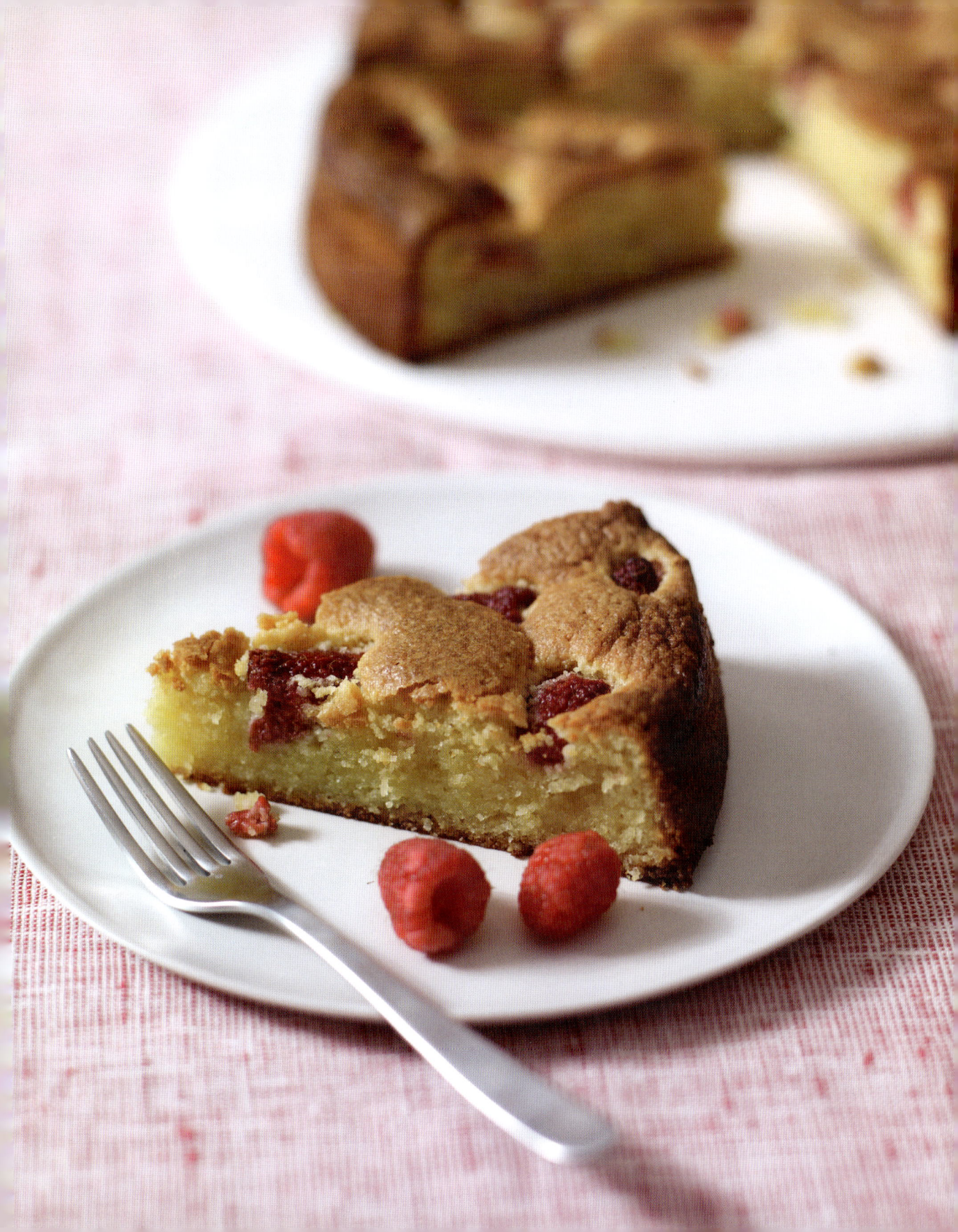

APFEL-CRUMBLE
MIT HOLUNDER UND BROMBEEREN

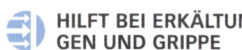 **HILFT BEI ERKÄLTUN-GEN UND GRIPPE** 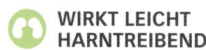 **WIRKT LEICHT HARNTREIBEND** 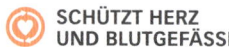 **SCHÜTZT HERZ UND BLUTGEFÄSSE**

Die ideale Zeit für dieses Dessert ist der frühe Herbst, wenn Holunder und wilde Brombeeren reifen. Machen Sie sich auf die Suche – es lohnt sich, denn beide stärken die Abwehrkräfte, vor allem gegen Erkältungen und Grippe. Außerdem wirken sie leicht harntreibend und halten die Blutgefäße gesund. Die Holunderbeeren lassen sich durch Heidelbeeren ersetzen.

FÜR 4–6 PERSONEN

500 g Äpfel, vom Kerngehäuse befreit, geschält und in Scheiben geschnitten
200 g Holunderbeeren
250 g Brombeeren

Streusel

150 g Weizenmehl
100 g Butter, gewürfelt
200 g gemahlene Mandeln
2 EL brauner Zucker
50 g Walnusskerne, fein gehackt
Crème fraîche zum Servieren

1 Den Backofen auf 180 °C vorheizen. Das Mehl für die Streusel in eine Schüssel geben, die Butter hinzufügen und mit den Fingerspitzen mit dem Mehl verreiben. Gemahlene Mandeln und Zucker dazugeben und alles zu feinen Krümeln verreiben. Zum Schluss die Walnüsse untermengen.

2 Die Äpfel mit etwas Wasser in einen großen Topf geben und 10 Minuten bei schwacher Hitze köcheln lassen. Die gegarten Äpfel in eine ofenfeste Form legen und die Beeren darauf verteilen. Die Früchte vollständig mit der Streuselmischung bedecken, die Streusel leicht andrücken. 35–40 Minuten backen. Heiß oder abgekühlt mit Crème fraîche servieren.

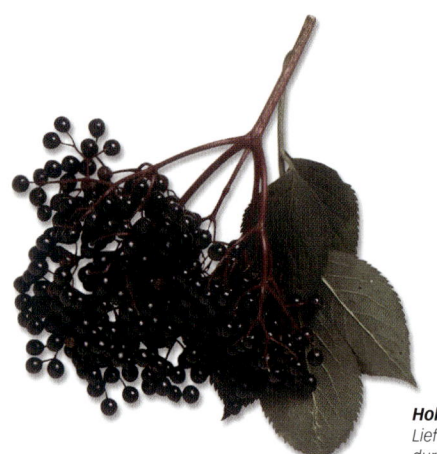

Holunderbeeren (S. 35) sind ein guter Lieferant von Anthocyanen, die Schäden durch freie Radikale bekämpfen.

NUSSIGES DINKELDESSERT

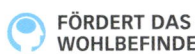 **FÖRDERT DAS WOHLBEFINDEN**   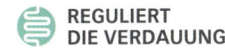 **REGULIERT DIE VERDAUUNG**   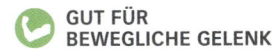 **GUT FÜR BEWEGLICHE GELENKE**

Das Beste aus Nüssen, Kastanien und Dinkel steckt in diesem Dessert, das sich gut vorbereiten lässt und deshalb auch für ein Essen mit Gästen bestens geeignet ist. Es wirkt regulierend auf die Verdauung und verbessert die Beweglichkeit von Muskeln und Gelenken. Das Rezept erfordert ein wenig Vorbereitungszeit, da die Dinkelkörner 3–4 Tage keimen müssen.

FÜR 6–8 PERSONEN

250 g Dinkelkörner
150 g Haselnusskerne
100 g Walnusskerne
150 g Esskastanien, gekocht und geschält
70 g brauner Zucker
1 EL Vanilleextrakt
Mascarpone zum Servieren

1 Einen Teil der Dinkelkörner 3–4 Tage vor der Verwendung keimen lassen: 100 g Körner in ein großes Glas füllen, über die Öffnung ein Musselintuch spannen, die Körner mit Wasser bedecken. Nach 8–12 Stunden das Wasser abgießen, das Getreide mit sauberem Wasser spülen, abgießen und das Glas in den Halbschatten stellen. Die Körner nach 8–12 Stunden erneut spülen und abgießen. Dinkel benötigt meist 2–3 Spülzyklen, bis er keimt. Er ist bereit, wenn die meisten Körner einen winzigen Wurzelansatz getrieben haben. Sie können 8 Stunden später verarbeitet werden.

2 Den Backofen auf 180 °C vorheizen. Die Haselnusskerne auf einem Backblech verteilen und 15 Minuten im Ofen rösten. Die Nüsse im Auge behalten und das Blech zwischendurch schütteln, damit sie nicht verbrennen und bitter werden. In eine Schüssel geben, mit Frischhaltefolie abdecken und 2–3 Minuten stehen lassen. Die Nüsse auf ein Küchentuch geben und gründlich abreiben, um die Häute zu entfernen. Im Mixer grob hacken.

3 Die Walnusskerne 30 Minuten in 500 ml Wasser einweichen, dann abgießen. Auf einem Backblech verteilen und 25–30 Minuten unter gelegentlichem Wenden im Ofen rösten, bis sie trocken und hellbraun sind. Zum Abkühlen beiseitestellen.

4 Den restlichen Dinkel 1 Stunde und 20 Minuten in reichlich Wasser garen, dann zum Abkühlen beiseitestellen.

5 Gekochten Dinkel, Walnüsse und Kastanien im Mixer pürieren und in eine Schüssel geben. Dinkelkeime, Zucker und Vanilleextrakt hinzugeben und alle Zutaten gründlich vermengen.

6 Die Mischung auf einem Teller mit den Händen zu einer Halbkugel formen. Falls die Mischung zu trocken ist, einen kleinen Teil im Mixer pürieren, damit sie bindet, und als Basis für die übrigen Zutaten nutzen. (Man kann die Mischung auch in Dessertschalen drücken und zum Servieren auf Teller stürzen.) Mit den gerösteten und gemahlenen Haselnüssen bestreuen. Zum Servieren Stücke abschneiden und mit einem Löffel Mascarpone auf Tellern anrichten.

WARMER OBSTSALAT MIT MARSALADRESSING

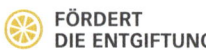 **FÖRDERT DIE ENTGIFTUNG**

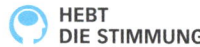 **HEBT DIE STIMMUNG**

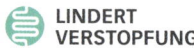 **LINDERT VERSTOPFUNG**

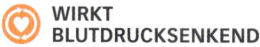 **WIRKT BLUTDRUCKSENKEND**

Eine köstliche Variante des klassischen Obstsalats. Sie wird warm serviert, was dem Aroma der Früchte sehr zugutekommt. Die Kombination aus Früchten und Pistazien wirkt entgiftend, tonisiert den ganzen Körper und hebt die Stimmung. Ballaststoffe unterstützen die Verdauung und Kalium hilft bei der Regulierung des Blutdrucks.

FÜR 4 PERSONEN

3 EL Butter

3 EL Zucker

300 ml Marsala

1 reife Birne, vom Kerngehäuse befreit und geviertelt

4 Feigen, halbiert

2 Pfirsiche, entsteint und geviertelt

2 Nektarinen, entsteint und geviertelt

1 Apfel, vom Kerngehäuse befreit und geviertelt

100 g Pistazien, geschält und grob gehackt

1 Den Backofen auf 200 °C vorheizen. Die Butter in einem kleinen Topf zerlassen, Zucker und Marsala hineingeben und 5–10 Minuten bei schwacher Hitze kochen, bis die Konsistenz an Sirup erinnert. Vom Herd nehmen und zum Abkühlen beiseitestellen.

2 Die Früchte mit den Pistazien in eine Schüssel füllen und zwei Drittel des abgekühlten Marsalasirups dazugießen. Vorsichtig durchheben. Die Obstmischung in einer ofenfesten Form verteilen und 25–30 Minuten backen, bis die Früchte heiß, aber noch nicht durchgegart sind.

3 Den warmen Obstsalat aus dem Ofen nehmen und auf Teller verteilen. Den restlichen Marsalasirup mit dem Saft aus der Form verrühren, über den Salat träufeln und servieren.

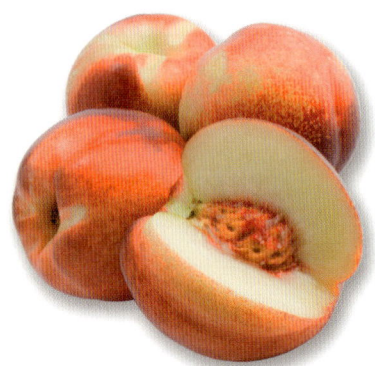

Nektarinen *(S. 22), gelbe wie weißfleischige, helfen dem Körper, überschüssiges Wasser auszuscheiden.*

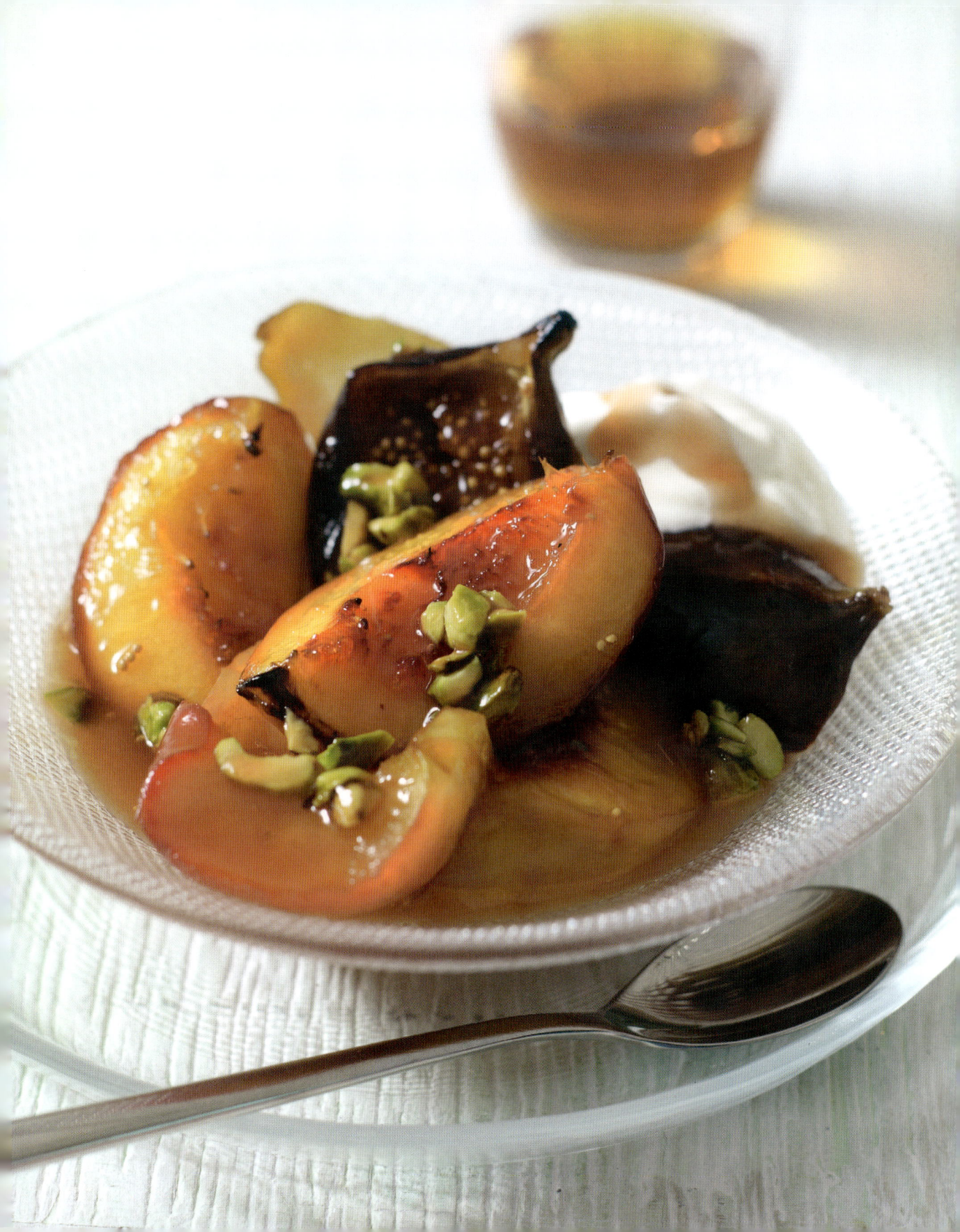

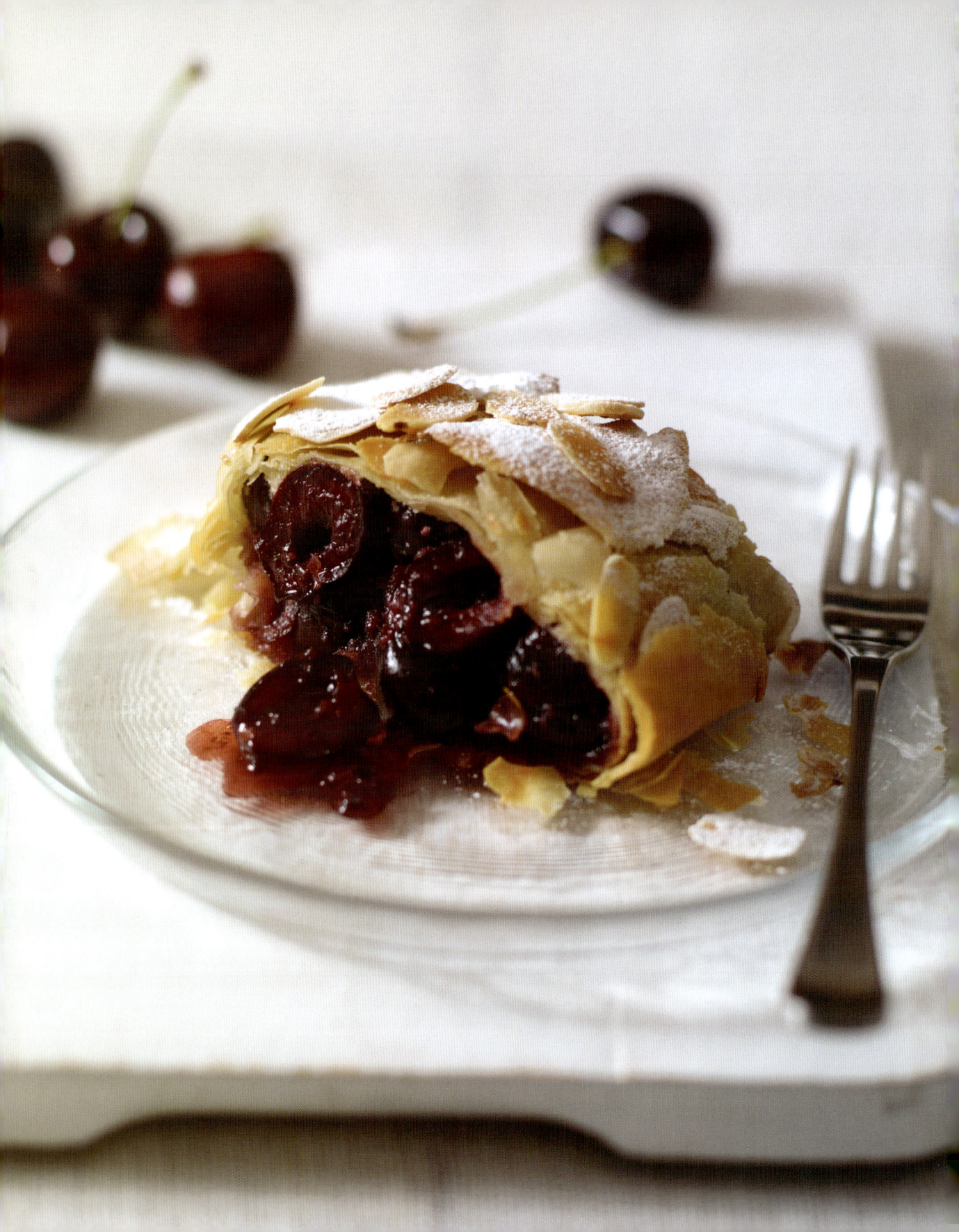

KIRSCHSTRUDEL

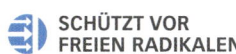 **SCHÜTZT VOR FREIEN RADIKALEN**

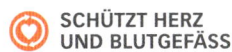 **SCHÜTZT HERZ UND BLUTGEFÄSSE**

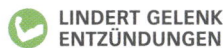 **LINDERT GELENK-ENTZÜNDUNGEN**

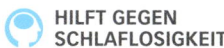 **HILFT GEGEN SCHLAFLOSIGKEIT**

Die sauren Schattenmorellen sind besonders reich an Antioxidantien, die das Herz schützen und Schäden durch freie Radikale sowie Entzündungen vor allem in den Gelenken bekämpfen. Außerdem enthalten sie Melatonin, das zu gesundem Schlaf verhilft. Die Saison für Schattenmorellen ist kurz – ersatzweise Süßkirschen mit Zitronensaft und Orangenschale vermischen.

FÜR 4 PERSONEN

35 g frische Semmelbrösel
50 g Zucker
25 g gemahlene Mandeln
5 Blätter fertiger Filoteig
35 g Butter, zerlassen, plus Butter zum Einfetten
¼ TL gemahlener Zimt
25 g gemahlene Walnusskerne
350 g Schattenmorellen, entsteint
3 EL Mandelblättchen (nach Belieben)
Puderzucker zum Bestäuben

1 Für die Füllung Semmelbrösel, Zucker und Mandeln in einer Schüssel vermengen und beiseitestellen.

2 Den Backofen auf 190 °C vorheizen. Ein Stück Backpapier auf der Arbeitsfläche auslegen. Ein Teigblatt darauf auslegen, die Längsseiten parallel zur Kante der Arbeitsfläche. Den Filoteig mit etwas zerlassener Butter bestreichen und mit Zimt bestreuen. Ein weiteres Teigblatt darauflegen und die Prozedur wiederholen, bis Teigblätter, Butter und Zimt verbraucht sind. Die Semmelbröselmischung auf dem Teig verteilen, dabei rundherum einen 5 cm breiten Rand frei lassen. (Nach Belieben den Teig halbieren, um zwei kleinere Strudel zu backen.) Die Walnüsse auf die Brösel streuen, die Kirschen in einem breiten Streifen in der Mitte verteilen. An beiden Enden 5 cm frei lassen.

3 Die Schmalseiten einschlagen. Dann die vordere Längskante mithilfe des Papiers umschlagen und den Strudel aufrollen. Die Oberseite mit zerlassener Butter bestreichen und nach Belieben mit Mandelblättchen bestreuen.

4 Den Strudel mit der Nahtseite nach unten mit dem Backpapier auf ein Blech heben und 30 Minuten im Ofen backen, bis er goldgelb ist. Etwa 10 Minuten abkühlen lassen, dann mit Puderzucker bestäuben und servieren.

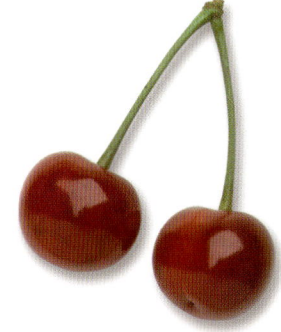

Schattenmorellen (S. 20)
enthalten rote Pigmente, die eine
schmerzlindernde Wirkung haben
wie Aspirin.

GEBACKENE QUITTEN

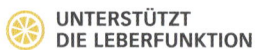 **UNTERSTÜTZT DIE LEBERFUNKTION**

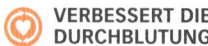 **VERBESSERT DIE DURCHBLUTUNG**

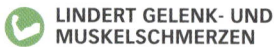 **LINDERT GELENK- UND MUSKELSCHMERZEN**

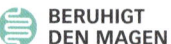 **BERUHIGT DEN MAGEN**

Quitten gelten in der traditionellen Medizin Chinas, Tibet und Bhutans als Leberheilmittel. Sie verbessern die Durchblutung von Muskeln und Sehnen und werden zur Behandlung von rheumatischen Schmerzen und Wadenkrämpfen eingesetzt. Außerdem dienen sie zur Behandlung von Mangelerscheinungen der Milz, wie Erbrechen, Durchfall und Verdauungsstörungen.

FÜR 4 PERSONEN

4 kleine oder 2 große Quitten, geschält, vom Kerngehäuse befreit und geviertelt

½ TL Kardamomkapseln

1 EL brauner Zucker

4 EL Dessertwein, falls nötig etwas mehr (vorzugsweise Marsala)

4 EL Mascarpone

1 Den Backofen auf 180 °C vorheizen. Die Quitten in eine ofenfeste Form legen, die Kardamonkapseln dazwischen verteilen. Mit Zucker bestreuen und mit der Hälfte des Dessertweins und 2 EL Wasser besprenkeln. Etwa 1 Stunde im Ofen backen, bis die Früchte weich und goldgelb sind. Gelegentlich prüfen und, falls nötig, noch etwas Wein oder Wasser dazugeben.

2 Den Rest des Dessertweins in einer Schüssel mit dem Mascarpone verrühren. Die Quitten auf Dessertschalen verteilen und mit der Garflüssigkeit beträufeln. Jede Portion mit etwas Mascarpone garnieren und servieren.

ROSENBLÜTENSORBET

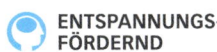 **ENTSPANNUNGS-FÖRDERND**

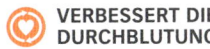 **VERBESSERT DIE DURCHBLUTUNG**

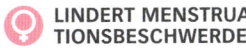 **LINDERT MENSTRUA-TIONSBESCHWERDEN**

Rosen entfalten eine beruhigende Wirkung auf das Nervensystem. Mit Süßwein kombiniert, der die Blutgefäße entspannt, verstärkt sich die Wirkung der Rosen auf den Kreislauf noch. Rosen helfen auch bei Regelbeschwerden und prämenstruellem Syndrom. Stark duftende Rosen (wie *Rosa damascena* oder *Rosa gallica*) eignen sich für dieses Sorbet am besten.

FÜR 4 PERSONEN

10 frische rote Rosenblüten oder eine große Handvoll rote Rosenblütenblätter, plus Blütenblätter als Dekoration

300 ml Süßwein

250 g Zucker

2 TL Agar-Agar

Saft von 1 Zitrone, durchgeseiht

Saft von 1 Orange, durchgeseiht

1 Die Hälfte der Rosenblüten mit dem Süßwein in ein Glas geben und kalt stellen. Die restlichen Rosenblüten mit 500 ml kochendem Wasser übergießen und zum Abkühlen beiseitestellen.

2 Das Wasser durch ein Sieb in einen Topf abgießen und die Blütenblätter wegwerfen. Den Zucker hinzugeben. Bei schwacher Hitze rühren, bis sich der Zucker aufgelöst hat. Aufkochen und 5–8 Minuten zu einem leichten Sirup einkochen lassen (das Zuckerthermometer sollte 110 °C anzeigen). Vom Herd nehmen und abkühlen lassen.

3 Agar-Agar in 50 ml heißem Wasser auflösen und unter den heißen Sirup rühren. In eine Schüssel umfüllen und kalt stellen.

4 Die kalte Wein-Rosen-Mischung zu dem Rosensirup gießen. Zitronen- und Orangensaft einrühren und die Mischung in die Eismaschine füllen. Nach Herstellerangaben gefrieren lassen. Das fertige Sorbet sofort servieren oder in einen Gefrierbehälter umfüllen und tiefkühlen. Wer keine Eismaschine hat, füllt die Mischung in eine flache Metallschale und stellt sie ins Gefrierfach. Jeweils nach 1 Stunde herausholen und durchrühren, bis das Sorbet vollständig durchgefroren ist.

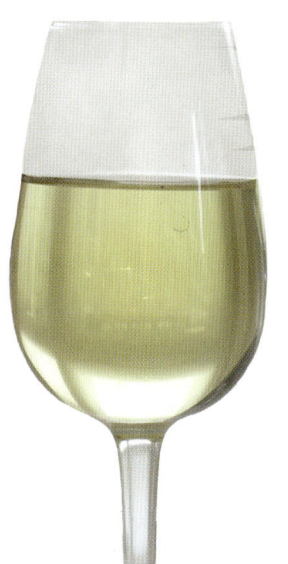

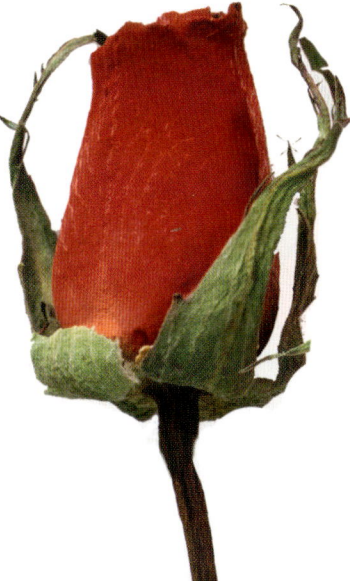

RUHIG BLEIBEN

Ein kleines Glas Wein entspannt die Blutgefäße. Zusammen mit Rosenblütenblättern, die traditionell gegen nervöse Spannungszustände genutzt werden, sorgt er auch für allgemeines Wohlbefinden.

BANANEN-CRANBERRY-EIS

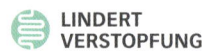 **LINDERT VERSTOPFUNG**   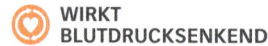 **WIRKT BLUTDRUCKSENKEND**   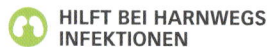 **HILFT BEI HARNWEGS-INFEKTIONEN**

Eis ohne Sahne – perfekt für alle, die Laktose nicht vertragen. Die reifen Bananen liefern Ballaststoffe und können helfen, den Blutdruck zu senken, während Cranberrys antibakteriell gegen Harnwegsinfektionen wirken. In der Traditionellen Chinesischen Medizin gelten kalte Speisen als schädlich für die Verdauung, deshalb sollte Eis nicht allzu oft auf den Tisch kommen.

FÜR 4 PERSONEN

4 reife Bananen, in Scheiben geschnitten

200 g Cranberrys

1 EL Zucker

1 TL Vanilleextrakt

50 g Pistazien, geschält und gehackt

1 Bananen und Cranberrys ins Gefrierfach geben und halb gefrieren lassen. (Falls tiefgekühlte Früchte verwendet werden etwa 1 Stunde antauen lassen.) Die Früchte im Mixer nicht zu fein pürieren. Die Masse in einen Tiefkühlbehälter füllen und für 3 Stunden ins Gefrierfach stellen.

2 In der Zwischenzeit den Zucker in einen kleinen Topf mit etwas Wasser befeuchten und bei schwacher Hitze schmelzen lassen. Sobald der Zucker vollständig geschmolzen ist, Vanilleextrakt und Pistazien einrühren. Vom Herd nehmen und abkühlen lassen.

3 Die Eiscreme aus dem Gefrierfach nehmen, bei Zimmertemperatur etwas antauen lassen, dann mit einem Eisportionierer auf Dessertschalen verteilen. Mit dem Sirup beträufeln und servieren.

TIPP: Wenn Sie Probleme mit der Verdauung haben, einige Tropfen frisch gepressten Ingwersaft anstelle des Wassers zum schmelzenden Zucker geben (frischen Ingwer reiben, in ein Presstuch einschlagen, auspressen und den Saft auffangen). Auch Kindern tut der Ingwersaft gut, da sich ihr Verdauungssystem noch entwickelt, aber machen Sie sie vorher mit Ingwer und seinem Geschmack vertraut. Anstelle frischer oder gefrorener Cranberrys können Sie auch Heidelbeeren verwenden, die sich gut einfrieren lassen.

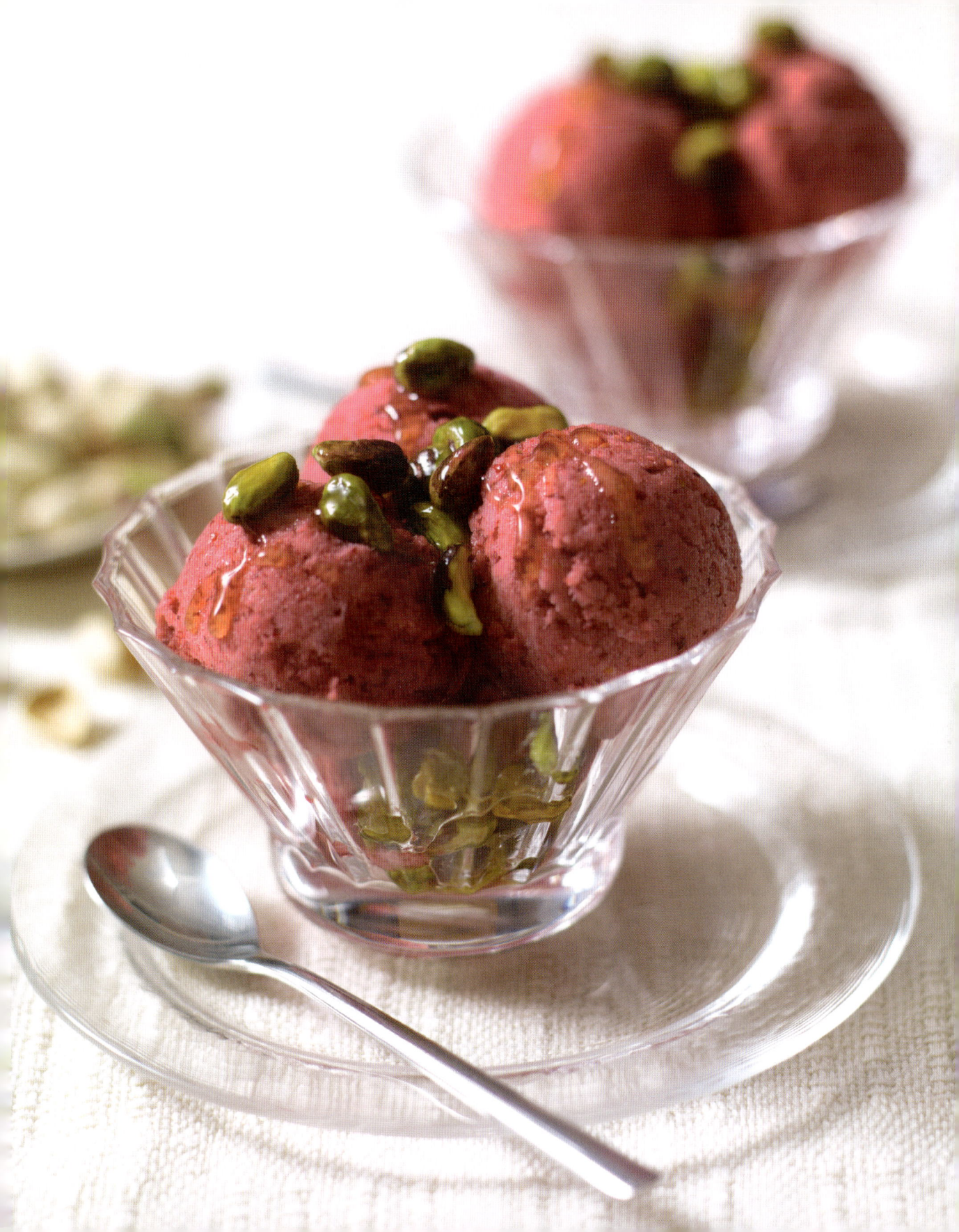

WALNUSS-PISTAZIEN-BAKLAVA IN ROSEN-KARDAMOM-SIRUP

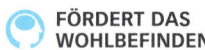 **FÖRDERT DAS WOHLBEFINDEN**

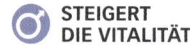 **STEIGERT DIE VITALITÄT**

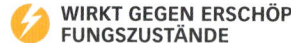 **WIRKT GEGEN ERSCHÖPFUNGSZUSTÄNDE**

Ein Dessert aus dem östlichen Mittelmeerraum, das seinen Siegeszug durch ganz Europa angetreten hat. Walnüsse und Pistazien gelten traditionell als gut für den Geist und die Manneskraft. Hier kommen noch Kardamomkapseln hinzu, um die vitalisierende Wirkung der Nüsse zu verstärken. Legen Sie Wert auf erstklassige Grundprodukte, es macht sich bezahlt.

ERGIBT 24 STÜCK

300 g Walnusskerne
200 g Pistazien, geschält
15 g Butter, zerlassen
500 g Filoteig
150 ml Walnussöl

Sirup

300 g Rohrrohrzucker
3 EL Rosenwasser
Saft von 1 Zitrone
1 Bio-Zitrone, in dünne Scheiben geschnitten
10 Kardamomkapseln

1 Den Backofen auf 180 °C vorheizen. Zwei Drittel der Walnusskerne im Mixer grob hacken, die restlichen Walnüsse fein hacken. (Zu viele fein gemahlene Nüsse machen die Baklava schwer verdaulich.) Die Pistazien fein hacken, dann mit den Walnüssen in einer Schüssel vermengen.

2 Eine ofenfeste Form, die etwas kleiner als die Filoteigblätter ist, mit zerlassener Butter einfetten. Das erste Teigblatt in die Form legen, mit etwas Walnussöl bepinseln und ein zweites Blatt darauflegen. Mit einem dritten Teigblatt und weiterem Walnussöl wiederholen. Dann eine dünne Schicht Nussmischung auf dem Teig verstreichen. Weitere Schichten aus jeweils einer Lage Teig, Walnussöl und Nussmischung aufbauen, bis die gesamte Nussmischung verbraucht ist. Mit 2–3 eingeölten Teiglagen abschließen und die oberste Lage mit zerlassener Butter bepinseln.

3 Die Teiglagen längs im Abstand von 4 cm mit einem scharfen Messer bis zum Boden durchschneiden, sodass lange Streifen entstehen. Die Form um 45 Grad drehen und die Teigstreifen diagonal in 4-cm-Abständen durchschneiden, um rautenförmige Stücke zu erhalten. Teig, der sich beim Schneiden hebt, mit den Fingern andrücken. Die Form in den Backofen schieben, nach 25 Minuten die Ofentemperatur auf 150 °C reduzieren und weitere 25 Minuten backen, bis der Teig knusprig und goldgelb ist.

4 In der Zwischenzeit für den Sirup in einem Topf den Zucker mit Rosenwasser, Zitronensaft, Zitronenscheiben, Kardamom und 300 ml Wasser aufkochen. 10–15 Minuten bei mittlerer Hitze köcheln lassen. Vom Herd nehmen und zum Abkühlen beiseitestellen. Wenn der Sirup kühl ist, die Kardamomkapseln entfernen, die Zitronenscheiben bleiben drin. Die fertig gebackene Baklava mit dem Sirup übergießen und mit einem Küchentuch abdecken. Einige Stunden oder über Nacht abkühlen lassen. Am besten schmeckt das Dessert am nächsten Tag, wenn es durchgezogen ist. Es hält sich in einem luftdicht schließenden Behälter an einem kühlen Ort 4–5 Tage.

SESAMPLÄTZCHEN

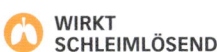 **WIRKT SCHLEIMLÖSEND**

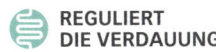 **REGULIERT DIE VERDAUUNG**

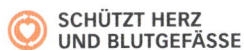 **SCHÜTZT HERZ UND BLUTGEFÄSSE**

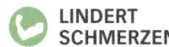 **LINDERT SCHMERZEN**

Sesam ist ein wahres Wundermittel: Reich an Vitamin E und Kalzium, liefert er außerdem wertvolle Phytohormone. Die unscheinbaren Körner wirken blutdrucksenkend und stärken die Knochen. Das Einweichen und Rösten vor dem Mahlen senkt den Gehalt an Oxalsäure (sie behindert die Aufnahme von Nährstoffen) und macht die Sesamkörner leichter verdaulich.

ERGIBT 50–60 PLÄTZCHEN

250 g Sesamsamen
120 g Butter
4 EL Sesamöl
250 g Zucker
2 Eier, verquirlt
2 TL Vanilleextrakt
370 g Mehl, mit 1 TL Backpulver gemischt

1 Die Sesamsamen in einer Schüssel großzügig mit kaltem Wasser bedecken und über Nacht einweichen. Abgießen, kurz abtropfen lassen, dann in einem mittelgroßen Topf bei schwacher Hitze trocken rösten. Beiseitestellen.

2 Den Backofen auf 180 °C vorheizen. Butter, Sesamöl, Zucker, Eier und Vanilleextrakt in eine Schüssel geben und cremig aufschlagen.

3 Die Sesamsamen im Mixer grob zerkleinern, dann in die Buttermischung rühren. Das Mehl darübersieben und untermengen.

4 Den Teig mit den Händen zusammendrücken und zu einer Kugel formen. Nicht zu stark kneten, da der Teig sonst hart wird. In Frischhaltefolie einschlagen und 30 Minuten im Kühlschrank ruhen lassen.

5 Den Teig auf einer leicht bemehlten Arbeitsfläche 5 mm dick ausrollen und mit einem kleinen herzförmigen Ausstecher Plätzchen ausstechen. Die Kekse auf ein mit Backpapier bedecktes Blech legen und 7 Minuten backen, bis sie goldgelb sind. Aufpassen, dass sie nicht zu dunkel werden. Aus dem Ofen nehmen, auf einem Kuchengitter abkühlen lassen und in einem luftdicht schließenden Behälter aufbewahren. So halten sich die Plätzchen 2–3 Wochen.

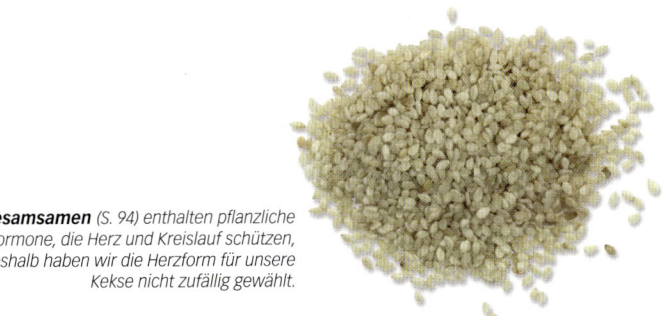

Sesamsamen (S. 94) enthalten pflanzliche Hormone, die Herz und Kreislauf schützen, deshalb haben wir die Herzform für unsere Kekse nicht zufällig gewählt.

MANDEL-PISTAZIEN-MAKRONEN

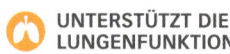 **UNTERSTÜTZT DIE LUNGENFUNKTION**

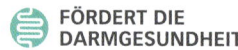 **FÖRDERT DIE DARMGESUNDHEIT**

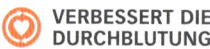 **VERBESSERT DIE DURCHBLUTUNG**

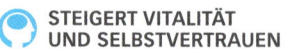 **STEIGERT VITALITÄT UND SELBSTVERTRAUEN**

Mandeln und Pistazien sind nicht nur ausgezeichnete Eiweißlieferanten. Zusammen mit dem Kardamom tun sie auch den Atemwegen, dem Kreislauf und dem Verdauungstrakt gut. Außerdem gelten sie traditionell als aphrodisierend für Männer und Frauen. Das Rezept ist großzügig bemessen, aber die Makronen bleiben in einem luftdicht schließenden Behälter lange frisch.

ERGIBT 45 MAKRONEN

3 Eiweiß

250 g feinster Zucker

1 TL zerstoßene Kardamomsamen

400 g gemahlene Mandeln

2 EL Rosenwasser

20 g Pistazien, geschält

1 Den Backofen auf 150 °C vorheizen. Die Eiweiße in eine Schüssel geben und mit dem Handrührgerät steif schlagen. Dabei nach und nach den Zucker einrieseln lassen. Sobald der Zucker verbraucht ist, Kardamom, Mandeln und Rosenwasser hinzugeben und alles gut verrühren.

2 Ein Backblech mit Backpapier auslegen. Die Hände mit Wasser befeuchten, damit der Teig nicht anhaftet. Aus dem Teig walnussgroße Kugeln formen und mit reichlich Abstand auf dem Backpapier verteilen. In die Mitte jeder Makrone 1 Pistazie setzen.

3 Die Makronen 10–12 Minuten backen, dann zum Abkühlen auf ein Kuchengitter setzen. In einem luftdicht schließenden Behälter halten sie sich bis zu 2 Wochen.

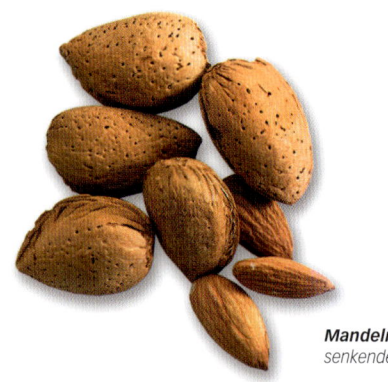

Mandeln (S. 92) sind reich an cholesterinsenkenden einfach ungesättigten Fettsäuren.

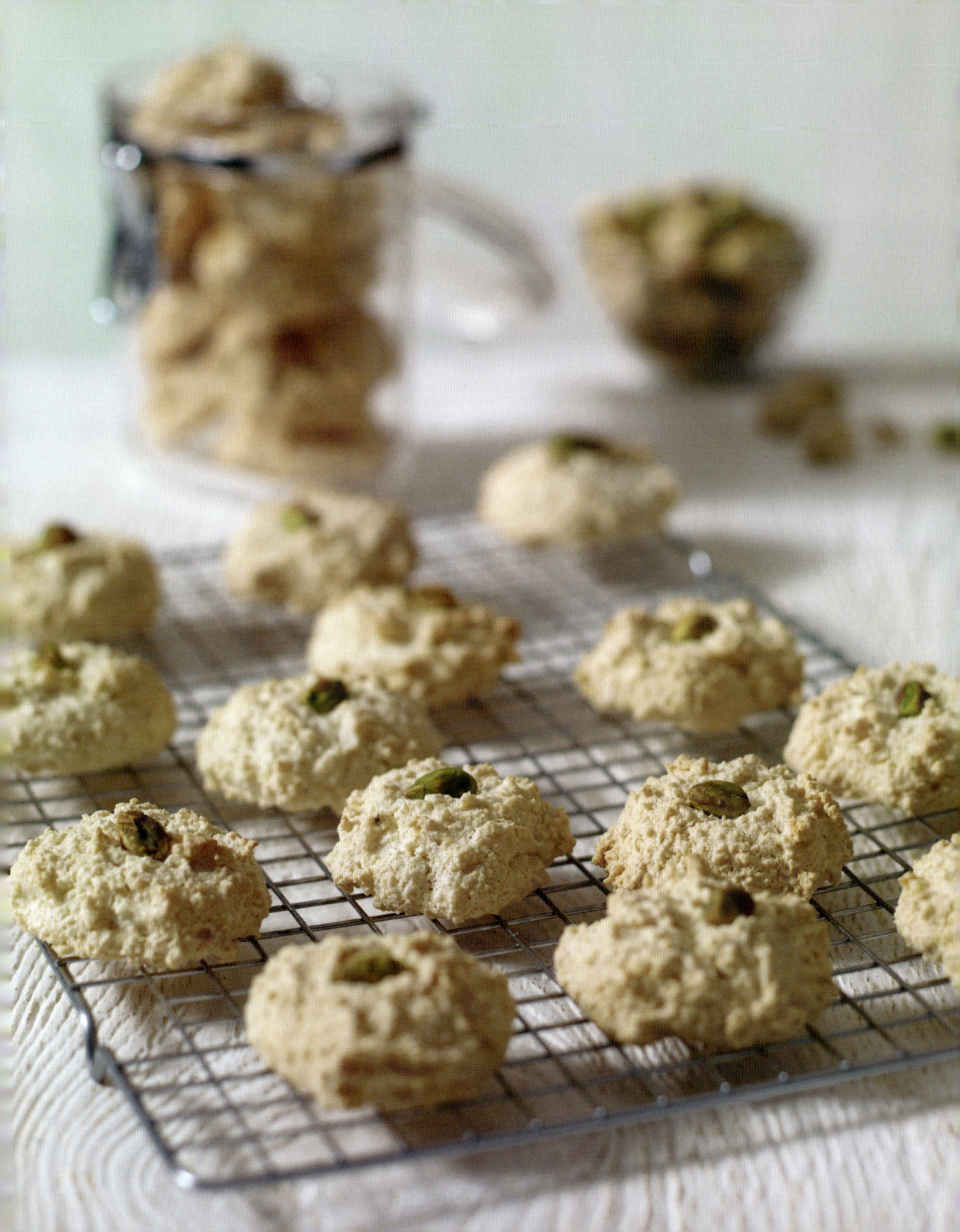

MOHN-WALNUSS-ROLLE

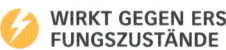 **WIRKT GEGEN ERSCHÖP-FUNGSZUSTÄNDE**

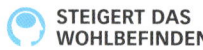 **STEIGERT DAS WOHLBEFINDEN**

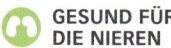 **GESUND FÜR DIE NIEREN**

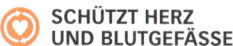 **SCHÜTZT HERZ UND BLUTGEFÄSSE**

Mit vereinten Kräften schenken Walnüsse und Mohn dem Körper einen vitalisierenden Schub. Die Mohnsamen wirken emotional ausgleichend, die Walnüsse stärken Nieren- und Lungenfunktion, aber auch Herz und Blut profitieren davon. Außerdem können Walnüsse die männliche Fruchtbarkeit steigern – wohl deshalb gelten sie traditionell als Aphrodisiakum.

FÜR 8 PERSONEN

Teig

15 g frische Hefe
60 g Zucker
250 g Weizenmehl, plus Mehl zum Bestäuben
1 Prise Salz
50 g weiche Butter
100 ml Milch
1 EL Rum
abgeriebene Schale von 1 Bio-Zitrone
1 Eigelb
1 TL Vanilleextrakt
Öl zum Einfetten
1 Ei, verquirlt, zum Bestreichen
Puderzucker zum Bestäuben

Füllung

200 g Mohnsamen, gemahlen
100 g Walnusskerne, gehackt
60 ml Milch
abgeriebene Schale von 1 Bio-Zitrone
1 Prise gemahlener Zimt
1 EL Rum
25 g Butter
60 g Zucker
25 g Vanillezucker
1 Ei, verquirlt

1 Für den Teig die Hefe in eine mittelgroße Schüssel krümeln und mit je 1 EL Zucker und Mehl vermengen. 1–2 TL lauwarmes Wasser hinzufügen und alles mit einer Gabel verrühren, bis eine dicke Paste entstanden ist. Abdecken und an einem warmen Ort 15 Minuten gehen lassen.

2 Das restliche Mehl mit dem Salz in eine Schüssel sieben. Die Hefemischung dazugeben und mit den Fingern fein krümelig mit dem Mehl verreiben.

3 Die Butter in einem kleinen Topf zerlassen. Vom Herd nehmen und die Milch, den restlichen Zucker, Rum, Zitronenschale, Eigelb und Vanilleextrakt hinzugeben. Gründlich verrühren und zur Mehl-Hefe-Mischung gießen. Alles vermengen und kneten, bis der Teig glatt ist und nicht mehr an der Schüssel haftet. Bei Bedarf etwas mehr Mehl einarbeiten. Den Hefeteig mit Mehl bestäuben, mit einem Tuch abdecken und 20–30 Minuten an einem warmen Ort gehen lassen.

4 Den Backofen auf 190 °C vorheizen. Alle Zutaten für die Füllung in eine große Schüssel geben und sorgfältig vermengen.

5 Den Teig auf einer gut bemehlten Arbeitsfläche zu einem 25 × 18 cm großen und 1 cm dicken Rechteck ausrollen. Mit der Füllung bestreichen, dabei rundherum einen 1 cm breiten Rand frei lassen. Von einer Längsseite her vorsichtig aufrollen. Die Teigrolle auf ein gut eingefettetes Backblech legen und nochmals 20–30 Minuten an einem warmen Ort gehen lassen.

6 Die Oberseite mit verquirltem Ei bepinseln. Die Mohn-Walnuss-Rolle 25–30 Minuten im Ofen backen. Auf dem Blech abkühlen lassen. Zum Servieren mit Puderzucker bestäuben und in Scheiben schneiden.

TIPP: Für selbst gemachten Vanillezucker 400 g feinsten Zucker in einen luftdicht schließenden Behälter geben. 1 Vanilleschote aufschneiden und das Mark herausschaben. Schote und Mark in den Zucker geben. Vor der Verwendung 2 Wochen durchziehen lassen.

FRUCHT-NUSS-ROLLE

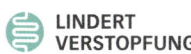 **LINDERT
VERSTOPFUNG**

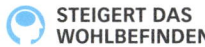 **STEIGERT DAS
WOHLBEFINDEN**

Schmeckt wie ein traditioneller Früchtekuchen, gelingt aber ganz ohne Backen. Reich an Ballast-stoffen, sorgt diese Leckerei für eine regelmäßige Verdauung und erhält den Darm gesund. Pflau-men, Feigen und Datteln liefern nachhaltig Energie, während Hanfsamen und Walnüsse für Wohl-befinden sorgen und das Herz stärken. Die Frucht-Nuss-Rolle rechtzeitig im Voraus zubereiten.

FÜR 8–10 PERSONEN

150 g Trockenpflaumen, fein gehackt

150 g getrocknete Datteln, fein gehackt

150 g getrocknete Feigen, fein gehackt

50 g Orangeat, fein gehackt

150 g Walnusskerne, fein gehackt

75 g Zucker

120 ml Marsala

50 g Kakao-Nibs, gehackt

50 g Hanfsamen

Puderzucker zum Bestäuben

1 Alle Zutaten bis auf den Puderzucker in einen mittelgroßen Topf geben. Bei niedriger Temperatur sanft erhitzen und rühren, bis der Zucker aufgelöst ist und alle Zutaten gut vermengt sind.

2 Ein Holzbrett oder die Arbeitsfläche mit Puderzucker bestäuben und die Früchtemischung darauflegen. Zu einer etwa 5 cm dicken und 30 cm langen Rolle formen, dann in ein sauberes Küchentuch einschlagen. Zum Austrocknen an einen kühlen Ort legen – idealerweise für 2–3 Tage. In etwa 2 cm dünne Scheiben schneiden und servieren.

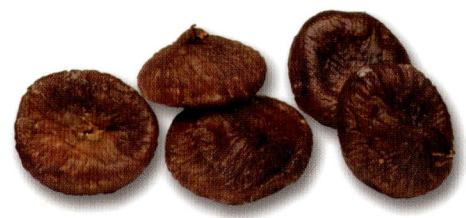

*Getrocknete Feigen (S. 26) sind eine
fantastische Quelle für Ballaststoffe, die
eine gesunde Verdauung unterstützen.*

Getränke

Beruhigende, **erfrischende** oder auch nahrhafte Getränke liefern schnell und in leicht verdaulicher Form wertvolle **Nährstoffe** – sei es als herrlich kühler Saft, als **wohltuender** heißer Tee oder in Form einer kräftigen Brühe.

HEISSE ZITRONE
MIT INGWER, HONIG UND MINZE

 HILFT BEI ERKÄLTUNG UND GRIPPE   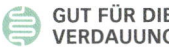 **GUT FÜR DIE VERDAUUNG**   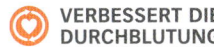 **VERBESSERT DIE DURCHBLUTUNG**   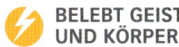 **BELEBT GEIST UND KÖRPER**

Zitronensaft, Ingwer und Minze bilden das perfekte Trio zur Bekämpfung von Erkältungssymptomen. Ingwerwurzel wirkt entzündungshemmend und schmerzlindernd, während Honig ein natürliches Antibiotikum ist. Zitronensaft und Minze steuern antibakterielle Eigenschaften bei. Nehmen Sie dieses wohltuende Getränk bei den ersten Anzeichen einer Erkältung zu sich.

FÜR 2 PERSONEN

1 Stück frischer Ingwer (etwa 3 cm), gerieben
abgeriebene Schale und Saft von 1 Bio-Zitrone
1 EL flüssiger Honig
1 EL gehackte Minzeblätter

1 Den geriebenen Ingwer in einem kleinen Topf mit 400 ml Wasser bedecken und zum Kochen bringen. Bei reduzierter Temperatur 15 Minuten köcheln lassen.

2 Die Mischung durch ein Sieb abgießen, mit Zitronenschale, -saft und dem Honig verrühren. Die Minze hinzugeben und in Teegläsern servieren. Den Tee trinken und die Minzeblätter kauen.

HOT TODDY MIT ALOE UND HONIG

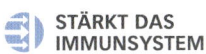 **STÄRKT DAS IMMUNSYSTEM**   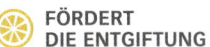 **FÖRDERT DIE ENTGIFTUNG**

Honig und Aloe helfen dem Körper beim Entgiften und unterstützen die Abwehrkräfte, wodurch wiederum alle wichtigen Organe besser arbeiten können. Traditionell verwendet man die Sorte *Aloe arborescens* (rot blühend) für dieses Rezept. Sie enthält eine hohe Konzentration von komplexen Zuckern und anderen Phytonährstoffen, die synergetisch zusammenarbeiten.

FÜR 2 PERSONEN

150 g Aloeblätter
100 g flüssiger Honig
3 EL Grappa oder Cognac

1 Die Aloeblätter mit einem feuchten Tuch säubern, in Stücke schneiden und das Gel herauslösen. Zusammen mit Honig und Grappa oder Cognac im Mixer pürieren. Die Mischung bei Bedarf mit 1 Schuss Wasser verdünnen. In hitzebeständige Gläser gießen, mit heißem Wasser auffüllen und servieren. Abgekühlt und in eine dunkle Flasche gefüllt lässt sich das unverdünnte Getränk bis zu 1 Woche im Kühlschrank aufbewahren. Im Rahmen einer Detox-Diät kann man davon 1–2 EL pro Tag einnehmen.

BROMBEERLIMONADE

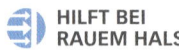 **HILFT BEI RAUEM HALS** 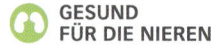 **GESUND FÜR DIE NIEREN** 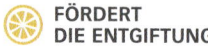 **FÖRDERT DIE ENTGIFTUNG** 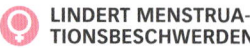 **LINDERT MENSTRUA-TIONSBESCHWERDEN**

Brombeeren sind ein wirksames Mittel gegen Schwellungen und Schmerzen an Hals, Mund oder Zahnfleisch. Ihre antioxidative, nierenstärkende und entgiftende Wirkung macht sie unverzichtbar. Nicht nur die Früchte, auch die Blätter enthalten entzündungshemmende Wirkstoffe. Man kann sie trocknen und Tee daraus zubereiten. Servieren Sie die Limonade kalt oder warm.

FÜR 2 PERSONEN

4 TL getrocknete Brombeerblätter oder 12 frische Blätter
300 g Brombeeren
Saft von 2 Zitronen
3 EL Ahornsirup

1 Für den Aufguss 300 ml Wasser zum Kochen bringen, über die Blätter gießen und 10 Minuten ziehen lassen. Durch ein Sieb abgießen und zum Abkühlen beiseitestellen.

2 Die Brombeeren in den Mixer geben und pürieren. Nach Belieben durch ein Sieb streichen, damit die Kerne entfernt werden, und den ablaufenden Saft in einem Krug auffangen.

3 Den Zitronensaft und 250 ml Brombeerblätter-Aufguss zu dem Brombeersaft gießen, mit Ahornsirup süßen und gut umrühren. In große Gläser füllen, Eiswürfel dazugeben und servieren.

GERSTENGRASLIMONADE

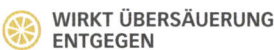 **WIRKT ÜBERSÄUERUNG ENTGEGEN** 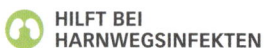 **HILFT BEI HARNWEGSINFEKTEN** 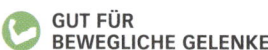 **GUT FÜR BEWEGLICHE GELENKE**

Dieser Saft vereint sämtliche Vorzüge der Gerstenkörner und des Saftes aus den frischen Halmen in einem Superdrink, der Übersäuerung bekämpft, entzündungshemmend und reinigend wirkt. Er ist gut für die Gelenke und den Darm, die Harnwege und die Haut, indem er Giftstoffe ausschwemmt. Außerdem revitalisiert und energetisiert er den Körper.

FÜR 4 PERSONEN

100 g ganze ungeschälte Gerste oder 6 EL Gerstengrassaft
100 g Perlgraupen
1 Stück Schale von 1 Bio-Zitrone, 6 EL Zitronensaft
Honig nach Geschmack
4 Zitronenscheiben zum Garnieren

1 Um Gerstengras selbst zu ziehen, die ungeschälte Gerste über Nacht in einer großen Schale mit Wasser einweichen. Abgießen und die Körner in einer Anzuchtschale mit Blumenerde verteilen. Leicht in die Erde drücken und keimen lassen. Zweimal täglich mit Wasser besprühen, bis das Gras 12–15 cm hoch und bereit für die Ernte ist (nach etwa 10 Tagen).

2 Die Perlgraupen in einem feinen Sieb mit kochendem Wasser übergießen und abtropfen lassen. Mit Zitronenschale und 1,2 l Wasser in einen Topf geben und zum Kochen bringen. Bei milder Hitze 25 Minuten köcheln lassen. Die Flüssigkeit durch ein Sieb abgießen und auffangen. Mit dem Zitronensaft verrühren, mit Honig süßen und kalt stellen. Selbst gezogenes Gras kurz vor dem Servieren entsaften und in die Limonade rühren, ansonsten gekauften Saft einrühren. Die Limonade zum Servieren in hohe Gläser füllen, mit 1 Zitronenscheibe dekorieren und umrühren.

Brombeerlimonade ▶

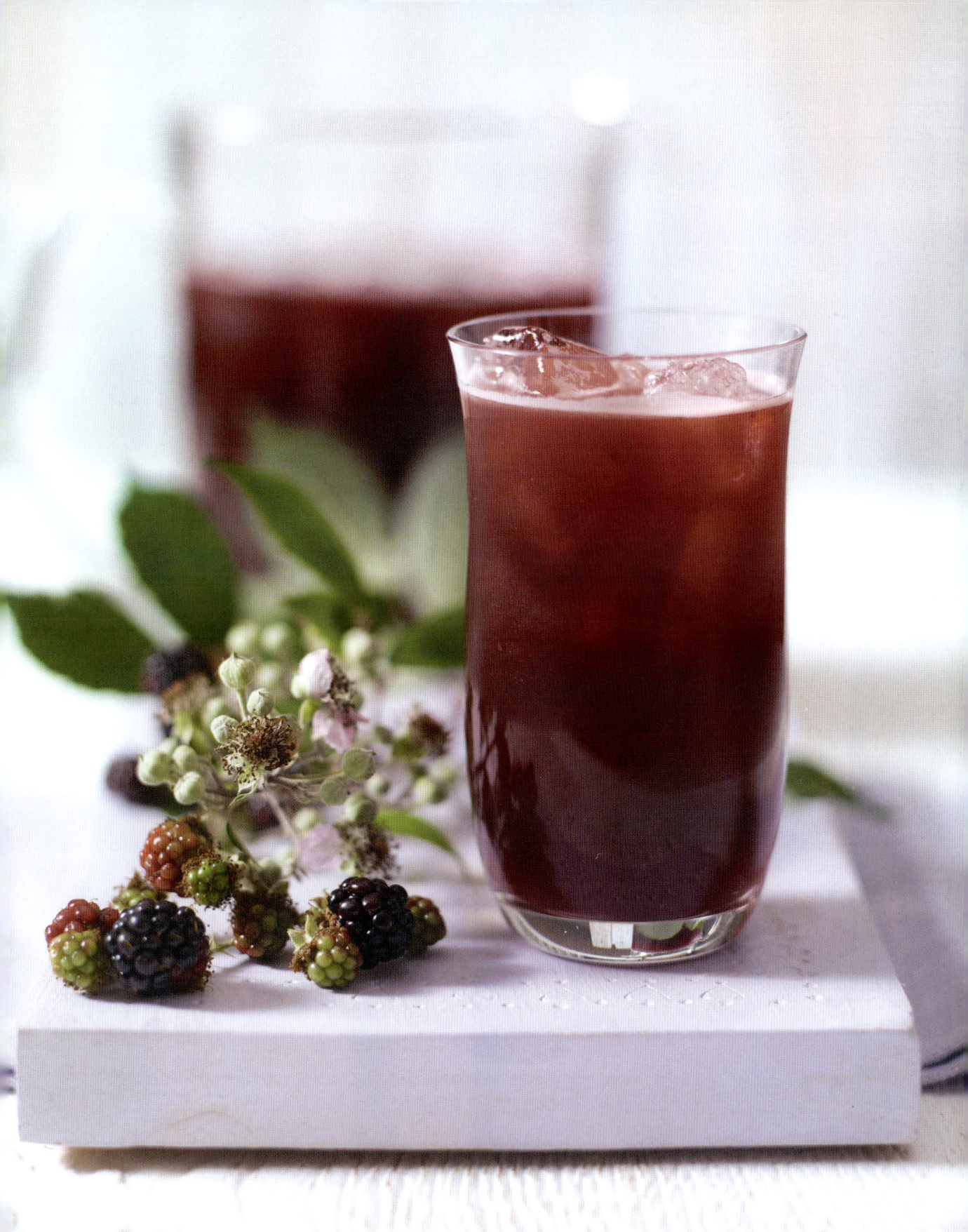

SAUERKIRSCHDRINK

 UNTERSTÜTZT DIE REGENERATION   **FÖRDERT EINEN RUHIGEN SCHLAF**   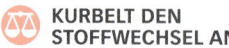 **KURBELT DEN STOFFWECHSEL AN**

Optimal für alle, die sich nach einem harten Tag oder einem anstrengenden Workout regenerieren müssen. Sauerkirschen sorgen unter anderem für entspannten und gesunden Schlaf, sie helfen aber auch, den Blutzuckerspiegel zu regulieren und unterstützen die Leber nach einer üppigen Mahlzeit bei der Verarbeitung von Fett.

FÜR 4 PERSONEN

100 g getrocknete Sauerkirschen, entsteint
200 g Zucker
1 EL Vanilleextrakt
675 g frische Sauerkirschen, entsteint
Ahornsirup nach Geschmack
1 Bio-Limette, in Scheiben geschnitten

1 Die getrockneten Sauerkirschen unter heißem Wasser abspülen, in einer Schüssel mit frischem Wasser bedecken und über Nacht einweichen. Abgießen, das Wasser auffangen und die Kirschen beiseitestellen.

2 Das Einweichwasser bei Bedarf mit frischem Wasser auf 500 ml auffüllen. In einen kleinen Topf gießen, den Zucker hinzugeben und bei schwacher Hitze auflösen. Aufkochen, bei reduzierter Temperatur 10 Minuten köcheln lassen, dann die eingeweichten Kirschen hineingeben. 20–30 Minuten köcheln lassen, bis sie weich sind und der Sirup eindickt. Durch ein Sieb abgießen, den Sirup auffangen und wieder in den Topf geben, die Kirschen wegwerfen. Den Sirup aufkochen und mit dem Vanilleextrakt verrühren. Zum Abkühlen beiseitestellen.

3 Die frischen Kirschen entsaften. Den Saft in einem Krug mit dem Sirup mischen. Nach Geschmack mit Wasser verdünnen, mit Ahornsirup süßen und die Limettenscheiben hinzugeben. Der Sirup hält sich im Kühlschrank 1–2 Wochen.

HOLUNDERBEERSIRUP

 BEUGT ERKÄLTUNG UND GRIPPE VOR   **WIRKT SCHLEIMLÖSEND**   **REGULIERT DEN WASSERHAUSHALT**   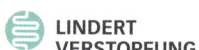 **LINDERT VERSTOPFUNG**

Die aromatischen, dunklen Holunderbeeren stecken voller Antioxidantien und wirken schweißtreibend – das macht sie zum Mittel der Wahl bei Erkältung, Husten und Grippe. Sie lösen zudem Verschleimungen und regulieren den Wasserhaushalt und die Verdauung.

FÜR 2 PERSONEN

300 g Holunderbeeren
1 Stück Ingwer (etwa 4 cm), gerieben
300 g Zucker
Saft von 2 Zitronen

1 Holunderbeeren und Ingwer mit 300 ml Wasser in einen Topf geben. Zum Kochen bringen, abdecken und 20–30 Minuten bei schwacher Hitze köcheln lassen, bis die Beeren weich sind.

2 Durch ein Tuch oder ein feines Sieb abgießen, den Saft auffangen. Beeren und Ingwer wegwerfen.

3 Den Saft in einen Topf geben, den Zucker hinzufügen und unter ständigem Rühren bei schwacher Hitze auflösen. Den Zitronensaft hineingießen und den Sirup 10–15 Minuten einkochen lassen. In eine hitzebeständige Flasche füllen, verschließen, beschriften und datieren. Im Kühlschrank aufbewahren und binnen 6 Wochen verbrauchen.

WINTER-KRAFTDRINK

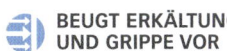 **BEUGT ERKÄLTUNG UND GRIPPE VOR**   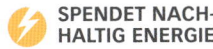 **SPENDET NACH- HALTIG ENERGIE**   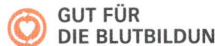 **GUT FÜR DIE BLUTBILDUNG**

Da kommt was zusammen: Die geballten Antioxidantien von Hagebutten und wilden Beeren stärken die Abwehrkräfte, spenden Energie und traditionell gelten sie zudem als blutbildend. Auch Zimt ist reich an Antioxidantien und damit ein wirksames Mittel zur Behandlung von Erkältungen und grippalen Infekten.

FÜR 2 PERSONEN

125 g Hagebutten, halbiert und von den Samen befreit
125 g Brombeeren
125 g Himbeeren
125 g Heidelbeeren
½ TL gemahlener Zimt
2 EL Holunderbeersirup (S. 308)
Kokosnusswasser zum Verdünnen

1 Alle Zutaten bis auf das Kokosnusswasser in den Mixer geben und glatt pürieren. Mit Kokosnusswasser auf die gewünschte Konsistenz verdünnen und sofort servieren.

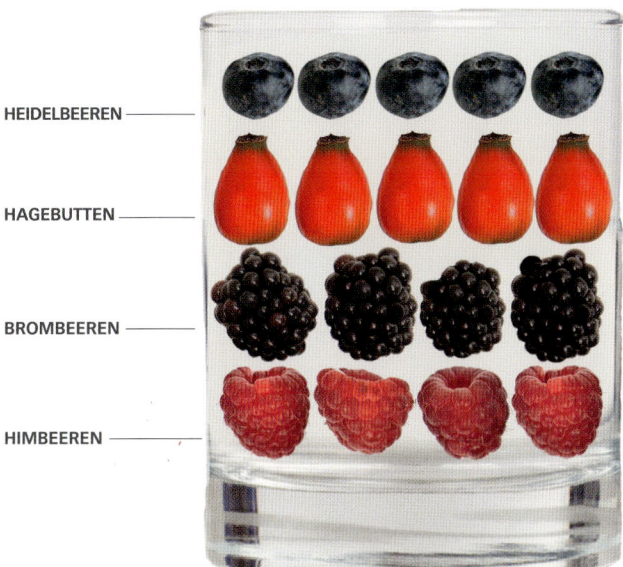

HEIDELBEEREN

HAGEBUTTEN

BROMBEEREN

HIMBEEREN

GEGEN SCHNUPFEN

Dieser Saft ist ein perfekter Winterschutz. Die Antioxidantien aus den Beeren stärken die Widerstandskraft gegen Erkältung und Grippe. Allein die Hagebutten liefern mehr als das 1½-fache der empfohlenen Tagesdosis Vitamin C.

FLÜSSIGER GESUNDHEITSSCHUB

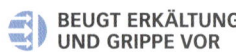 **BEUGT ERKÄLTUNG UND GRIPPE VOR**

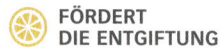 **FÖRDERT DIE ENTGIFTUNG**

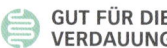 **GUT FÜR DIE VERDAUUNG**

Dieser Saft ist ein hervorragendes Wintertonikum. Der süßliche Hokkaidokürbis zeichnet sich durch entzündungshemmende und antioxidative Eigenschaften aus. Die saure Grapefruit wehrt Erkältungen ab, verbessert aber auch die Leberfunktion und hilft bei Gallensteinen. Sellerie wirkt harntreibend und entgiftend, Ingwer hilft der Verdauung.

FÜR 2 PERSONEN

100 g Hokkaidokürbis, gewürfelt
1 kleines Stück Ingwer mit Schale
1 große Grapefruit, geschält
2 Stangen Sellerie mit Blättern, grob gehackt

1 Alle Zutaten entsaften und die Säfte mischen. Durch ein Sieb abgießen, um die Kerne zu entfernen, und sofort in hohen Gläsern servieren.

KÜHLENDE LINDERUNG

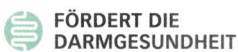 **FÖRDERT DIE DARMGESUNDHEIT**

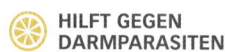 **HILFT GEGEN DARMPARASITEN**

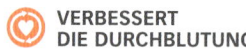 **VERBESSERT DIE DURCHBLUTUNG**

Aloe vera wirkt lindernd und entzündungshemmend auf den Darm, löst Verstopfungen und bekämpft Darmparasiten. Kurkuma wirkt ebenfalls beruhigend auf den Darm, bekämpft Schmerzen und Spannungen und verbessert die Durchblutung. Frischer Ingwer tonisiert und stimuliert den Verdauungstrakt, aber Vorsicht: Er kann auch den Blutdruck erhöhen.

FÜR 2 PERSONEN

1 Stück frische Gelbwurzel (etwa 2 cm)
1 Stück Ingwer (etwa 2 cm)
1 grüner Apfel
2 Stangen Sellerie
2 kleine Aloe-vera-Blätter
Kokosnusswasser zum Verdünnen

1 Gelbwurz, Ingwer, Apfel und Sellerie entsaften und die Säfte in einem Krug sammeln.

2 Die Blattrippen der Aloe-vera-Blätter mit einem scharfen Messer entfernen, die Blätter längs aufschneiden und das Gel herauslöffeln. Zu den Säften im Krug geben und gründlich verrühren. In zwei hohe Gläser füllen, mit Kokosnusswasser auf die gewünschte Konsistenz verdünnen und servieren.

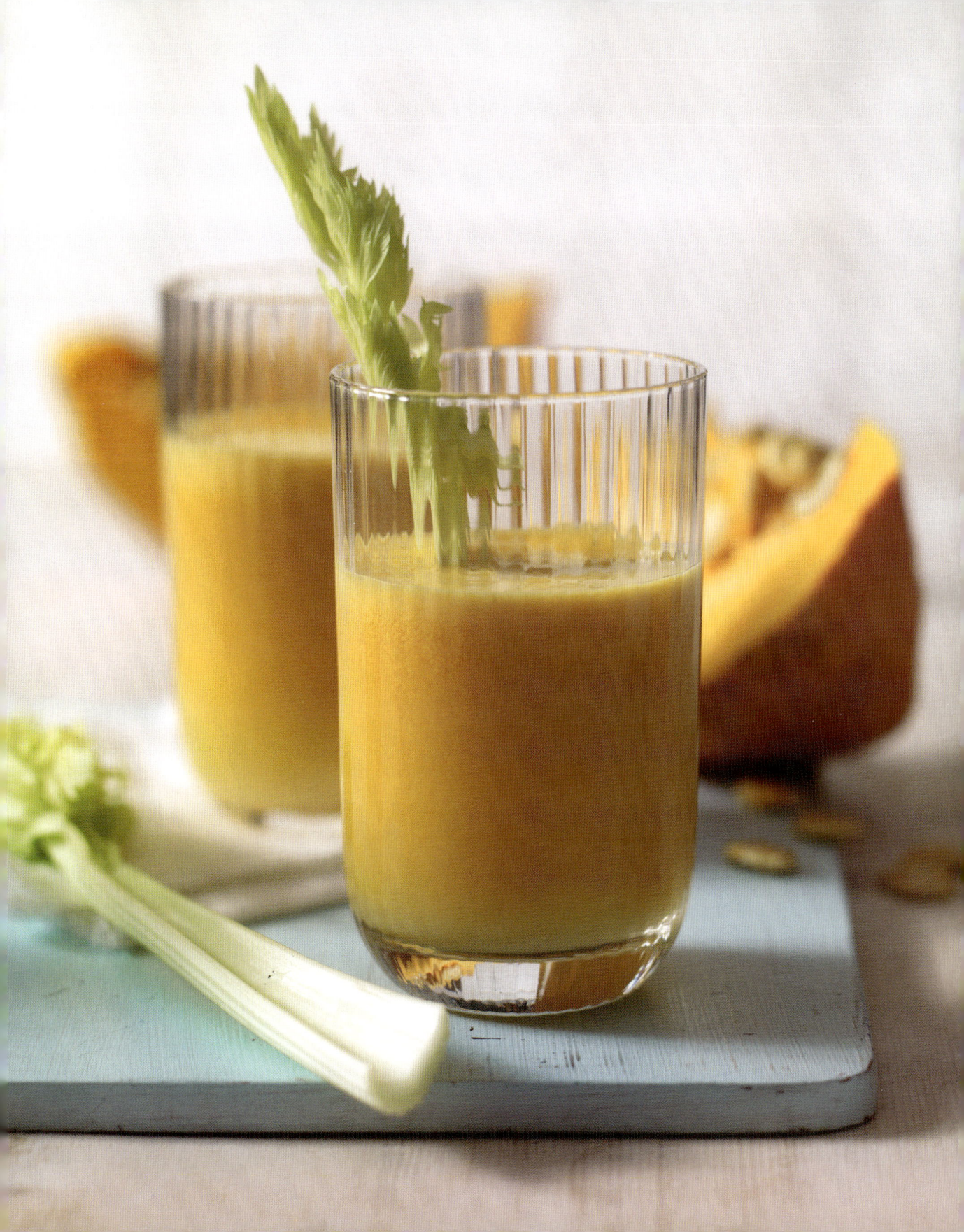

BLEIB-GESCHMEIDIG-SAFT

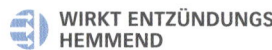 **WIRKT ENTZÜNDUNGS-HEMMEND**

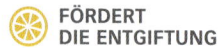 **FÖRDERT DIE ENTGIFTUNG**

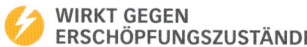 **WIRKT GEGEN ERSCHÖPFUNGSZUSTÄNDE**

Dieser Gemüsesaft hilft bei Gelenkbeschwerden. Mit vereinten Kräften lindern Gurke, Spinat und Gelbwurz Gelenkentzündungen und regen die Durchblutung an. Unterstützt von Chili und Ingwer helfen sie dabei, Giftstoffe aus dem Körper zu schwemmen, indem sie schweiß- und harntreibend wirken. Außerdem regt der Saft die Darmtätigkeit an.

FÜR 2 PERSONEN

1 kleine Gurke mit Schale

60 g Blattspinat

1 Stück Ingwer mit Schale (etwa 4 cm)

1 Stück frische Gelbwurzel mit Schale (etwa 4 cm)

4 Stangen Sellerie

2 grüne Äpfel mit Schale

½ frische rote Chilischote, von den Samen befreit

1 Alle Zutaten entsaften, die Säfte in einem Krug vermischen und servieren. Sofort trinken, damit keine wertvollen Inhaltsstoffe verloren gehen.

FÜNF-NOTEN-SAFT

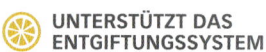 **UNTERSTÜTZT DAS ENTGIFTUNGSSYSTEM**

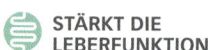 **STÄRKT DIE LEBERFUNKTION**

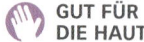 **GUT FÜR DIE HAUT**

Die Traditionelle Chinesische Medizin kennt fünf Geschmacksrichtungen: bitter, süß, salzig, sauer und scharf. In diesem Rezept wirken alle fünf zusammen, um den Organismus ins Gleichgewicht zu bringen. Der scharfe schwarze Rettich ist ein traditionelles chinesisches Heilmittel gegen Lebererkrankungen, Rote Bete und Möhre liefern wertvolle Antioxidantien.

FÜR 2 PERSONEN

1 mittelgroßer schwarzer Rettich oder 1 Pastinake

1 große Rote Bete

2 große Möhren

8 Stangen Sellerie

4 kleine Bio-Bitterorangen, zur Hälfte geschält

1 Alle Zutaten entsaften, die Säfte in einem Krug vermischen und servieren. Sofort trinken, damit keine wertvollen Inhaltsstoffe verloren gehen.

AUFBAU-SAFT

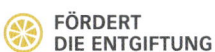 **FÖRDERT DIE ENTGIFTUNG** 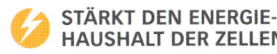 **STÄRKT DEN ENERGIE-HAUSHALT DER ZELLEN** 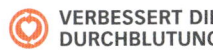 **VERBESSERT DIE DURCHBLUTUNG** 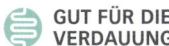 **GUT FÜR DIE VERDAUUNG**

Reich an Antioxidantien und Phytonährstoffen, die die Durchblutung verbessern und das Blut revitalisieren, indem sie den Sauerstoffgehalt erhöhen. Der Saft unterstützt die wichtigen Organe, wie Herz, Leber und Nieren, fördert den Aufbau von Gewebe und Körperflüssigkeiten und verbessert die Verdauung, indem er die Darmtätigkeit anregt und den Darm gesund hält.

FÜR 2 PERSONEN

2 große Möhren
1 große Rote Bete
4 Stangen Sellerie
½ Knollensellerie, geschält
2 Fenchelknollen
1 Stück Ingwer mit Schale (etwa 2 cm)
1 kleine Bio-Zitrone mit Schale
Kokosnusswasser zum Verdünnen

1 Die Zutaten (mit Ausnahme des Kokosnusswassers) entsaften, die Säfte in einem Krug vermischen und mit Kokosnusswasser auf die gewünschte Konsistenz verdünnen. In hohe Gläser füllen und sofort servieren, damit keine wertvollen Inhaltsstoffe verloren gehen.

WACH-UND-FRÖHLICH-SAFT

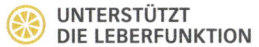 **UNTERSTÜTZT DIE LEBERFUNKTION** 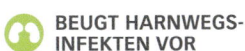 **BEUGT HARNWEGS-INFEKTEN VOR** 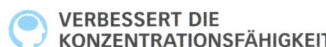 **VERBESSERT DIE KONZENTRATIONSFÄHIGKEIT**

Nach der Traditionellen Chinesischen Medizin stärken und verbessern saure Lebensmittel nicht nur die Leberfunktion und fördern die Ausscheidung von Abfallprodukten durch Darm und Harnwege, sie führen auch zur Beruhigung der Emotionen, sorgen für Wohlbefinden und fokussieren den Verstand.

FÜR 2 PERSONEN

8 gehäufte TL frische oder gefrorene Cranberrys
1 kleine Bio-Bitterorange mit Schale, geviertelt
1 rote Paprikaschote, von den Samen befreit
3 Stangen Sellerie
1 kleine Gurke
½ Chilischote, von den Samen befreit
1 Stück Ingwer mit Schale (etwa 1 cm)
Kokosnusswasser zum Verdünnen

1 Die Zutaten (mit Ausnahme des Kokosnusswassers) entsaften, die Säfte in einem Krug vermischen und mit Kokosnusswasser auf den gewünschten Geschmack verdünnen. In hohe Gläser füllen und sofort servieren, damit keine wertvollen Inhaltsstoffe verloren gehen.

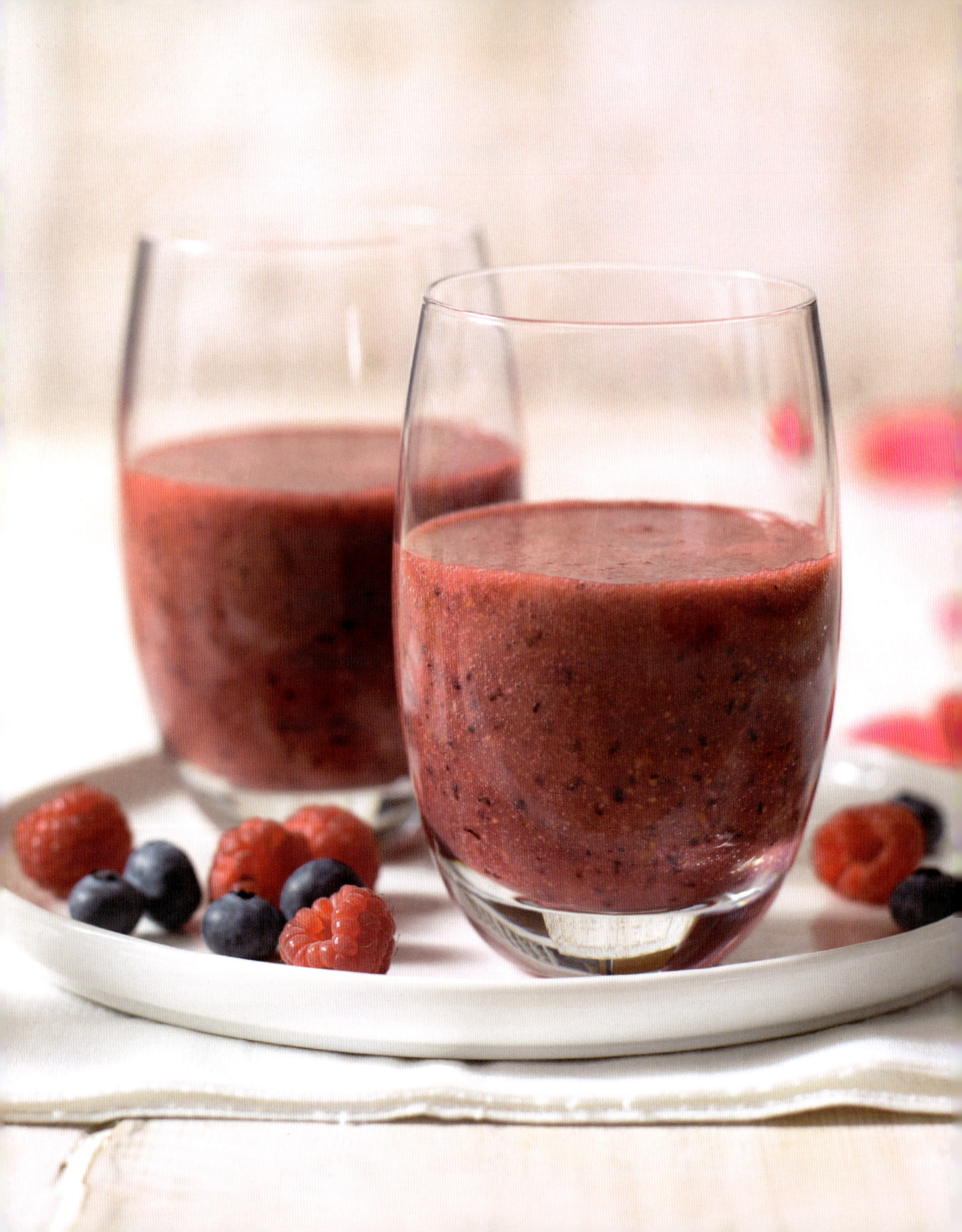

ROSENSIRUP

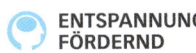 **ENTSPANNUNGS-FÖRDERND**

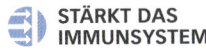 **STÄRKT DAS IMMUNSYSTEM**

Der Rosensirup wirkt beruhigend und stärkt die Abwehrkräfte. Er eignet sich, um Kräutertees zu süßen, schmeckt zu Pfannkuchen und Eiscreme, in Obstsalaten ebenso wie in Sorbets. Mit Wasser aufgegossen, wird daraus eine erfrischende Limonade. Am besten eignen sich duftende Mairosen (*Rosa damascena*) oder Essigrosen (*Rosa gallica*).

ERGIBT 500 ML

225 g Rohrohrzucker
Saft von 1 Zitrone
Saft von 1 Orange
100 g getrocknete rote Rosenblüten-blätter oder die Blütenblätter von 10 frischen roten Rosenblüten

1 Den Zucker in einem kleinen Topf bei schwacher Hitze in 300 ml Wasser auflösen, aber nicht kochen lassen (das macht den Sirup trüb).

2 Die Zitrussäfte einrühren, bei reduzierter Temperatur 5 Minuten köcheln lassen. Über die nächsten 15 Minuten nach und nach die Rosenblätter hinzugeben und jeweils gut einrühren. Vom Herd nehmen, abkühlen lassen und durch ein Sieb gießen.

3 In der Zwischenzeit eine Flasche sterilisieren: gründlich spülen, abtropfen lassen und im Backofen 15 Minuten bei 140 °C erhitzen. Den heißen Sirup in die sterilisierte Flasche füllen, verschließen und beschriften. Kühl aufbewahren und binnen 6 Wochen verbrauchen.

VALENTIN SPEZIAL

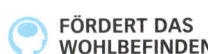 **FÖRDERT DAS WOHLBEFINDEN**

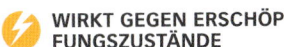 **WIRKT GEGEN ERSCHÖP-FUNGSZUSTÄNDE**

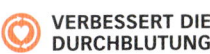 **VERBESSERT DIE DURCHBLUTUNG**

Ein echter Wohlfühldrink, und das nicht nur am Valentinstag: Antioxidative Beeren liefern die rote Farbe, Rosensirup den betörenden Duft. Kokosnusswasser spendet Feuchtigkeit und lindert Erschöpfung. Hinzu kommen Pistazien und Kardamom. Wenn man das Kokosnusswasser durch Joghurt ersetzt, entsteht ein leckerer Smoothie.

FÜR 2 PERSONEN

½ Schale Himbeeren, gewaschen
½ Schale Heidelbeeren, gewaschen
1 Schuss Rosensirup
¼ TL zerstoßene Kardamomsamen (höchstens 10 Kapseln)
2 EL Pistazien, geschält
250 ml Kokosnusswasser zum Auffüllen

1 Alle Zutaten in den Mixer geben und glatt pürieren. Zum sofortigen Servieren in zwei hohe Gläser füllen. In einer gut verschlossenen Flasche im Kühlschrank hält sich das Getränk bis zu 2 Tage.

◀ Valentin Spezial

WINTER-WECKER

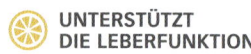 **UNTERSTÜTZT DIE LEBERFUNKTION**   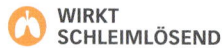 **WIRKT SCHLEIMLÖSEND**   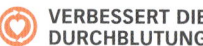 **VERBESSERT DIE DURCHBLUTUNG**

Bitterorangen verleihen diesem Saft reinigende Eigenschaften: Er unterstützt die Leberfunktion und verbessert die Verdauung. Diese Wirkung wird durch Fenchel verstärkt, der Verschleimungen in der Lunge löst, sowie durch Koriander, der Schwermetalle aus dem Körper schwemmt. Ingwer regt den Kreislauf an, Möhren wirken entzündungshemmend und antiallergen.

FÜR 2 PERSONEN

4 Bio-Bitterorangen, 3 davon geschält
1 große Fenchelknolle
1 große Möhre
1 kleines Bund Koriander
1 Stück Ingwer (etwa 1 cm)

1 Die Zutaten entsaften, die Säfte in einem Krug vermischen. Gut umrühren und in hohen Gläsern sofort servieren.

KATER-KILLER

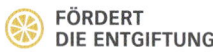 **FÖRDERT DIE ENTGIFTUNG**   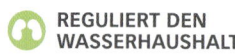 **REGULIERT DEN WASSERHAUSHALT**   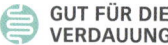 **GUT FÜR DIE VERDAUUNG**

Ein Saft für den »Morgen danach«. Alle Zutaten wirken stark entgiftend, indem sie Darm und Harntrakt stimulieren, Giftstoffe auszuscheiden. Sauerkraut, traditionell für die gesunde Verdauung eingesetzt, hilft auch gegen einen Kater, insbesondere, wenn der Magen in Mitleidenschaft gezogen ist.

FÜR 2 PERSONEN

1 Gurke
4 Stangen Sellerie
1 kleines Bund glatte Petersilie
1 kleines Bund Korianderblätter
¼ Bio-Zitrone mit Schale
4 EL Sauerkraut (S. 330)
1 EL Mariendisteltinktur
frisch gemahlener schwarzer Pfeffer zum Garnieren

1 Gurke, Sellerie, Petersilie, Koriander, Zitrone und Sauerkraut entsaften und die Säfte in einem Krug mischen. Die Mariendisteltinktur hinzugeben und gut verrühren. In hohe Gläser füllen, mit etwas schwarzem Pfeffer bestreuen und sofort servieren.

TIEFENREINIGUNG

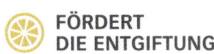 **FÖRDERT DIE ENTGIFTUNG**

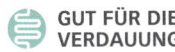 **GUT FÜR DIE VERDAUUNG**

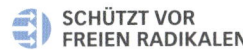 **SCHÜTZT VOR FREIEN RADIKALEN**

Dieser äußerst wohltuende Saft unterstützt die natürliche Entgiftungsfunktion des Körpers. Er ist reich an Chlorophyll, das den Darm gesund erhält und eingelagerte Giftstoffe ausschwemmt. Gersten- und Weizengras liefern wertvolle Enzyme, die die Verdauung anregen, den Stoffwechsel stimulieren und wichtige Organe vor Schäden durch freie Radikale schützen.

FÜR 2 PERSONEN

1 Bund Weizengras
1 Bund Gerstengras
1 Bund glatte Petersilie
8 große Löwenzahnblätter
½ kleine Gurke
2 Stangen Sellerie
1 Stück Ingwer (etwa 1 cm)

1 Alle Zutaten entsaften und die Säfte in einem Krug mischen. Gut verrühren. In zwei Gläser füllen, nach Geschmack mit Wasser verdünnen und servieren.

EINE TASSE GLÜCKSELIGKEIT

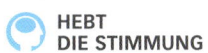 **HEBT DIE STIMMUNG**

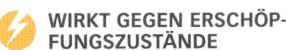 **WIRKT GEGEN ERSCHÖPFUNGSZUSTÄNDE**

Pflanzen können genauso stark auf unseren Geist wirken wie auf unseren Körper. Die Kräuter in dieser Mischung werden schon lange eingesetzt, um das Wohlbefinden zu steigern und Melancholie, Depression und Erschöpfung zu vertreiben. Trinken Sie den Tee, um schnell wieder auf die Beine zu kommen, auch und vor allem nach einer längeren Erkrankung.

FÜR 2 PERSONEN

1 TL getrocknetes Johanniskraut (*Hypericum perforatum*), gehackt
1 TL getrocknetes Helmkraut (*Scutellaria lateriflora*), gehackt
1 TL getrocknete Seidenakazienblüten (*Albizia julibrissin*), gehackt

1 Die getrockneten Kräuter in eine Teekanne geben und mit 500 ml kochendem Wasser bedecken. 15 Minuten ziehen lassen, durch ein Sieb abgießen und trinken.

TIPP: Getrocknete Seidenakazienblüten erhält man in der Apotheke oder im spezialisierten Kräuterhandel.

MINT-AND-FRIENDS-TEE

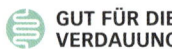 **GUT FÜR DIE VERDAUUNG**

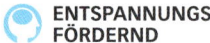 **ENTSPANNUNGS-FÖRDERND**

Die aromatischen Pflanzen in diesem Tee helfen dabei, Magenkrämpfe und Völlegefühl zu bekämpfen. Außerdem können sie Spannungskopfschmerzen lindern, da sie allgemein dazu beitragen, Geist und Körper zu entspannen. Lassen Sie den Tee ganz nach Geschmack länger oder kürzer ziehen.

ERGIBT 2 TASSEN

1 EL frische Minzeblätter, plus einige kleine Blätter zum Garnieren

½ EL frische Fenchelblätter

½ EL frische Dillblätter

½ EL frische Majoranblätter

1 Die Blätter von den Stängel zupfen (ein paar Stängel dürfen ruhig bleiben, da sie sehr viel Geschmack mitbringen). Die Kräuter hacken und in eine Teekanne füllen.

2 Mit heißem, aber nicht kochendem Wasser übergießen (am besten eignet sich eine Temperatur von 75–80°C, um die feinen Noten dieser Pflanzen freizusetzen).

3 Den Tee mindestens 5 Minuten ziehen lassen, durch ein Sieb abgießen und in Teegläsern mit ein paar Minzeblättern als Dekoration servieren.

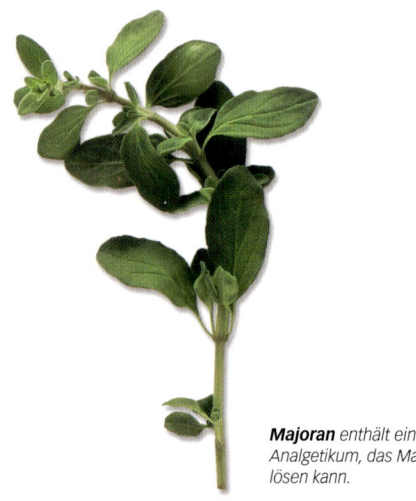

Majoran *enthält ein natürliches Analgetikum, das Magenkrämpfe lösen kann.*

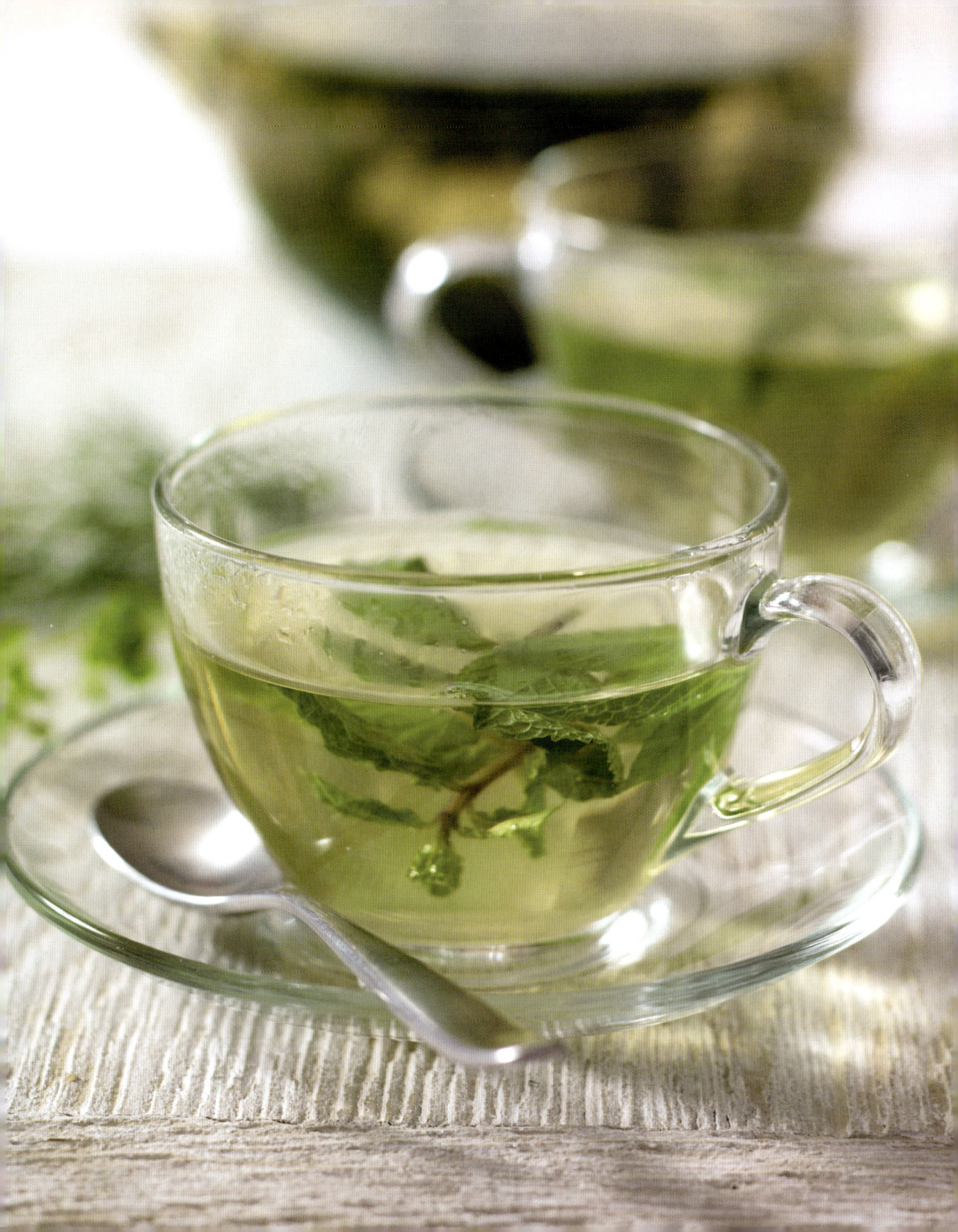

EIBISCH-SÜSSHOLZ-TEE

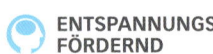 **ENTSPANNUNGS-FÖRDERND**

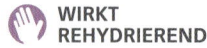 **WIRKT REHYDRIEREND**

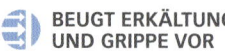 **BEUGT ERKÄLTUNG UND GRIPPE VOR**

Eine Wohltat für alle, die Tag für Tag in einem überfüllten, überheizten und stressigen Büro arbeiten. Dieser Tee beruhigt, entspannt und fokussiert den Geist. Die Kräuter lindern zugleich Beschwerden durch trockene Heizungsluft, indem sie Atemwege und Haut befeuchten und beruhigen. Damit ist man besser gegen Infektionen der Luftwege geschützt.

ERGIBT 100 G TEEMISCHUNG

30 g getrocknete Eibischwurzel (*Althea officinalis*), gehackt

20 g getrocknete Eibischblätter (*Althea officinalis*), gehackt

20 g getrocknete Lindenblüten (*Tilia cordata*), gehackt

20 g getrocknetes Eisenkraut (*Verbena officinalis*), gehackt

10 g getrocknetes Süßholz (*Glycyrrhiza glabra*), gehackt

1 Alle Zutaten in einer Schüssel gründlich mischen. In eine Teedose füllen, beschriften und datieren.

2 Für zwei Personen 20 g der Kräutermischung in einen kleinen Topf geben, mit 600 ml Wasser übergießen und zum Kochen bringen. Bei reduzierter Temperatur zugedeckt 10 Minuten köcheln lassen. Vom Herd nehmen, 10 Minuten ziehen lassen, durch ein Sieb abgießen und servieren. (Man kann den Tee auch in eine Thermosflasche füllen und über den Tag verteilt in kleinen Schlucken trinken.)

3 Für eine schnelle Tasse Tee zwischendurch 1 gehäuften TL der Kräutermischung in eine Tasse geben. Mit 250 ml kochendem Wasser übergießen, 10 Minuten ziehen lassen, durch ein Sieb abgießen und trinken.

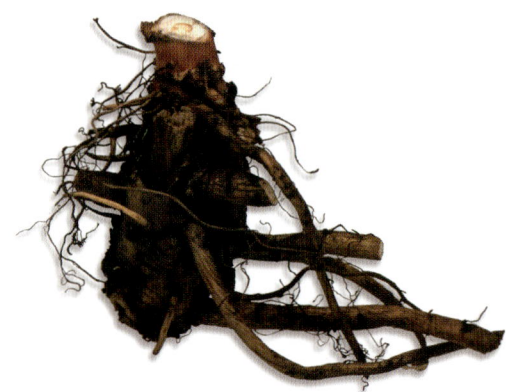

Eibischwurzel (S. 99) lindert Reizungen und Entzündungen und hilft unter anderem bei der Behandlung von Magengeschwüren und Reizdarm.

GUTER-SCHLAF-TEE

 FÖRDERT EINEN RUHIGEN SCHLAF 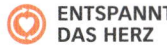 **ENTSPANNT DAS HERZ**

Tiefer, erholsamer Schlaf ist nur möglich, wenn wir den Verstand komplett abschalten und uns bewusst aller körperlicher Anspannung entledigen. Dieser beruhigende Tee besänftigt aufgewühlte Emotionen, lindert Stress und löst Spannungen in den Muskeln. Zudem senkt er den Herzschlag, sodass Sie ruhig einschlafen können.

ERGIBT 100 G TEEMISCHUNG

15 g getrocknete Baldrianwurzel (*Valeriana officinalis*), gehackt

25 g getrocknete Weißdornblüten (*Crataegus sp.*), gehackt

30 g getrocknete Passionsblumenblätter (*Passiflora incarnata*), gehackt

20 g getrocknete Schisandrabeeren (*Schisandra chinensis*), gehackt

10 g getrocknete Kamillenblüten (*Matricaria recutita*), gehackt

1 Die Baldrianwurzel kurz in der Kaffeemühle oder im Mixer zerkleinern, wenn das Hacken von Hand zu mühsam ist.

2 Alle Zutaten in einer Schüssel vermischen, in eine Teedose füllen, beschriften und datieren.

3 Für zwei Personen 20 g der Kräutermischung in einen kleinen Topf geben, mit 600 ml Wasser übergießen und zum Kochen bringen. Bei reduzierter Temperatur zugedeckt 10 Minuten köcheln lassen. Vom Herd nehmen, 10 Minuten ziehen lassen, durch ein Sieb abgießen und servieren. (Man kann den Tee auch in eine Thermosflasche füllen und über den Tag verteilt in kleinen Schlucken trinken.)

4 Für eine schnelle Tasse Tee zwischendurch 1 gehäuften TL der Kräutermischung in eine Tasse geben. Mit 250 ml kochendem Wasser übergießen, 10 Minuten ziehen lassen, durch ein Sieb abgießen. Nach Wunsch 1 EL Kirschsirup (S. 308) hineingeben, da auch dieser den Schlaf fördert.

WINTERWÄRMER-TEE

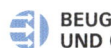 **BEUGT ERKÄLTUNG UND GRIPPE VOR** 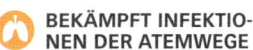 **BEKÄMPFT INFEKTIONEN DER ATEMWEGE**

Ein bis zwei Tassen dieses Tees am Tag sind im Winter eine Gesundheitsversicherung: Er stärkt die Abwehrkräfte des Körpers gegen Erkältungen, Grippe und Atemwegsinfektionen. Er hilft zudem bei chronischer Immunschwäche.

ERGIBT 100 G TEEMISCHUNG

25 g getrocknete Astragaluswurzel (*Astragalus membranaceus*), fein gehackt

20 g getrocknete Holunderbeeren (*Sambucus nigra*)

20 g getrocknete Echinaceawurzel (*Echinacea purpurea*), gehackt

15 g Ingwer, fein gehackt

20 g getrocknete Holunderblüten (*Sambucus nigra*), zerrieben

1 Alle Zutaten in einer Schüssel vermischen, in eine Teedose füllen, beschriften und datieren.

2 Für zwei Personen 20 g der Kräutermischung in einen kleinen Topf geben, mit 600 ml Wasser übergießen und zum Kochen bringen. Bei reduzierter Temperatur zugedeckt 10 Minuten köcheln lassen. Vom Herd nehmen, 10 Minuten ziehen lassen, durch ein Sieb abgießen und servieren. (Man kann den Tee auch in eine Thermosflasche füllen und über den Tag verteilt in kleinen Schlucken trinken.)

3 Für eine schnelle Tasse Tee zwischendurch 1 gehäuften TL der Kräutermischung in eine Tasse geben. Mit 250 ml kochendem Wasser übergießen, 10 Minuten ziehen lassen, durch ein Sieb abgießen und trinken.

REINIGENDER TEE

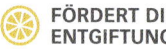 **FÖRDERT DIE ENTGIFTUNG**

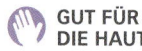 **GUT FÜR DIE HAUT**

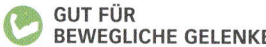 **GUT FÜR BEWEGLICHE GELENKE**

Hier kommen Kräuter zum Einsatz, die den Körper reinigen und die Ausscheidung von Giftstoffen unterstützen. Er kann auch bei wiederkehrenden arthritischen Beschwerden helfen. Der hohe Gehalt an Antioxidantien wirkt sich günstig auf die Haut aus. Wenn Sie im Garten Schwarze Johannisbeeren ziehen, trocknen Sie die Blätter als Vorrat für das ganze Jahr.

REICHT FÜR 5 TAGE

20g getrocknete Schwarze Johannisbeerblätter, gehackt

20g getrocknete Rotkleeblätter, gehackt

20g getrocknete Selleriesamen

20g getrocknete Brennnesselblätter, gehackt

20g getrocknete Löwenzahnblätter, gehackt

1 Alle Zutaten in einer Schüssel vermischen, in eine Teedose füllen, beschriften und datieren.

2 20g der Kräutermischung mit 650ml Wasser in einen Topf geben und zum Kochen bringen. Bei reduzierter Temperatur zugedeckt 10 Minuten köcheln lassen. Vom Herd nehmen, 10 Minuten ziehen lassen, dann durch ein Sieb in eine Thermosflasche füllen. Über den Tag verteilt trinken.

SCHÜTZENDER TEE

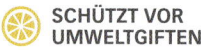 **SCHÜTZT VOR UMWELTGIFTEN**

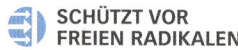 **SCHÜTZT VOR FREIEN RADIKALEN**

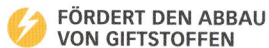 **FÖRDERT DEN ABBAU VON GIFTSTOFFEN**

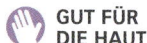 **GUT FÜR DIE HAUT**

Die Inhaltsstoffe in diesem Tee sollen dem Körper helfen, die Folgen von Umweltverschmutzung besser zu kompensieren. Wildfrüchte liefern einzigartige Antioxidantien, die man in kultiviertem Obst und Gemüse nicht findet. Die wilden Früchtchen können die Blutbildung unterstützen, was der Energieerzeugung, einer gesunden Haut und auch dem allgemeinen Wohlbefinden dient.

REICHT FÜR 5 TAGE

20g getrocknete Hagebutten, gehackt

10g getrocknete Heidelbeeren, gehackt

20g getrocknete Gojibeeren, gehackt

20g getrocknete Orangenschale (S. 220, Schritt 1), gehackt

10g getrocknete Hibiskusblüten, gehackt

15g getrocknete Schisandrabeeren, gehackt

5g getrocknete Süßholzwurzel, gehackt

1 Alle Zutaten in einer Schüssel vermischen, in eine Teedose füllen, beschriften und datieren.

2 20g der Kräutermischung mit 650ml Wasser in einen Topf geben und zum Kochen bringen. Bei reduzierter Temperatur zugedeckt 10 Minuten köcheln lassen. Vom Herd nehmen, 10 Minuten ziehen lassen, dann durch ein Sieb in eine Thermosflasche füllen. Über den Tag verteilt trinken.

BUNTE GEMÜSEBRÜHE

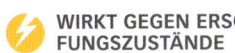 **WIRKT GEGEN ERSCHÖP-FUNGSZUSTÄNDE**

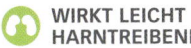 **WIRKT LEICHT HARNTREIBEND**

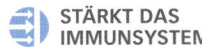 **STÄRKT DAS IMMUNSYSTEM**

Diese basische Brühe reguliert den pH-Wert und den Flüssigkeitshaushalt des Körpers. Frisches Gemüse der Saison liefert viele Nährstoffe. Trinken Sie die Brühe für sich oder verwenden Sie sie als Basis für eine Suppe. Sie eignet sich perfekt für Patienten in der Rekonvaleszenz und kann Krankheiten vorbeugen, wenn man sie regelmäßig trinkt.

FÜR 2 PERSONEN

½ Stange Lauch, gehackt
1 Frühlingszwiebel, geviertelt
1 Stange Sellerie mit Grün, gehackt
1 Möhre, gehackt
1 Kartoffel mit Schale, gehackt
1 kleine Rote Bete mit Schale, gehackt
1 kleiner Rettich mit Schale, gehackt
2 Scheiben Ingwer
1 Stängel Petersilie
1 TL Koriandersamen
1 l stilles Mineralwasser
1 Blatt Wakame-Seetang, gehackt
(nach Belieben)

1 Alle Gemüse und Gewürze in einen großen Topf geben, das Mineralwasser hinzugießen und zum Kochen bringen. Zugedeckt 1½–2 Stunden bei schwacher Hitze köcheln lassen.

2 Die Flüssigkeit durch ein Sieb abgießen. Das Gemüse wegwerfen. Die heiße Brühe mit dem gehackten Wakameblatt in eine Thermoskanne füllen. Über den Tag verteilt glasweise trinken.

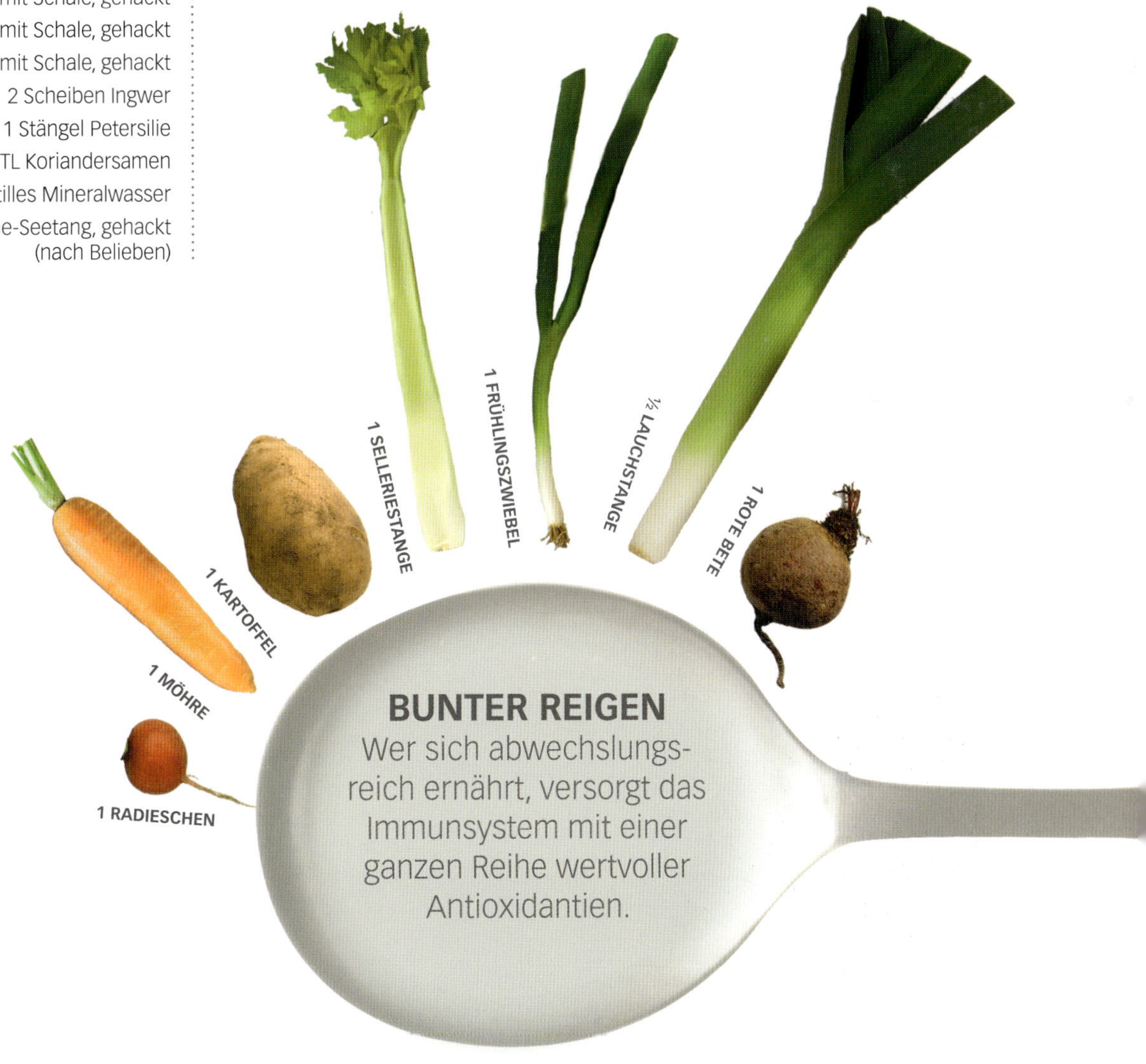

1 SELLERIESTANGE

1 FRÜHLINGSZWIEBEL

½ LAUCHSTANGE

1 ROTE BETE

1 KARTOFFEL

1 MÖHRE

1 RADIESCHEN

BUNTER REIGEN

Wer sich abwechslungsreich ernährt, versorgt das Immunsystem mit einer ganzen Reihe wertvoller Antioxidantien.

ASTRAGALUS-SCHISANDRA-BRÜHE

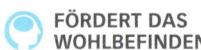 **FÖRDERT DAS WOHLBEFINDEN**   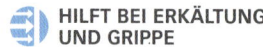 **HILFT BEI ERKÄLTUNG UND GRIPPE**   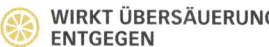 **WIRKT ÜBERSÄUERUNG ENTGEGEN**

Kräutertees und Pflanzenaufgüsse nutzen wir in der Regel als »Notfalltherapie«, etwa wenn der Magen drückt. Dass sie auch bei täglichem Konsum viel Gutes bewirken, ist dabei nahezu in Vergessenheit geraten. Diese Mischung aus Kräutern, Gewürzen und Gemüsen liefert wertvolle Elektrolyte und hilft, den pH-Wert des Körpers zu regulieren.

FÜR 1–2 PERSONEN

6 g getrocknete Astragaluswurzel

6 g getrocknete Schisandrabeeren

6 g getrocknete Mu-Err-Pilze

6 dünne Scheiben Ingwer, geschält

4 Knoblauchzehen, ungeschält

4 Schalotten, ungeschält

1 EL Koriandersamen

½ TL Anissamen

60 g Knollensellerie, geschält und gehackt

1 große Möhre, in Scheiben geschnitten

1 Blatt Kelp oder Wakame-Seetang

10 schwarze Pfefferkörner

1 Alle Zutaten in einen mittelgroßen Topf geben, mit 600 ml Wasser übergießen und zum Kochen bringen. Die Temperatur reduzieren und die Brühe zugedeckt 1½ Stunden köcheln lassen, dann durch ein Sieb abgießen.

2 Die Brühe auf tiefe Teller verteilen oder in hitzebeständigen Gläsern servieren. Im Rahmen einer Detox-Diät in eine Thermoskanne füllen und über den Tag verteilt in kleinen Schlucken trinken.

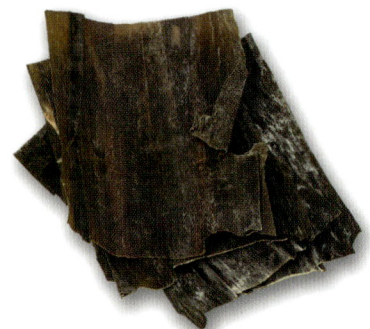

Kelp (S. 131), eine Algenart, ist reich an Jod, wichtig für die Funktion der Schilddrüse.

SEETANG-MISO-BRÜHE

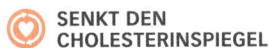 **SENKT DEN CHOLESTERINSPIEGEL**

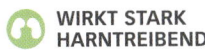 **WIRKT STARK HARNTREIBEND**

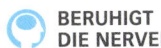 **BERUHIGT DIE NERVEN**

Traditionell verwendet man den jodhaltigen Seetang, um das Blut zu alkalisieren, den Cholesterinspiegel zu senken, als Diuretikum und um den Körper vor Strahlungsschäden zu bewahren. Diese asiatisch inspirierte Brühe kombiniert verschiedene Algenarten mit Zitronengras und Kaffirlimettenblättern, die entspannend und stresslindernd wirken.

FÜR 1–2 PERSONEN

5 g Wakame-Seetang
5 g Lappentang
1 kleines Blatt Kelp
2 Stängel Zitronengras
3 Kaffirlimettenblätter
½ EL Koriandersamen
60 g Knollensellerie, gehackt
1 Stück Ingwer (etwa 1,5 cm), gehackt
1 Möhre, gehackt
1 EL Gerstenmiso
1 EL gehackte Korianderblätter

1 Den Tang unter kaltem Wasser abspülen, um den salzigen Geschmack ein wenig zu dämpfen.

2 Alle Zutaten mit Ausnahme von Gerstenmiso und Korianderblättern in einen mittelgroßen Topf geben, mit 650 ml Wasser übergießen und zum Kochen bringen. Die Temperatur reduzieren und die Brühe zugedeckt 1½ Stunden köcheln lassen.

3 Die Brühe durch ein Sieb in einen Krug füllen. Die Zutaten im Sieb wegwerfen. Das Gerstenmiso einrühren, dann die Korianderblätter hinzugeben. Die Brühe in hitzebeständigen Gläsern servieren. Im Rahmen einer Detox-Diät in eine Thermoskanne füllen und über den Tag verteilt in kleinen Schlucken trinken.

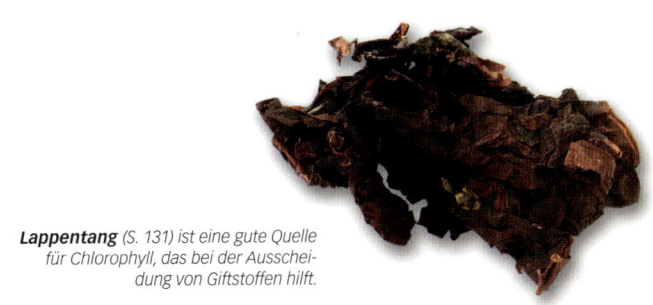

Lappentang (S. 131) ist eine gute Quelle für Chlorophyll, das bei der Ausscheidung von Giftstoffen hilft.

Aromatisierte Öle, Essig & mehr

Es sind die kleinen **Extras**, die ein gutes Essen ausmachen. Selbst gebackenes Brot und »lebendige«, fermentierte Lebensmittel, kräftig **aromatisierte** Öle und **fruchtiger** Essig sorgen für feine Nuancen und stecken voller gesunder Inhaltsstoffe.

INDISCHES FLADENBROT MIT SÜSSKARTOFFEL UND KORIANDER

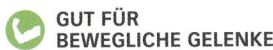 **GUT FÜR BEWEGLICHE GELENKE**   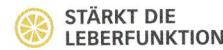 **STÄRKT DIE LEBERFUNKTION**   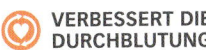 **VERBESSERT DIE DURCHBLUTUNG**

Eine Abwandlung des traditionellen indischen Parathabrots. Frisch gebacken schmeckt es gut mit Kefir-Frischkäse (S. 332), passt aber auch hervorragend als Beilage zu warmen Gerichten oder Salaten. Süßkartoffeln, Kurkuma und Koriander entfalten gemeinsam eine entzündungshemmende Wirkung, sind gut für die Leber und fördern die Durchblutung.

ERGIBT 8–10 BROTE

1 Süßkartoffel

100 g Weizenmehl, plus Mehl zum Bestäuben

70 g Kichererbsenmehl *(gram flour)*

½ TL Salz

2 EL Ghee oder geklärte Butter

1 kleine rote Zwiebel, fein gehackt

1 Knoblauchzehe, fein gehackt

1 TL Koriandersamen, zerstoßen

1 TL gemahlene Kurkuma

25 g Korianderblätter, gehackt

Saft von ½ Limette

1 Den Backofen auf 180 °C vorheizen. Die Süßkartoffel in Alufolie wickeln und 25 Minuten im Ofen garen, bis sie weich ist. Sobald die Kartoffel kühl genug ist, die Schale abziehen und wegwerfen, das Fruchtfleisch fein hacken.

2 Mehl, Kichererbsenmehl und Salz in einer Schüssel gründlich vermischen. In einem kleinen Topf 1 EL Ghee oder geklärte Butter zerlassen. Die Zwiebel bei mittlerer Hitze darin anschwitzen. Knoblauch, Koriandersamen und Kurkuma hinzugeben und 1 Minute rühren. Vom Herd nehmen, Korianderblätter, Süßkartoffel und Limettensaft untermischen.

3 Die Zutaten aus der Pfanne in die Schüssel zu dem Mehl geben und alles gründlich vermengen. Dann zu einem Teig verkneten und 15 Minuten ruhen lassen.

4 Den Teig aus der Schüssel nehmen und auf der leicht bemehlten Arbeitsfläche zu einer langen Rolle formen. Die Rolle in 8–10 gleich große Stücke teilen und zu kleinen Kugeln formen. Jede Kugel 3–5 mm dünn, rund und so groß ausrollen, dass sie in eine Bratpfanne passt. Je dünner das Fladenbrot, desto schneller ist es gar.

5 Die Pfanne bei schwacher bis mittlerer Temperatur erhitzen und ein Fladenbrot hineingeben. Etwa 3 Minuten backen. Das Brot mit etwas Ghee oder geklärter Butter bestreichen, wenden und weitere 3 Minuten backen. Warm stellen, bis alle Fladenbrote gebacken sind, dann servieren.

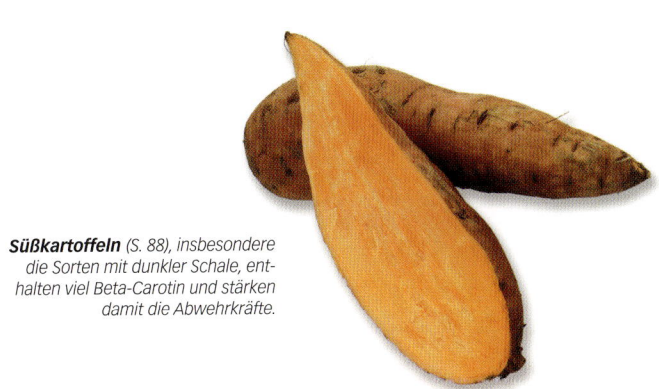

Süßkartoffeln (S. 88), insbesondere die Sorten mit dunkler Schale, enthalten viel Beta-Carotin und stärken damit die Abwehrkräfte.

ROGGENBROT

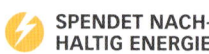 **SPENDET NACH-HALTIG ENERGIE**

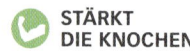 **STÄRKT DIE KNOCHEN**

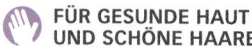 **FÜR GESUNDE HAUT UND SCHÖNE HAARE**

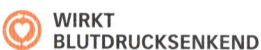 **WIRKT BLUTDRUCKSENKEND**

Gutes Brot ist echtes Slow-Food: Die Zeit, die man in die Herstellung investiert, dankt einem das Brot durch wunderbaren Geschmack. Roggen, der üblicherweise für Sauerteigbrot verwendet wird, liefert Energie und kräftigt Knochen, Fingernägel und Haare. Vollkorngetreide ist außerdem gut für das Herz-Kreislauf-System. Frisch gemahlen enthalten die Körner die meisten Nährstoffe.

ERGIBT 1 LAIB

Sauerteigstarter

200 g Roggenvollkornmehl
400 ml stilles Mineralwasser

Brot

1 EL Zuckerrohrmelasse
450–500 g Roggenvollkornmehl
2 EL Kürbiskerne
1 EL Sonnenblumenkerne
1 EL Kümmelsamen
1 Prise Salz
1 TL Koriandersamen
1 Stich Butter, plus Butter zum Einfetten

1 Für den Sauerteigstarter 50 g Roggenmehl und 100 ml Mineralwasser in einem großen Glas vermischen, mit einem Küchentuch abdecken und an einem warmen Ort 24 Stunden stehen lassen. Ideal ist eine Temperatur von 18–20 °C. Wenn der Starterteig leichte Blasen entwickelt und sauer zu riechen beginnt, mit weiteren 50 g Roggenmehl und 100 ml Mineralwasser »füttern«. Umrühren, falls nötig mit etwas mehr Wasser oder Mehl glatt rühren und weitere 24 Stunden stehen lassen. Nun sollte er Blasen werfen und fruchtig-sauer schmecken. Weitere 100 g Mehl und 200 ml Mineralwasser hinzugeben und über Nacht zu einem luftigen, duftenden Teig aufgehen lassen.

2 450 g Starterteig in eine große Schüssel geben (den restlichen Sauerteigstarter für das nächste Brot in einem Schraubglas im Kühlschrank aufbewahren), 100 ml Wasser und die Melasse hinzugeben und verrühren. Zunächst etwa 400 g Roggenmehl mit den Händen einarbeiten – der Teig ist zu Beginn sehr klebrig. Bei Bedarf mehr Mehl hinzugeben, bis der Teig geschmeidig wird und nicht zu zäh oder zu weich ist – der Teig verdichtet sich beim Gehen noch und später werden noch Samen hinzugefügt. Die Schüssel mit einem Küchentuch abdecken und einige Stunden an einem warmen Ort gehen lassen. Der Teig sollte sein Volumen innerhalb von 8–12 Stunden verdoppeln.

3 Kürbiskerne, Sonnenblumenkerne, Kümmelsamen und Salz von Hand unter den Teig kneten. Eine kleine Pfanne erhitzen, die Koriandersamen trocken rösten, bis sie zu duften beginnen, und dann im Mörser zu Pulver zermahlen. Eine 900-g-Brotbackform mit etwas Butter einfetten und mit Korianderpulver bestäuben, sodass Innenwände und Boden gleichmäßig bedeckt sind. Den Teig in die Form geben, glatt streichen, mit ein wenig Mehl bestäuben, mit einem Küchentuch abdecken und einige Stunden an einem warmen Ort gehen lassen.

4 Den Backofen auf 210 °C vorheizen. Das Brot in den heißen Ofen schieben, nach 10 Minuten die Temperatur auf 180 °C reduzieren und das Brot weitere 45 Minuten backen. Den Ofen ausschalten, das Brot herausnehmen. 2 EL kochendes Wasser mit einem Stich Butter verrühren und die Flüssigkeit über das heiße Brot gießen. Das Brot noch einmal kurz in den Ofen schieben. Dann auf einem Kuchengitter vollständig auskühlen lassen. Roggenbrot verbessert seinen Geschmack durch Lagerung. In ein Leinentuch eingeschlagen in einem hölzernen Brotkorb gelagert, hält es sich 5–6 Tage.

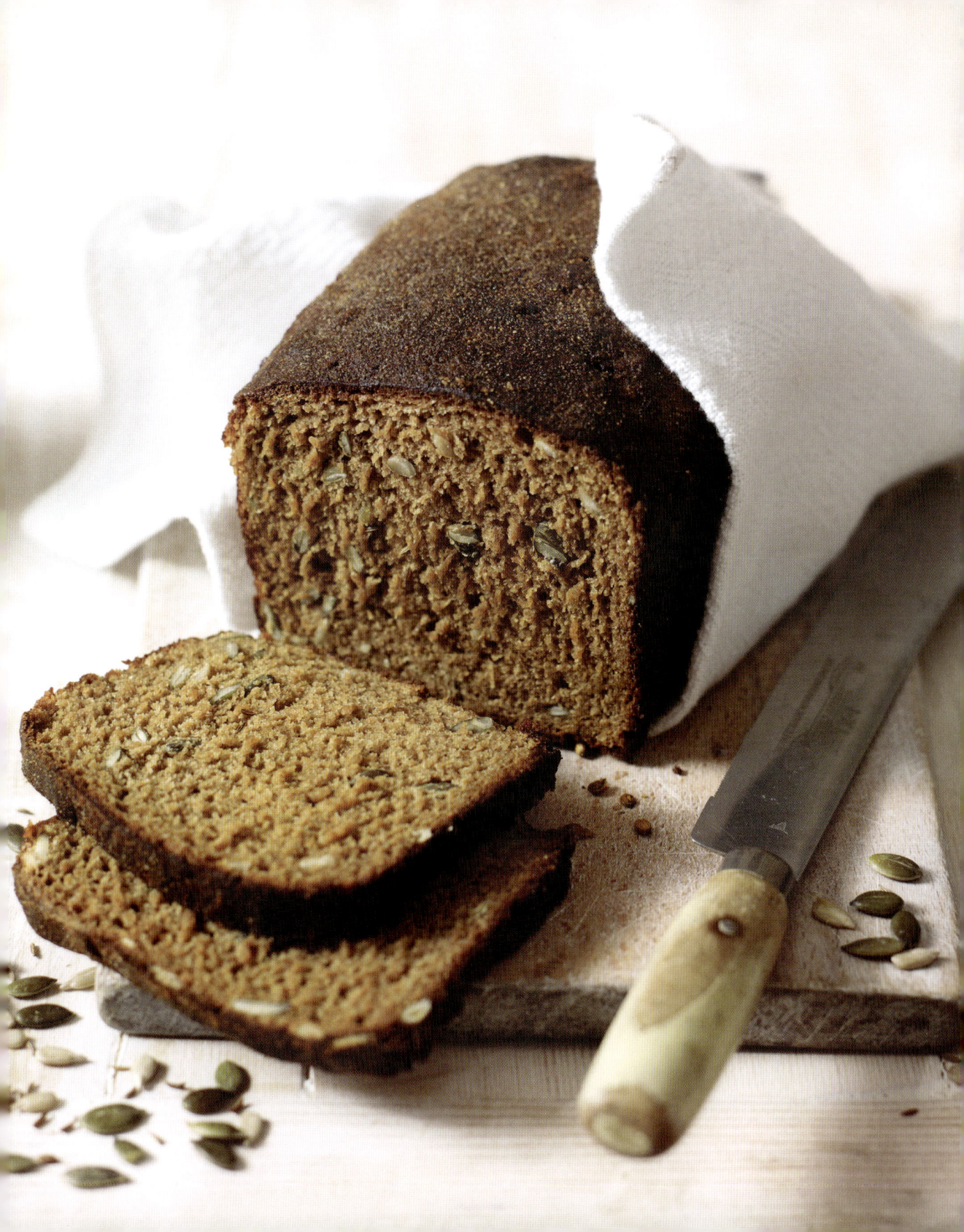

SAUERKRAUT

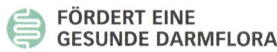 **FÖRDERT EINE GESUNDE DARMFLORA**
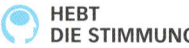 **HEBT DIE STIMMUNG**
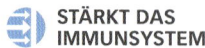 **STÄRKT DAS IMMUNSYSTEM**
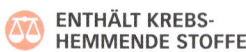 **ENTHÄLT KREBS-HEMMENDE STOFFE**

Das Haltbarmachen von Gemüse in Salzlake, auch als Milchsäuregärung bekannt, fördert die Entstehung von Bakterien, die den Verdauungsapparat anregen. Hausgemachtes Sauerkraut schmeckt nicht nur besser, es ist auch reicher an darmfreundlichen Enzymen und daher besonders gesund. Es liefert zudem reichlich Vitamin C – gut für die Abwehrkräfte.

ERGIBT 1,5 KG

2,5–3 kg fester Weiß- oder Rotkohl, oder Rotkohl und Weißkohl zu gleichen Teilen gemischt

etwa 60 g grobes Meer- oder Steinsalz (siehe Zubereitung)

1 EL Kümmelsamen

1 Die äußeren Blätter der Kohlköpfe entfernen. Die Köpfe vierteln, vom Strunk befreien und auf dem Gemüsehobel oder mit einem großen Messer in feine Streifen schneiden. Den geschnittenen Kohl abwiegen, um die benötigte Salzmenge zu errechnen: etwa 60 g Salz pro 2,5 kg Kohl.

2 Den Kohl in eine große Schüssel geben und gleichmäßig mit Salz bestreuen. Das Salz mit den Händen gründlich einkneten (als ob man einen Teig knetet), bis der Kohl sich feucht anfühlt. Einige Minuten stehen lassen, damit das Salz den Kohl anweichen und ihm Flüssigkeit entziehen kann.

3 Den Kohl in ein großes sterilisiertes Glasgefäß füllen (oder einen Gärtopf aus Steingut verwenden, falls vorhanden). Eine etwa 5 cm hohe Schicht Kohl einfüllen, mit Kümmelsamen bestreuen und mit einem Kartoffelstampfer fest andrücken. Auf diese Weise sämtlichen Kohl einfüllen. Zum oberen Rand des Gefäßes etwa 7,5 cm frei lassen. Den übrigen Saft aus der Schüssel in das Gefäß gießen, dann den Kohl mit Salzlake (1½ EL Salz auf 1 l abgekochtes, erkaltetes Wasser) bedecken.

4 Das Gefäß in eine große Schüssel oder auf ein Tablett stellen, ein Küchentuch über den Kohl legen, darauf einen fest aufliegenden Teller oder Unterteller setzen und mit einem mit Wasser gefüllten Glas oder Gefrierbeutel beschweren.

5 An einem gut belüfteten Ort bei Zimmertemperatur (ideal sind 20–22 °C) gären lassen. Täglich kontrollieren, dass der Kohl mit Lake bedeckt ist. Schaum regelmäßig entfernen und ein frisches Tuch auflegen.

6 Die Gärung ist abgeschlossen, wenn keine Blasen mehr aufsteigen. Bei idealer Temperatur dauert dies 3–4 Wochen. Das fertige Sauerkraut in sterilisierte Gläser füllen, verschließen und im Kühlschrank aufbewahren.

TIPP: Bei einer Raumtemperatur unter 13 °C stoppt die Gärung, bei über 24 °C verdirbt das Kraut. Wenn das Sauerkraut eine rosa Färbung an der Oberfläche entwickelt, dunkel wird oder sehr weich bis breiig wirkt, ist bei der Gärung etwas schiefgelaufen und das Kraut sollte nicht verzehrt werden.

KIMCHI

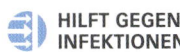 **HILFT GEGEN INFEKTIONEN**

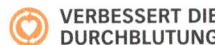 **VERBESSERT DIE DURCHBLUTUNG**

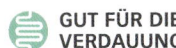 **GUT FÜR DIE VERDAUUNG**

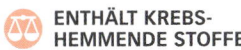 **ENTHÄLT KREBS-HEMMENDE STOFFE**

Ein einfaches Rezept für Kimchi, ein koreanisches Pendant zum Sauerkraut, das zu keiner Mahlzeit fehlen darf. Der milchsauer vergorene Chinakohl enthält neben viel Vitamin C auch eine Gewürzmischung, die dem Körper zusätzlich hilft, Infektionen abzuwehren. Die Gewürze regen aber auch Blutzirkulation und Verdauung an.

ERGIBT ETWA 500 G

1 kleiner Kopf Chinakohl

2 EL Salz

4 Frühlingszwiebeln, gehackt

1 Stück Ingwer (etwa 2,5 cm), geschält und gerieben

1 Knoblauchzehe, gehackt

4 EL Reisessig

1 EL thailändische Fischsauce (Nam Pla)

Saft von 1 Limette

2 EL Sesamöl

2 EL geröstete Sesamsamen

2 EL Sambal Oelek

1 Den Kohlkopf längs vierteln und dann in 5 cm breite Streifen schneiden. In ein Sieb geben und das Sieb über eine Schüssel hängen. Den Kohl mit Salz bestreuen, gut durchheben und über Nacht bei Zimmertemperatur stehen lassen.

2 Den Kohl gründlich unter fließendem Wasser waschen, um das Salz abzuspülen. Gut abtropfen lassen, dann auf Küchenpapier trocknen.

3 Den Kohl in einen Gefrierbehälter geben. Die restlichen Zutaten hinzufügen und gründlich durchheben.

4 Den Behälter verschließen und über Nacht bei Zimmertemperatur stehen lassen. Den Behälter dann einige Tage in den Kühlschrank stellen, damit sich die Aromen entwickeln können. Im Kühlschrank lagern und binnen 2 Wochen aufbrauchen.

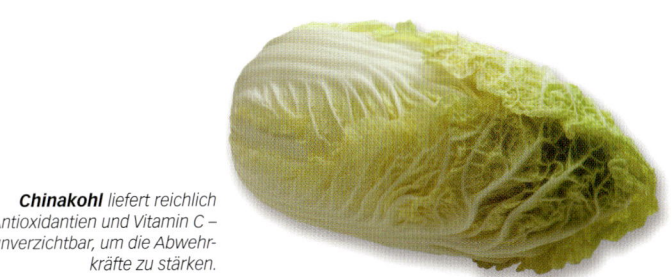

Chinakohl liefert reichlich Antioxidantien und Vitamin C – unverzichtbar, um die Abwehrkräfte zu stärken.

KEFIR

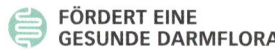 **FÖRDERT EINE GESUNDE DARMFLORA**   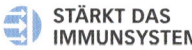 **STÄRKT DAS IMMUNSYSTEM**   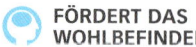 **FÖRDERT DAS WOHLBEFINDEN**

Von Kefir profitiert zunächst das Verdauungssystem, damit verbunden aber auch Abwehrkräfte, Hormonproduktion, Blutkreislauf und das zentrale Nervensystem. Sind alle diese Systeme gesund, verbessert sich das allgemeine Wohlbefinden. Für Kefir eignet sich am besten unbehandelte Milch, die als Vorzugsmilch in Bioläden und Reformhäusern verkauft wird.

ERGIBT 1 LITER

1 EL Kefirknollen
1 l Milch, raumtemperiert

1 Die Kefirknollen in ein großes Glas geben und die Milch hinzugießen. Mit einem Tuch abdecken und an einem dunklen Ort, etwa im Küchenschrank, 18–24 Stunden fermentieren lassen.

2 Die Milch durch ein Sieb gießen. Die Kefirknollen aufbewahren und frische Milch damit ansetzen.

3 Den Kefir in einem Krug oder einer Flasche im Kühlschrank aufbewahren und binnen 1 Woche verbrauchen. Am besten schmeckt er frisch. Er ist dickflüssig und fermentiert weiter, wenn auch langsamer.

KEFIR-FRISCHKÄSE

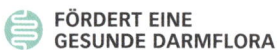 **FÖRDERT EINE GESUNDE DARMFLORA**   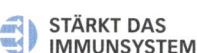 **STÄRKT DAS IMMUNSYSTEM**   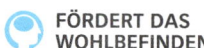 **FÖRDERT DAS WOHLBEFINDEN**

Wer selbst Kefir herstellt, kann sich auch an selbst gemachtem Frischkäse versuchen. Dieser weiche, cremige Käse ist gut für das Immunsystem und die Verdauung. Kefir wird sogar von manchen Menschen mit Laktoseintoleranz vertragen, da ein Großteil der Laktose von den Milchsäurebakterien und den Hefen bei der Fermentation umgewandelt wird.

ERGIBT CA. 300 G

1 EL Kefirknollen
1 l Milch, raumtemperiert

1 Die Kefirknollen in ein großes Glas geben und die Milch hinzugießen. Mit einem Tuch abdecken und an einem dunklen Ort, etwa im Küchenschrank, 2–4 Tage fermentieren lassen, bis die Milch sich in Molke und Käsebruch geteilt hat. Die auf dem Bruch liegenden Kefirknollen mit einem Löffel abheben und im Kühlschrank lagern, bis neuer Kefir angesetzt wird.

2 Den Käsebruch durch ein Kunststoffsieb abseihen und die Molke auffangen. Man kann sie trinken oder für Suppen verwenden. Den Frischkäse im Kühlschrank aufbewahren und binnen 1 Woche verbrauchen.

3 Für einen festeren Käse den Bruch in ein Küchentuch geben und über Nacht zum Austropfen aufhängen, bis er die gewünschte Konsistenz hat – je länger er hängt, desto fester wird er. Für besondere Geschmacksrichtungen zerstoßenen Leinsamen, Gewürze, Nüsse oder frische Kräuter, wie Majoran, Basilikum, Zitronenthymian oder Dill, einrühren.

KORIANDER-WACHOLDER-ÖL

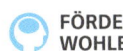 **FÖRDERT DAS WOHLBEFINDEN**   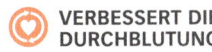 **VERBESSERT DIE DURCHBLUTUNG**   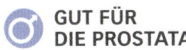 **GUT FÜR DIE PROSTATA**

Eine aromatische Mischung, die anregend wirkt. Die Kombination von Ölen und Gewürzen hat wärmende, stärkende und belebende Eigenschaften, wodurch das allgemeine Wohlbefinden und der Sexualtrieb gefördert werden. Verwenden Sie das Öl in Salatsaucen oder zum Würzen von Reis- und Nudelgerichten.

ERGIBT 200 ML

15 g Pfefferkörner
30 g Koriandersamen
15 g Wacholderbeeren
¼–½ TL Chiliflocken
150 ml Sonnenblumenöl

Basisöl
2 EL Walnussöl
2 EL Kürbiskernöl
1½ EL Hanföl
1½ EL Schwarzkümmelöl

1 Die trockenen Zutaten im Mörser grob zerstoßen. In ein Einmachglas füllen und mit Sonnenblumenöl aufgießen.

2 Den Backofen mit einem eingeschobenen Blech auf 50 °C vorheizen, dann abschalten. Das offene Einmachglas auf einem gefalteten Küchentuch auf das Blech stellen. Bei 40 °C benötigen die Zutaten etwa 6–8 Stunden, um das Öl zu aromatisieren. Der Ofen muss also gelegentlich wieder kurz aufgeheizt werden, damit das Öl warm genug bleibt.

3 Das Öl durch ein Sieb abgießen und auffangen, die Würzzutaten wegwerfen. In eine sterilisierte Flasche füllen und die Zutaten des Basisöls hinzugeben. Verschließen, gut schütteln und beschriften. Im Kühlschrank bis zu 3 Wochen haltbar.

ROSEN-FENCHEL-ÖL

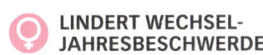 **LINDERT WECHSEL-JAHRESBESCHWERDEN**   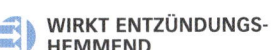 **WIRKT ENTZÜNDUNGS-HEMMEND**   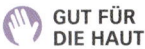 **GUT FÜR DIE HAUT**

Diese Ölmischung ist dem Anti-Aging gewidmet. Mit der Zeit büßt der Körper seine Fähigkeit ein, mit der Nahrung aufgenommene Fette in Gamma-Linolensäure umzuwandeln. Diese Säure ist reichlich in diesem Öl enthalten und arbeitet dem Mangel an GLS entgegen. Zudem kann es das prämenstruelle Syndrom und Wechseljahresbeschwerden lindern.

ERGIBT 200 ML

10 g getrockneter Thymian
5 g Fenchelsamen
5 g getrocknete Rosenblütenblätter
5 g getrocknete Tagetesblüten
150 ml Sonnenblumenöl

Basisöl
3 EL Nachtkerzenöl
2 EL Borretschöl
2 EL Hanföl
1 EL Schwarzkümmelöl

1 Die trockenen Zutaten im Mörser grob zerstoßen. In ein Einmachglas füllen und mit Sonnenblumenöl aufgießen.

2 Den Backofen mit einem eingeschobenen Blech auf 50 °C vorheizen, dann abschalten. Das offene Einmachglas auf einem gefalteten Küchentuch auf das Blech stellen. Bei 40 °C benötigen die Zutaten etwa 6–8 Stunden, um das Öl zu aromatisieren. Der Ofen muss also gelegentlich wieder kurz aufgeheizt werden, damit das Öl warm genug bleibt.

3 Das Öl durch ein Sieb abgießen und auffangen, die Würzzutaten wegwerfen. In eine sterilisierte Flasche füllen und die Zutaten des Basisöls hinzugeben. Verschließen, gut schütteln und beschriften. Im Kühlschrank bis zu 3 Wochen haltbar.

ROSEN-HIMBEER-ESSIG

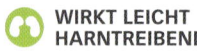 **WIRKT LEICHT HARNTREIBEND**

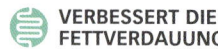 **VERBESSERT DIE FETTVERDAUUNG**

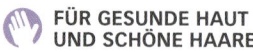 **FÜR GESUNDE HAUT UND SCHÖNE HAARE**

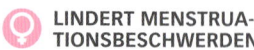 **LINDERT MENSTRUA-TIONSBESCHWERDEN**

Aromatisierte Essige sind vielseitig einsetzbar. Nutzen Sie diesen, um Speisen zu würzen oder trinken Sie morgens 1 TL Essig mit einer Tasse warmem Wasser verdünnt zum Entgiften. Am besten gelingt der Essig mit Blättern der duftenden *Rosa damascena* oder *Rosa gallica*, die als Heilpflanzen geschätzt werden, und mit Apfelessig.

ERGIBT 300 ML

100 g Himbeeren
2 EL frische Rosenblütenblätter
300 ml Apfelessig

1 Himbeeren und Rosenblütenblätter in ein Einmachglas geben, mit Essig aufgießen, sodass alle Beeren bedeckt sind, und das Glas verschließen. In einem dunklen Schrank 2–3 Wochen ziehen lassen, dann abseihen und den Essig in eine saubere Flasche füllen. Beschriften und mit Datum versehen. Den Essig binnen 3 Monaten aufbrauchen.

BROMBEERESSIG

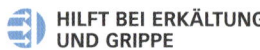 **HILFT BEI ERKÄLTUNG UND GRIPPE**

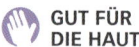 **GUT FÜR DIE HAUT**

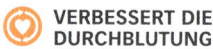 **VERBESSERT DIE DURCHBLUTUNG**

Gesundheit zum Nulltarif: Brombeeren können im Spätsommer in der freien Natur gesammelt werden. Sie enthalten Anthocyane, Salicylsäure, Ellagsäure und Ballaststoffe, die für Haut und Haare gut sind. Brombeeressig wird als Erkältungs- und Grippemittel getrunken, bei Halsschmerzen mit dem Essig gurgeln. Verwenden Sie auch hier hochwertigen Apfelessig.

ERGIBT 300 ML

100 g Brombeeren
300 ml Apfelessig

1 Die Brombeeren in ein Einmachglas geben, mit Essig aufgießen, sodass die Beeren bedeckt sind, und das Glas verschließen. In einem dunklen Schrank 2–3 Wochen ziehen lassen, dann abseihen und den Essig in eine saubere Flasche füllen. Beschriften und mit Datum versehen. Den Essig binnen 3 Monaten aufbrauchen.

Rosen-Himbeer-Essig ▶

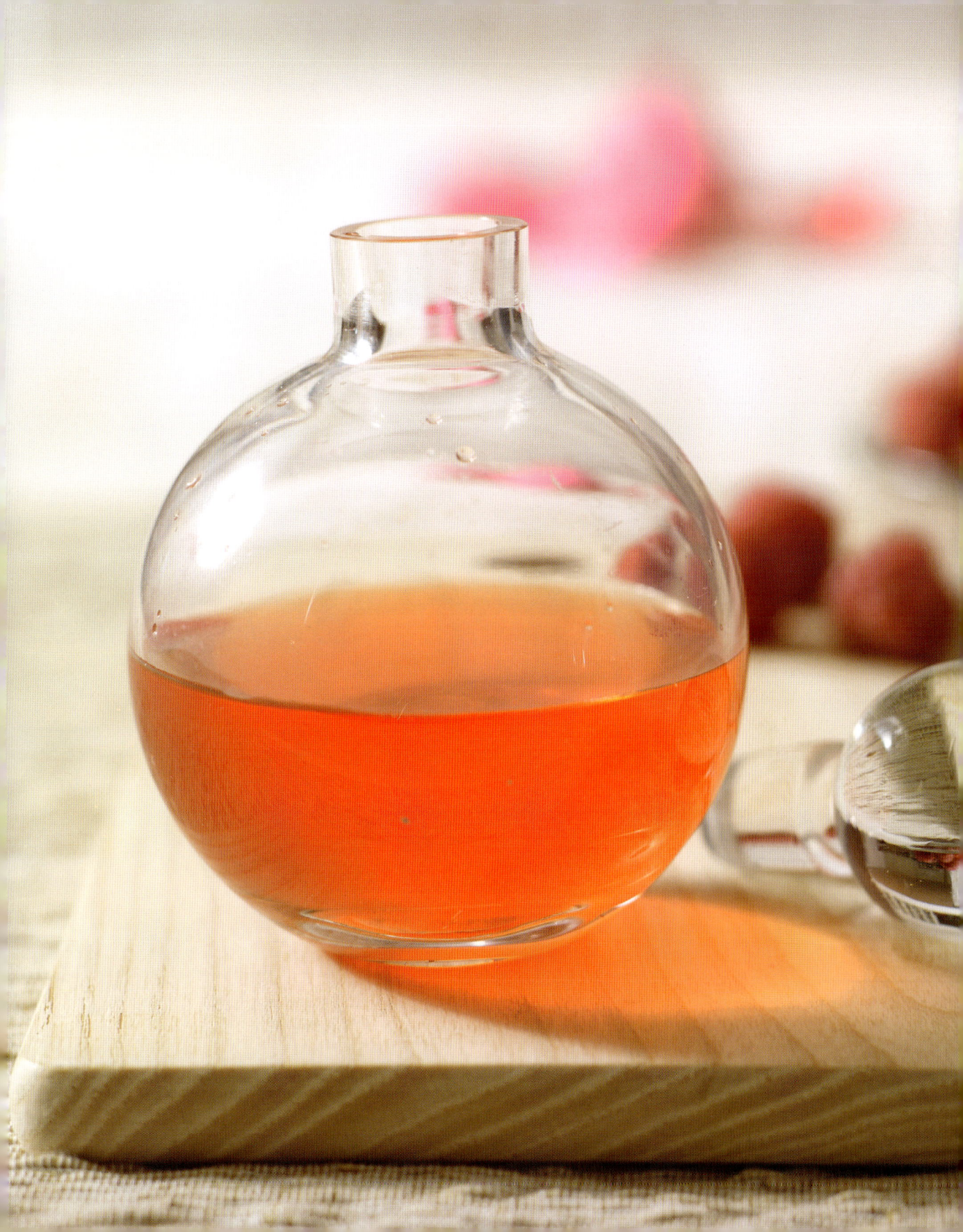

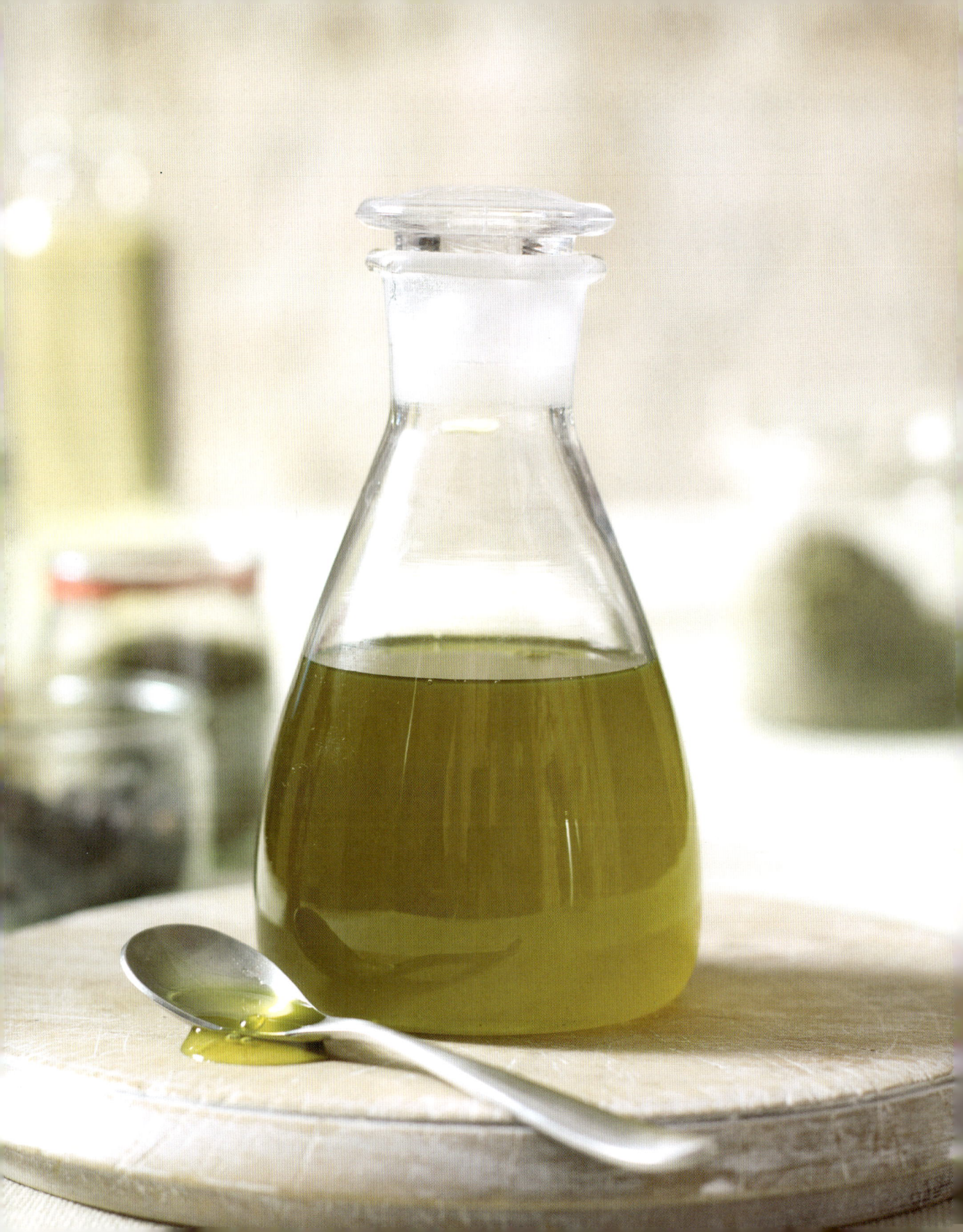

KURKUMA-INGWER-ÖL

 WIRKT ENTZÜNDUNGS-HEMMEND

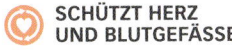 **SCHÜTZT HERZ UND BLUTGEFÄSSE**

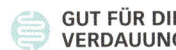 **GUT FÜR DIE VERDAUUNG**

Eine Mischung aus feinen Kernölen und entzündungshemmenden Heilpflanzen. Zusammen ergeben sie ein Öl, das bei rheumatischen Beschwerden und Arthritis hilfreich sein kann, aber auch das Herz und den Darmtrakt schützt und die Abwehrkräfte stärkt. Es schmeckt gut in Dressings, über gedünstetes Gemüse geträufelt, in Joghurt oder in Smoothies.

ERGIBT 400 ML

20 g getrockneter Oregano
5 g getrocknete Salbeiblätter
10 g Wacholderbeeren
10 g getrocknete Rosmarinblätter
1 TL gemahlene Kurkuma
1 TL gemahlener Ingwer
250 ml Sonnenblumenöl
3 EL Leinöl
3 EL Hanföl
3 EL Borretschöl
3 EL Hagebuttenöl

1 Oregano, Salbeiblätter, Wacholderbeeren und Rosmarin in den Mixer geben und klein hacken. Die zerkleinerten Kräuter mit Kurkuma und Ingwer in ein Einmachglas füllen und mit Sonnenblumenöl übergießen.

2 Den Backofen mit einem eingeschobenen Blech auf 50 °C vorheizen, dann abschalten. Das offene Einmachglas auf einem gefalteten Küchentuch auf das Blech stellen. Bei 40 °C benötigen die Zutaten etwa 6–8 Stunden, um das Öl zu aromatisieren. Der Ofen muss also gelegentlich wieder kurz aufgeheizt werden, damit das Öl warm genug bleibt.

3 Das Öl durch ein Sieb abseihen, die Würzzutaten wegwerfen. In eine sterilisierte Flasche füllen und die restlichen Öle hinzugeben. Die Flasche verschließen, gut schütteln, beschriften und mit Datum versehen. Im Kühlschrank 3–4 Wochen haltbar.

BASILIKUMÖL

 HILFT BEI BRONCHIAL-BESCHWERDEN

 LINDERT PMS-SYMPTOME

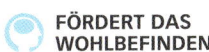 **FÖRDERT DAS WOHLBEFINDEN**

Von Basilikum profitieren die Fortpflanzungsorgane, das Nervensystem und nicht zuletzt die Atemwege. Das Kraut hilft vor allem bei Sekretstau, wie Sinusitis, verbunden mit eingeschränktem Geruchsempfinden, oder bei Erkrankungen der Bronchien. Die hocharomatischen Blätter wirken belebend, vitalisierend und stimmungsaufhellend.

ERGIBT 225 ML

1 kleines Bund Basilikum
110 ml natives Olivenöl extra
110 ml Traubenkernöl

1 In einem Topf 500 ml Wasser zum Kochen bringen. Einen zweiten kleinen Topf mit kaltem Wasser und einigen Eiswürfeln bereitstellen. Das Bund Basilikum an den Stängeln halten und 8 Sekunden ins kochende Wasser tauchen. Dann sofort ins Eiswasser tauchen, um den Garprozess zu stoppen. Das Basilikum auf Küchenpapier abtropfen lassen, dann die Stängel abschneiden und die Blätter in den Mixer geben. Zusammen mit den Ölen glatt pürieren.

2 Das Öl am besten sofort verwenden. Soll es im Kühlschrank gelagert werden, 1–2 Stunden ziehen lassen, dann durch ein Tuch abseihen. Das Öl in eine sterilisierte Flasche füllen, verschließen, beschriften und datieren. Im Kühlschrank 3–4 Wochen haltbar.

VITAMINE IM ÜBERBLICK

Je besser die Qualität der Lebensmittel, desto mehr wertvolle Inhaltsstoffe liefern sie. Manchmal klafft jedoch eine Lücke zwischen Bedarf und täglicher Aufnahme. Dann kann es sinnvoll sein, zu Nahrungsergänzungsmitteln zu greifen. Die folgenden Tabellen geben Auskunft über die durchschnittliche tägliche Aufnahme (ADI = Average Daily Intake) und die empfohlene Dosierung (SR = Supplemental Range).

Nährstoff	Wirkung	Natürliche Quellen	Hinweise	Empfohlene Tagesdosis Recommended daily allowance (RDA)
Vitamin A und Carotinoide	**Vitamin A:** Antioxidans; Sehvermögen und Nachtsicht, Wachstum und Fortpflanzung, Collagenbildung, Befeuchtung der Schleimhäute **Carotinoide:** Vorstufe von Vitamin A, Antioxidans; Herz und Kreislauf, gesunde Schleimhäute	**Vitamin A:** Lebertran, Leber, fetthaltiger Fisch, Eigelb, Vollmilch und Butter **Carotinoide:** Grünes und gelbes Obst und Gemüse, dunkelgrünes Blattgemüse, Paprika, Süßkartoffeln, Brokkoli, Möhren, Trockenaprikosen, Trockenpflaumen, Grünkohl, Petersilie, Spinat, Kürbis, Brunnenkresse	Vitamin A tierischer Herkunft wird möglicherweise besser aufgenommen als pflanzliches Vitamin A.	**Vitamin A** 800 µg **Beta-Carotin** 800 µg
Vitamin B1 Thiamin	Energiegewinnung aus Kohlenhydraten, Wachstum, Appetitregulierung, gesunde Verdauung und Nervensystem	Hefeextrakt, Weizenkeime, Vollkornmehl, Sonnenblumenkerne, Naturreis, Paranüsse, Pekannüsse, Schweinefleisch, Bohnen, Buchweizen, Haferflocken, Haselnüsse, Roggen, Leber, Cashewkerne	Licht- und hitzeempfindlich. 60–80 % Verluste beim Mahlen von Getreide	1,1 mg
Vitamin B2 Riboflavin	Reguliert zusammen mit Proteinen Atmung und Wachstum, wichtig für gesunde Haut und Augen	Hefe, Leber, Nieren, Mandeln, Weizenkeime, Wildreis, Pilze, Eigelb, Hirse, Weizenkleie, fetthaltiger Fisch, Grünkohl, Cashewkerne, Sonnenblumenkerne	Lichtempfindlich	1,4 mg
Vitamin B3 Niacin	Nötig für Energiegewinnung und Synthese von Steroiden und Fettsäuren; wichtig für gesunde Verdauung, Haut und Nervensystem	Hefe, Wildreis, Naturreis, Vollkornmehl, Erdnüsse, Leber, Pute, Forelle, Makrele, Huhn, Sesam, Sonnenblumenkerne, mageres rotes Fleisch, Buchweizen, Gerste, Mandeln	Relativ stabil	16 mg
Vitamin B5 Pantothensäure	Reguliert Kohlenhydrat- und Fettstoffwechsel, Stresstoleranz, gesundes Immunsystem, Verdauung	Hefe, Leber, Nieren, Erdnüsse, Pilze, Trockenerbsen, Naturreis, Sojabohnen, Eier, Haferflocken, Buchweizen, Sonnenblumenkerne, Linsen, Roggenmehl, Cashewkerne, fetthaltiger Fisch, Pute, Brokkoli, Avocados	Empfindlich gegen Hitze (durch Kochen), Tiefgefrieren und Einmachen. Erhebliche Verluste beim Mahlen von Getreide	6 mg
Vitamin B6 Pyridoxin, Pyridoxal-5-Phosphat	Kohlenhydrat- und Proteinstoffwechsel, Synthese von Hormonen und Fettsäuren, gesundes Nervensystem, Wachstumshormone und Haut	Hefe, Sonnenblumenkerne, Weizenkeime, Thunfisch, Leber, Sojabohnen, Walnüsse, fetthaltiger Fisch, Linsen, Buchweizenmehl, Bohnen, Naturreis, Haselnüsse, Bananen, Schweinefleisch, Avocados, Vollkorn-Weizenmehl, Esskastanien, Eigelb, Grünkohl, Roggenmehl	Licht- und hitzeempfindlich. Bis 75% Verlust beim Mahlen von Getreide	1,4 mg

Nährstoff	Wirkung	Natürliche Quellen	Hinweise	Empfohlene Tagesdosis Recommended daily allowance (RDA)
Vitamin B12 **Cobalamin**	DNA-Synthese, Bildung roter Blutkörperchen, Lipidproduktion, Myelinhülle, Nervensystem, Blutbildung, Darmschleimhaut, Haut	Leber, Muscheln, Nieren, fetthaltiger Fisch, Eigelb, Lammfleisch, Rindfleisch, Käse	Pflanzen enthalten kein bioaktives Vitamin B12. Veganer sollten Ergänzungspräparate einnehmen.	2,5 µg
Vitamin B9 **Folsäure**	DNA- und RNA-Synthese, Bildung von Blutkörperchen, Proteinsynthese, Wachstum, gesunde Verdauung, Nervensystem	Hefe, Augenbohnen, Sojabohnen, Weizenkeime, Leber, Kidneybohnen, Mungbohnen, Spargel, Linsen, Walnüsse, Spinat, Grünkohl, Mangold, Erdnüsse, Brokkoli, Gerste, Vollkornweizen, Rosenkohl, Mandeln, Haferflocken, Kohl, Feigen, Avocados	Licht- und hitzeempfindlich. Verluste durch Lagerung und Kochen. Ergänzungspräparate können vor und während der Schwangerschaft sinnvoll sein.	200 µg
Vitamin C **Ascorbinsäure**	Antioxidans; gesundes Immunsystem, Knochen, Zähne, Zahnfleisch, Knorpel, Kapillargefäße, Bindegewebe, Wundheilung, Synthese von Steroiden, Aufnahme von Eisen, Cholesterin-Regulierung	Acerola-Kirsche, Paprika, Grünkohl, Petersilie, Blattgemüse, Brokkoli, Brunnenkresse, Erdbeeren, Papaya, Orangen, Grapefruit, Kohl, Zitronensaft, Holunderbeeren, Leber, Mangos, Spargel, Austern, Radieschen, Himbeeren	Licht- und hitzeempfindlich. 10–90% Verlust durch Kochen	80 mg
Vitamin D **Calciferol**	Reguliert die Kalziumaufnahme; wichtig für Knochen und Zähne, stärkt Immun- und Nervensystem, beugt Krebs vor, reguliert Hormonhaushalt	Lebertran, Sardinen (frisch und Konserve), Lachs, Thunfisch, Garnelen, Butter, Sonnenblumenkerne, Leber, Eier, Milch, Pilze, Käse	Wird durch Einwirkung von Sonnenlicht auf die Haut produziert. Bei Sonnenlichtmangel können Ergänzungspräparate sinnvoll sein.	5 µg
Vitamin E **Tocopherole** **u. a.**	Antioxidans; Immunsystem, Herz und Kreislauf, Lipidhaushalt, Sexualhormone, Fruchtbarkeit, Schwangerschaft, Wachstum	Sonnenblumenkerne, Sonnenblumenöl, Distelöl, Mandeln, Sesamöl, Erdnussöl, Maiskeimöl, Weizenkeime, Erdnüsse, Olivenöl, Butter, Spinat, Haferflocken, Lachs, Naturreis, Roggenmehl, Pekannüsse, Weizenkeime, Vollkornweizen, Möhren	Verluste durch Licht und Hitze. Bis 80% Verluste beim Mahlen von Getreide	12 mg
Vitamin K **Phylloquinon,** **Menaquinon**	Blutgerinnung, Kalziumhaushalt, Blutzuckerspiegel, Lungengewebe, Herz und Kreislauf, Stoffwechsel, Knochen, Haut, Darmflora	Brokkoli, Salat, Kohl, Leber, Spinat, Brunnenkresse, Spargel, Käse, Butter, Hafer, Erbsen, Vollkornweizen, grüne Bohnen, Schweinefleisch, Eier, Kelp	Lichtempfindlich. Bei gesunder Darmflora deckt die körpereigene Produktion von Vitamin K etwa 50% des Bedarfs.	75 µg
Bioflavonoide **Citrin, Hespe-** **ridin, Rutin,** **Quercetin etc.**	Antioxidans; entzündungshemmend, Immunsystem, Krebsvorbeugung (Quercetin), Blutgefäße (Rutin)	Äpfel, schwarze und rote Beeren, Schwarze Johannisbeeren, Buchweizen, Zitrusfrüchte, Aprikosen, Knoblauch, grüne Pflanzentriebe, Zwiebeln, Hagebutten, Kirschen	Verluste durch Kochen und Verarbeitung	50–200 mg
Essenzielle **Fettsäuren,** **Omega-Fette**	Entzündungshemmend, Blutgerinnung, Lipidhaushalt, Fortpflanzung und Wachstum, Hirnfunktion, Nervensystem, Augen, Haut, Gelenke, Stoffwechsel, Hormone, Herz und Kreislauf	Lebertran, fetthaltiger Fisch, Milch, Käse, Leinöl, Hanföl, Rapsöl, Sojaöl, Walnussöl, Johannisbeerkernöl	Verluste durch Licht und Hitze	3–8% der Tageskalorienmenge

MINERALSTOFFE IM ÜBERBLICK

Neben Vitaminen sind auch Mineralien für die Gesundheit von Bedeutung, beispielsweise für den Knochenaufbau, die Hormonproduktion oder die Regulierung des Herzschlags. Da der Körper sie nicht selbst erzeugen kann, müssen wir sie regelmäßig zuführen. Wenn die Nahrung nicht genügend Mineralstoffe enthält, können Ergänzungspräparate sinnvoll sein.

Nährstoff	Wirkung	Natürliche Quellen	Hinweise	Empfohlene Tagesdosis Recommended daily allowance (RDA)
Bor	Aktiviert Vitamin D; Gesundheit von Knochen und Gelenken	Trinkwasser, Mandeln, Äpfel, Datteln, Nüsse, Bohnen, Erdnüsse, Trockenpflaumen, Soja	In den meisten Pflanzen enthalten, die auf borhaltigem Boden wachsen	2 mg
Kalzium	Bildung von Knochen und Zähnen, Regulierung von Nerven- und Muskelfunktion, Hormonen und Blutdruck	Kelp, Tang, Käse, Karob, Melasse, Mandeln, Hefe, Petersilie, Mais, Brunnenkresse, Ziegenmilch, Tofu, Feigen, Sonnenblumenkerne, Joghurt, Mangold, grünes Blattgemüse, Weizenkleie, Kuhmilch, Buchweizen, Sesam, Oliven, Brokkoli	Wasserenthärter entfernen Kalzium. Hohe Aufnahme von Phytaten (Rhabarber, Spinat, Getreide) kann die Aufnahme herabsetzen	800 mg
Chrom	Glukosestoffwechsel, Wachstum, Regulierung von Insulin und Cholesterin	Bierhefe, Rindfleisch, Leber, Vollkornweizen, Roggenmehl, Chilischoten, Austern, Kartoffeln	Bis zu 50 % Verlust beim Mahlen von Getreide	40 µg
Kupfer	Synthese von Enzymen für die Eisenaufnahme, Bildung roter Blutkörperchen, Hautgesundheit, Bildung von Knochen- und Nervensubstanz, Collagenbildung	Austern, Muscheln, Paranüsse, Mandeln, Haselnüsse, Walnüsse, Pekannüsse, Hülsenfrüchte, Leber, Buchweizen, Erdnüsse, Lamm, Sonnenblumenöl, Krebse	Zink und Kalzium sind Antagonisten; sie behindern die Aufnahme von Kupfer.	1 mg
Jod	Synthese von Schilddrüsenhormonen	Seetang, Kelp, Muscheln, Garnelen, Schellfisch, Lachs, Sardinen, Leber, Ananas, Eier, Erdnüsse, Vollkornbrot, Käse, Schweinefleisch, Salat, Spinat	Wird Tafelsalz oft zugesetzt, Meersalz jedoch nicht.	150 µg
Eisen	Funktion der roten Blutkörperchen, Energiegewinnung, Wachstum, Knochengesundheit, Atmung, Haut und Nägel	Kelp, Hefe, Melasse, Weizenkleie, Kürbiskerne, Leber, Sonnenblumenkerne, Hirse, Petersilie, Muscheln, Mandeln, Trockenpflaumen, Cashews, rotes Fleisch, Rosinen, Nüsse, Mangold, Löwenzahnblätter, Datteln, getrocknete Bohnen, Eier, Linsen, Naturreis, getrocknete Aprikosen, dunkle Schokolade	Vitamin C verbessert die Aufnahme von Eisen.	14 mg

Nährstoff	Wirkung	Natürliche Quellen	Hinweise	Empfohlene Tagesdosis Recommended daily allowance (RDA)
Magnesium	Synthese von Proteinen, Kohlenhydraten und Lipiden, DNA-Reparatur, Energiegewinnung, Regulierung der Muskelaktivität, Kalziumhomöostase, Gesundheit von Herz und Kreislauf	Kelp, Seetang, Weizenkleie und Weizenkeime, Mandeln, Cashews, Melasse, Bierhefe, Buchweizen, Paranüsse, Nüsse, Hirse, Roggen, Tofu, Mangold, Kokosnussfleisch, Soja, Spinat, Naturreis, Feigen, Aprikosen, Datteln, Garnelen, Mais, Avocados	Bis zu 90 % Verlust beim Mahlen von Getreide	375 mg
Manganese	Antioxidans; Enzym-Aktivator, Bildung von Knochen und Bändern	Pekannüsse, Paranüsse, Mandeln, Gerste, Roggen, Buchweizen, getrocknete Erbsen, Vollkornbrot, Spinat, Hafer, Rosinen, Rhabarber, Rosenkohl, Avocados, Bohnen	80–90 % Verlust beim Mahlen von Getreide	2 mg
Molybdän	Reguliert Eisen-, Kupfer-, und Fettstoffwechsel; Zahngesundhe; anti-karzinogen	Linsen, Leber, getrocknete Bohnen, Blumenkohl, Weizenkeime, Spinat, Nieren, Naturreis, Knoblauch, Hafer, Eier, Roggen, Mais, Gerste, Fisch, Huhn, Rindfleisch, Kartoffeln, Zwiebeln, Kokosnuss	Bis zu 80 % Verlust beim Mahlen von Getreide	50 µg
Phosphor	Gesunde Knochen, Kalziumhomöostase, RNA- und DNA- Synthese, Energiehaushalt; aktiviert Vitamin B	Bierhefe, Weizenkleie und Weizenkeime, Kürbiskerne, Paranüsse, Sesam, getrocknete Bohnen, Mandeln, Käse, Roggen, Erdnüsse, Cashewkerne, Leber, Jakobsmuscheln, Hirse, Gerste, Seetang, Huhn, Naturreis, Eier, Knoblauch, Krebse, Pilze, Milch	Weil Phosphor in vielen Nahrungsmitteln enthalten ist, kommen Mangelerscheinungen selten vor.	700 mg
Kalium	Regulierung von Blutdruck, Wasser- und Hormonhaushalt, Gesundheit von Muskeln und Nerven	Seetang, Sonnenblumenkerne, Weizenkeime, Mandeln, Rosinen, Nüsse, Datteln, Feigen, Jamswurzel, Knoblauch, Spinat, Hirse, getrocknete Bohnen, Pilze, Brokkoli, Bananen, rotes Fleisch, Kürbis, Huhn, Möhren, Kartoffeln	Diuretika und manche Medikamente können Kaliummangel verursachen.	2000 mg
Selen	Antioxidans; Neutralisierung schädlicher Stoffe, krebsvorbeugend, Gesundheit von Spermien und Fortpflanzungssystem, Fruchtbarkeit, Schilddrüse, DNA-Reparatur	Butter, Hering, Weizenkeime, Paranüsse, Apfelessig, Jakobsmuscheln, Gerste, Hummer, Garnelen, Hafer, Mangold, Muscheln, Krebse, Milch, Fisch, rotes Fleisch, Melasse, Knoblauch, Gerste, Eier, Pilze, Luzerne (Alfalfa)	40–50 % Verlust beim Mahlen von Getreide	55 µg
Zink	Antioxidans; krebsvorbeugend, reguliert das Immunsystem, antiviral, DNA- und RNA- Synthese, Enzymaktivator, Wundheilung, Haut, Haare, Gesundheit von Muskeln und Atmung, Fruchtbarkeit, Fortpflanzung, Wachstum, Insulinsynthese	Austern, Ingwer, rotes Fleisch, Nüsse, getrocknete Bohnen, Leber, Milch, Eigelb, Vollkornweizen, Roggen, Hafer, Paranüsse, Erdnüsse, Huhn, Buchweizen, Fisch, Garnelen	Bis 80 % Verlust beim Mahlen von Getreide, 25–50 % Verlust durch Einfrieren	15 mg

Quelle für die Vitamin- und Mineralstofftabellen: EU-Richtlinien 2008 (z.B. unter www.dge.de)

REGISTER NACH GESUNDHEITSTHEMEN

Die Lebensmittel sind
den jeweiligen Gesund-
heitsthemen zugeordnet.

REGISTER

DANK

Neal's Yard Remedies möchte sich bei folgenden Personen für ihre wertvolle Mitarbeit an diesem Buch bedanken: Julie Wood, Elly Phillips, Dr. Pauline Hili, dem technischen Team bei NYR (heutigen wie früheren Mitarbeitern) und Dr. Merlin Willcox.

Der Verlag Dorling Kindersley bedankt sich beim Team von Neal's Yard Remedies.

Rezeptfotografie Stuart West
Artdirector Kat Mead
Food Styling Jane Lawrie
Prop Styling Liz Hippisley
Zusätzliche Fotografien von Zutaten Ian O'Leary
Korrektorat Sue Morony, Kokila Manchanda und Neha Ruth Samuel
Registererstellung Marie Lorimer
Testen der Rezepte Hülya Balci, Amy Carter, Francesa Dennis, Katy Greenwood, Clare Nielsen-Marsh und Ann Reynolds
Redaktionsassistenz Martha Burley
Herstellungsassistenz Collette Sadler und Pooja Verma

Wir danken für die Abdruckgenehmigung ihrer Fotos:
70 StockFood.com: Eising Studio – Food Photo & Video (Mitte)
125 Alamy Images: Food Features (unten rechts)

Cover vorne: Dorling Kindersley: Stuart West (Mitte)
Cover hinten: Dorling Kindersley: Stuart West

Alle anderen Fotos @ Dorling Kindersley

Weitere Infos: **www.dkimages.com**

Haftungsausschluss: Alle Informationen in diesem Buch wurden sorgfältig auf ihre Vollständigkeit und Richtigkeit überprüft. Der Verlag ist aber nicht in der Lage, eine individuelle medizinische Beratung durchzuführen. Die Vorschläge in diesem Buch dienen daher ausschließlich der Information und können und sollen den Rat eines Arztes oder Heilpraktikers nicht ersetzen. Der Verlag und seine Beauftragten übernehmen keine Verantwortung für Verluste oder Schäden, die tatsächlich oder vermutet aus der Lektüre dieses Buchs erwachsen.